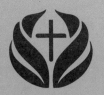

全国高职高专医药院校护理专业
"十三五"规划教材(临床案例版)

供护理、助产等专业使用

丛书顾问 文历阳 沈彬

妇产科护理

（临床案例版）

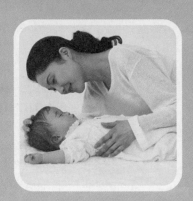

主　编　桑未心　杨　娟

副主编　潘爱萍　张艳慧　任四兰　陈信兰

编　者　（以姓氏笔画为序）

王丽丽　上海济光职业技术学院

任四兰　四川卫生康复职业学院

刘德芬　菏泽家政职业学院

杨　娟　黄河科技学院

张艳慧　黄河科技学院

陈信兰　荆门市第一人民医院

郭朝丽　山西医科大学汾阳学院

唐　虹　四川卫生康复职业学院

桑未心　上海东海职业技术学院

潘爱萍　泰州职业技术学院

华中科技大学出版社
http://www.HUSTP.com
中国·武汉

内 容 简 介

本书是全国高职高专医药院校护理专业"十三五"规划教材（临床案例版）。

本书共有十七个项目，包括女性生殖系统解剖与生理、女性生殖系统的护理程序、妊娠期妇女的护理、分娩期妇女的护理、正常产褥期妇女的护理、妊娠期并发症妇女的护理、妊娠合并症妇女的护理、分娩期并发症妇女的护理、异常分娩妇女的护理、异常产褥期妇女的护理、女性生殖系统炎症患者的护理、女性生殖系统肿瘤患者的护理、妊娠滋养细胞疾病患者的护理、女性生殖系统内分泌疾病患者的护理、不孕症妇女的护理、女性生殖系统其他疾病患者的护理、计划生育夫妇的护理。

本书可供护理、助产等专业使用。

图书在版编目(CIP)数据

妇产科护理:临床案例版/桑未心,杨娟主编.—武汉:华中科技大学出版社,2016.8(2022.7重印)
全国高职高专医药院校护理专业"十三五"规划教材
ISBN 978-7-5680-0759-7

Ⅰ.①妇…　Ⅱ.①桑…　②杨…　Ⅲ.①妇产科学-护理学-高等职业教育-教材　Ⅳ.①R473.71

中国版本图书馆 CIP 数据核字(2015)第 064316 号

妇产科护理（临床案例版）
Fuchanke Huli(Linchuang Anli Ban)

桑未心　杨 娟　主编

策划编辑：周　琳
责任编辑：周　琳　汪飒婷
封面设计：范翠璇
责任校对：张会军
责任监印：周治超
出版发行：华中科技大学出版社（中国·武汉）　　　电话：(027)81321913
　　　　　武汉市东湖新技术开发区华工科技园　　　邮编：430223
录　　排：华中科技大学惠友文印中心
印　　刷：武汉开心印印刷有限公司
开　　本：880mm×1230mm　1/16
印　　张：27.75　插页：2
字　　数：836 千字
版　　次：2022 年 7 月第 1 版第 4 次印刷
定　　价：76.00 元

全国高职高专医药院校护理专业"十三五"规划教材（临床案例版）教材编委会

丛书学术顾问　文历阳　沈　彬

委员（按姓氏笔画排序）

付　莉	郑州铁路职业技术学院
冯小君	宁波卫生职业技术学院
朱　红	山西同文职业技术学院
刘义成	汉中职业技术学院
李红梅	山西医科大学汾阳学院
邹金梅	四川卫生康复职业学院
范　真	南阳医学高等专科学校
罗金忠	贵州城市职业学院
金庆跃	上海济光职业技术学院
周　涛	泰州职业技术学院
桑未心	上海东海职业技术学院
黄　涛	黄河科技学院
黄岩松	长沙民政职业技术学院
曹新妹	上海交通大学医学院附属精神卫生中心
章正福	滁州城市职业学院
雷良蓉	随州职业技术学院
谯时文	乐山职业技术学院

前言

Qianyan

借着国家《现代职业教育体系建设规划（2014—2020年）》的春风，华中科技大学出版社站在经济、社会和教育发展全局的高度，策划"临床案例"系列的高职高专护理教材，体现高职高专护理教育服务于经济社会发展的需要，面向经济社会发展和生产服务一线的现代职业教育，以工学结合、校企合作的人才培养模式，培养高素质劳动者和技术技能人才，使高职高专护理教育走上可持续职业发展的轨道。

我们全体编委老师与华中科技大学出版社的编辑们都认识到"临床案例"系列的高职高专教材不是本科教材的压缩版，它应该具有为国家现代产业体系建设输送大批技能型专门人才的高职高专教育特色：特色之一，将以"项目"为导向、"任务"为驱动的职业技术教学模式引入教材，变本科教材的"章"为"项目"贯穿整本教材，去本科教材的"节"为"任务"营造探索性学习氛围；特色之二，以"临床案例"激活本科教材中刻板的理论知识，将理论知识与护理技能有机结合，形成"教-学-评-做"一体的工学结合的教材；特色之三，编委不仅有学院的教师，还有来自临床第一线的护理骨干，将临床实践的新知识、新技能直接写入新编教材。

因此，《妇产科护理（临床案例版）》教材更具有高职高专护理特点，主要有以下五方面。一，编写以"认知、动作技能、情感领域"为主要教学目标，并为培养技能型护理专业人才设计了"会学习、能操作、能成长"的整体性教学目标。二，编写的临床案例不仅是机体变化的传统病例，更有患病后出现的"心理-社会"的反应，呈现了"整体人"的护理精髓。临床案例后面是该案例的重点知识提示和问题，便于学生课前预习和课后复习时抓住重点，强化理解和记忆。由此可见，这些临床案例不再是可有可无的引子，而是在"预期目标"、"护理诊断"、"护理措施"中都较好地结合了临床案例，从而教会学生整体护理的知识和技能。三，将各项妇产科护理技能融入各任务的内容，改革传统教材中理论知识与护理技能分隔的现象，体现高职高专"教学、学习、实训"的教学模式，还原临床护理的整体技能要求。本教材不仅有各项妇产科护理技能的操作流程，更有相应的评价指标，而且将上述的"认知、动作技能、情感领域"的教学目标融入这些操作流程与评价指标。由于直接引用了临床护理实践中的操作流程和评价指标，从而实现了学校专业课程内容和职业标准相衔接的目标。四，将"医疗版"的理论知识整合在"护理程序框架"里，没有单列的"病理变化""临床表现""治疗原则"等系统完整的知识体系，只有高职护理够用的"概述"、"护理评估"、"护理措施"、"健康教育"等护理程序，使学生在初学时就在思维中形成整体护理的知识体系。五，"复习思考题"紧扣上述教学目标，根据护士执业资格考试大纲命题，还考虑到提高学生做主观分析题的能力，与众不同地设有参考答案，以帮助高职高专学生学会分析临床个案，练习将所学理论知识应用在个案护理之中，不再是"读死书"，为今后更好地适应临床实习打下基础。

本教材由全国各地高职高专院校的教师和临床第一线的护士长，本着科学、严谨的态度，高度负责的精神尽心地编写。然而，改革、探索没有现成的版本可对照参考，加之编委们的能力、时间有限，难免存在着考虑不成熟之处。感谢帮助和支持我们编写本教材的同仁们和出版社的编辑们。最后，恳请护理专家、同行和读者赐教扶正，以求今后能编写质量更高的教材。

桑未心　杨　娟

目录

Mulu

项目一 女性生殖系统解剖与生理

妇产科护理学是一门诊断并处理女性对现存和潜在健康问题的反应、为妇女健康提供服务的科学,是现代护理学的重要组成部分。学习女性生殖系统解剖和生理是学好妇产科护理学的前提和基础,妇产科护士应理解和掌握本部分内容。

【教学目标】

通过项目一的学习,学生能够达到以下目标。

一、认知领域

(一)识记

1. 能迅速说出外生殖器、内生殖器、骨盆的解剖、卵巢的内分泌功能、子宫内膜的周期性变化及月经生理。
2. 能正确写出内生殖器各部分组成及功能、下丘脑-垂体-卵巢轴的相互联系。

(二)理解

1. 能用自己的语言,向患者及家属说明女性生殖系统各器官的主要结构及功能、卵巢的周期性变化。
2. 能用自己的语言,向患者及家属阐释生殖系统各器官相互之间及与邻近器官之间的关系、月经周期激素分泌的周期性变化。

(三)应用

能用所学知识,向患者及家属解答女性一生各阶段的生理特点、女性生殖系统解剖特点。

二、动作技能领域

(一)领悟

1. 能在女性外生殖器图谱上说出 5 个女性外生殖器官的部位。
2. 能在子宫图谱上说出子宫峡部的位置。
3. 能在女性骨盆模型上说出组成骨盆的各骨骼的名称、骨盆的分界线、真骨盆的位置。

(二)准备

观摩老师讲解后,能说出女性外生殖器官的部位、子宫峡部的位置、骨盆各骨骼的名称、真骨盆的位置,正确率达 90%。

(三)操作

每位学生经过课后复习,能规范地进行女性生殖系统的解剖位置的演示,正确率达 90%。

三、情感领域

(一)接受

1. 经过理论学习,能回答"认知领域"里"识记"层次的知识点。
2. 经过理论学习,能向老师提出本项目中不理解的知识点。

(二)反应

1. 经过课后复习,上课时能主动回答课堂提问。

2. 经过课后复习,能与同学讨论本项目中的教学目标。

（三）判断

1. 经过理论学习,能帮助小组同学复习本项目中的教学目标。

2. 应用所学知识,给同学解释本项目中的教学目标。

【预习目标】

1. 预习《正常人体形态结构》《正常人体功能》中女性生殖器官相关知识。

2. 通读本项目各任务的全部内容,重点注意并找到"教学目标"中"识记"的全部知识点。

任务一　女性生殖系统解剖

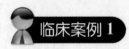临床案例 1

张某,女,45 岁,已婚,因多发性子官肌瘤 10 多年,药物保守治疗疗效不明显,且贫血更严重,收治入院,考虑行次全子官切除术。手术前,患者向周围患者和医护人员提及"最好不要手术治疗""担心手术的安全性"等。家属对切除子宫深有顾虑,向周围的患者了解手术将子官切除后是否能下地行走。

责任护士与患者和家属单独会谈后,才得知患者真正的顾虑是不知道手术将切除哪些女性生殖器官,手术后盆腔空无,其他的器官是否会发生移位等。

该患者对切除女性生殖器官存有一些疑虑,需要责任护士通过讲解医学常识和解答疑虑,消除其难以启齿的心理障碍,帮助患者顺利渡过手术和康复关。

问题:

1. 哪些器官属于女性生殖器官?

2. 盆腔里还有哪些其他器官?

3. 手术后盆腔其他器官的位置如何?

【概述】

女性生殖系统包括内、外生殖器官及相关组织。外生殖器是女性特有的性征体现。内生殖器位于骨盆腔内,骨盆是胎儿娩出的必经通道,骨盆的结构与形态决定着分娩可否顺利完成。女性生殖系统既有独特的生理功能,又与其他系统,尤其是邻近器官的功能相互联系、相互影响。

一、外生殖器

女性外生殖器是指生殖器官的外露部分,又称为外阴,位于两股内侧间,包括从耻骨联合到会阴之间的组织(图 1-1)。

（一）阴阜

阴阜为耻骨联合前隆起的脂肪垫,皮下有丰富的脂肪组织与神经。青春期开始生长阴毛,呈尖端向下的倒三角分布。阴毛的疏密、粗细、色泽可因人或种族而异。阴毛是女性第二性征之一。

（二）大阴唇

大阴唇为阴阜至会阴的一对隆起的皮肤皱襞,外侧面为皮肤,皮层内有皮脂腺和汗腺,内侧面湿润似黏膜。大阴唇有较厚的皮下脂肪层,内含丰富的血管、淋巴管和神经,组织较疏松,若受

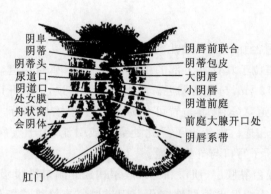

图 1-1　女性外生殖器

外伤,易形成血肿,疼痛较甚。未婚妇女的两侧大阴唇自然合拢,遮盖阴道口和尿道口。经产妇大阴唇受分娩影响向两侧分开。绝经后妇女大阴唇阴毛稀少,呈萎缩状。

（三）小阴唇

小阴唇为一对位于大阴唇内侧的薄皱襞,表面色褐、湿润、无阴毛覆盖,富含神经末梢,极为敏感。两侧小阴唇前端相互融合,分成两叶包绕阴蒂,前叶形成阴蒂包皮,后叶形成阴蒂系带。小阴唇的后端和大阴唇的后端相会合,在正中线形成阴唇系带。

（四）阴蒂

阴蒂位于小阴唇顶端的联合处,类似男性阴茎海绵体组织,具有勃起性,分为阴蒂头、阴蒂体、阴蒂脚三部分。仅有阴蒂头显露,阴蒂头含有丰富的神经末梢,极为敏感。

（五）阴道前庭

阴道前庭为两侧小阴唇之间的菱形区,前为阴蒂,后为阴唇系带。在此区域内,前方有尿道外口,后方有阴道口。阴道口与阴唇系带之间有一浅窝,称舟状窝,又称阴道前庭窝。此区域包括以下各部分。

1. 尿道口　位于阴蒂下方,为一不规则圆形孔。尿道的后壁有一对尿道旁腺,其分泌物有润滑尿道口的作用,此腺常为细菌潜伏之处。

2. 前庭球　又称球海绵体,位于前庭两侧,由具有勃起性的静脉丛构成,表面被球海绵体肌覆盖。

3. 前庭大腺　又称巴氏腺,位于大阴唇后部,被球海绵体肌覆盖,如黄豆大小,左右各一,腺管细长(1～2 cm),向内侧开口于前庭后方小阴唇与处女膜之间的沟内,于性兴奋时分泌黄白色黏液以润滑阴道。正常情况下不能触及此腺,若腺体感染致腺管口闭塞,可形成脓肿或囊肿。

4. 阴道口和处女膜　阴道口位于尿道口下方、前庭的后部,为阴道的开口,其形状、大小常不规则。覆盖阴道口的是一层有孔薄膜,称为处女膜。膜中央有一小孔,孔的形状、大小及膜的厚度因人而异。处女膜多在初次性交时破裂,受分娩影响进一步破损,经阴道分娩后仅留有处女膜痕。

二、内生殖器

女性内生殖器包括阴道、子宫、输卵管及卵巢,后两者合称子宫附件(图 1-2)。

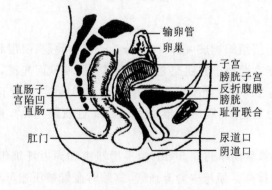

图 1-2　女性内生殖器(矢状切面)

（一）阴道

阴道为性交器官，是月经血排出及胎儿娩出的通道。

1. 位置和形态　阴道位于真骨盆下部的中央，呈上宽下窄的管道，前壁长 7~9 cm，与膀胱和尿道相邻，后壁长 10~12 cm，与直肠贴近。其上端包绕宫颈，下端开口于阴道前庭后部。环绕子宫颈周围的部分称为阴道穹隆，按其位置可分为前、后、左、右四部分，后穹隆较深，与盆腹腔最低处的直肠子宫陷凹紧密相连。临床上可经此处穿刺或引流，用于疾病的诊断或治疗。平时阴道前后壁紧贴，有利于阻断子宫口与外界相通。

2. 组织结构　阴道壁由黏膜层、肌层和纤维膜层构成。阴道黏膜层呈淡红色，由复层鳞状上皮覆盖，无腺体，受性激素影响发生周期性变化。阴道壁富有许多横行皱襞及弹力纤维，伸展性较大。幼女及绝经后妇女因卵巢功能低下致阴道黏膜上皮甚薄，皱襞少，伸展性小，容易受创伤而感染。肌层由内环和外纵两层平滑肌构成，纤维膜层与肌层紧密粘贴。阴道壁富有静脉丛，创伤后易出血或形成血肿。

（二）子宫

子宫是孕育胚胎、胎儿和产生月经的器官。

1. 形态　子宫为壁厚腔小的中空器官，呈前面扁平、后面稍凸出的倒置梨形。其大小、形态依年龄或生育情况而变化。成年女性非孕期子宫长 7~8 cm，宽 4~5 cm，厚 2~3 cm，宫腔容量约为 5 mL，重约 50 g。子宫上部较宽称为子宫体（简称宫体），其上端隆突部分为子宫底（简称宫底），宫底两侧为子宫角，与输卵管相通。子宫下部较窄呈圆柱形称子宫颈（简称宫颈）。宫体与宫颈的比例，婴儿期为 1:2，成年女性为 2:1，老年女性为 1:1。

子宫腔（简称宫腔）呈上宽下窄的三角形，两侧通输卵管，尖端朝下通宫颈管。在宫体与宫颈之间形成最狭窄的部分，称子宫峡部，在非孕期长约为 1 cm。子宫峡部的上端，因在解剖上较狭窄，又称解剖学内口，下端因黏膜组织在此处由宫腔内膜转变为宫颈黏膜，又称组织学内口。宫颈内腔呈梭形，称宫颈管，成年女性长约 3 cm，其下端为宫颈外口，宫颈下端伸入阴道内的部分称宫颈阴道部，在阴道以上的部分称宫颈阴道上部（图 1-3）。未产妇的宫颈外口为圆形，经阴道分娩者的宫颈外口因分娩裂伤形成横裂，分为前、后唇。

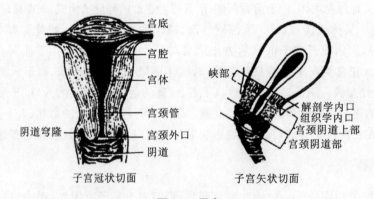

子宫冠状切面　　子宫矢状切面

图 1-3　子宫

2. 组织结构

1）宫体　宫体壁由三层组织构成，由内向外分为子宫内膜层、肌层和浆膜层。

（1）子宫内膜层：位于宫腔与子宫肌层之间。子宫内膜质软而光滑，为黏膜组织，因形态与功能上的不同分为两层。其表面 2/3 能发生周期性变化，称功能层，从青春期开始功能层内膜受卵巢激素的影响发生周期性变化，剥脱出血形成月经。靠近肌层的 1/3 内膜为基底层，无周期性变化。

（2）子宫肌层：较厚，非孕期厚约 0.5 cm，由平滑肌束和弹力纤维组成，肌束排列交错，外层纵行，内层环行，中层交叉排列。肌层中含有血管，宫缩时血管被压缩可有效地制止出血。

（3）子宫浆膜层：脏腹膜，与肌层紧贴，但在子宫前面近子宫峡部处，腹膜与子宫结合较疏松，向前反折覆盖膀胱，形成膀胱子宫陷凹。在子宫后面，腹膜沿子宫壁向下，至宫颈后方及阴道后穹隆再折向直肠，形成直肠子宫陷凹，也称道格拉斯陷凹。

2）宫颈 主要由结缔组织构成，含有少量平滑肌纤维、血管及弹力纤维。宫颈管黏膜为单层高柱状上皮，黏膜内腺体能分泌碱性黏液，形成宫颈管内黏液栓，堵塞宫颈管。

3. 位置 子宫位于骨盆腔中央，膀胱与直肠之间。下端接阴道，两侧是输卵管和卵巢。正常情况下宫颈下端在坐骨棘水平稍上方，成年女性子宫的正常位置主要靠子宫韧带及骨盆底肌肉和筋膜的支托作用呈轻度前倾前屈位。

4. 子宫韧带 子宫有4对韧带。韧带与骨盆底肌肉和筋膜共同维持子宫的正常位置。

（1）圆韧带：因呈圆索状得名，起自子宫角前面、输卵管近端的下方，然后向前下方伸展达骨盆壁，再穿过腹股沟管终止于大阴唇前端。圆韧带由结缔组织和平滑肌组成，其作用是维持子宫呈前倾位。

（2）阔韧带：阔韧带为一对翼形的腹膜皱襞，由覆盖子宫前后壁的腹膜自子宫侧缘向两侧延伸达骨盆壁而成。阔韧带内2/3包裹输卵管（伞部没有腹膜覆盖），外1/3移行为骨盆漏斗韧带（卵巢悬韧带）。在输卵管以下、卵巢附着处以上的阔韧带称为输卵管系膜，卵巢与阔韧带后叶相接处称卵巢系膜，卵巢与子宫角之间的阔韧带稍增厚称卵巢固有韧带。在宫体两侧的阔韧带中有丰富的血管、神经、淋巴管及大量疏松结缔组织称宫旁组织。阔韧带的作用是保持子宫位于盆腔中央的位置。

（3）主韧带：在阔韧带的下部，横行于宫颈两侧和骨盆侧壁之间，为一对坚韧的平滑肌与结缔组织纤维束，其作用是固定宫颈位置，并保持子宫不致下垂。

（4）宫骶韧带：起自宫颈后面的上侧方，向两侧绕过直肠达第2、3骶椎前面的筋膜。宫骶韧带由平滑肌和结缔组织组成，外有腹膜覆盖，短厚有力，作用是将宫颈向后向上牵引，间接保持子宫前倾位。

（三）输卵管

输卵管是精子与卵子相遇结合形成受精卵的部位，也是向宫腔运送受精卵的通道。

1. 位置和形态 输卵管为一对细长弯曲的肌性管道，位于阔韧带的上缘内，内侧与子宫角相连，外端游离呈伞状，与卵巢相近，全长8～14 cm。根据输卵管的形态由内向外分为间质部、峡部、壶腹部和伞部4个部分。①间质部：通入子宫壁内的部分，狭窄而短，长约1 cm。②峡部：在间质部外侧，管腔较窄，长2～3 cm。③壶腹部：在峡部外侧，管腔较宽大而弯曲，长5～8 cm，内含丰富皱襞。④伞部：输卵管的末端，开口于腹腔，游离端呈漏斗状，又称漏斗部，长度为1～1.5 cm，有"拾卵"作用（图1-4）。

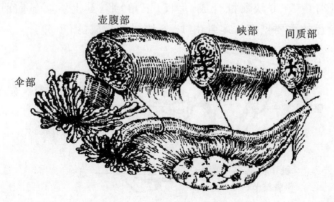

图1-4 输卵管（矢状切面）

2. 组织结构 输卵管由外向内有浆膜层、平滑肌层、黏膜层3层。外层为浆膜层，为腹膜的一部分。中层为平滑肌层，该层肌肉的收缩有协助"拾卵"、运送受精卵及一定程度上阻止经血逆流和宫腔内感染向腹腔内扩散的作用。内层为黏膜层，由单层高柱状上皮覆盖，上皮细胞分为纤毛细胞、无纤毛细胞、楔状细胞和未分化细胞 4 种。纤毛细胞的纤毛摆动,能协助运送卵子。输卵管肌肉的收缩和黏膜上皮细胞的形态、分泌及纤毛摆动,均受性激素的影响而有周期性变化。

（四）卵巢

卵巢可以产生卵子和分泌激素,具有生殖和内分泌功能。

1. 位置和形态　卵巢为一对扁椭圆形的性腺,位于输卵管后下方,其外侧以骨盆漏斗韧带连于骨盆壁,内侧以卵巢固有韧带与子宫相连,借卵巢系膜与阔韧带相连。卵巢的大小、形状随年龄大小而有差异。青春期前,卵巢无排卵,表面较光滑,青春期开始排卵后,表面逐渐凹凸不平,成年妇女的卵巢约 4 cm×3 cm×1 cm,重 5～6 g,呈灰白色,绝经后萎缩变小变硬。

2. 组织结构　卵巢表面无腹膜,由单层立方上皮(也称生发上皮)覆盖。上皮的深面有一层致密纤维组织,称为卵巢白膜。其内为卵巢实质,分为皮质与髓质两部分,皮质在外层,内有数以万计的始基卵泡及致密结缔组织,髓质在卵巢的中央,无卵泡(图 1-5),但有疏松结缔组织及丰富的血管、神经、淋巴管等。

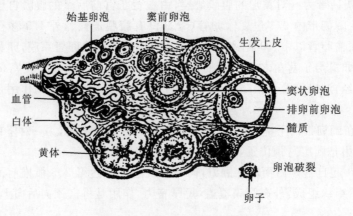

图 1-5　卵巢结构(冠状切面)

三、骨盆

女性骨盆是躯干和下肢之间的骨性连接,对支持躯干和保护盆腔脏器起重要作用,也是胎儿自阴道娩出的必经途径,又称为骨产道。骨盆的大小、形态与分娩有重要的关系。通常女性骨盆较男性骨盆宽而浅,有利于胎儿娩出。

（一）骨盆的组成

1. 骨盆的骨骼　骨盆由 1 块骶骨、1 块尾骨及左右 2 块髋骨组成。每块髋骨又由髂骨、坐骨及耻骨融合而成。骶骨由 5～6 块骶椎合成,呈楔(三角)形,其上缘明显向前突出,称为骶岬,骶岬是骨盆内测量对角径的重要据点。尾骨由 4～5 块尾椎合成(图 1-6)。

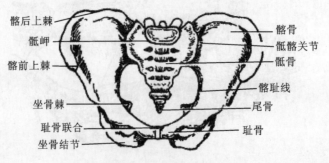

图 1-6　正常女性骨盆(前上观)

2. 骨盆的关节　包括耻骨联合、骶髂关节和骶尾关节。两耻骨之间的纤维软骨形成耻骨联合,位于骨盆前方;骶骨和髂骨之间形成骶髂关节,位于骨盆后方;骶骨与尾骨之间为骶尾关节,有一定活动度。

3. 骨盆的韧带　骨盆的关节和耻骨联合周围均有韧带附着。骶骨、尾骨与坐骨棘之间为骶棘韧带,骶棘韧带宽度即坐骨切迹宽度,是判断中骨盆是否狭窄的重要指标。骶骨、尾骨与坐骨结节之间为骶结节韧带。妊娠期受激素影响韧带较松弛,关节的活动性增加,有利于分娩时胎儿通过骨产道。

（二）骨盆的分界

以耻骨联合上缘、髂耻缘及骶岬上缘的连线为界,将骨盆分为假骨盆和真骨盆。假骨盆又称大骨盆,位于骨盆分界线之上,为腹腔的一部分,前面是腹壁下部,两侧为髂骨翼,其后为第 5 腰椎。假骨盆与产道无直接关系,但测量假骨盆的径线可以间接了解真骨盆的大小。真骨盆也称小骨盆,位于骨盆分界线之下,是胎儿娩出的通道,又称骨产道或硬产道。真骨盆有上下两口,即骨盆入口与骨盆出口,骨盆入口和出口之间为骨盆腔。骨盆腔的前壁是耻骨联合,耻骨两个降支构成耻骨弓,后壁是骶骨与尾骨,两侧为坐骨、坐骨棘、骶棘韧带。

（三）骨盆标记

1. 骶岬　第 1 骶椎向前突出形成,是骨盆内测量的重要骨标志。
2. 坐骨棘　位于真骨盆的中部,是坐骨后缘突出的部分。
3. 耻骨弓　耻骨两降支的前部相连构成,女性骨盆耻骨弓角度大于 90°。

四、骨盆底

骨盆底由内、中、外三层肌肉和筋膜组成,封闭骨盆出口,承托盆腔脏器。

骨盆底的前方是耻骨联合下缘,后方是尾骨尖,两侧是耻骨降支、坐骨升支及坐骨结节。两侧坐骨结节前缘的连线将骨盆底分为前后两个三角区:前三角区是尿生殖三角,向后下倾斜,有尿道和阴道通过;后三角区是肛门三角,向前下倾斜,有肛管通过。骨盆底由外向内分为 3 层。

（一）外层

外层位于外生殖器、会阴皮肤及皮下组织的下面,由浅层筋膜与肌肉组成。主要有会阴浅筋膜,其深面为球海绵体肌、坐骨海绵体肌、会阴浅横肌和肛门外括约肌,此层肌肉的肌腱汇合于阴道外口与肛门之间,形成中心腱(图 1-7)。

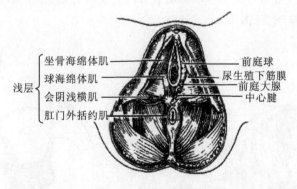

浅层 {
坐骨海绵体肌
球海绵体肌
会阴浅横肌
肛门外括约肌
}
前庭球
尿生殖下筋膜
前庭大腺
中心腱

图 1-7　骨盆底（外层）

（二）中层

中层即泌尿生殖膈,由上下两层坚韧的筋膜和位于其间的会阴深横肌、尿道括约肌构成(图 1-8),阴道和尿道穿过此膈。

（三）内层

内层即盆膈,是骨盆底的最内层,也是最坚韧的一层,由肛提肌及筋膜组成,自前向后有尿道、阴道及直肠穿过。肛提肌位于骨盆底,自前内向后外由耻尾肌、髂尾肌、坐尾肌三部分组成,

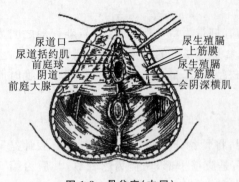

图 1-8　骨盆底(中层)

为成对扁肌,向下向内合成漏斗形(图 1-9)。肛提肌的主要作用是加强盆底支托力,其中一部分纤维与阴道及直肠周围密切交织,加强肛门与阴道括约肌的作用。

广义的会阴是指封闭骨盆出口的所有软组织。狭义的会阴是指阴道口与肛门之间的楔形软组织,厚 3～4 cm,表面为皮肤及皮下脂肪,内层为会阴中心腱又称会阴体。会阴伸展性大,妊娠后组织变软有利于分娩,但也可对胎先露娩出形成障碍,分娩时应注意保护会阴,避免发生裂伤。

五、邻近器官

女性生殖器官与尿道、膀胱、输尿管、直肠及阑尾相邻,与血管、神经、淋巴系统也有密切联系。它们在疾病的发生、诊断和治疗方面相互影响。生殖器官的损伤、感染易波及邻近器官,同样,邻近器官的疾病或生理改变也会影响生殖器官。

(一)尿道

尿道为一肌性管道,长 4～5 cm,直径约 0.6 cm,从膀胱三角尖端开始,穿过泌尿生殖膈,止于阴道前庭部的尿道外口。由于女性尿道短而直,邻近阴道,因此易发生泌尿系统感染。

(二)膀胱

膀胱为一囊状肌性器官,空虚的膀胱位于耻骨联合之后、子宫之前,充盈时可凸向盆腔甚至腹腔。膀胱底部与宫颈及阴道前壁相连,其间组织疏松,盆底肌肉及其筋膜受损时,膀胱与尿道可随宫颈及阴道前壁一并脱出。膀胱壁由浆膜层、肌层和黏膜层构成。充盈的膀胱可影响子宫及阴道,故妇科检查及手术前必须排空膀胱。

(三)输尿管

输尿管为一对肌性圆索状管道,在骶髂关节处经过髂外动脉进入骨盆腔,继续沿髂内动脉下行,于宫颈外侧 2 cm 处,输尿管在子宫动脉的后方与之交叉。因此,在结扎子宫动脉及打开输尿管隧道时,应避免损伤输尿管(图 1-10)。

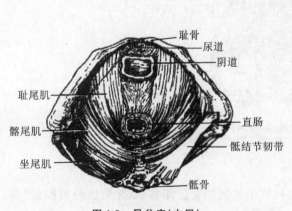

图 1-9　骨盆底(内层)

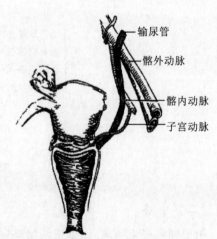

图 1-10　输尿管与子宫动脉的关系

(四)直肠

直肠上接乙状结肠,下连肛管,全长 15～20 cm,前为子宫及阴道,后为骶骨。肛管长 2～

3 cm,在其周围有肛门内、外括约肌及肛提肌,肛门外括约肌为骨盆底浅层肌的一部分。在妇科手术、分娩时应注意避免损伤肛管、直肠。

(五)阑尾

阑尾长约 8 cm,上端接盲肠,通常位于右髂窝内。其位置、长短、粗细变化较大,妊娠期阑尾的位置可随子宫增大而向上向外移位。阑尾炎症可累及输卵管、卵巢等生殖器官。

任务二 女性生殖系统生理

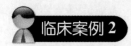 **临床案例 2**

王某,女,14 岁。12 岁月经初潮,此后月经周期为 40～60 天,经期为 4～5 天,末次月经是 2014 年 3 月 18 日,平时经量正常,色暗红,无痛经,白带正常。

母亲带其来医院咨询,询问孩子的月经周期不是 28～30 天,是否正常,是否需要治疗。女孩认为来月经是一件麻烦事,并且在月经来潮前及月经期会出现心情烦躁、小腹及腰骶部下坠感。

该女孩仅是初潮年龄段常见的月经不规则,需要给予适当的健康教育,使其了解月经的生理现象。

问题:

1. 该女孩需要治疗吗?

2. 为该女孩制订健康教育的内容应该包括哪些重点知识?

【概述】

一、女性一生各阶段的生理特点

女性从胎儿期到衰老是一个渐进的生理过程。虽可按年龄分为几个时期,但没有截然的界限。各时期有不同的生理特点,同时受遗传、环境、营养、心理因素的影响,个体间又有差异。

(一)胎儿期

受精卵是由父系和母系来源的 23 对(46 条)染色体组成的新个体。其中性染色体 X 与 Y 决定着胎儿的性别,即 XX 合子发育为女性,XY 合子发育为男性。胚胎 6 周后原始性腺开始分化。若胚胎细胞不含 Y 染色体,性腺分化缓慢,至胚胎 8～10 周性腺组织才出现卵巢的结构。女性胎儿的卵巢形成后,因无雄激素,无副中肾管抑制因子,所以中肾管退化,两条副中肾管发育成为女性生殖器官。

(二)新生儿期

出生后 4 周内为新生儿期。女性胎儿在母体内由于受母体卵巢、胎盘所产生的女性激素的影响,子宫、卵巢及乳房均有一定程度的发育。出生时新生儿外阴较丰满,乳房肿大或有乳汁样分泌物。出生后与母体分离,血液中性激素水平迅速下降,可发生阴道少量出血。这些均属于生理现象,可在短期内自然消退。

(三)儿童期

从生后 4 周到 12 岁为儿童期。8 岁以前即儿童期早期,下丘脑-垂体-卵巢轴的功能处于抑制状态,卵泡无雌激素分泌。儿童身体持续发育,但生殖器官仍为幼稚型。其阴道狭长,上皮薄而无皱襞,细胞内缺乏糖原,酸度低,抗感染能力弱,容易发生炎症;子宫小,宫颈长,约占子宫全长的 2/3,子宫肌层薄;输卵管弯曲、细长;卵巢长而窄,卵泡虽能大量生长,但不能发育至成熟,仅发育至窦前期即闭锁。子宫、输卵管及卵巢均位于腹腔内。8 岁以后即儿童期后期,随着儿童体格

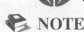

的增长和发育，神经、内分泌的调节功能也逐渐发展，下丘脑促性腺激素释放激素抑制状态解除，卵巢内的卵泡受垂体促性腺激素的影响有一定程度地发育并分泌性激素，但仍不成熟。性器官生长发育，表现为阴唇丰满、增大，阴道加深，宫体生长显著，宫体和宫颈的比例逐渐超出1∶1；卵巢形态逐渐变为扁卵圆形，内有少量卵泡发育，仍不能发育成熟。女性特征开始出现，皮下脂肪在胸、髋、肩、耻骨前面堆积；子宫、输卵管及卵巢逐渐向骨盆腔内下降；乳房也开始发育。此时逐渐向青春期过渡。

（四）青春期

自乳房发育等第二性征出现，生殖器官逐渐发育成熟至月经初潮的时期称为青春期，一般为10～19岁（世界卫生组织规定）。这一时期的生理特点如下。

1. 第一性征发育　即生殖器官发育。在促性腺激素的作用下卵巢增大，卵泡开始发育和分泌雌激素，内、外生殖器进一步发育，逐渐从幼稚型变为成人型。阴阜隆起，大阴唇变肥厚，小阴唇变大且色素沉着；阴道的长度及宽度增加，黏膜增厚，出现皱襞；子宫增大，尤其是宫体明显增大，宫体与宫颈的比例为2∶1；输卵管变粗，弯曲度减少；卵巢增大，皮质内有不同发育阶段的卵泡，使卵巢表面稍显凹凸不平。虽已初步具备生育能力，但生殖系统的功能不够完善。

2. 第二性征出现　音调变高，乳房丰满而隆起；出现阴毛及腋毛，骨盆横径大于前后径，胸、肩、髋部皮下脂肪增多，显现女性特有体态。其中乳房发育是女性第二性征的最初特征，为女性青春期开始的标志。

3. 月经初潮　第一次月经来潮，称为月经初潮，是青春期的重要标志。通常发生于乳房发育2.5年之后。此时由于中枢系统对雌激素的正反馈机制尚未成熟，有时即使卵泡发育成熟却不能排卵，发生无排卵性功能失调性子宫出血。此时月经周期常不规则，需逐渐调整趋于规律。

4. 生长加速　青春期少女体格加速生长，逐渐接近成年女性。

此外，伴随着青春期的生理变化，青春期少女的心理变化也很大，应给予护理关照和心理疏导。

（五）性成熟期

性成熟期又称生育期，一般自18岁左右开始，持续约30年，此期女性性功能旺盛，卵巢功能成熟并分泌性激素，已建立规律的周期性排卵。生殖器官和乳房在卵巢激素的作用下发生周期性变化。此期应做好月经期、妊娠期、分娩期、产褥期的健康教育和计划生育指导，并注意各期的心理变化。

（六）绝经过渡期

世界卫生组织将卵巢功能开始衰退直至绝经后1年内的时期称为围绝经期。此期长短不一，可始于40岁，历时短则1～2年，长则10～20年，是女性自有生育能力的性成熟期进入老年期的一个过渡时期，主要表现为卵巢功能逐渐减退，月经不规律，直至绝经。此期生殖器官开始萎缩并向衰退变更，丧失生育能力，同时还可出现血管舒缩障碍和神经精神障碍的症状，表现为潮热、多汗、情绪不稳定、头痛、失眠、抑郁、烦躁等，称围绝经期综合征。自然绝经是指女性生命中最后一次月经，一般发生在44～54岁。

（七）绝经后期

绝经后期指绝经后的生命时期。早期，卵巢还有少量雄激素分泌，它可转化为雌酮，是循环中的主要雌激素。一般60岁以后，妇女机体逐渐老化进入老年期。此期卵巢功能完全衰竭，卵巢缩小、变硬、表面光滑；阴唇的皮下脂肪减少；阴道黏膜变光滑，阴道腔逐渐缩小；子宫及宫颈萎缩。由于衰老，性激素减少，易发生代谢紊乱。

二、卵巢的周期性变化及内分泌功能

卵巢为女性性腺，其主要功能是产生卵子、排卵，以及合成、分泌性激素，也称卵巢的生殖功能和内分泌功能。

（一）卵巢的周期性变化

从青春期开始到绝经前，卵巢的形态和功能均发生周期性的变化，称为卵巢周期。

1. 卵泡的发育与成熟　卵巢的基本生殖单位是始基卵泡。卵泡自胚胎形成后进入自主发育和闭锁的轨道。胚胎20周时，始基卵泡数量最多，约700万个，新生儿期卵泡数量下降至约200万个。从儿童期直至青春期，卵泡数下降至30万～50万个。妇女一生中仅有400～500个卵泡发育成熟，其余绝大多数卵泡在发育至一定程度后退化，称为卵泡闭锁。近青春期，卵巢中原始卵泡开始发育，颗粒细胞由单层增殖为复层，由梭形变为柱形，形成初级卵泡，此后进一步发育，卵细胞增大，并出现卵泡腔，产生卵泡液，形成次级卵泡。多数次级卵泡退化，每一个月经周期一般只有一个优势卵泡发育成熟，称为成熟卵泡，其直径可达15～20 mm，其结构自外向内依次为卵泡外膜、卵泡内膜、颗粒细胞、卵泡腔、卵丘、放射冠、透明带（图1-11）。

2. 排卵　卵细胞及其周围的卵丘颗粒细胞一起被排出的过程称排卵。发育成熟的卵泡在卵泡内酶和激素的作用下，卵泡腔内压力升高，卵泡壁颗粒细胞层和卵泡膜及其外周的卵巢组织变薄，卵泡逐渐向卵巢表面移行、向外凸出，接近卵巢表面时，表面细胞变薄、破裂，出现排卵。排卵多发生在下次月经来潮前14天左右，两侧卵巢交替排卵，也可由一侧卵巢连续排卵。

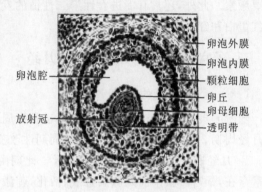

图1-11　成熟卵泡

3. 黄体形成　排卵后，卵泡壁塌陷，卵泡膜血管破裂，血液流入腔内形成血体。卵泡壁的破口很快由纤维蛋白封闭，向卵泡腔内侵入的卵泡颗粒细胞和内膜细胞，在腺垂体分泌的黄体生成素作用下发生黄素化，形成颗粒黄体细胞（大黄体细胞）和卵泡黄体细胞（小颗粒细胞），周围由卵泡外膜包裹，形成黄体。黄体分泌孕激素和雌激素，于排卵后7～8天黄体成熟，直径1～2 cm，外观黄色。

4. 黄体退化　若卵子未受精，排卵后9～10天黄体开始退化。黄体细胞萎缩、变小，周围的结缔组织及成纤维细胞侵入黄体，逐渐由结缔组织所代替，组织纤维化，外观转为白色，故称白体。一般黄体寿命为12～16天，平均14天，称为月经黄体。黄体萎缩后月经来潮，卵巢中又有新的卵泡发育，开始新的周期。若卵子受精，黄体继续发育成为妊娠黄体，继续分泌性激素，约妊娠10周后由胎盘代替其功能。

（二）卵巢的内分泌功能

卵巢合成及分泌的性激素均为甾体激素，包括雌激素和孕激素，也有少量雄激素。

1. 雌、孕激素的周期性变化

（1）雌激素：在卵泡开始发育时，分泌量很少，随着卵泡逐渐成熟，分泌量也逐渐增多，在排卵前形成一个高峰，排卵后分泌稍减少，于排卵后1～2天，黄体开始分泌雌激素，在排卵后7～8天黄体成熟时，形成又一高峰，第二高峰较平坦，峰值低于第一高峰。黄体萎缩时雌激素水平急剧下降，月经前达最低水平。

（2）孕激素：卵泡发育期不分泌，排卵前少量分泌，在排卵后分泌量开始增多，排卵后7～8天黄体成熟时，分泌量达最高峰，以后逐渐下降，至月经来潮时恢复到排卵前水平。

2. 雌、孕激素的生理作用

（1）雌激素：卵巢主要合成雌二醇及雌酮。体内尚有雌三醇，系雌二醇和雌酮的降解物，多由肾脏排出。雌二醇是妇女体内生物活性最强的雌激素。

雌激素的主要生理功能：①促进卵泡发育；②促进子宫发育，使子宫内膜增生；③增强子宫对缩宫素的敏感性；④增加输卵管上皮细胞的活动；⑤促进阴道上皮的增生、角化，使细胞内糖原增加；⑥促进乳腺管增生；⑦促进体内水钠潴留及骨中钙质沉着等。

(2) 孕激素：孕酮是卵巢分泌的具有生物活性的主要孕激素。在排卵前，孕酮主要来自肾上腺；排卵后，主要由卵巢内黄体分泌。孕二醇是孕酮的主要降解产物，从尿中排出，因此，测定尿中孕二醇的含量可了解孕酮的产生情况。

孕激素的主要生理功能：①使增生期子宫内膜转化为分泌期内膜，抑制输卵管节律性收缩；②使子宫肌松弛，降低妊娠子宫对缩宫素的敏感性，有利于受精卵在宫腔内生长发育；③促进阴道上皮细胞脱落；④孕激素通过中枢神经系统有升高体温作用，正常妇女在排卵后基础体温可升高 0.3～0.5 ℃，此特点可作为排卵的重要指标；⑤在已有雌激素影响的基础上，促进乳腺腺泡发育；⑥促进体内水与钠的排泄等。

(3) 雄激素：卵巢能分泌少量雄激素——睾酮。卵巢合成雌激素的中间产物雄烯二酮，在外周组织中也能被转化为睾酮。雄激素不仅是合成雌激素的前体，也是维持女性正常生殖功能的重要激素。此外，还具有促进女性第二性征的发育，促进蛋白质的合成和肌肉、骨骼的发育，促进血红蛋白和红细胞的增生等生理功能。

三、子宫内膜的周期性变化与月经

(一) 子宫内膜的周期性变化

随着卵巢的周期性变化，子宫内膜也发生周期性变化，功能层定期剥脱出血形成月经。以正常月经周期 28 天为例，其组织形态的周期性改变可分为 3 期。

1. 月经期　月经周期的第 1～4 天。此期由于黄体退化萎缩，体内雌激素水平降低，也无孕激素存在，子宫内膜中前列腺素合成、活化，刺激子宫肌层收缩，内膜小动脉痉挛，组织缺血、缺氧而发生局灶性坏死，功能层从基底层崩解脱离，坏死的内膜组织剥脱，与血液混合而排出，形成月经。

2. 增生期　月经周期的第 5～14 天。子宫内膜的增生、修复在月经期即已开始。月经期功能层子宫内膜剥脱，随月经血排出，仅留下基底层，在雌激素作用下内膜逐渐增厚至 3～5 mm，腺体增多、增长，呈弯曲状；间质致密、水肿明显，间质内小动脉增生、延长呈螺旋状卷曲，管腔增大。

3. 分泌期　月经周期的第 15～28 天。月经周期的第 15～23 天，卵巢内黄体形成，分泌孕激素和雌激素，使子宫内膜继续增厚，腺体增大并分泌糖原，间质高度疏松、水肿，螺旋小动脉进一步增生、弯曲，子宫内膜的分泌活动在排卵后 7 天达高峰，恰与囊胚植入同步，为受精卵着床提供充足的营养。在月经周期的第 24～28 天，黄体萎缩。子宫内膜增厚达 10 mm，呈海绵状。内膜腺体仍有糖原分泌，间质更加疏松、水肿，表面上皮细胞下的间质细胞分化为肥大的蜕膜样细胞。此期螺旋小动脉迅速增长超出内膜厚度，也更弯曲，血管管腔也扩张。

(二) 月经

1. 月经的定义　月经是指随卵巢激素的周期性变化，子宫内膜发生周期性脱落及出血，是生殖功能成熟的外在标志之一。

2. 初潮　月经第一次来潮称月经初潮。月经初潮年龄多在 13～14 岁，早可在 11～12 岁，迟可至 15～16 岁。初潮的早晚受气候、体质、营养的影响。近年来月经初潮的年龄有提前的趋势，16 岁之后月经尚未来潮者应当引起临床重视。

3. 月经周期　两次月经第 1 天的间隔时间称为一个月经周期，一般为 21～35 天，平均 28 天。月经周期长短因人而异，只要有一定规律，提前或延后数日仍属于正常情况。

4. 经期及经量　每次月经持续的时间称为经期，一般持续 2～7 天，多为 3～5 天。一次月经的总失血量为经量，正常经量(仅指血液成分) 30～50 mL，以经期的第 2～3 天出血量最多。经量超过 80 mL 称为月经过多。

5. 月经血的特征　月经血呈暗红色、碱性、无臭味、黏稠、不凝固，偶尔有凝血块。主要为血液，还包括子宫内膜碎片、宫颈黏液及脱落的阴道上皮细胞。月经血含有前列腺素及来自子宫内膜的大量纤溶酶。由于纤溶酶对纤维蛋白的溶解作用，月经血不凝固，在出血量多的情况下会出现血凝块。

6. 月经期的症状　多数妇女在月经期无特殊症状,但由于经期盆腔充血及受前列腺素的影响,可出现下腹及腰骶部下坠感、头痛、失眠、精神抑郁、易激动、恶心、呕吐、便秘和腹泻,一般不影响工作与学习。

7. 经期的健康教育

(1) 帮助青春期女性认识月经是一种正常的生理现象,解除其不必要的思想顾虑,保持精神愉快。

(2) 指导女性做好经期保健。保持外阴清洁,勤换卫生垫及内裤;经期不宜盆浴、坐浴、阴道冲洗、游泳及性生活;注意保暖,避免冷水浴、淋雨,防止受寒;加强营养,忌食辛辣等刺激性食物,保持大、小便通畅;不宜参加剧烈运动和重体力劳动,注意劳逸结合。

(3) 经期如果出现严重腹痛、经量明显增多或减少、经血混浊并伴有臭味等症状,应及时就诊。

四、月经周期的调节

月经周期又称为性周期。月经周期的调节是一个非常复杂的过程,主要涉及下丘脑、垂体、卵巢。下丘脑、垂体、卵巢之间相互调节,相互影响形成完整而协调的神经内分泌系统,称为下丘脑-垂体-卵巢轴。其主要生理功能是调控女性生育、正常月经和性功能,因此又称性腺轴。

(一)下丘脑

下丘脑是性腺轴的启动中心,分泌促性腺激素释放激素。促性腺激素释放激素的分泌受来自血流的激素信号影响,主要是垂体促性腺激素和卵巢分泌的性激素的反馈调节,也受神经递质的调节。促性腺激素释放激素包括卵泡刺激素释放激素和黄体生成激素释放激素,其作用是促进垂体合成、释放卵泡刺激素和黄体生成素。

(二)垂体

垂体分泌卵泡刺激素和黄体生成素,两者直接调控卵巢的周期性变化,能促进卵泡发育,刺激成熟卵泡排卵,促进排卵后的卵泡转变成黄体,并维持黄体功能,促进孕激素与雌激素的合成与分泌。

(三)卵巢

卵巢主要分泌雌激素和孕激素,对下丘脑、垂体又有反馈调节作用。卵巢分泌的性激素影响下丘脑、垂体促性腺激素的分泌功能的作用称为反馈作用。使下丘脑兴奋,分泌性激素增多称正反馈;反之,使下丘脑抑制,分泌性激素减少称负反馈。性激素作用于子宫内膜及其他生殖器官使其发生周期性变化。

(四)月经周期的调节机制

在前次月经周期卵巢黄体萎缩后,月经来潮,雌、孕激素水平降至最低,解除对下丘脑、垂体的抑制,下丘脑开始分泌促性腺激素释放激素,促进垂体分泌卵泡刺激素和少量的黄体生成素,两者共同刺激卵泡逐渐发育,并分泌雌激素。在雌激素的作用下,子宫内膜发生增生期变化,随着雌激素逐渐增多,对下丘脑的负反馈作用增强,抑制下丘脑分泌卵泡刺激素释放激素,使垂体卵泡刺激素的分泌减少,但促进黄体生成素增加,促使垂体释放大量黄体生成素并出现高峰,卵泡刺激素同时也形成一个较低的峰。当两者同时达到峰值并形成一定比例时,使成熟卵泡排卵。排卵后,卵泡刺激素、黄体生成素急速下降,在少量卵泡刺激素、黄体生成素作用下,卵巢黄体形成并逐渐发育成熟。黄体主要分泌孕激素,使子宫内膜由增生期变为分泌期,黄体也分泌雌激素并形成第二次高峰。在大量雌激素、孕激素共同作用下,通过负反馈作用,抑制下丘脑,垂体分泌的卵泡刺激素、黄体生成素相应减少,黄体开始萎缩,卵巢性激素也分泌减少。子宫内膜失去性激素的支持发生坏死、脱落,从而月经来潮。此时,血中雌激素、孕激素的量极少,解除了对下丘脑和垂体的抑制,促性腺激素释放激素又开始分泌,卵泡刺激素、黄体生成素开始增加,又一批卵泡开始生长发育,下一个月经周期又重新开始。如此周而复始(图1-12)。

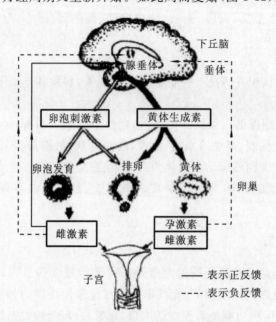

图1-12　下丘脑-垂体-卵巢轴之间的关系

(张艳慧)

项目二　女性生殖系统的护理程序

　　护理程序是一种系统、全面的安排护理活动的工作方法,包括全面评估护理对象生理、心理、社会、文化等方面的需求,根据需要制订并实施相应的护理计划,评价护理效果,使护理对象得到适应个体需要的护理。作为妇产科护理人员,掌握科学运用护理程序的方法,不仅能提高护理质量,促进护理对象的健康,还能培养临床护士的逻辑思维,增强发现和解决问题的能力,提高整体业务知识水平。

【教学目标】

通过项目二的学习,学生能够达到以下目标。

一、认知领域

（一）识记

1. 能迅速说出妇科护理评估的项目及具体内容;护理诊断的内容及分类,预期目标的种类,妇科护理措施的分类,护理评价的过程。

2. 能正确写出月经史、婚育史的书面表达方式;护理诊断的组成。

（二）理解

1. 能规范地根据临床案例作出护理诊断,提出预期目标,制订护理措施。

2. 能正确书写护理诊断的表述,护理评价的含义。

3. 能用自己的语言向患者及家属询问健康史、现病史、既往史等采集内容。

4. 能用自己的语言向患者解释各项妇科检查的目的、注意事项及配合。

5. 经过临床见习,结合理论学习能理解妇科检查前患者特有的心理-社会表现。

（三）应用

1. 能用所学知识,针对不同患者作出详细的护理诊断,并能进行护理诊断的排序,制订预期目标和护理措施,然后进行护理评价。

2. 能用所学知识,向患者和家属介绍各项护理评估的目的及方法。

3. 能用所学知识,能制订一段书面介绍妇科检查前注意事项的健康宣教资料。

二、动作技能领域

（一）领悟

能完整说出动作要领及妇科检查前所需用物,检查配合流程。

（二）准备

1. 观摩老师示教后,能说出妇科检查程序中的主要步骤,正确率达80%。

2. 在开始操作前,能说出操作程序可引起患者不适感觉的动作及避免的技巧,正确率达90%。

（三）模仿

观摩老师示教后,能回教妇科检查所需物品,正确率达70%;能回教妇科检查所需物品的摆

NOTE

放,正确率达 60%。

三、情感领域

(一)接受

1. 经过理论和技能学习,能回答"认知领域"里"识记"层次的知识点。

2. 经过理论和技能学习,能向老师提出本项目中不理解的知识点。

(二)反应

1. 在进行护理诊断时,能规范地使用诊断用语。

2. 制订预期目标和护理措施时需注意的事项。

3. 实训课时,培养爱伤观念,在妇科检查时能遵守护士职业道德,规范使用护患沟通用语。

4. 熟悉护理评价的过程。

(三)判断

1. 经过理论和技能学习,能针对各类临床案例作出护理诊断,提出预期目标,制订护理措施,进行护理评价。

2. 应用所学知识,能评估不同年龄段患者接受妇科检查前的心理状态。

3. 应用所学知识,向需做妇科检查的患者解释检查流程、检查过程中的不适及配合方法。

4. 在临床见习和实习时,能关心患者心理需求,主动做好保护隐私的措施。

【预习目标】

1.《健康评估》中有关健康史采集的内容。

2. 女性生殖系统解剖中有关阴道、子宫、输卵管、卵巢与邻近器官的位置关系。

3. 通读本项目本任务的全部内容,重点注意并找到"教学目标"中"识记"的全部知识点。

4.《护理学导论》中有关护理程序的内容。

5. 查阅北美护理诊断协会(NANDA)分类法护理诊断一览表中可能与妇科疾病相关的诊断名称。

|任务一　护理评估|

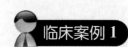
临床案例 1

妇科门诊来了一位患者,15 岁,学生。因痛经 2 年,近半年加重就诊。自 13 岁月经初潮,每次月经来潮均小腹疼痛,伴有腰酸坠胀,面色苍白,疼得直冒冷汗,曾在别家医院行妇科 B 型超声波检查,无异常发现。该患者屡次跟医生说:"每次要来月经的时候我就好紧张,一想到那个疼痛我就觉得快要死了,一定要帮帮我,给我解决这个难题。"请对此案例中患者的情况作出护理评估。

该患者为原发性痛经,无器质性病变。针对青少年患者的护理评估,尤其应该更多地考虑心理因素,以及患者对月经生理卫生和经期保健方面知识的了解程度。

问题:

1. 通常月经初潮年龄段的中学生,月经来潮时最担心的是什么? 最担心的事情是否为她恐惧的根源?

2. 护士面对羞涩的中学生,评估其心理反应,她欲言又止时,护士应该怎么样引导她说出真实的情况?

【概述】

妇科护理评估是整体护理程序的基础与关键,通过观察、交谈、身体全面检查等方式获取护理对象身心的各项信息,对护理对象和相关事物作出大致推断,从而为分析、判断和正确作出护理诊断或提出护理问题提供依据。收集资料的可靠、准确与否决定了护理评估的准确性。由于女性生殖系统疾病涉及人体隐私部位及与性生活有关的内容,在妇科检查时患者普遍存在羞怯与不适,在收集资料与检查时要注意尊重、体贴患者,注意使用屏风遮挡,做到态度和蔼、语言亲切,耐心细致地询问和进行体格检查,传递给患者一种安全感,同时给予保护患者隐私的承诺。

一、健康史采集内容

（一）一般项目

一般项目包括患者姓名、年龄、民族、籍贯、婚姻、职业、受教育程度、宗教信仰、家庭住址、联系方式、入院方式、入院诊断、入院日期、病史陈述者、可靠程度。

（二）主诉

主诉是促使患者就诊的主要症状及持续时间。妇科主诉常见有白带异常、外阴瘙痒、阴道流血、腹痛、下腹部包块及不孕等。如患者同时有停经、阴道流血两项主诉,应按其发生的先后次序列出,将主诉写成"停经40天,伴阴道流血2天。"书写主诉力求简明扼要,通常不超过20字。

（三）现病史

现病史指从患者发病到就诊时的病情发生、发展与诊治的全过程,是病史的重要部分。主要有起病时间、诱因及病情发展经过、伴随症状、诊治经过、诊疗效果和采取的护理措施及效果,还应了解患者心理反应及其他健康状况,如睡眠、食欲、体重等,即按时间顺序了解发病全过程。

（四）月经史

询问患者初潮年龄、月经周期、经期持续时间、经量、颜色、有无痛经及其他不适。临床常用的月经史简写方式:初潮年龄 $\dfrac{经期}{月经周期}$ 绝经年龄。如初潮年龄13岁,周期28～30天,经期4～5天,49岁绝经,则可简写成 $13\dfrac{4\sim5}{28\sim30}49$。有停经史的要询问末次月经时间(LMP),绝经患者应询问绝经年龄、绝经后有无不适、有无阴道流血、有无分泌物异常或其他不适。

（五）婚育史

婚育史指婚姻史和生育史。婚姻情况包括结婚次数,初婚或再婚年龄,配偶年龄、健康状况,性生活情况,采取何种避孕措施及效果,是否近亲结婚等。生育情况包括初孕或初产年龄,足月产、早产、流产次数和现存子女数,末次分娩或流产日期,分娩方式、有无难产,产后或流产后有无出血或感染等并发症。

孕产史记录方式主要为"足-早-流-存"或孕$_X$产$_Y$。如:足月产2次,早产1次,流产1次,现存子女2人,可简写为"2-1-1-2"或以孕$_4$产$_2$(G_4P_2)表示。

（六）既往史

了解患者以往健康情况及患病史。重点了解与妇科和现病史有关的既往史、手术史、输血史及药物过敏史等,如患某些疾病,应询问疾病的诊治过程与转归。

（七）个人史

个人史包括患者生活和居住情况,出生地,生活方式,饮食、营养及卫生习惯,有无特殊嗜好(如毒品、烟酒)等。

（八）家族史

了解患者家庭成员健康状况，如父母、兄弟姐妹及子女的健康状况，了解有无家族遗传病和传染病史。

二、身体评估

身体评估在采集健康史后进行，包括全身检查、腹部检查、盆腔检查。

（一）全身检查

测量体温、脉搏、呼吸、血压、身高、体重，注意患者精神状态、发育情况、营养状况、体态、第二性征、毛发分布、皮肤、淋巴结、甲状腺、乳房、心肺、脊柱及四肢状况。

（二）腹部检查

腹部检查是妇科体格检查的重要组成部分，在盆腔检查前进行。患者取平卧位，暴露腹部，观察腹部大小及形态，有无腹部隆起或蛙腹状，腹壁有无瘢痕、静脉曲张、妊娠纹、腹壁疝、腹直肌分离等。触诊腹壁厚度，有无肌紧张、压痛、反跳痛，肝、脾、肾有无增大及压痛，腹部有无包块，如触及包块应扪及其部位、大小、形状、活动度、表面是否光滑、有无压痛等。叩诊时注意浊音、鼓音分布区域，有无移动性浊音存在。如为孕妇，应进行四步触诊和胎心听诊。

（三）盆腔检查

盆腔检查又称妇科检查，是妇科特有的检查。可了解外阴、阴道、宫颈、宫体及附件情况。检查涉及女性隐私部位，应注意患者心理反应，做到态度、语言合理。

1. 物品准备　无菌手套、窥阴器、长镊、无菌持物钳、臀垫、消毒敷料、生理盐水、液状石蜡、照明灯、载玻片、宫颈刮板或刷头、内盛消毒液的器具等。

2. 检查基本要求　①注意患者隐私部位的保护，态度严肃认真，语言亲切，检查前告知检查可能带来的舒适度改变，减轻患者紧张情绪。②嘱患者排空膀胱，取膀胱截石位（图 2-1），指导患者脱掉一边裤腿坐上检查床，臀部置于检查床边缘，脚放于固定架上，两腿分开，头部略抬高，两手平放于身体两侧。对年龄大、体质虚弱的患者应协助其上下床，避免摔伤等意外的发生。③检查用具如臀垫、无菌手套、窥阴器等，一人一套以免交叉感染。④月经期或有阴道流血者应避免阴道检查，必须检查时应严格执行无菌操作，消毒外阴、阴道，以防感染。⑤对无性生活史的患者禁做双合诊、三合诊和放置窥阴器，采用外阴视诊和直肠-腹部诊。如必须行阴道检查，应征得本人和家属同意后方可进行。⑥当男性医护人员检查患者时须有其他医护人员在场，以减轻患者的紧张心理，避免不必要误会的发生。⑦若患者腹直肌紧张，可在检查时与其交谈，转移注意力，放松腹直肌，以便顺利完成盆腔检查。⑧怀疑有盆腔内病变，但因腹部肥厚、情绪紧张，高度不配合或无性生活史的患者，妇科检查效果不满意时，可行 B 超检查，必要时可于麻醉状态下行盆腔检查，以便作出正确的诊断。

3. 检查方法及步骤　主要包括外阴检查、窥阴器检查、双合诊、三合诊、直肠-腹部诊。

（1）外阴检查：观察外阴的发育和阴毛的多少及分布情况，观察有无损伤、充血、水肿、肿块、溃疡、炎症、畸形、皮肤色泽有无变化，有无增生、变薄或萎缩。检查者用一手的食指和中指分开小阴唇，暴露并观察阴道前庭、阴道口、尿道口，观察尿道口周围黏膜色泽，阴道口有无异常分泌物附着，处女膜的完整性等。必要时让患者向下用力屏气，观察有无阴道前后壁膨出、子宫脱垂或尿失禁等。

（2）窥阴器检查：窥阴器大小应根据患者阴道大小和阴道壁松弛度选择。①放置：检查者戴无菌手套，将窥阴器两叶合拢，旋紧中部螺丝，放松侧部螺丝，用润滑液（根据检查项目的要求可选择生理盐水、液状石蜡或肥皂水）润滑窥阴器两叶，检查者左手食指和拇指将两侧小阴唇分开，暴露阴道口，右手食指和中指夹紧窥阴器两叶，窥阴器把柄与阴道口呈垂直关系，将窥阴器两叶

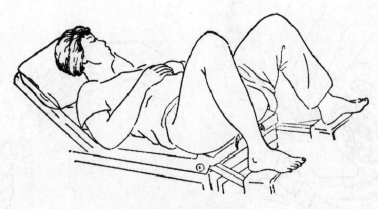

图 2-1 膀胱截石位

沿阴道侧后壁斜行缓慢插入阴道内(图 2-2),向下、向前推进,再将把柄转至肛门口,逐渐张开两叶,充分暴露宫颈、阴道壁及阴道后穹隆部(图 2-3)。②检查内容:观察阴道壁黏膜的颜色、皱襞多少,是否存在阴道隔或双阴道等先天性畸形,有无阴道赘生物、溃疡、囊肿等,注意阴道分泌物的量、性状、颜色、气味等。阴道分泌物异常者应取分泌物做白带涂片悬滴检查或培养;观察宫颈的大小、颜色、外口形状,有无柱状上皮异位、裂伤、外翻、息肉、肿瘤、赘生物,宫颈管内有无出血或分泌物,分泌物的量、性状、颜色等,必要时可进行宫颈刮片检查。③取出窥阴器:应避开宫颈,将两叶合拢,放松侧部螺丝,把柄转成与阴道口呈垂直关系,缓慢取出。

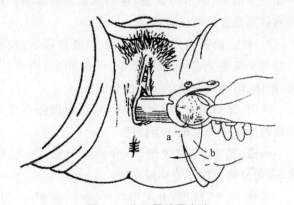

图 2-2 窥阴器放置方法

注:a 为窥阴器进入阴道口;b 为窥阴器向左旋转推入阴道。

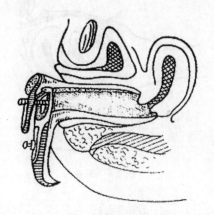

图 2-3 暴露宫颈

(3)双合诊:盆腔检查中最重要的一项内容。检查者一手食指与中指涂擦润滑剂后进入阴道,另一手在腹部配合检查称为双合诊(图 2-4)。通过双合诊可了解阴道、宫颈、宫体、输卵管、卵巢、宫旁结缔组织及盆腔周围有无异常。检查方法:右手检查者,戴无菌手套,右手食、中两指蘸润滑剂,沿着阴道后壁轻轻插入,检查阴道通畅度和深度,再触诊宫颈的大小、形状、硬度及外口情况,了解有无接触性出血、宫颈举痛。当触及宫颈外口方向朝后时,宫体为前倾;朝前时,宫体为后倾;宫颈外口朝前且阴道内手指伸达后穹隆顶部,且触及宫体时,子宫为后屈。随后将阴道内两指放在宫颈后方,左手掌心朝下手指平放在患者腹部平脐处,当阴道内手指向上向前抬举宫颈时,腹部手指往下按压腹壁,并逐渐向耻骨联合部移动,通过内、外手指同时分别抬举和按压,触及子宫的位置、大小、形状、软硬度、活动度及有无压痛。正常子宫位置一般是前倾略前屈。了解子宫情况后,将阴道内两手指由宫颈后方移向一侧穹隆部,尽可能往上向盆腔深部触及,与此同时,左手从同侧腹壁髂棘水平开始,由上往下按压腹壁,与阴道内手指相互对合,以触摸该侧子宫附件区有无肿块、增厚或压痛(图 2-5)。正常情况下输卵管不能触及,卵巢偶尔可触及。

(4)三合诊:经直肠、阴道、腹部三个部位的联合检查。右手检查者,右手食指进入阴道,中指进入直肠,左手在腹部配合(图 2-6)。这种方法可查清盆腔后壁(部)、直肠子宫陷凹、宫骶韧带、

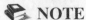
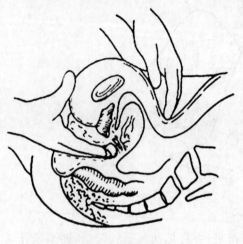

图 2-4　双合诊

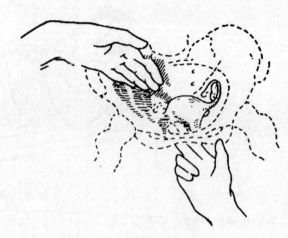

图 2-5　双合诊检查双侧附件

直肠阴道隔、骶骨前方及直肠内的情况。所以,三合诊主要用于生殖器官肿瘤、结核、子宫内膜异位症、炎症的检查。

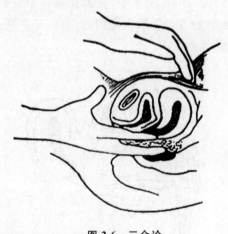

图 2-6　三合诊

（5）直肠-腹部诊:检查者一手食指进入直肠,另一手在腹部配合检查称为直肠-腹部诊。临床上多用于无性生活史、阴道闭锁、经期不宜做双合诊者。检查内容同双合诊和三合诊。

4. 盆腔检查结果记录　盆腔检查结束后,应将检查结果按解剖部位顺序记录,即按外阴、阴道、宫颈、宫体、附件区的顺序做好检查记录。

外阴:发育情况,婚产式(未婚,已婚或经产式),发现的异常情况应做详细描述。

阴道:通畅度,黏膜情况,分泌物的量、颜色、性状,有无异味及瘙痒等伴随症状。

宫颈:大小、硬度,有无糜烂样改变、撕裂、息肉、囊肿、接触性出血、举痛。

宫体:位置、大小、硬度、活动度、形态、有无压痛。

附件:左右两侧分别记录。有无肿块、增厚、压痛,如出现肿块,应详细描述大小、位置、活动度、表面是否光滑、有无压痛及与子宫、骨盆壁关系。

三、心理-社会评估

妇科疾病涉及患者隐私问题,如性生活、生育情况等家庭方面的信息,可给家庭和夫妻生活带来影响,患者较易产生羞怯、焦虑、恐惧等心理问题。因此,护理评估妇科疾病的患者,应全面进行社会、心理的评估。

（一）精神状态

通过患者的行为、语言、定向力、判断力有无改变进行评估,评估患者是否存在焦虑、恐惧、自责、绝望等情绪变化。

（二）对疾病的反应

了解患者对疾病的认知程度及态度,面对疾病产生的压力所表现出的应激方法及解决方式,以便于护理人员帮助患者减轻、消除心理问题。

（三）个性特征

评估患者的人格类型，如：依赖型、独立型；紧张型、松弛型；主动型、被动型；内向型、外向型。为制订护理措施提供依据。

（四）社会方面

评估患者的社会经济状况、社会关系、家庭状况、受教育程度、宗教信仰等。

四、相关检查

一般进行血、尿、大便的三大常规检查，与疾病相关的检查，如盆腔B超、X线、内窥镜等。

|任务二　护理诊断|

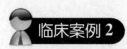

晓晓，女，15 岁，学生。因痛经 2 年，近半年加重就诊。患者自 13 岁月经初潮，每次行经均有小腹疼痛，伴有腰酸坠胀，每当害怕这样的疼痛会影响今后生育，就忍不住呻吟。曾行妇科 B 超检查，无异常。面对医生与护士，晓晓说出了心里的顾虑：每次经前会很紧张，害怕即将到来的疼痛，害怕自己的这种状况会影响将来的生育。经医生检查后确诊为"原发性痛经"，请对晓晓目前的情况作出护理诊断。

该患者因缺乏原发性痛经的相关知识，故而担心对未来生育有影响。责任护士在考虑护理诊断时，应侧重哪些方面的护理诊断？

问题：

1. NANDA 护理诊断有四大分类，根据晓晓的病史，给她作出的护理诊断属于哪几个分类？

2. 根据晓晓护理诊断的分类，请给出可能的护理诊断。

3. 对于晓晓可能的护理诊断，哪个是首优的护理诊断？

【概述】

护理诊断是关于个人、家庭或护理对象现存的或潜在的健康问题，以及生命过程反应的一种临床判断，是护士为达到预期目标选择护理措施的基础。护理诊断是一个人生命过程中的生理、心理、社会文化、发展及精神方面所出现的健康问题反应的说明，这些健康问题的反应属于护理职责范畴。

一、护理诊断的分类

1. 现存的护理诊断　个人、家庭、社区的护理对象此时此刻正在经历的健康问题的反应。如本任务的临床案例中，现存的护理诊断为"急性疼痛、呻吟　与未婚子宫颈不能很好放松有关"。

2. 潜在的护理诊断　易感的个人、家庭、社区的护理对象目前未发生的，但危险因素存在，如不加以处理就一定会发生的健康问题的反应。有器质性病变的痛经，潜在的护理诊断为"晕厥、脸色苍白、出冷汗　与严重痛经不能缓解有关"。

3. 健康的护理诊断　个人、家庭和社区的护理对象从特定的健康水平向更高的健康水平发展的健康反应。本案例存在缺乏相关疾病的知识，出现误解，从而导致紧张和害怕，故健康的护理诊断为"有沟通增进的趋势"。

4. 安适性的护理诊断　对个人、家庭或社区护理对象健康状态或安适程度的描述。如"母乳喂养有效"。

二、护理诊断的陈述

（一）护理诊断的组成

由诊断名称、定义、诊断标准、相关因素四部分组成。

1. 诊断名称　以简明扼要的文字描述护理对象的健康状况（现存或潜在的），它主要以"改变""障碍""缺失""无效"几个特定词语描绘健康状态的变化，但无法表明变化的程度。

2. 定义　对名称的一种清晰、正确的表达，为简单明了地表达诊断的意义及与其他诊断的不同处。

3. 诊断标准　作出诊断的临床判断标准。这些判断标准往往是一组症状及体征，也可能是相关的危险因素，而这些标准是个体或团体主动表达或被观察到的反应。

4. 相关因素　临床或个人所造成的健康状态改变或其他问题产生的情况。而这些通常都是与护理诊断有关的。

（二）护理诊断的陈述

护理诊断的陈述包括三个结构要素：健康问题（problem，P），指服务对象现存的和潜在的健康问题；症状或体征（symptoms，S），指与健康问题有关的症状和体征；原因（etiology，E），是指引起服务对象健康问题的直接因素、促发因素或危险因素。

护理诊断的陈述方式主要包括以下 3 种。

1. 现存问题的诊断　用三段式陈述，即 PSE 公式。表述为诊断名称＋症状体征＋与……有关。例如"组织灌注量不足：脉搏细速，呼吸急促，血压下降　与产后大出血有关"。

2. 危险的和可能的护理诊断　用二段式陈述，即 PE 公式。表述为诊断名称和相关因素，没有临床表现。例如"有感染的危险　与产后出血所致抵抗力下降有关"。又如"有新生儿窒息的危险　与脐带绕颈有关"。

3. 健康的护理诊断　用一段式陈述，即 P。例如"有知识（月经期）增加的趋势、有母乳喂养增强的潜力"。

（三）护理诊断书写的注意事项

（1）应使用统一的护理诊断名称，所列名称应明确、简单、规范。

（2）主语是患者，不是护士。

（3）诊断标准是该患者对健康的反应，而不是该疾病应该有的症状和体征。

（4）相关因素多指导致"护理诊断"的病因、病理等，书写时使用特定用词："与……有关"。

（5）一个护理诊断针对一个健康反应。

（6）根据健康反应的轻、重、缓、急程度，将急需解决的护理诊断排列最前，提高护理效率。

（7）在书写原因时，不能有引起法律纠纷的陈述。

三、护理诊断的排列顺序

将列出的护理诊断按其重要性和紧迫性排出主次，一般将威胁最大的问题放在首位，其他依次排列。护士可根据轻重缓急采取行动，做到有条不紊。

1. 首优问题　会威胁生命，需要立即解决的问题。如一次月经大量出血导致的"组织灌注量不足""气体交换受损"等。

2. 中优问题　虽不直接威胁患者生命，但也能够导致身体不健康或情绪变化的问题。如月经量过多带给患者的"恐惧""有感染的风险"等。

3. 次优问题　那些人们在应对发展和生活中的变化时产生的问题。这些问题并非不重要，而是指在护理安排中可以放在后面考虑。如"疲乏"，同样需要护士给予帮助，使服务对象达到最佳的健康状态。

任务三 预期目标

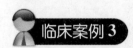

临床案例3

晓晓,女,15岁,学生。因痛经2年,近半年加重就诊。自13岁月经初潮,每次行经均有小腹疼痛,伴有腰酸坠胀,妇科B超检查无异常。面对医生与护士,晓晓说出了心里的顾虑:每次经前会很紧张,害怕即将到来的疼痛,还担心会影响将来的生育。经检查确诊为"原发性痛经",给予减轻疼痛等对症治疗。护士根据晓晓的情况作出如下护理诊断:1.疼痛 与月经期宫缩引起肌肉组织缺血缺氧有关。2.焦虑 与反复疼痛有关。请根据以上的护理诊断,写出对应的预期目标。

该案例不属于器质性病变,更多的是心因性应激,此为预期目标的核心问题。

问题:

1. 找出该案例的心因性应激源。

2. 如何正确陈述预期目标?

【概述】

预期目标是期望护理对象在接受护理干预后达到的健康状态或行为的改变。在护理工作结束时,作为效果评价的标准,是针对护理诊断提出的,是选择护理措施的依据,也是评价护理措施的标准。

一、目标的种类

1. 短期目标 在较短的时间内(一般指一周)可达到的目标,适合于病情变化快、住院时间短的患者。例如"患者能叙述物理治疗后的相关知识"。

2. 长期目标 需要相对较长时间(数周、数月)才能实现的目标。长期目标需要护士针对长期存在的问题采取连续性干预才能解决,如"三个月内,患者月经来潮前及经期无焦虑感"。

二、目标的陈述

1. 主语 患者或患者身体的任何一部分,如不说明即为护理对象。如血压、体温等。

2. 谓语 患者将要完成的行动,必须用行为动词来说明。如"掌握""减低"等。

3. 行为标准 在特定的时间内采取行动后,要达到的标准。

4. 条件状语 患者实施该行为时所处的特定条件。并非所有目标陈述都包括此项。

5. 评价时间 达到目标所需要的时间。如"三日内""三个月内"等。

如:出院前　患者可　复述炎症　的防治措施

　　评价时间　主语　谓语　　行为标准

三、制订预期目标的注意事项

(1) 目标的主语是患者(护理对象),而不是护士,也不是护理活动本身。如"一周内患者能叙述物理治疗后的注意事项",这一目标中主语是患者,目标也是患者要达到的。如果是"让患者叙述物理治疗后的注意事项",这一陈述主语是护士,目的是要求护士给患者护理后,所要达到的标准,因此不符合制订预期目标的要求。

(2) 目标具有明确的针对性和单一性,每个目标都应明确针对一个护理诊断,并只能提出一

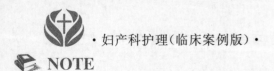
种行为反应,以便于准确评价护理措施的效果。

(3)目标具有可评价性,行为标准可观察、可测量,有时限性,避免使用含糊的词语,如"大量的""定期的"等。

(4)目标具有现实性、可行性,要在患者的能力范围内。

(5)目标应注意医护协作,即与医嘱一致。

任务四　护理措施

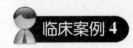

晓晓,女,15岁,学生。因痛经2年,近半年加重就诊。自13岁月经初潮,每次行经均有小腹疼痛,伴有腰酸坠胀,妇科B超检查无异常。面对医生与护士,晓晓说出了心里的顾虑:每次经前会很紧张,害怕即将到来的疼痛,还担心会影响将来的生育。经检查确诊为"原发性痛经",给予减轻疼痛等对症治疗。护士根据晓晓的情况作出如下护理诊断:1.疼痛　与月经期宫缩引起肌肉组织缺血缺氧有关。2.焦虑　与反复疼痛有关。列出预期目标:1.患者疼痛症状缓解;2.患者月经来潮前及经期无焦虑感。请根据晓晓目前情况制订护理措施。

该案例疾病病因不属于器质性病变,主要是心因性应激。责任护士在制订护理措施时,更多地考虑做好健康教育,消除其紧张、焦虑情绪,达到缓解患者疼痛的目标。

问题:

1. 制订怎样的健康教育方案才能消除晓晓的紧张、焦虑情绪?

2. 针对晓晓这样的中学生,以什么样的健康教育形式更好些?

【概述】

护理措施是护士为服务对象提供的工作项目及具体实施方法,为协助服务对象达到目标所制订的具体工作内容,是确立护理诊断与目标后的具体实施方案。

一、护理措施的分类

1. 独立性护理措施　护士运用护理知识和技能能够独立完成的护理活动。护士凭借自己的知识、经验、能力,根据护理诊断,在职责范围内,独立思考、判断、决定的措施。

2. 合作性护理措施　护士与其他医护人员(如医生、护士、理疗师、营养师等)一起合作完成的护理活动。

3. 依赖性护理措施　护士执行医嘱的护理活动,描述了贯彻医疗措施的行为。

二、护理措施的内容

护理措施主要包括病情观察、基础护理、饮食护理、对症护理及术前护理、心理护理、功能锻炼、健康教育等。责任护士根据患者的年龄、文化程度考虑不同的心理护理、功能锻炼、健康教育方式,以适合患者的身心需求,重点在于促进健康,维持功能正常,消除焦虑,预防或减少不良反应。

三、制订护理措施的注意事项

1. 针对性　护理措施是针对预期目标的,一般一个预期目标最好有几项措施。

2. 可行性　护理措施要切实可行,结合患者的身心问题,制订的护理措施应有适当的医疗设备及专业技术、理论知识水平和应用能力等支撑,并考虑配备适合的护理人员的数量。

3. 安全性 保证服务对象的安全,制订的措施以安全为基础。

4. 配合性 有些措施需与医师、营养师及患者商量取得合作。

5. 科学性 应具有科学依据,基于护理科学及相关学科的理论基础之上。

任务五 护理评价

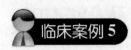临床案例 5

晓晓,15 岁,学生。因痛经 2 年,近半年加重就诊。自 13 岁月经初潮,每次行经均有小腹疼痛,伴有腰酸坠胀,妇科 B 超检查无异常。面对医生与护士,晓晓说出了心里的顾虑:每次经前会很紧张,害怕即将到来的疼痛,还担心会影响将来的生育。经检查确诊为"原发性痛经",给予减轻疼痛等对症治疗。护士根据晓晓的情况作出如下护理诊断:1.疼痛 与月经期宫缩引起肌肉组织缺血缺氧有关。2.焦虑 与反复疼痛有关。列出预期目标:1.患者疼痛症状缓解。2.患者月经来潮前及经期无焦虑感。制订护理措施:1.给予科普读物,让晓晓了解原发性痛经的病因和自我护理的方法。2.安排单独场所,让晓晓就原发性痛经的病因和自我护理方法提问,然后,逐一讲解。

该案例疾病不属于器质性病变,更多的是心因性应激。经过责任护士有效的健康教育,让患者学会自我护理方法,最后,进行护理评价。

问题:

1. 怎样评价该患者是否学会自我护理方法?

2. 针对该患者,什么时间进行护理评价能获得较真实的反馈信息?

【概述】

护理评价应贯穿于整个护理活动中,是将患者的健康状况与原先确定的预期目标进行有计划的、系统的比较过程,同时作出评定和修改。

一、评价步骤

1. 建立评价标准 根据护理程序的基本理论与原则,选择能验证护理诊断及预期目标实现的可测量的指标作为评价标准,计划阶段所确定的预期目标可作为护理效果评价的标准。例如预期目标是"患者月经来潮前及经期无焦虑感",根据这一目标,护士能明确护理评价时所需收集资料的类型和内容。

2. 收集资料 根据评价标准和评价内容,采用直接访谈护理对象或家属、检查、评估及翻阅病历等方式收集相关资料。

3. 评价效果 评价通过实施护理措施后,原计划中的预期目标是否已经达到。通过如下两个步骤进行。

(1) 列出实施护理措施后护理对象在实际行为或反应方面的变化。

(2) 将护理对象的反应与目标相对比,判断目标实现的程度。评价结果分为三种情况,即目标完全实现、目标部分实现、目标未实现。

4. 重审护理计划

1) 在评价的基础上,对部分实现及未实现的目标进行分析,探寻其原因,可从以下几个方面分析。

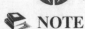
（1）所收集的资料是否真实、全面、准确。

（2）护理诊断是否正确。

（3）目标的制订是否合适。

（4）护理措施是否有针对性，并得到落实。

（5）护理对象及家属是否积极配合。

（6）病情是否有新的问题发生，原定计划是否失去了有效性。

2）重新修订护理计划　对健康问题重新评估后，作出全面决定，一般包括如下几个方面。

（1）停止：对已实现的预期目标，停止原有的护理措施。例如有避孕要求的育龄期妇女能够完成"正确叙述避孕药的使用方法及注意事项"的预期目标，护士可停止有关避孕药使用的健康教育。

（2）继续：预期目标与护理措施恰当，护理问题有一定改善，但仍然存在，计划继续进行，或者护理问题得到改善，但不能消除病因，仍需实施原计划。

（3）取消：原有潜在问题未发生，通过进一步收集资料，评估护理对象的护理问题危险性不存在，可取消相应的护理诊断、预期目标及护理措施。

（4）修订：目标部分实现或未实现，对诊断、目标、措施中不适当之处加以修改。

二、评价的基本方法

1. 调查法　如座谈、访谈、问卷等。

2. 对比法　常用自身对比和相互对比。

3. 观察法　通过对患者床边实地观察，记录某些现象和数据，然后进行分析比较，以此评价护理效果。

4. 统计分析法　应用统计学原理处理调查数据，并应用统计学指标进行分析来描述和评价护理效果。

妇科病例摘要、护理病程记录

妇科病例摘要

姚某，女，45岁，已婚，1-0-1-1，否认配偶、子女传染病史。

现病史：因"下腹坠痛2年，加重3个月"于2014年11月12日入院。平素月经规律，$13\frac{4\sim5}{28\sim30}$，量多，从原来2包卫生垫增加到3～4包，伴血块，暗红色。痛经（一），LMP：2014.11.6。近2年来稍感下腹部胀痛不适，未予重视及治疗，入院前2天开始下腹坠胀，较前加重，伴有腰酸，无明显月经改变，B超检查提示子宫肌瘤（多发性，最大约4.1 cm×4.8 cm）。

既往史：3年前普查发现宫颈轻度糜烂，未治疗。否认心脏病、高血压、肝炎、结核、肾病、手术外伤史、输血史。

妇科检查：

外阴：阴毛分布正常，已婚已产式。

阴道：通畅，分泌物稍多，质黏稠，无臭味。

宫颈：宫颈轻度糜烂，无接触性出血。

宫体：前屈位，增大如孕3个月大小，无压痛。

附件：双侧附件无增厚及压痛，未触及包块，无异常。

体格检查：

T36.5 ℃，P80次/分，R20次/分，BP116/80 mmHg，腹平软，无压痛及反跳痛，肝脾未扪及，移动性浊音阴性。精神、睡眠尚可，饮食正常，大小便正常，体重无明显变化。

实验室及其他辅助检查：

B超检查提示：子宫肌瘤（多发性），子宫内膜增厚。

初步诊断：子宫肌瘤，建议手术治疗。

签名：

护理病程纪录见表2-1、表2-2。

表2-1 护理病程记录(1)

姓名 姚某 病区 妇科 床号 106 住院号 Z301601 入院诊断:子宫肌瘤

日 期	时间	护 理 记 录	签名
2015-7-18	9:20	患者,女,45岁,因"子宫肌瘤"入院手术。步入病区,复习门诊就诊记录,护理病史(此处省略)。患者提出能否在手术前每晚回家休息,因不习惯换床睡觉;想知道谁是主刀医生;手术费用大约多少;手术后大约几天出院	杜莹莹
		P:睡眠型态紊乱 与入住陌生环境有关	
		I:告知可给轻缓镇静剂,渐适应新环境,有利术后恢复	
		P:焦虑 与不知道切除子宫后能否维持性生活与关	
		I:讲解主要性生活器官——阴道的位置和生理功能;用解剖模型演示子宫切除后的术后残端。术后3个月门诊随访,医生告知可性生活,才能恢复。如感觉阴道干燥可涂阴道润滑剂(不含雌激素)	
		P:知识缺乏 与首次行手术有关	
		I:待安排手术医生后,再告之。通常手术费加住院费、治疗费等1万元左右,大部分医保报销。术后无并发症,最快术后第4~5天可出院	
2015-7-19	8:00	O:开始没吃药,后半夜吃半片,似乎入睡了,相信过2天会适应的	杜莹莹
		O:关于子宫切除后的疑虑解决。"幸亏有你的科学讲解,我放心了,谢谢!"	
		O:虽医生还未给我做手术,但我已放心多了,我的管床医生挺认真亲切的,最好是她给我手术。手术费用及回家休养的事情都由我丈夫和女儿去安排了,相信会顺利的	
	11:00	P:知识缺乏 与首次行手术有关	杜莹莹
		I:告知请患者配合的术前准备,如皮肤、肠道准备,休息,心情等;由护士为之准备,如配血,皮肤、阴道、肠道护理等	
2015-7-21	8:00	I:睡眠时间比入院时更长	杜莹莹
		I:已知道由管床医生和主任医师做手术,放心了	

表2-2 护理病程记录(2)

姓名 姚某 病区 妇科 床号 106 住院号 Z301601 入院诊断:子宫肌瘤

日 期	时间	护 理 记 录	签名
2015-7-22	11:26	今日上午9点在全麻下行全子宫切除术。术中渗血不多,无输血,平衡液500 mL,葡萄糖盐水1000 mL。于11:08安返病房,神清,血压130/88 mmHg,脉搏95次/分,呼吸14次/分,切口无渗血,导尿管通畅,尿色清	杜莹莹
		P:有误吸的危险 与术后呕吐有关	
		I:保持头偏向一侧,去枕平卧和禁食,水6 h	
		P:有体液不足的危险 与术后切口渗血有关	
		I:腹置沙袋6 h,生命监测6 h,每30 min观察×3次,待平稳后每4 h×3次,观察血压、脉搏、呼吸、血氧饱和度,切口渗血,尿量和颜色等	
		P:个人应对无效 与不懂导尿管护理有关	
		I:告知陪伴的人患者导尿管的引流管不能跨越大腿,不能被挤压	
		P:忧虑 与不知术后如何起床有关	
		I:腹部沙袋取下后,可翻身活动。明天上午可先在床上活动下肢,下午由护士扶持第一次起床	

续表

日　　期	时间	护　理　记　录	签名
2015-7-23	8:00	O:术后无呕吐,已饮水,未发生误吸	杜莹莹
		O:术后切口未渗血,生命体征平稳	
		O:导尿管固定良好,尿量1850 mL/23 h,色清	
		O:已能独立翻身,背部无压痕	
		P:知识缺乏　与首次行手术有关	
		I:现在起可进流质饮食,如无糖藕粉、米汤等,暂时不吃牛奶、甜食。排气后改进半流质饮食,如软面条、小米粥等	
	16:00	O:护士扶持着坐起,再下床活动,无生命体征改变,自我感觉良好。家属已学会扶持患者起床动作	杜莹莹
		P:有尿潴留的危险　与拔除导尿管后第一次排尿困难有关	
	17:00	I:17:00 了解尿意,帮助坐起排尿	杜莹莹
		O:扶持下床活动,排尿畅,尿色清,无残余尿	

(刘德芬)

项目三　妊娠期妇女的护理

　　妊娠期是母体孕育胎儿的重要时期,是人类得以繁衍、民族得以维系的前提,这一时期母体要经历生理和心理的剧烈变化,确保母儿安全是这一时期的重要工作。作为一名妇产科护士,需要掌握妊娠期妇女的相关知识,并能运用相关知识为不同的妊娠期妇女制订恰当的护理方案,及时发现异常情况,确保母儿健康。

【教学目标】

通过项目三的学习,学生能够达到以下目标。

一、认知领域

（一）识记

1. 能迅速说出妊娠的定义及妊娠的时间、妊娠期生殖系统变化的特点,妊娠各期的定义,胎产式、胎先露、胎方位的概念,预产期推算方法,产前检查次数,见红的定义及意义。

2. 能正确写出胎儿附属物的组成,子宫、心脏、血容量的变化特点,妊娠各期的临床表现及护理要点,产前检查的主要内容,先兆临产的症状,产前运动八个项目的名称。

（二）理解

1. 能用自己的语言,向妊娠期妇女、家属说明受精与着床的经过,妊娠期妇女的生理-心理变化特点,妊娠各期的症状特点,产前检查的重要性,产前运动的目的。

2. 能用自己的语言,向妊娠期妇女及家属阐释胎盘的主要功能,及时进行妊娠早期诊断的重要性,妊娠中、晚期自我监护的方法及重要性,产前检查的内容,准备分娩的物品,拉梅兹分娩法的四种方法。

3. 经过临床见习,结合理论学习能针对不同妊娠期妇女的心理变化提出不同的心理护理措施、产前检查发现异常的处理方法、产前运动注意事项。

（三）应用

1. 能用所学知识,向妊娠期妇女及家属解答妊娠中、晚期孕妇左侧卧位的原理,胎儿的发育过程,妊娠各期的相关检查方法,产前相关检查的方法,产前运动的八个项目。

2. 能用所学知识,讨论妊娠期妇女心理-社会调适的重要性,妊娠的必备条件,妊娠诊断的方法、意义,产前检查的重要性,妊娠期管理的方法及意义。

3. 能用所学知识,制订妊娠各期的护理措施,检查内容,孕妇、家属的健康教育方案。

二、动作技能领域

（一）领悟

1. 能在骨盆模型上说出骨盆内、外测量的操作要领。

2. 能完整地说出测量宫高及腹围,四步触诊法,胎心听诊,拉梅兹分娩法,产前运动八个项目的要领。

（二）准备

1. 观摩老师示教后,能说出骨盆内、外测量主要手法及正常值,测量宫高及腹围,四步触诊法、胎心听诊、产前运动八个项目、拉梅兹分娩法的主要步骤，正确率达90%。

2. 在开始操作前，能说出骨盆内、外测量和四步触诊操作程序中的注意事项，测量宫高及腹围、四步触诊法、骨盆外测量、胎心听诊，产前运动时容易出现的失误，正确率达90%。

（三）模仿

观摩老师示教后，能回教测量宫高及腹围、四步触诊法、骨盆外测量、胎心听诊方法、产前运动八个项目、拉梅兹分娩法，正确率达90%。

（四）操作

1. 每位学生经过2学时实训，能规范地进行骨盆内、外测量，测量宫高及腹围，四步触诊法，胎心听诊，产前运动八个项目，拉梅兹分娩法的操作，正确率达90%。

2. 考核时，能规范、连贯地进行骨盆外测量、测量宫高及腹围、四步触诊法、胎心听诊操作，正确率98%以上。

三、情感领域

（一）接受

1. 经过理论学习，能回答"认知领域"里"识记"层次的知识点。

2. 经过理论学习，能向老师提出本项目中不理解的知识点。

（二）反应

1. 实训课时，在进行四步触诊法、骨盆测量、胎心听诊时表现出对妊娠期妇女的关爱。

2. 实训课时，在进行护理技能操作时能遵守护士职业道德，规范使用护患沟通用语。

3. 经过课后复习，下次上课时能主动回答课堂提问。

4. 经过前几次理论学习后，表现出愿意更好地学习本课程，课余时间能向老师提出复习时遇到的问题。

（三）判断

1. 经过理论学习，能评估不同妊娠期孕妇的生理和心理变化。

2. 应用所学知识，向不同心理变化的孕妇及家属解释可预见的问题；能区别不同妊娠期孕妇及家属生理-心理-社会的需求，制订恰当的妊娠期妇女护理措施。

3. 在临床见习和实习妊娠护理技能时，能关心妊娠期妇女的心理需求，并解释孕妇自我监护的重要性和方法。

【预习目标】

1. 预习《组织胚胎学》人类胚胎早期发育相关知识。

2. 非妊娠状态生殖器官解剖与生理的特点。

3. 妊娠各期妇女的生理及心理特点。

4. 通读本项目本任务的全部内容，重点注意并找到"教学目标"中"识记"的全部知识点。

▌任务一　正常妊娠▐

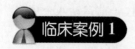
临床案例1

江某，女，26岁。主诉：末次月经2014年9月6日，停经42天，自测尿妊娠试验（+）。当她得知自己怀孕后，一直处于惊讶和欣喜的状态，希望可以做进一步的检查，了解胚胎发育情况，并且希望了解妊娠的过程。

该妇女初次怀孕,对于她而言,对妊娠充满好奇和疑虑。重点讲解受孕和胎儿发育过程。

问题:

1. 受精卵在形成和发育过程中有哪些主要的特点?

2. 胎盘有什么功能?

3. 羊水有何作用?

【概述】

妊娠是胚胎和胎儿在母亲子宫内生长发育的过程。成熟卵子受精是妊娠的开始,胎儿及其附属物从母亲子宫内排出是妊娠的终止。妊娠全过程约40周或10个妊娠月(一个妊娠月为4周),以末次月经的第1天开始计算,约280天,即40周,整个妊娠期是一个非常复杂而又协调的生理过程。

一、受精卵的形成

(一)受精

精子射入阴道后,经宫颈管进入子宫及输卵管,受生殖道分泌的α与β淀粉酶的作用,解除精子顶体酶上的"去获能因子",使精子具有穿过透明带与卵子结合的能力,称精子获能。此外,成熟卵子从卵巢排出后,经输卵管伞部"拾卵"进入输卵管内,停留在壶腹部与峡部连接处,等待受精。

精子与卵子结合的过程称受精。受精一般发生在排卵后12 h内。当精子与卵子相遇后,精子顶体外膜破裂,释放出顶体酶,在酶的作用下,精子穿过放射冠、透明带,与卵子包膜接触并融合,开始受精。

受精后的卵子称受精卵或孕卵,标志着新生命的诞生。

(二)受精卵的发育与输送

受精卵进行有丝分裂的同时,借助输卵管的蠕动和摆动,向宫腔方向移动,约在受精后第3天,分裂成由16个细胞组成的实心细胞团,称桑葚胚,随后早期囊胚形成。约在受精后第4天,早期囊胚进入子宫腔。受精后第5~6天,早期囊胚的透明带消失,继续分裂发育成晚期囊胚。

(三)着床

在受精后第6~7天,晚期囊胚逐渐侵入子宫内膜,并被子宫内膜覆盖,这个过程称受精卵植入或着床,受精后第11~12天,完成受精卵的着床(图3-1)。着床需经过定位、黏附和穿透三个阶段。受精卵着床必备的条件:①透明带消失;②囊胚滋养层分化出合体滋养细胞;③囊胚和子宫内膜必须同步发育并相互配合;④孕妇体内必须有足够的孕酮。

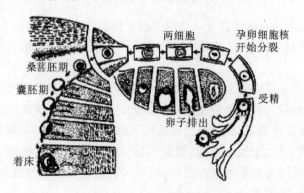

图3-1 卵子受精与受精卵发育

(四)蜕膜的形成

受精卵着床后,子宫内膜发生蜕膜样变。子宫内膜增厚,分泌旺盛,致密层蜕膜样细胞增大变成蜕膜细胞,有利于受精卵着床植入。依其与囊胚的关系可分为三部分(图3-2)。

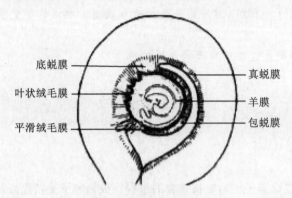

底蜕膜　　　　　　　　　　　　　　　　　　真蜕膜

叶状绒毛膜　　　　　　　　　　　　　　　　　羊膜

平滑绒毛膜　　　　　　　　　　　　　　　　　包蜕膜

图 3-2　蜕膜与绒毛的关系

1. 底蜕膜　与囊胚及滋养层接触的子宫肌层的蜕膜,以后发育成胎盘的母体部分。

2. 包蜕膜　覆盖在囊胚上面的蜕膜。随着囊胚的发育成长,逐渐凸向宫腔,因缺乏营养而逐渐退化,在妊娠 12 周左右,由于羊膜腔的增大而与真蜕膜贴近并融合,子宫腔消失,分娩时这两层已无法分开。

3. 真蜕膜　除底蜕膜、包蜕膜以外的覆盖子宫腔表面的蜕膜,又称壁蜕膜。

二、胎儿附属物的形成及其功能

胎儿附属物是指胎儿以外的组织,包括胎盘、胎膜、脐带和羊水。

(一) 胎盘

1. 胎盘的构成　胎盘由羊膜、叶状绒毛膜和底蜕膜构成,是母体与胎儿间进行物质交换的重要器官。

(1) 羊膜　位于胎盘的最内层,构成胎盘的胎儿部分。羊膜光滑,无血管、神经及淋巴,是具有一定弹性的半透明薄膜。

(2) 叶状绒毛膜　妊娠胎盘的主要部分,构成胎盘的胎儿部分。囊胚着床后滋养层迅速增殖,表面形成许多突起,称绒毛,此时的滋养层则称绒毛膜。与底蜕膜接触的绒毛,称叶状绒毛膜。与包蜕膜接触的绒毛,称平滑绒毛膜。绒毛的发育经历三个阶段,即一级绒毛、二级绒毛和三级绒毛。

绒毛滋养层合体细胞溶解周围的蜕膜,形成绒毛间隙,大部分绒毛游离其中,称游离绒毛。少数长入底蜕膜中的绒毛称固定绒毛,起到固定作用。绒毛间隙之间有蜕膜隔将胎盘分成若干胎盘小叶,但蜕膜隔仅达绒毛间隙的 2/3 高度,故绒毛间隙的胎儿侧是相通的。绒毛间隙的底为底蜕膜。

(3) 底蜕膜　构成胎盘的母体部分。底蜕膜表面覆盖来自固定绒毛的滋养层细胞,与底蜕膜共同形成绒毛间隙的底,称蜕膜板。由此板向绒毛膜伸出蜕膜隔,将胎盘母体面分成 20 个左右肉眼可见的母体叶。

受精后第 3 周内,绒毛膜中的血管随绒毛的分支而形成绒毛血管分支,绒毛末端形成毛细血管,胚胎体蒂中有胚胎血管与绒毛血管相通,形成胎儿-胎盘循环。绒毛间隙充满母体血,绒毛漂浮其中。胎儿血经脐动脉入绒毛动脉,再经绒毛的毛细血管网又回到脐静脉入胎儿体内;母体血则经底蜕膜螺旋小动脉,开口于绒毛间隙,再经小静脉回流到母体血循环。由此可见,母体血和胎儿血并不直接相通,其间有绒毛毛细血管壁、绒毛间质及绒毛表面细胞层,靠渗透、扩散与上皮细胞的选择进行物质交换(图 3-3)。

2. 胎盘的结构　胎盘于妊娠 10～12 周完全形成。妊娠足月的胎盘为圆形或椭圆形,平均重450～650 g,直径 16～20 cm,厚 1～3 cm,中央厚,边缘薄。胎盘分为母面和儿面,母面粗糙,呈暗红色,由 18～20 个胎盘小叶组成,小叶边缘延伸出光滑透明的薄膜,为羊膜。儿面光滑,表面为

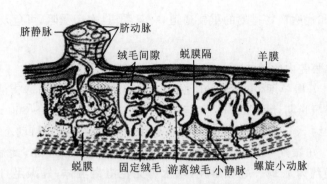

图 3-3　胎盘结构与胎儿-胎盘循环模式图

羊膜,呈灰白色,脐带附着在胎盘中央或稍偏处,脐带动静脉从附着处分支向四周呈放射状分布直达胎盘边缘(图 3-4,彩图 1)。

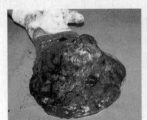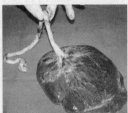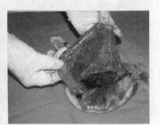

胎盘的母面　　　　　　胎盘的儿面　　　　　　　羊膜

图 3-4　胎盘

3. 胎盘的功能

(1)气体交换　相当于胎儿的呼吸系统。氧是维持胎儿生命最重要的物质,母体血和胎儿血中氧和二氧化碳以简单扩散的方式进行气体交换,吸收氧,排出二氧化碳。

(2)供给营养　相当于胎儿的消化系统。葡萄糖是胎儿代谢的主要能源,以易化扩散的方式通过胎盘进入胎体;氨基酸、电解质及维生素以主动运输方式通过胎盘进入胎体;自由氨基酸以简单扩散方式能较快地通过胎盘;IgG 虽为大分子物质,但可通过胎盘,可能与血管合体膜表面有专一受体有关。

(3)排泄作用　胎儿代谢的产物如尿酸、尿素、肌酐等,经胎盘进入母体血,由母体排出体外。

(4)防御功能　胎盘具有一定的屏障功能,母体血中的免疫抗体(如 IgG)可以通过胎盘,使胎儿在出生后获得被动免疫力,对胎儿起保护作用,但功能有限。而体积微小的细菌、弓形虫、衣原体、支原体、螺旋体、病毒(如风疹病毒、流感病毒、巨细胞病毒、艾滋病病毒等)可在胎盘形成病灶,破坏绒毛结构,进入胎体,从而感染胎儿;某些对胎儿有害的药物,如氨基糖苷类抗生素、抗病毒药、抗真菌药、抗寄生虫药、解热镇痛剂、口服降糖药、抗癌药、部分激素类药等,均易通过胎盘影响胎儿,引起胎儿畸形,甚至死亡。

(5)合成功能　胎盘可合成多种激素及酶。激素有蛋白激素(如人绒毛膜促性腺激素、胎盘生乳素等)和甾体激素(雌激素、孕激素),酶有缩宫素酶和耐热性碱性磷酸酶等。此外,胎盘还能合成前列腺素、生长因子和神经递质等。

(二)胎膜

胎膜由外层的平滑绒毛膜和内层的羊膜组成。胎膜含有多种酶活性,与甾体激素的代谢有关。此外,胎膜在分娩的发动上也有一定的作用。

(三)脐带

脐带是连接胎儿与胎盘的纽带,一端连于胎儿的腹壁脐孔,另一端附着于胎盘的儿面。妊娠足月胎儿的脐带长 30~70 cm,平均为 55 cm。脐带表面有灰白色的羊膜覆盖,内有一条脐静脉和两条脐动脉,血管周围有保护脐血管的胚胎结缔组织,称华通胶。脐带是胎儿与母体进行气体交换、营养物质供应和代谢产物排出的重要通道,一旦受压,血运受阻,可危及胎儿生命。

（四）羊水

羊水是充满在羊膜腔内的液体。

1. 羊水的来源　妊娠早期,主要是母体血清经胎膜进入羊膜腔的透析液。妊娠中、晚期,主要是胎儿的尿液。妊娠晚期,胎儿的肺也参与羊水的生成,每日有 600～800 mL 羊水从肺泡分泌至羊膜腔。胎膜吸收约 50% 的羊水,其余的羊水是通过胎儿吞咽来保持动态平衡的。

2. 羊水的特征　妊娠期羊水量逐渐增加,妊娠 38 周约 1000 mL,此后逐渐减少,比重为 1.007～1.025,pH 值约为 7.20。妊娠早期,羊水为无色澄清液体;妊娠足月,羊水略混浊,不透明,含有脂肪、毳毛、上皮细胞、尿酸、尿素等有形物质。羊水中含雌三醇、前列腺素、孕酮、人绒毛膜促性腺激素等大量激素,也含有淀粉酶、溶菌酶、乳酸脱氢酶等酶。

3. 羊水的功能　①保护胎儿:适量的羊水可缓冲外界压力,防止胎儿受损伤;使胎儿在宫腔内有一定的活动度;防止胎儿肢体粘连;保持羊膜腔内恒温;避免子宫壁或胎儿对脐带直接压迫导致胎儿窘迫。②保护母体:妊娠期,减少胎动给母体带来的不适感;临产后,前羊水囊可扩张宫口和阴道;破膜后,羊水可冲洗润滑产道,减少感染机会。

三、胎儿发育及其生理特点

（一）胎儿发育

受精后 8 周末以内称胚胎,是主要器官完全分化形成的时期;从第 9 周起称胎儿,是各器官逐渐成熟的时期。胚胎、胎儿发育特征以妊娠月为单位描述如下。

4 周末可以辨认出胚盘与体蒂。

8 周末胚胎初具人形,头的大小约占整个胎体的一半。可以分辨出眼、耳、口、鼻、四肢,超声显像可见早期心脏已形成,且有搏动。

12 周末胎儿身长约 9 cm,顶臀高 6～7 cm,体重约 14 g,外生殖器已发育,部分可辨性别,有四肢活动。

16 周末胎儿身长约 16 cm,顶臀高 12 cm,体重约 110 g,通过外生殖器可确认性别,头皮已长出毛发,已开始出现呼吸运动。部分经产妇自觉有胎动。

20 周末胎儿身长约 25 cm,体重约 320 g,皮肤暗红,出现胎脂,全身覆盖毳毛,开始出现排尿及吞咽运动,临床可听到胎心音。自妊娠 20 周末至满 28 周前娩出的胎儿称有生机儿。

24 周末身长约 30 cm,体重约 630 g,各器官均已发育,出现眉毛和睫毛,皮下脂肪开始沉积,皮肤呈现皱缩状。

28 周末身长约 35 cm,体重约 1000 g,皮肤粉红,表面覆盖胎脂,四肢活动好,出生后可有呼吸运动,可存活,但生活能力差,易患特发性呼吸窘迫综合征,加强护理可能存活。

32 周末身长约 40 cm,体重约 1700 g,皮肤深红,面部毳毛已经脱落,生活力尚可,出生后注意护理可以存活。

36 周末胎儿身长约 45 cm,体重约 2500 g,皮下脂肪发育良好,面部皱褶消失。毳毛明显减少,指(趾)甲已超过指(趾)尖。肺表面活性物质基本成熟。出生后能啼哭及吸吮,生活力良好,出生后基本能存活。

40 周末胎儿发育成熟,身长约 50 cm,体重约 3400 g,胎儿发育成熟,皮肤粉红色,体形外观丰满。足底皮肤有纹理。睾丸已降至阴囊内,大、小阴唇发育良好。出生后哭声响亮,吸吮力强,能很好存活。

（二）胎儿的生理特点

1. 循环特点

1）解剖学特点

(1) 脐静脉 1 条　将来自胎盘氧含量较高、营养较丰富的血液送入胎儿体内,脐静脉的末支为静脉导管。

（2）脐动脉 2 条　将来自胎儿、氧含量较低的混合血注入胎盘，与母血进行物质交换。

（3）动脉导管　位于肺动脉与主动脉弓之间。

（4）卵圆孔　位于左、右心房之间。

2）血液循环特点　来自胎盘的血液进入胎儿体内分为三支：一支直接入肝，一支与门静脉汇合入肝，两支血液最后由肝静脉进入下腔静脉。还有一支经静脉导管直接注入下腔静脉。进入右心房的下腔静脉血是混合血，既有来自脐静脉含氧量较高的血，也有来自下肢和盆腔脏器含氧量较低的静脉血，以前者为主（图 3-5，彩图 2）。

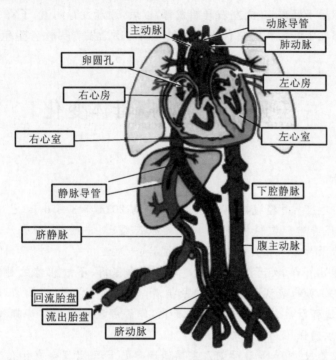

图 3-5　胎儿血循环

胎儿出生后开始自主呼吸，肺循环建立，胎盘循环停止，循环系统血流动力学发生显著性变化。左心房压力增高，右心房压力降低，卵圆孔在胎儿出生后数分钟开始闭合，大多数在出生后 6～8 周完全闭锁。肺循环建立，肺动脉血不再流入动脉导管，动脉导管闭锁为动脉韧带。肺静脉闭锁为静脉韧带，肺动脉闭锁，与相连的闭锁腹下动脉形成腹下韧带。

2. 血液

（1）红细胞　妊娠早期红细胞生成主要来自于卵黄囊，妊娠 10 周时主要在肝脏，以后在脾脏、骨髓，妊娠足月时至少 90% 的红细胞由骨髓产生。红细胞总数无论是早产儿或是足月儿均较高，约为 $6.0 \times 10^{12}/L$，胎儿红细胞的生命周期短，约为成人的 2/3。

（2）血红蛋白　血红蛋白分为 3 种，即原始血红蛋白、胎儿血红蛋白和成人血红蛋白。随着妊娠的进展，从原始类型向成人类型过渡。

（3）白细胞　妊娠 8 周后，胎儿血循环中即出现白细胞，形成防止细菌感染的第一道防线，妊娠足月时数量可达 $(15～20) \times 10^9/L$。妊娠 12 周，胸腺和脾脏发育，两者均产生淋巴细胞，为机体内抗体的主要来源，构成了对抗外来抗原的第二道防线。

3. 呼吸系统　胎儿的呼吸功能由母儿血液在胎盘进行气体交换完成。胎儿在出生前必须完成呼吸道（包括气管及肺泡）、肺循环及呼吸肌的发育，而且在中枢神经系统支配下活动协调才能生存。妊娠 11 周时出现胎儿的胸壁运动，妊娠 16 周时出现胎儿的呼吸运动，其强度可使羊水进出呼吸道，使肺泡扩张及生长。

4. 消化系统　妊娠 11 周时胎儿小肠即有蠕动，妊娠 16 周时胃肠功能已基本建立。胎儿能吞咽羊水,同时能排出尿液以控制羊水量。胎儿肝脏功能不够健全,尤其缺乏酶,不能结合大量游离胆红素,致使胆绿素的降解产物进入肠道,而胎粪呈黑绿色。

5. 泌尿系统　妊娠11~14周时胎儿肾脏有排泄功能,妊娠14周时,胎儿膀胱内已有尿液。妊娠中、晚期胎尿成为羊水的重要来源之一。

6. 内分泌系统　早在受精后第4周甲状腺即能合成甲状腺素。胎儿肾上腺的发育最为突出,是活跃的内分泌器官,产生大量的甾体激素,与胎儿肝脏、胎盘、母体共同完成雌三醇的合成与排泄。因此,妊娠期测定血、尿雌三醇的值是了解胎儿、胎盘功能最常见的有效的办法。

7. 生殖系统
(1) 女性胎儿卵巢于妊娠12周左右开始发育,以后,逐渐发育阴道、子宫、输卵管。
(2) 男性胎儿睾丸于妊娠9周左右开始发育,以后,逐渐发育男性各生殖器官。临产前睾丸降到阴囊内。

任务二　妊娠期母体变化

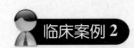 临床案例 2

马某,女,36岁。主诉:月经过期20天,末次月经为2014年3月6日,已准备生育,想知道是否怀孕。体格检查:无异常。妇科检查:外阴已婚未产型;阴道畅;宫颈光滑,紫蓝色;子宫略增大,质柔软;双附件未及异常。相关检查:尿妊娠试验(+)。

责任护士告知她已怀孕,处于妊娠早期。马某面露惊讶、不敢相信的神情,然后,与丈夫通话,得知丈夫非常高兴,她也表现得很兴奋。紧接着,她陷入了沉思,咨询责任护士20天的胚胎有多大,急切地想知道怀孕后自身会出现什么变化,能否顺利地度过妊娠期和分娩期,如何配合医院做好产前检查,以确保胎儿健康聪明。

该孕妇为早早孕阶段,重点是让孕妇及家属知道孕妇生理-心理会有什么改变,正确地面对孕期可能出现的不适感觉。

问题:
1. 孕期的子宫、循环系统、消化系统、呼吸系统会有哪些变化?
2. 孕妇有哪些常见的心理反应?

【概述】

在胎盘激素的作用下,孕妇体内各系统发生了一系列适应性的解剖和生理变化,以满足胎儿生长发育和分娩的需要;同时,心理上也完成了从震惊转为接受,最后期待的过程。了解妊娠期母体的生理和心理变化,有助于孕妇了解妊娠期的解剖和生理方面的变化;减轻孕妇及家属由于缺乏相关知识而引起的焦虑;帮助孕妇识别潜在或现存的非正常生理性变化,以保障母儿安全。

【生理变化】

一、生殖系统

(一) 子宫

1. 宫体　妊娠后,子宫的改变最显著。随着妊娠月份的增加,子宫逐渐增大变软。妊娠早期,子宫呈球形或椭圆形,且不对称,妊娠12周后,超出盆腔,可在耻骨联合上方触及。妊娠晚期,因盆腔左侧有乙状结肠占据,子宫多呈不同程度的右旋。子宫逐渐增大;宫腔容积由非妊娠时的5 mL左右,扩大约1000倍;子宫重量从非妊娠时50 g,增重约20倍;子宫动脉逐渐由非妊娠时的屈曲至妊娠足月时变直,以适应胎盘内绒毛间隙血流量增加的需要。

2. 子宫峡部　宫体与宫颈之间最狭窄的部分。非妊娠时长约 1 cm,随着妊娠的进展,子宫峡部逐渐被拉长变薄,成为宫腔的一部分,妊娠晚期长为 7～10 cm,成为软产道的一部分,称子宫下段。

3. 宫颈　在激素的作用下,妊娠早期因宫颈黏膜充血、组织水肿,呈紫蓝色。宫颈管内腺体肥大,宫颈黏液分泌增多,形成黏稠的黏液栓,保护宫腔免受外来感染侵袭。

（二）卵巢

妊娠期略增大,停止排卵,卵泡也不再发育。一侧卵巢可见妊娠黄体,其分泌大量的雌、孕激素以维持妊娠的继续,妊娠 10 周后,黄体功能由胎盘取代,黄体开始萎缩。

（三）阴道

阴道黏膜变软,水肿充血呈紫蓝色。横纹皱襞增多,周围结缔组织变疏松,伸展性增加,有利于胎儿的通过。阴道上皮细胞含糖原增加,乳酸增多,使阴道 pH 值降低,抑制致病菌生长,有利于防止感染。

（四）外阴

局部充血,色素沉着,结缔组织变松软,会阴肥厚、弹性增加。增大的子宫压迫下腔静脉,下肢及盆腔静脉回流障碍,部分孕妇出现外阴静脉曲张,分娩后自然消失。

二、乳房

妊娠早期,乳房增大,充血明显,孕妇自觉乳房发胀或偶有刺痛。乳头增大、着色,易勃起。乳晕着色,乳晕有散在的结节状隆起,称蒙氏结节。雌激素刺激乳腺的腺管发育,孕激素刺激乳腺的腺泡发育,垂体催乳素、胎盘生乳素等多种激素也参与乳腺的发育,为泌乳作准备,但并无乳汁分泌,与大量雌、孕激素抑制乳汁生成有关。临近分娩期,挤压乳房时可有少量淡黄色稀薄液体溢出,称初乳。分娩后,胎盘的激素水平下降,新生儿吸吮乳头,乳汁正式分泌。

三、血液

（一）血容量

于妊娠 6～8 周开始增加,至 32～34 周达高峰,增加 40%～45%,维持此水平至分娩。其中血浆增加多于红细胞的增加,使血液稀释,呈现生理性贫血。

（二）血液成分

1. 红细胞　骨髓不断产生红细胞,网织红细胞轻度增多。由于血液稀释,红细胞计数约为 3.6×10^{12}/L,血红蛋白约为 130 g/L,血细胞比容降至 0.31～0.34。为适应红细胞增加、胎儿发育和孕妇各器官生理变化的需要,孕妇应在妊娠中、晚期开始补充铁剂,以防发生缺铁性贫血。

2. 白细胞　白细胞稍增加,至妊娠 30 周达高峰,约为 10×10^{9}/L,主要为中性粒细胞增多,淋巴细胞增加不多,单核细胞和嗜酸性粒细胞均无明显变化。

3. 凝血因子　除了凝血因子 XIII 降低外均增加,使血液处于高凝状态,对预防产后出血有利。血小板无明显变化。妊娠期纤溶酶原增加显著,纤溶活性降低。

4. 血浆蛋白　由于血液稀释,妊娠早期开始降低,至妊娠中期血浆蛋白为 60～65 g/L,主要是清蛋白减少,为 35 g/L,以后持续此水平至分娩。

四、循环系统

（一）心脏

增大的子宫使膈肌升高,心脏向左、上、前方移位,心尖部左移 1～2 cm,心浊音界稍扩大。从妊娠早期至妊娠晚期心脏血容量约增加 10%,妊娠晚期休息时心率增加 10～15 次/分。多数孕妇心尖区及肺动脉区可闻及Ⅰ～Ⅱ级柔和的吹风样收缩期杂音,产后逐渐消失。

(二)心排血量

伴随着外周血管阻力的升高,心率及血容量的增加,心排血量自妊娠10周开始增加,至妊娠32～34周达高峰,维持此水平直至分娩,心排血量增加为妊娠期循环系统最重要的改变,对胎儿生长发育非常重要。临产后,尤其是第二产程期间,心排血量也显著增加。

因此,妊娠合并心脏病的患者,在妊娠32～34周,分娩期(尤其第二产程)及产褥期最初3天内,极易发生心力衰竭,需密切观察病情,积极防治。

(三)血压

妊娠早期及中期,血压偏低;妊娠晚期,血压轻度升高。收缩压无明显变化,舒张压因外周血管扩张、血液稀释及胎盘形成动静脉短路而轻度降低,使脉压稍增大。孕妇的体位可影响血压的测量值,坐位稍高于仰卧位。

(四)静脉压

妊娠期盆腔血液回流至下腔静脉的血量增加,增大的子宫又压迫下腔静脉,使血液回流受阻,孕妇下肢、外阴及直肠的静脉压增高,加之妊娠期静脉壁扩张,易发生痔疮以及外阴、下肢静脉曲张。如长时间仰卧位,可引起回心血量减少,心排血量减少,血压下降,称仰卧位低血压综合征。

五、泌尿系统

肾脏略增大,肾血浆流量及肾小球滤过率于妊娠早期均增加,并在整个妊娠期维持高水平。两者均受体位影响,孕妇仰卧位时尿量增加,故夜尿量增多。由于肾小球滤过率增加,而肾小管对葡萄糖的再吸收能力不能相应增加,故孕妇饭后可出现糖尿,应注意与真性糖尿病相鉴别。

妊娠早期增大的子宫压迫膀胱,及妊娠晚期胎先露下降压迫膀胱,两者均可引起尿频。受孕激素影响,泌尿系统平滑肌张力下降。自妊娠中期肾盂及输尿管扩张,蠕动减弱,尿流缓慢,且右侧输尿管受右旋子宫压迫,可致肾盂积水。孕妇易患急性肾盂肾炎,以右侧多见。

六、呼吸系统

增大的子宫使膈肌上升,肺底上移,肋骨向外扩展,胸腔横径增加,但纵径缩短,故肺活量不受影响。自妊娠早期上呼吸道黏膜增厚、充血、水肿,局部免疫力降低,易发生上呼吸道感染。妊娠中期孕妇耗氧量开始增加10%～20%,为了保证孕妇及胎儿所需的氧气,因此会出现过度通气现象,肺通气量约增加40%。妊娠晚期因子宫增大、横膈上升,孕妇以胸式呼吸为主,气体交换保持不变。

七、消化系统

胃肠平滑肌张力下降使蠕动减少、减弱,胃排空时间延长,易有上腹部饱胀感。约有半数妇女出现不同程度的恶心、呕吐,尤其在清晨起床时更加明显,称早孕反应。此反应一般在停经6周左右出现,于妊娠12周左右自行消失。妊娠中、晚期,由于胃部受压及幽门括约肌松弛,胃内酸性内容物可回流至食管下部,产生"烧灼"感。肠蠕动减弱,易出现便秘,引起痔疮或使原痔疮加重。肝功能没有明显变化,但肝与胆囊有轻度胆汁淤积,故孕妇易发生胆石症。受雌激素增多的影响,牙龈充血、水肿、增生,故刷牙时易有牙龈出血。

八、内分泌系统

腺垂体增大1～2倍,嗜酸细胞肥大、增多,形成"妊娠细胞"。产后有出血性休克者,可使增生、肥大的垂体缺血和坏死,导致希恩综合征。妊娠黄体和胎盘分泌大量雌、孕激素,对下丘脑及腺垂体产生负反馈作用,使促性腺激素分泌减少,故孕期无卵泡发育成熟,无排卵。垂体催乳素随妊娠进展而增加,至分娩前达高峰,促进乳腺发育,为产后泌乳作准备。促甲状腺激素、促肾上腺皮质激素分泌增加,但因游离的甲状腺素及皮质醇不多,故无甲状腺、肾上腺皮质功能亢进的表现。

九、皮肤

孕妇面颊、乳头、乳晕、腹白线、外阴等处出现色素沉着。面颊呈蝶形分布的褐色斑,称妊娠黄褐斑,于产后逐渐消退。随着妊娠子宫增大,腹壁皮肤张力增加,弹力纤维过度伸展而断裂,腹壁皮肤出现紫色或淡红色的条纹,产后为银白色,持久不退,称妊娠纹。

十、新陈代谢

(一)基础代谢率

妊娠早期稍下降,于中期后逐渐增高,至晚期可增高 15%～20%。

(二)体重

于妊娠 12 周前无明显变化,以后平均每周增加 350 g,至妊娠足月时,体重约增加 12.5 kg。

(三)糖类、脂肪、蛋白质

为了胎儿生长发育的需要,孕妇对糖、脂、蛋白质的需求量大大增加。

(四)矿物质

胎儿生长发育需要大量的钙、磷、铁。胎儿骨骼及胎盘形成,需要较多的钙,故妊娠中、晚期应增加饮食中钙的摄入量,至少应于妊娠后 3 个月补充维生素 D 及钙,以提高血钙含量。妊娠期铁的需求主要在晚期,多数孕妇铁的储存量不足,需要在妊娠中、晚期补充外源性铁,以满足胎儿生长和孕妇的需要,防止出现缺铁性贫血。

十一、骨骼、关节及韧带

骨质一般无改变,如严重缺钙会导致骨质疏松。部分孕妇自觉腰骶部及肢体疼痛不适,与松弛素使骨盆韧带及椎骨间的韧带、关节松弛有关。部分孕妇耻骨联合松弛、分离导致明显疼痛,活动受限,于产后消失。

【心理-社会调适】

妊娠虽然是自然的生理现象,但是孕妇及家庭成员的心理随着妊娠的进展而有不同的变化,因此,会产生不同的焦虑和心理压力。随着新生命的来临,家庭成员的角色被重新定位和认同,原有的生活形态和互动情形也发生改变。因此,父母的心理和社会方面需要重新适应和调整。妊娠期良好的心理调适有助于产后亲子关系的建立,以及转型、完善母亲的角色。通过了解孕妇及其家庭成员的心理变化,有针对性地对其进行心理护理,促使孕妇及其家庭成员更好地调适,迎接新生命的来临。

一、孕妇的心理变化

(一)惊讶和震惊

在妊娠初期,无论是计划中还是意外妊娠,几乎所有的孕妇都会产生惊讶和震惊的反应。

(二)矛盾心理

在惊讶和震惊的同时,由于某些因素的存在使其产生矛盾的心理状态,尤其是原先未计划怀孕的孕妇。对于自己的妊娠,既有积极的,也有消极的情感。经常情绪波动,时常发生过敏和过度反应。在与外部刺激无关的情况下,经常明显地从兴奋状态转变为消沉。当孕妇自觉胎儿在腹中活动时,多数孕妇会改变当初对怀孕的态度,开始认可怀孕的现实。

(三)接受

从心理上调适接受妊娠之后,逐渐有了将要为人母的心理感觉及心理准备。开始注意周围的小孩,如观察小孩玩耍、游戏或唱儿歌,从而对自己腹中的小生命越来越依恋,不知不觉中已逐渐产生母爱,并向胎儿输送,出现"筑巢反应",如为孩子购买出生后的生活用品等。随着预产期的接近,孕妇常因婴儿将要出生感到愉快,又因可能产生的分娩痛苦而焦虑,如担心能否顺利分娩、分娩过程中母儿安危、胎儿是否健康,以及胎儿的性别能否为家人接受等。

（四）情绪波动

由于内分泌激素变化、早孕反应及妊娠晚期的不适,孕妇经常处于矛盾、烦恼、抑郁、恐惧、焦虑和疑虑之中。常因一些小事责怪丈夫,或容易对别人产生不满情绪。往往表现为容易激动、流泪,依赖性增强,导致丈夫及家人不知所措,严重者会影响夫妻感情。

（五）反省

由于将要成为母亲,孕妇经常反省自己与自己母亲的关系,这是一种复杂的心理现象,伴有内疚和矛盾心理。通过反省,孕妇可以形成自己独特的母亲特性,这对于她将来作为女性和母亲是非常关键的。

二、孕妇的心理调适

美国心理学家鲁宾(Rubin)提出孕妇为接受新生命的来临,维持家庭的和谐、美满、完整,需要完成以下的心理发展任务。

（一）确保自己及胎儿顺利度过妊娠期、分娩期

为了确保自己和胎儿的安全,孕妇应学习和掌握一些关于妊娠、分娩和胎儿在宫内生长发育的科普知识,了解妊娠过程出现的某些生理现象。一旦出现这些生理现象,能够正确对待、坦然处之,减少不必要的紧张和恐慌,使机体在整个妊娠期保持最佳的健康状况。孕妇还需采纳医生的建议,合理均衡饮食,保证足够的休息和睡眠等。

（二）促使家庭成员接受新生儿

新生命的诞生给整个家庭带来很大的影响。随着妊娠的进展,孕妇开始寻求家庭重要成员对孩子的接受和认可,尤其是她的丈夫。孕妇在他的接受和支持下,才能完成孕期心理发展调节和认可母亲的角色。

（三）学习为孩子贡献自己

孕妇无论是生育或养育新生儿,都包含了许多给予的行为。孕妇必须发展自制的能力,学习延迟自己的需要以迎合新生儿的需要。在妊娠过程中,逐渐开始调整自己、克制自己,学会坚强,以适应胎儿的成长,以保证产后担负起照顾孩子的重任。

（四）情绪上与胎儿连成一体

随着胎儿的生长发育,孕妇通过借助抚摸、与腹中的胎儿说话等行为逐渐建立感情。通过想象腹中胎儿的模样,会使她与胎儿更加亲近。这些良好的情绪和行为不仅为胎儿的生长发育打下良好的孕育基础,也为她以后与新生儿建立良好的感情奠定基础。

任务三 妊娠诊断

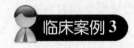

临床案例3

宋某,女,30岁。主诉:停经7周,恶心、呕吐1周。现病史:平时月经周期30天,经期5～6天,量中等,无痛经,末次月经为2014年8月6日,1周前无明显诱因出现恶心、呕吐、疲倦、嗜睡,晨起恶心、呕吐加重。体格检查:无异常。妇科检查:外阴已婚未产型;阴道畅;宫颈光,紫蓝色;子宫增

大如孕 40 天大小;双附件未及异常。相关检查:尿妊娠试验(十),B 超检查提示孕囊发育正常。

责任护士告知她已怀孕,处于妊娠早期。宋某开始表现惊讶、不敢相信的情绪,并积极与其丈夫进行了沟通,获得了丈夫的支持。随后询问责任护士,她的恶心、呕吐很不舒服,能不能吃些止呕的药物;如果想知道孩子的发育是否正常,还需要做什么样的检查。

该孕妇为早期妊娠阶段,重点是帮助孕妇了解妊娠各期的生理改变现象和观察胎儿正常发育的临床表现。

问题:

1. 妊娠早、中、晚期孕妇通常有哪些生理改变?

2. 如何观察妊娠早、中、晚期母儿的安全和健康?

【概述】

根据妊娠不同时期的特点,临床上将妊娠分为三个阶段:妊娠 13 周末之前为早期妊娠;第 14~27 周末之间为中期妊娠;第 28 周及其之后为晚期妊娠。

【早期妊娠诊断】

一、健康史

询问月经初潮的年龄、月经周期、经期持续时间、末次月经日期以及有无早孕反应等。

二、临床表现

(一)症状

1. 停经　月经周期正常且有性生活史的育龄健康妇女,月经过期是妊娠最早的症状。一旦月经过期 10 天或以上,应首先考虑早期妊娠。如停经已达 8 周,则妊娠的可能性更大。但停经不一定都是妊娠,精神、环境因素也可引起闭经,应予鉴别。

2. 早孕反应　半数左右的妇女,停经 6 周左右出现头晕、畏寒、乏力、嗜睡、食欲减退、晨起恶心、呕吐、喜食酸物或偏食等症状,称早孕反应。一般停经 12 周左右自然消失。

3. 尿频　妊娠早期因子宫增大压迫膀胱引起,当子宫增大进入腹腔,尿频症状自然消失。

(二)体征

1. 乳房　孕妇自觉乳房轻度胀痛,乳头增大,乳头、乳晕着色,乳晕周围出现深褐色结节,称蒙氏结节。

2. 妇科检查　外阴着色;阴道黏膜及宫颈充血,呈紫蓝色;妊娠 6~8 周时,双合诊检查子宫峡部极软,宫体与宫颈似不相连,称黑加征(图 3-6)。子宫逐渐增大变软,妊娠 12 周时,在耻骨联合上方可以触及。

三、相关检查

(一)妊娠试验

放射免疫学法检测孕妇血或尿中人绒毛膜促性腺激素(HCG)含量,协助诊断早期妊娠。

(二)B 超检查

B 超检查是诊断早期妊娠快速准确的方法,又是鉴别宫内、宫外妊娠及滋养细胞疾病的有效方法。妊娠 5 周,宫腔内可见圆形或椭圆形妊娠囊。妊娠 6 周,可见胎芽和原始心管搏动。妊娠 7 周后,超声多普勒检查能听到胎心音,即可确诊早期妊娠、活胎。

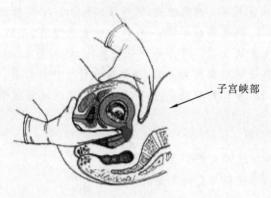

子宫峡部

图 3-6 黑加征

（三）宫颈黏液检查

光镜下可见排列成行的椭圆体、无羊齿植物叶状结晶，早期妊娠的可能性较大。

（四）基础体温测定

经 6～8 h 的睡眠，醒后未进行任何活动之前，测量体温 5 min，记录在基础体温单上，连成曲线。具有双相型体温的妇女，如停经后高温相持续 18 天不见下降者，则早孕的可能性极大。

【中、晚期妊娠诊断】

一、健康史

了解早期妊娠的经过，孕周，胎动、胎心情况，有无用药及其他不良嗜好。

二、临床表现

（一）症状

初产妇妊娠 20 周左右自觉有胎动（经产妇略提前），妊娠 20 周后，经腹壁可触及胎儿的肢体，用听诊器在孕妇腹壁上可以听到胎心音，听到胎心音能够确诊为妊娠，且为活胎。

（二）体征

1. 子宫增大　腹部检查可见子宫逐渐增大（表 3-1）。手测宫底高度，或尺测耻骨联合以上宫底高度，可初步判断妊娠周数与胎儿的发育情况。不同妊娠周数的宫底高度在体表的投影如图 3-7所示。

表 3-1　不同妊娠周数的宫底高度

妊娠周数	手测宫底高度	尺测耻骨联合以上宫底高度/cm
12 周末	耻骨联合上 2～3 横指	
16 周末	脐耻之间	
20 周末	脐下 1 横指	18(15.3～21.4)
24 周末	脐上 1 横指	24(22.0～25.1)
28 周末	脐上 3 横指	26(22.4～29.0)
32 周末	脐与剑突之间	29(25.3～32.0)
36 周末	剑突下 2 横指	32(29.8～34.5)
40 周末	脐与剑突之间或略高	33(30.0～35.3)

2. 胎动　胎儿的躯体活动称胎动。于妊娠 16～20 周时孕妇开始自觉有胎动，胎动随着妊娠

进展逐渐增强,至妊娠 32～34 周达高峰,妊娠 38 周以后逐渐减少。有时在腹壁可以看到或触到胎动。

3. 胎体　妊娠 20 周以后,经腹壁可触及胎体。妊娠 24 周以后,应用腹部四步触诊法可以区分胎头、胎背、胎臀和胎儿肢体。

4. 胎心音　听到胎心音可以确诊为活胎妊娠。妊娠 18～20 周,用听诊器在孕妇腹壁上可以听到胎心音,胎心率 120～160 次/分。

图 3-7　宫底高度与妊娠周数

三、相关检查

(一)B 超检查

能显示胎儿数目、胎方位、胎心音、羊水量、胎盘位置和成熟度,且能测量胎头双顶径长度、股骨长度,观察胎儿的体表畸形等。超声多普勒检查可探及胎心音、脐带血流音及胎盘血流音。

(二)胎动计数

指导孕妇从妊娠 28 周开始至临产,自我监测胎动计数(详见本项目任务四)。

(三)胎心率

目前常使用多普勒胎心听诊仪,孕妇能听到胎心音,有利于孕妇知晓胎儿是存活的,但不能区别胎心率异常的原因。

(四)胎心电子监护

详见本项目任务四。

(五)胎儿心电图

目前国内常用间接法检测胎儿心电图,妊娠 20 周后检测,成功率更高。

【胎姿势、胎产式、胎先露、胎方位】

一、胎姿势

胎儿在子宫内的姿势称胎姿势,简称胎姿。正常胎姿势为胎头俯屈,下颏贴近胸部,脊柱略前弯,四肢屈曲交叉于胸前,呈头端小臀端大的椭圆形。

二、胎产式

胎体纵轴与母亲纵轴的关系称胎产式(图 3-8)。胎体纵轴与母亲纵轴平行者,称纵产式;胎体纵轴与母亲纵轴垂直者,称横产式;胎体纵轴与母亲纵轴交叉者称斜产式,为暂时现象,在分娩

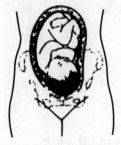
纵产式——头先露

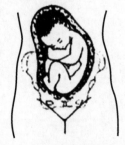
纵产式——臀先露

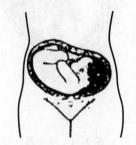
横产式——肩先露

图 3-8　胎产式与胎先露

过程中多转为纵产式,极少数转为横产式。

三、胎先露

最先进入骨盆入口的胎儿部分称胎先露。纵产式有头先露和臀先露,横产式为肩先露。根据胎头屈伸程度,头先露分为枕先露、前囟先露、额先露及面先露(图 3-9)。臀先露分为混合臀先露、单臀先露、膝先露及足先露(图 3-10)。横产式时最先进入骨盆入口的是胎儿肩部,即为肩先露(图 3-11),一般不能自然分娩。偶见胎儿头先露或臀先露与胎手或胎足同时入盆,称复合先露(图 3-12)。

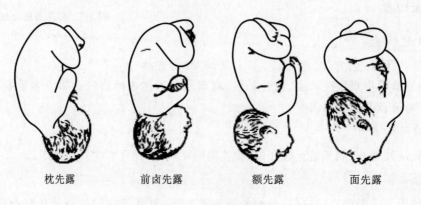

枕先露　　　　前囟先露　　　　额先露　　　　面先露

图 3-9　头先露的种类

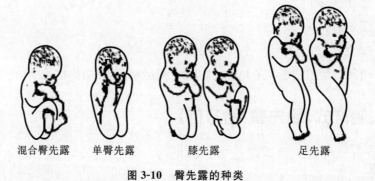

混合臀先露　　单臀先露　　　膝先露　　　　足先露

图 3-10　臀先露的种类

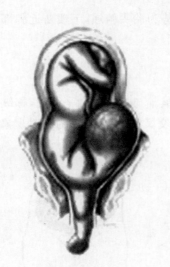

图 3-11　肩先露

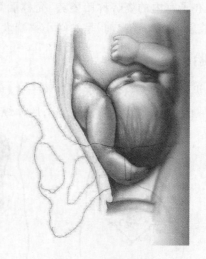

图 3-12　复合先露

四、胎方位

胎儿先露部的指示点与母体骨盆的关系称胎方位,简称胎位。枕先露以枕骨(O)、面先露以额骨(M)、臀先露以骶骨(S)、肩先露以肩胛骨(Sc)为指示点。每个指示点与母体骨盆入口前、后、左、右、横的关系而有不同的胎位。如胎头枕骨位于母体骨盆的左前方,为枕左前位,依此类推(表3-2)。在各种胎方位中,只有枕左前、枕右前为正常胎方位,其余均为异常胎方位。每种胎先露有4~6种不同的胎方位。

表3-2 胎产式与胎先露、胎方位的关系及种类

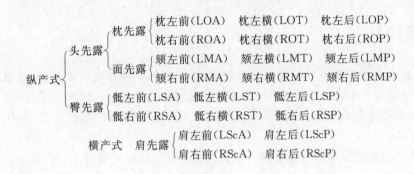

任务四 妊娠期护理管理

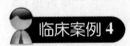 临床案例4

周某,女,29岁。主诉:停经31^{+5}周,腰背痛10天,下肢痉挛5天。预产期:2014年7月28日。妊娠期的产前筛查,未见异常。体格检查:均无异常。产科检查:宫高30 cm,腹围92 cm,胎心率145次/分,胎位LOA,无宫缩。骨盆外测量:髂棘间径24 cm,髂嵴间径26 cm,骶耻外径20 cm,坐骨结节间径10 cm。骨盆内测量:未查。

责任护士询问孕妇,被告知其不能长时间行走和保持坐位,否则腰背酸痛更严重,不能忍受,最近5天夜间出现多次小腿痉挛现象,疼痛异常。为此,其情绪有些低落,询问责任护士:"是否分娩后这些症状会消失?如果继续加重,能否提前剖宫产把孩子生出来?"因为小腿痉挛严重地影响了她的睡眠,腰背酸痛又导致她不能长时在室外活动,她觉得怀孕真是一件痛苦的事情,没有想到会出现这么多问题。

该孕妇为晚期妊娠,胎儿明显增大,孕妇各系统都会出现较大的生理性变化,责任护士适时给予孕妇及家属解答和指导,使孕妇以理智的心态面对各种妊娠晚期的症状。

问题:

1. 该孕妇有哪些妊娠期症状,如何处理?

2. 责任护士将为孕妇做哪些心理指导?

【概述】

妊娠期护理管理主要通过定期的产前检查和产前护理评估来实现。

产前检查的目的是确定孕妇和胎儿的健康状况,估计孕周和胎龄,制订下一步产科检查计划。正确指导妊娠期营养与用药,及早发现和治疗妊娠合并症和并发症,如妊娠期高血压疾病、

妊娠合并心脏病等;及时纠正胎位异常,及早发现胎儿发育异常。

产前护理评估主要是通过定期产前检查,收集完整的病史及体格检查资料,为孕妇提供连续的整体护理。

围生医学又称围产医学,是研究在围生期内加强对围生儿及孕产妇卫生保健,也是研究胎儿生理、病理及新生儿和孕产妇疾病的诊断和防治的一门科学。国际上对围生期的规定有四种:①围生期Ⅰ:从妊娠满 28 周(即胎儿体重达到或超过 1000 g 或身长 35 cm)至产后 1 周。②围生期Ⅱ:从妊娠满 20 周(即胎儿体重达到或超过 500 g 或身长 25 cm)至产后 4 周。③围生期Ⅲ:从妊娠满 28 周至产后 4 周。④围生期Ⅳ:从胚胎形成至产后 1 周。

我国目前采用围生期Ⅰ来计算围生儿死亡率,是衡量产科和新生儿科质量的重要指标。

【孕妇管理】

我国已普遍实行孕产期系统保健的三级管理,对孕产妇开展系统管理,目的是做到医疗与预防紧密结合。使用孕产妇系统保健手册,着重对高危妊娠进行筛查、监护和管理,以达到提高出生人口素质、降低出生缺陷儿率、降低孕产妇及围生儿患病率及死亡率的目的,整体提高产科防治质量。

1. 实行孕产妇系统保健的三级管理　在我国城市开展医院三级分工(市、区、街道)和妇幼保健机构三级分工(市、区、基层卫生院),在农村也开展三级分工(县医院和县妇幼保健站、乡卫生院、村妇幼保健人员),三级机构之间,除了有明确的职责分工,还有一套业务联系的制度,相互间挂钩转诊等制度,使有限的人力物力发挥更大的社会和经济效益,及早发现高危孕妇并转至上级医院进行监护处理。

2. 使用孕产妇保健手册　从确诊早孕时开始建册,系统管理直至产褥期结束。保健手册由孕妇本人携带,凭手册在二、三级医院进行产前检查和分娩,出院后将保健手册交回一级机构,由一级机构进行产后访视,产后访视结束后,将保健手册汇总至县、区妇幼保健机构进行详细的统计分析。

3. 对高危妊娠进行筛查、监护和管理　通过系统的产前检查,尽早筛查出具有高危因素的孕妇,及早诊治,以不断提高对高危妊娠的管理,即高危妊娠检出率、高危妊娠随诊率、高危妊娠住院分娩率,均是降低孕产妇死亡率、围生儿死亡率和出生缺陷儿率的重要手段。

【护理评估】

详细询问病史,包括健康史、月经史、婚育史、既往史、家族史等,进行系统的全身检查、产科检查以及必要的辅助检查。

一、健康史

(一) 个人资料

主要包括孕妇姓名、年龄、籍贯、职业、受教育程度、宗教信仰、婚姻状况、经济状况、家庭住址及电话等。

1. 年龄　孕妇年龄过小容易发生难产,35 岁以上的高龄初产妇容易并发妊娠期高血压疾病、产力异常,应予以重视。

2. 职业　了解孕妇是否接触过放射线或有毒物质,如铅、苯、汞、有机磷农药、强辐射、吸烟、饮酒、吸毒等,了解与宠物密切接触、性传染病伴侣接触史,以上因素均可引起胎儿流产、畸形。如有不良接触史,则进一步做相应检测,降低出生缺陷儿率。

(二) 月经史

询问月经初潮的年龄、月经周期、经期持续时间、月经量,有无痛经,痛经程度及末次月经日期,以便推算预产期。

(三)既往史和手术史

重点了解妊娠前有无高血压、心脏病、肝肾疾病、血液病、糖尿病、结核病、性病、传染病等,注意其发病时间和治疗情况;做过何种手术及手术名称。

(四)婚育史

了解是否初婚,是否近亲结婚。了解经产妇既往孕产史及其分娩方式,有无流产、早产、难产、死产、产后出血史等妊娠期、分娩期的并发症,了解出生时新生儿情况。

(五)家族史

询问家族中有无高血压、糖尿病、病毒性肝炎、双胎妊娠及遗传性疾病。对有遗传性疾病者可在妊娠早期行绒毛活检或在妊娠中期做羊水染色体核型分析,以减少遗传病患儿的出生率。

(六)配偶情况

着重询问健康情况,有无烟酒、吸毒嗜好,及有无性病、遗传性疾病等。

(七)本次妊娠过程

了解本次妊娠早孕反应出现的时间、严重程度,有无病毒感染史及用药史,胎动开始的时间,妊娠晚期有无阴道流血、头痛、眼花、心悸、气短、下肢水肿等症状。

(八)推算预产期

计算方法:按末次月经第1天算起,月份减3或加9,日数加7。如为阴历,应先换算成公历再推算预产期。例如,末次月经第1天是2014年4月8日,预产期应为2015年1月15日。实际分娩日期与推算的预产期可能相差1~2周。如孕妇月经不规律或记不清末次月经的日期、哺乳期未恢复月经而受孕者,则可根据早孕反应开始出现时间、胎动开始时间、手测宫底高度、尺测子宫长度以及B超测得胎儿顶臀高度、胎头双顶径值,辅助推算预产期。

二、身心评估

(一)全身检查

观察孕妇发育、营养、精神状态、身高及步态。身材矮小者(145 cm以下)常伴有骨盆狭窄。检查心脏有无病变,必要时在妊娠20周以后行超声心动图检查;乳房发育情况,乳头大小及有无乳头凹陷;脊柱及下肢有无畸形。测量血压和体重,正常孕妇血压不应超过140/90 mmHg,或与基础血压相比,升高不超过30/15 mmHg,超过者属病理状态。妊娠晚期体重每周增加不超过500 g,超过者应注意水肿或隐性水肿的发生。常规妇科检查了解生殖道发育是否畸形。

(二)产科检查

包括腹部检查、测量宫高及腹围、骨盆检查、阴道检查,特殊情况做肛门指诊检查(简称肛查)。检查前先告知孕妇检查的目的、步骤,检查时动作尽可能轻柔,以取得孕妇合作,注意保护孕妇的隐私。

1. 腹部检查 排尿后,孕妇仰卧于检查床上,头部稍抬高,暴露腹部,双腿略屈曲分开,放松腹肌。检查者应站在孕妇的右侧。

1)视诊 注意腹部形状及大小,腹部有无妊娠纹、手术瘢痕和水肿。对腹部过大、宫底过高者,考虑多胎妊娠、巨大胎儿、羊水过多的可能;对腹部过小、宫底过低者,考虑胎儿生长受限、孕周推算错误等;腹部两侧向外膨出伴宫底位置较低者,胎儿可能是肩先露。如孕妇腹部向下悬垂(悬垂腹,详见项目九任务二),考虑有骨盆狭窄。

2)触诊 首先,用软尺测宫高及腹围,然后,用四步触诊法检查。

(1)测宫高及腹围:宫高及腹围是产前检查经常测量的指标。通过测量孕妇的宫高及腹围,估计胎龄及胎儿大小,了解胎儿宫内发育情况。孕妇排空膀胱后从耻骨联合上缘中点到宫底的长度即是宫高。孕 20～34 周宫高平均每周增加约 1 cm,34 周以后增加速度减慢,宫高在 30 cm 以上表示胎儿已成熟。腹围是指用软尺经脐绕腹 1 周的数值。胎儿大小的简单估算公式为胎儿体重(g)＝宫高(cm)×腹围(cm)＋200(入盆者加 500)。

(2) 四步触诊法:检查子宫大小、胎产式、胎先露、胎方位及先露部是否衔接。前三步手法时,检查者面向孕妇面部;第四步手法时,检查者面向孕妇足端。

第一步手法:检查者双手置于宫底部,了解子宫外形并摸清宫底高度,估计胎儿大小与妊娠月份是否相符。然后用双手指腹相对轻推,判断宫底部的胎儿部分,如为胎头,则硬而圆且有浮球感,如为胎臀,则软而宽且形状略不规则。

第二步手法:确定胎产式后,检查者两手分别置于腹部左右两侧,一手固定,另一手轻轻深按检查,两手交替,分辨胎背及胎儿四肢的位置。平坦饱满者为胎背,确定胎背是向前、侧方或向后;触到可变形的高低不平部分是胎儿的肢体,有时可以感到胎儿肢体活动。

第三步手法:检查者右手置于耻骨联合上方,拇指与其余四指分开,握住胎先露部,进一步查清胎头或胎臀,并左右推动以确定是否衔接。如胎先露部仍可以左右移动,表示尚未衔接入盆;如胎先露部不能被推动,则已衔接。

第四步手法:检查者左右手分别置于胎先露部的两侧,沿骨盆入口方向向下深按,进一步核实胎先露部的诊断是否正确,并确定先露部入盆的程度(图 3-13)。

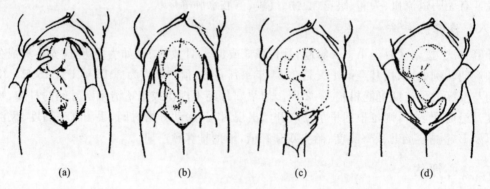

(a)　　　　　　(b)　　　　　　(c)　　　　　　(d)

图 3-13　四步触诊法

注:(a)第一步查宫底;(b)第二步查胎背;(c)第三步查入盆;(d)第四步查先露。

通过上述的四步触诊法,可判断胎产式、胎先露及胎方位。胎头圆而硬,有浮球感;胎臀宽而软,形状不规则;胎背宽而平坦;胎儿肢体小且有不规则活动。

3) 听诊　胎心音在靠近胎背侧上方的孕妇腹壁上听得最清楚(图 3-14)。因胎位不同,胎心音听诊部位也不相同。枕先露(LOP、LOA、ROP、ROA)时,胎心音在脐下方偏左或偏右侧;臀先

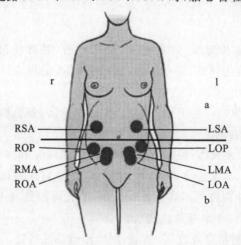

图 3-14　不同胎方位在孕妇腹壁的胎心音听诊部位

注:a 为脐孔以上部位;b 为脐孔以下部位;r 为孕妇右侧;l 为孕妇左侧。

露(LSA、RSA)时,胎心音在脐上方偏左或偏右侧;肩先露(LWA、RWA)时,胎心音在靠近脐部下方偏左或偏右侧听得最清楚。听诊部位取决于先露部和其下降程度。

正常胎心率120~160次/分,小于120次/分,或大于160次/分,均需立即处理。听到的胎心音应注意与子宫血管杂音、腹主动脉音、脐带杂音相鉴别。

2.胎动计数　妊娠28周开始,教会孕妇,每日早、中、晚三个时段各数1 h的胎动,取侧卧位或坐位,集中注意力,每小时胎动数总和乘4,等于12 h胎动数。正常为每2 h胎动数不少于6次,12 h胎动数在30次或以上,反映胎儿的情况良好。凡12 h内胎动少于10次,或次数变化逐日下降超过半数而不能恢复者,均为胎盘功能不全,表示胎儿宫内缺氧严重,应提高警惕,及时就诊。

3.骨盆测量　骨盆大小及其形状对分娩有直接影响,是决定胎儿能否顺利经过阴道分娩的重要因素。因此,骨盆测量是产前检查的必做检查。骨盆测量分为骨盆外测量和骨盆内测量两种。

1)骨盆外测量　用骨盆测量器测量下列径线。

(1)髂棘间径:孕妇取伸腿仰卧位,测量两侧髂前上棘外缘的距离(图3-15),正常值为23~26 cm。

(2)髂嵴间径:孕妇取伸腿仰卧位,测量两侧髂嵴外缘最宽的距离(图3-15),正常值为25~28 cm。

(3)骶耻外径:孕妇取右侧卧位,左腿伸直,右腿屈曲,测量第五腰椎棘突下(相当于腰骶部米氏菱形窝的上角)至耻骨联合上缘中点的距离(图3-16),正常值为18~20 cm。此径线可间接推测骨盆入口前后径长短,是骨盆外测量中最重要的径线。

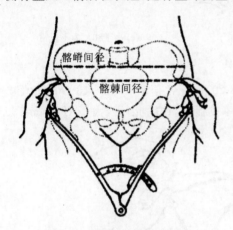

图3-15　测量髂棘和髂嵴间径

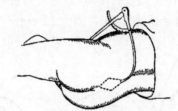

腰骶部米氏菱形窝上角

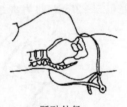

骶耻外径

图3-16　测量骶耻外径

(4)坐骨结节间径:又称出口横径。孕妇取仰卧位,两腿向腹部屈曲,双手抱膝。测量两侧坐骨结节内侧缘之间的距离(图3-17),正常值为8.5~9.5 cm,平均值为9 cm。也可用检查者的拳头概测,能容纳成人横置拳头则属正常。如出口横径小于8 cm,应测量出口后矢状径。

(5)出口后矢状径:坐骨结节间径中点至骶骨尖端的长度。检查者用戴无菌手套的右手食指伸入孕妇肛门向骶骨方向,拇指置于孕妇体外骶尾部,两指共同找到骶骨尖端,用骨盆出口测量器一端放在坐骨结节间径中点,另一端放在骶骨尖端处,即可测量出口后矢状径(图3-18),正常值为8~9 cm。出口横径与出口后矢状径之和大于15 cm,一般足月胎儿可以娩出。

(6)耻骨弓角度:用两拇指指尖斜着对拢,放置在耻骨联合下缘,左右两拇指平放在耻骨降支上面,测量两拇间的夹度即为耻骨弓角度(图3-19)。正常为90°,小于80°为不正常。

2)骨盆内测量　适用于骨盆外测量有狭窄者。在妊娠24~36周测量,测量时,孕妇取膀胱截石位,外阴消毒,检查者须戴无菌手套,涂润滑剂。

(1)对角径:也称骶耻内径,是自耻骨联合下缘至骶岬上缘中点的距离。检查者一手食指、中指伸入阴道,用中指尖触骶岬上缘中点,食指上缘紧贴耻骨联合下缘,并标记食指与耻骨联合下

NOTE

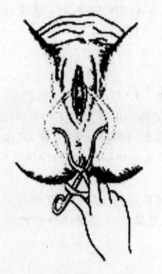

图 3-17　测量坐骨结节间径

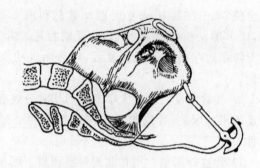

图 3-18　测量出口后矢状径

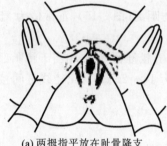

(a) 两拇指平放在趾骨降支

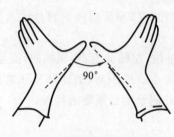

(b) 两拇指夹角为90°

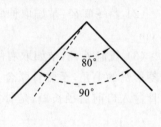

(c) 小于80°为不正常

图 3-19　测量耻骨弓角度

缘的接触点。中指尖至此接触点的距离,即为对角径(图 3-20)。正常值为 12.5～13 cm,此值减去 1.5～2 cm,即为真结合径的值,正常值为 11 cm。如触不到骶岬,说明此径线大于 12.5 cm。

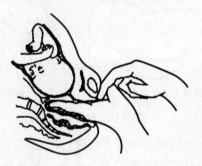

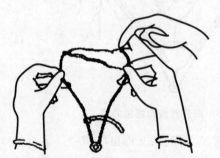

图 3-20　测量对角径

(2) 坐骨棘间径:测量两侧坐骨棘间的距离,正常值约为 10 cm。检查者食指、中指伸入阴道内,分别触及两侧坐骨棘,估计其间的距离(图 3-21)。

(3) 坐骨切迹宽度:代表中骨盆后矢状径,其宽度为坐骨棘与骶骨下部间的距离,即骶棘韧带的宽度。检查者将伸入阴道内的食指置于韧带上移动(图 3-22),如能容下三横指(5～5.5 cm)为正常,否则属中骨盆狭窄。

3) 阴道检查　在妊娠早期初诊时,严格消毒,行盆腔双合诊检查,了解阴道、子宫、附件有无异常。妊娠 24 周左右产前检查时测量对角径、骶骨弯曲度、坐骨棘间径、坐骨切迹宽度及骶尾关节活动度等。妊娠最后 1 个月及临产后,避免不必要的阴道检查,以防感染。

4) 肛查　在没有消毒条件时使用,可了解胎先露、胎方位、宫口扩张及胎先露下降程度、骶骨弯曲度、坐骨棘间径、坐骨切迹宽度及骶尾关节活动度等。

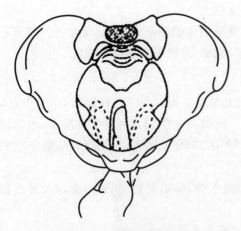
图 3-21　测量坐骨棘间径

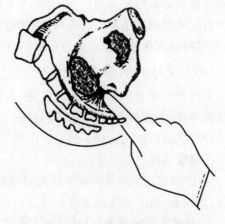
图 3-22　测量坐骨切迹宽度

5）绘制妊娠图　将检查结果,包括血压、体重、宫高、腹围、胎位、胎心率等填于妊娠图中,绘成曲线图(图 3-23),观察其动态变化,及早发现及处理孕妇或胎儿的异常情况。

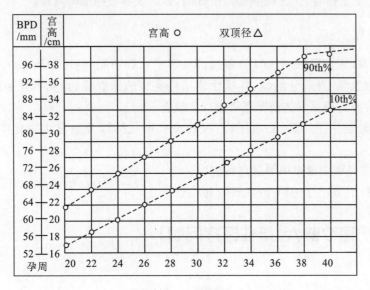
图 3-23　妊娠图
注:BPD 为胎头双顶径。

（三）心理-社会评估

1. **妊娠早期**　评估孕妇对妊娠的态度、看法、感受及接受程度。孕妇接受妊娠程度,可以从以下几个方面来评估:孕妇遵循产前指导的能力,筑巢行为,能否主动地或在鼓励下谈论妊娠的不适、感受和困扰,妊娠过程中与家人和丈夫的关系等。

2. **妊娠中、晚期**　评估孕妇对妊娠有无不良的情绪反应,对即将为人母和分娩有无焦虑和恐惧心理。孕妇在妊娠中、晚期时强烈意识到自己将要拥有一个孩子,又因妊娠晚期,孕妇在体力上负担加重,行动不便,甚至日趋加重的下肢痉挛、睡眠障碍及腰背痛等症状,使大多数孕妇都急切盼望能尽早分娩。随着预产期的临近,孕妇常因婴儿将要出生而感到兴奋,但又对分娩产生的痛苦而焦虑,担心能否顺利分娩、分娩过程中的母子安危、胎儿有无畸形及新生儿的性别能否为家人接受等。

评估支持系统,尤其是丈夫对此次妊娠的态度,孕妇在家庭中的角色,家庭经济状况、居住环境、宗教信仰等支持系统。妊娠对准父亲而言,也是一项心理压力。初为人父也会经历与准母亲同样的情感和冲突。他可能会为自己有生育能力而感到骄傲,也会为即将到来的责任和生活形态的改变而感到焦虑。他会为妻子在妊娠过程中的身心变化而感到惊讶与迷惑,更时常要为适应妻子妊娠时多变的情绪而不知所措。因此,评估准父亲对妊娠的感受和态度,才能有针对性地

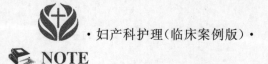

协助他更好地承担父亲角色,继而成为孕妇强有力的支柱。

有过不孕史或不良妊娠史的高危孕妇,更担心自身及胎儿的健康,盼子心切或曾经的身心创伤,使她对出现的异常情况过分敏感,表现出过度紧张、忧郁、恐惧等严重不良反应。

(四)复诊产前检查

首次产前检查从确诊早孕时开始,未见异常者,计划复诊日期。复诊于妊娠第 20~36 周每 4 周检查 1 次,妊娠第 37 周开始每周检查 1 次,共 9 次。凡属高危孕妇或有异常情况者,酌情增加产前检查次数。每次复诊了解前次产前检查之后有何不适,以便及时发现异常情况,确定孕妇和胎儿的健康情况。

1. 详细询问孕妇有无异常情况出现,如头痛、头晕、水肿、胎动变化、阴道出血以及分泌物异常等,如出现,给予相应的处理。

2. 测量血压及体重,检查有无水肿及其他异常,复查有无尿蛋白。

3. 复查胎位,听胎心,注意胎儿大小;测量宫高及腹围以判断是否与妊娠月份相符,必要时行 B 超检查。

4. 进行孕期卫生指导,并预约下次复诊日期,如出现异常则随时就诊。

三、相关检查

常规做血常规、尿常规、血型(ABO 系统、Rh 因子)、肝功能(包括 HBsAg)、肾功能、糖耐量、唐氏筛查、宫颈细胞学、阴道分泌物、各项性传播性疾病的筛查等(详见本任务【高危妊娠评估】(二)仪器监护)检查。根据具体情况还可做以下检查。

(1) 出现妊娠合并症,可做心电图、乙型肝炎抗原抗体以及血液生物化学、电解质测定等检查。

(2) 对有异常妊娠史做血甲胎蛋白测定。

(3) 对胎心听不清、胎位摸不清者做 B 超检查。

【可能的护理诊断/合作性医疗问题】

1. 孕妇

(1) 知识缺乏　与缺乏妊娠期基本生理知识有关。

(2) 焦虑　与担心胎儿发育异常有关。

(3) 恐惧　与惧怕难产有关。

(4) 排尿异常　与子宫增大、胎头下降有关。

(5) 便秘　与肠蠕动减弱、胎头压迫有关。

(6) 自我形象紊乱　与孕妇的体形变化有关。

(7) 体液过多　与妊娠子宫压迫下腔静脉有关。

(8) 睡眠型态紊乱　与不能平卧、频繁的胎动有关。

2. 胎儿

(1) 有受伤的危险　与遗产、感染、中毒、胎盘功能异常有关。

(2) 有窒息的危险　与脐带绕颈有关。

(3) 有组织完整性受损的危险　与裂唇、裂腭、脊椎裂、心脏间隔缺损有关。

(4) 有胎儿生长发育改变的危险　与胎儿生长受限、巨大胎儿有关。

【预期目标】

(1) 孕妇获得妊娠期保健知识后,能说出妊娠期生理变化的概要。

（2）经孕妇学校指导，懂得孕期的合理营养，以促进胎儿正常发育。

（3）孕妇了解难产形成因素和解决手段，信任医护人员，不再惧怕。

（4）孕妇了解妊娠期生理变化，懂得阶段性的排尿异常无需治疗。

（5）孕妇了解妊娠期生理变化，愿意适当增加活动量和增加纤维素食品摄入。

（6）孕妇懂得加强营养对胎儿生长发育的意义，食谱符合孕期需要。

（7）经孕妇学校指导，懂得时常取左侧卧位有利于减轻对下腔静脉的压迫。

（8）经孕妇学校指导，学会改变卧具、增加半坐卧位的舒适性，改善睡眠型态。

（9）经孕妇学校指导，夫妇愿意接受各项对胎儿的监测。

（10）一旦出现胎儿异常，经孕妇学校讲解，夫妇愿意接受转介专科医院进一步诊治。

【护理措施】

一、一般护理

告知孕妇产前检查的意义和重要性，预约下次产前检查和孕妇学校上课的时间和内容。凡属高危妊娠者，酌情增加产前检查次数。

二、症状护理

1. 恶心、呕吐　早孕反应的常见现象，孕妇少食多餐，进食清淡、易消化的食物，避免油炸、难以消化或引起不适的食物，避免空腹，以缓解症状。给予精神鼓励和支持，以减少心理的困扰和忧虑。如停经12周以后继续呕吐，甚至影响到孕妇的营养时，需到医院就诊，必要时住院治疗，纠正水、电解质紊乱。

2. 尿频　常发生于妊娠早期和晚期，妊娠早期孕妇不必限制液体的摄入量，以缓解症状，有尿意时及时排空，不可强忍，以免诱发感染。此现象产后可逐渐消失。

3. 白带增多　常发生于妊娠早、晚期，是妊娠期正常的生理变化，但应排除滴虫、真菌、淋球菌、衣原体等感染。孕妇保持外阴部清洁，嘱每日清洗外阴或经常洗澡，以淋浴为宜，避免分泌物刺激外阴部，严禁阴道冲洗或灌洗。指导穿透气性好的棉质内裤。分泌物过多的孕妇，用卫生护垫，应勤更换，增加舒适感。

4. 便秘　妊娠期常见症状。嘱孕妇养成每日定时排便的习惯，多吃新鲜蔬菜、水果等含纤维素多的食物，增加每日饮水量，做适当的活动。未经医师允许，不擅自使用大便软化剂或缓泻剂。

5. 痔疮及下肢、外阴静脉曲张　痔静脉曲张可在妊娠期间首次出现。除多吃新鲜蔬菜和少吃辛辣食物外，还可通过温水浸泡来缓解痔疮引起的疼痛和肿胀感。睡觉或休息时采取左侧卧位，下肢稍抬高，促进血液回流以缓解症状。外阴静脉曲张者，避免长时间站立、下蹲，休息时臀下垫枕，抬高髋部。指导孕妇穿弹力裤或袜，促进血液回流，避免穿妨碍血液回流的紧身衣裤。

6. 腰背痛　妊娠中、晚期保持上身直立靠背的坐姿，不长时间弯腰。指导孕妇穿平跟鞋，在俯拾或抬举物品时，保持上身直立，弯曲膝盖，用两下肢的力量抬起身躯。休息时腰背部垫枕头可缓解疼痛，同时还可经常按摩腰背部。必要时卧床休息（硬床垫），局部热敷，疼痛严重者，查找原因，对因治疗。产后6～8周，腰背痛可自然消失。

7. 下肢痉挛　孕妇缺钙的表现，于妊娠后期出现，常在夜间发作，做背屈动作，即脚趾向心方向翘起，或站直前倾以伸展痉挛的肌肉；行走时，避免脚趾伸向前方，脚跟先着地；避免腿部受凉或疲劳；指导孕妇饮食中增加钙的摄入；也可局部按摩或热敷，直至痉挛消失，必要时遵医嘱口服钙剂。

8. 下肢水肿　妊娠后期孕妇常有踝部、小腿下部轻度水肿，经休息后减轻或消失，属正常情况，不需要处理。嘱孕妇取左侧卧位，解除右旋的增大的子宫对下腔静脉的压迫，下肢稍抬高，避免长时间站立或坐位。如需长时间站立，则双下肢轮换重心，以利血液回流。适当限制盐的摄入，但不必限制水分。如下肢凹陷性水肿或经休息后不消退者，及时诊治，警惕发生妊娠期高血压疾病。

9. 贫血 妊娠中、晚期应增加含铁食物的摄入,如动物肝脏、瘦肉、蛋黄、豆类等。根据病情需要,还应补充铁剂,在餐后 20 min 用温开水或水果汁送服,以促进铁的吸收,减轻对胃肠道的刺激。服用铁剂后大便可能会变黑,或可能导致便秘或轻度腹泻,不必担心。

10. 失眠 每日坚持户外活动,如散步。睡前用温水洗脚、梳子梳头、喝热牛奶,有利于入眠;垫高枕头,有利缓和胸闷感觉等。

11. 仰卧位低血压综合征 妊娠晚期,子宫增大且右旋,较长时间仰卧可压迫下腔静脉,导致回心血量下降。当孕妇仰卧后立即起床,可出现心悸、头昏目眩、脸色苍白等,严重者晕倒。采取左侧卧位,可减轻对下腔静脉的压迫,改善回心血量。嘱孕妇起床前侧卧数分钟,然后坐起一会儿,再站立片刻,症状自然消失。

12. 假丝酵母菌性阴道炎 近 25% 足月孕妇的阴道分泌物中可培养出假丝酵母菌,少数孕妇可出现阴道分泌物增多,外阴瘙痒伴疼痛和红肿,可给予阴道局部用药,如克霉唑栓剂。

三、产科护理

1. 异常症状的判断 孕妇如出现异常症状,以及阴道出血、腹痛、头痛、眼花、胸闷、气急、心悸、胎动计数突然减少、液体突然从阴道流出、撞伤、车祸等,立即到医院就诊。

2. 活动与休息 一般孕妇可工作到妊娠 28 周,每日有 8 h 睡眠,午休 1～2 h,不要过度劳累;妊娠 28 周后不做重体力劳动和值夜班,避免长期站立或过于紧张的工作。妊娠中期以后的最佳睡姿为左侧卧位,防止仰卧位低血压综合征。

3. 衣着与卫生 孕妇的衣着要宽松舒适,寒暖适宜,以免影响母体血液循环及胎儿活动,导致胎位异常和胎儿生长发育迟缓。宜穿轻便舒适的平跟鞋,避免穿高跟鞋,以免引起身体失衡及腰背痛。妊娠期新陈代谢旺盛,汗腺和皮脂腺的分泌增加,应经常洗澡,以淋浴为宜,禁止盆浴,以免污水进入阴道,造成感染。由于妊娠期激素水平的改变,牙龈易肿胀出血,注意口腔卫生。同时由于激素水平升高,阴道分泌物增多,易造成泌尿、生殖系统感染,故每日用温水清洗外阴 1 次,保持外阴清洁舒适。

4. 乳房护理 妊娠 24 周以后,每日用温开水擦洗乳头直至分娩,并在乳头上涂以油脂,以免产后哺乳时发生皲裂。乳头过于平坦或内陷者,应尽早用手指向外旋转牵拉矫正(图 3-24),每日 15～20 次,避免产后新生儿吸吮困难。妊娠期乳房增大,上衣不宜过紧,选择合适的乳罩,防止乳房下垂。

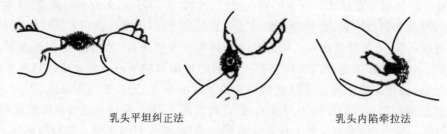

乳头平坦纠正法　　　　　　　　乳头内陷牵拉法

图 3-24 纠正乳头的护理

5. 性生活指导 妊娠早期尽量避免性生活,以免因兴奋和机械性刺激引起盆腔充血,导致宫缩,引起流产,还可避免细菌带入阴道引起感染。妊娠 32 周后避免性生活,以防流产、胎膜早破、早产、胎盘早剥及感染。

6. 用药指导 妊娠早期,是胚胎各器官形成和发育的重要时期。有些药物可通过胎盘影响胎儿,导致畸形或流产,孕妇合理用药原则如下。

(1) 须在医生指导下,严格掌握用药指征和剂量,注意及时停药。

(2) 只用一种药,避免联合用药。

(3) 选用疗效肯定的药物,避免用尚难确定是否对胎儿有不良反应的药物。

(4) 用小剂量药物,避免大剂量药物。

（5）病情允许，尽量推迟到妊娠中、晚期用药。

（6）病情急需使用对胎儿有致畸作用药物，先终止妊娠，后使用药物。

除了一些已知的药物，如解热镇痛剂、口服降糖药、抗肿瘤药、激素类等孕妇不宜使用之外，可参照美国食品药品监督管理局（FDA）公布的药物对胎儿危害性的等级。

A级：经临床对照研究，无法证实药物对胎儿有危害，可能对胎儿伤害最小，无致畸作用的药物，如适量维生素。

B级：经动物实验室研究，无临床对照试验，未得到有害证据。可在医生观察下使用，如青霉素、红霉素、地高辛、胰岛素等。

C级：动物实验表明对胎儿有不良影响。无临床对照试验，在充分权衡药物对孕妇的益处、胎儿潜在的益处和对胎儿危害的情况下，谨慎使用，如庆大霉素、异丙嗪、异烟肼等。

D级：有足够证据证明对胎儿有危害。只有在孕妇有生命威胁或患严重疾病，而其他药物又无效的情况下考虑使用，如硫酸链霉素等。

X级：动物和人类实验证实会导致胎儿畸形。妊娠期或可能妊娠的妇女禁止使用。如甲氨蝶呤、己烯雌酚等。

妊娠 12 周前，不宜用 C、D、X 级药物。

7. 避免接触有害物质　如烟、酒、毒品、X 射线、日用电器的辐射、有害药物、传染病患者等。

8. 孕期自我监护　胎动计数是孕妇自我监测胎儿宫内情况的重要手段（详见本项目本任务）。

9. 胎教指导　胎教是有计划、有目的地通过动作、声音和语言与孕妇腹中的胎儿对话，是一种非常有益的胎教手段，也是孕妇与胎儿之间一种愉快的亲子互动方式。胎儿出现的第一次胎动标志着胎儿的中枢神经系统已经分化完全。胎儿的听力、视力开始迅速发育，此时，胎儿对来自外界的声音、光线、触动等单一刺激反应更为敏感，尤其对母体的血液流动声、心音、肠蠕动声等更为熟悉。孕中期是胎教的最佳时期，此时的胎儿对触觉与动觉很敏感。在各阶段给予胎儿各感觉器官适时、适量的良性刺激，能促使其发育，为出生后早期教育奠定良好的基础。目前主要有两种胎教的方法。

（1）音响胎教：①音乐胎教：妊娠 20 周后对胎儿进行轻松、愉快的音乐训练，有利于智力的开发和性格的锻炼。为胎儿选择胎教音乐时，应避免高频率音乐对胎儿听力影响。②语言胎教：妊娠 24 周后，可给胎儿取个乳名，与他（她）聊天、讲故事、朗诵诗歌，尤其是准爸爸的参与更有意义，让胎儿常听父母的语言，促进胎儿大脑对语言的适应性。

（2）运动胎教：主要是触觉与动作协调训练，夫妇双方对胎儿进行动觉、触觉训练，如轻轻抚摸和拍打腹部，与胎儿在宫内的活动相适应，使胎儿对此有所感觉；按时触摸和按摩孕妇腹部，可以建立与胎儿的触摸沟通；通过胎儿反射性的躯体蠕动，促进其大脑功能的协调发育。

10. 孕妇在车厢内，正确地系安全带（图 3-25），一旦发生意外事故，能较好地保护胎儿和胎盘免遭外力冲击波的挤压。如果不正确系安全带（图 3-26），则可能发生胎盘早剥。

四、营养指导

有专家认为，从妊娠到出生后 2 年是通过营养干预减少成年慢性病发病率的机遇窗口期。由此可见，可将预防慢性疾病提前到生命的开始，孕妇的营养状况直接影响自身和胎儿的健康。所以，妊娠期间必须合理地摄入营养，使自身和胎儿达到较好的营养状态。

（一）热量

妊娠中期后在非妊娠基础上增加 836.8 kJ/d（200 kcal/d）。需注意，糖类、脂肪与蛋白质在体内均可产生热量，安排食谱时，应考虑三者的适当比例，一般碳水化合物摄入量占热量的 60% ～65%，脂肪占 20%～25%，蛋白质占 15%。妊娠期间，营养的摄入不是越多越好，在保证母体和胎儿需要的前提下，不要盲目过多摄入，以免母体体重过重，胎儿过大。

（二）蛋白质

妊娠期间应增加蛋白质的摄入量，妊娠早、中、晚期膳食蛋白增值分别为 5 g/d、15g/d、25g/

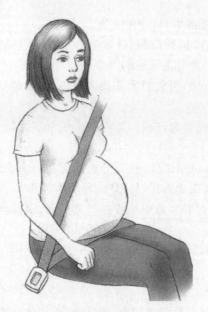
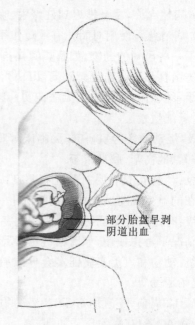

部分胎盘早剥
阴道出血

图 3-25　正确的系安全带法　　　　　　　　图 3-26　不正确的系安全带法

d. 动物类和大豆类等优质蛋白质的摄入量不少于总蛋白质的 1/3。如果蛋白质摄入不足,不仅影响胎儿体格生长发育、胎儿的大脑发育,同时也可增加孕妇贫血、妊娠期高血压疾病的发生率。

（三）糖类

孕妇主食以淀粉为主,妊娠中期主食 0.4~0.5 kg/d,可满足机体需要。

（四）维生素

妊娠期间,孕妇对维生素的需求增加。

1. 维生素 A 与胡萝卜素　有助于胎儿正常生长发育,预防孕妇阴道上皮角化、皮肤过分干燥和乳头皲裂。妊娠中、晚期维生素 A 的推荐摄入量为 900 μg/d,可耐受最高摄入量为 2400 μg/d。维生素 A 来源于动物肝脏、牛奶、蛋黄,β-胡萝卜素来源于深绿色、黄红色水果和蔬菜。

2. 维生素 C　胎儿生长发育需要大量维生素 C,它对胎儿的骨骼、出生后牙齿的正常发育,造血系统的健全和机体抵抗力都有促进作用。妊娠中、晚期维生素 C 的推荐摄入量为 100 mg/d。维生素 C 广泛存在于新鲜水果和蔬菜中。

3. 复合维生素 B　细胞呼吸、葡萄糖氧化及能量代谢的辅酶,复合维生素 B 广泛存在于谷类、干果、绿叶蔬菜、动物肝脏、牛奶、蛋黄、肉类、鱼类等中。

4. 维生素 D　能促进母体和胎儿钙、磷的吸收,对胎儿的骨骼、出生后牙齿的形成极为重要。妊娠中、晚期维生素 D 的推荐摄入量为 10 μg/d,可耐受最高摄入量为 20 μg/d。维生素 D 含量较高的是鱼肝油,其次为动物肝脏、蛋黄、鱼等。

5. 叶酸　人体在利用糖类和氨基酸时的必要物质,是机体细胞生长和繁殖所必需的物质。研究发现孕妇缺乏叶酸可能导致胎儿出生时低体重、唇腭裂、心脏缺陷等。在妊娠早期缺乏叶酸,可能引起胎儿神经管发育缺陷。因此,建议至少在准备怀孕的 3 个月前,妇女开始服用叶酸 400~800 μg/d。

（五）矿物质

妊娠期间,孕妇对钙、铁、锌、碘的需要量比非妊娠状态时的增多。

1. 钙　孕妇缺钙通常出现牙齿松动、四肢无力、腰酸背痛、小腿抽筋以及手足抽搐或手足麻木,严重时骨质疏松,进而产生骨质软化症;还可出现头晕、贫血、妊娠期高血压疾病。孕妇缺钙还会影响胎儿发育,主要影响骨骼和出生后牙齿的发育。妊娠中期钙的推荐摄入量为 1000 mg/d;妊娠晚期的推荐摄入量为 1200 mg/d,可耐受最高摄入量为 2000 mg/d,注意补充维生素 D。

钙的主要来源是奶及奶制品、豆类及豆制品、芝麻、海带、虾米等。

2. 铁　孕妇缺铁可以导致缺铁性贫血。孕妇铁的适宜摄入量为 25 mg/d,可耐受最高摄入量为 60 mg/d。铁的良好来源为动物肝、血、瘦肉等,吸收率高,还有蛋黄、豆类、油菜、芥菜、雪里红、菠菜、莴笋叶等。

3. 锌　蛋白质和酶的组成部分,对胎儿的生长发育很重要。孕妇中、晚期适宜摄入量为 16.5 mg/d。锌的良好来源为牡蛎,动物胰脏、肝脏、血,瘦肉、蛋,还有粗粮及核桃、花生、西瓜子等坚果。

4. 碘　孕妇对碘的需要量增加。孕妇碘的推荐摄入量为 200 μg/d,可耐受最高摄入量为 1000 μg/d。碘的良好来源是海带、紫菜、鲜带鱼、蚶干、蛤干、干贝、淡菜、海参、海蜇、龙虾等。

5. 硒　孕妇缺乏硒,会引起胎儿原发性心肌炎和孕妇围产期心肌炎。

6. 钾　孕妇血钾过低,会引起乏力、呕吐、碱中毒。

五、心理护理

向孕妇及家属解释妊娠是一个正常的生理过程,同时提供专业咨询、心理医生咨询等服务,减轻孕妇的焦虑和紧张。告知孕妇,各种心理变化可通过血液和内分泌调节的改变,对胎儿产生影响,如孕妇经常出现焦虑、烦躁、情绪不稳定、易激动、想哭、失眠等心理反应,则会影响胎儿的生长发育。鼓励孕妇说出内心存在的疑虑和想法,严重焦虑的孕妇往往伴有恶心、呕吐,易于导致早产、流产、产程延长或难产等异常情况。告知孕妇分娩的先兆症状及分娩过程,使孕妇解除其焦虑、恐惧心理,从而树立信心,轻松、愉快地度过妊娠期。

【健康教育】

(1) 妊娠是一个家庭的重大事件,需要整个家庭成员共同参与和支持,营造一个温馨和谐的家庭氛围,迎接新生命的降临。

(2) 为适应胎儿生长发育的需要,孕妇的生理、心理会发生一系列机体变化和心理反应,家庭成员和社会支持系统应给予更多的理解和帮助,让母儿顺利度过妊娠期。

(3) 为胎儿提供更好的身心发育的环境,孕妇要学会科学、合理的养生和工作方法,避免对胎儿造成不良的刺激,最大限度地为胎儿创造一个安全、和谐的生存环境,促进胎儿正常的生长发育。

(4) 孕妇及家属按期参加妇幼保健系统提供的健康检查和孕妇学校,为分娩作好身心准备,最大限度地保障母儿健康和安全。

【护理评价】

(1) 孕妇懂得妊娠期生理变化对孕妇的影响。

(2) 孕妇懂得合理补充各种营养素有利胎儿正常发育。

(3) 孕妇有信心自然分娩。

(4) 孕妇懂得妊娠早期、晚期尿频的原因。

(5) 孕妇已增加活动量和多食纤维素食物,未发生便秘。

(6) 孕妇懂得平衡饮食和适量运动对妊娠的意义,维持体重在正常范围。

(7) 孕妇懂得左侧卧位的意义,主动维持左侧卧位,未发生下肢水肿。

(8) 孕妇学会改变卧具,睡眠得到改善。

(9) 孕妇坚持每天监测胎心和胎动计数,知道应及时去医院就诊的情况。

(10) 孕妇能接受去专科医院进一步诊治。

【高危妊娠评估】

高危妊娠是妊娠期有个人或社会不良因素,及某种并发症或合并症等,可能导致难产,甚至危害孕妇、胎儿及新生儿的健康和生命安全。

一、高危妊娠的范畴

基本包括了所有的病理产科。导致高危妊娠的因素包括如下几个方面。

(一)个人因素及社会经济因素

孕妇年龄<16岁或≥35岁、身高<145 cm,妊娠前体重过轻或超重,营养不良,家族中有遗传性疾病,未做或极晚做产前检查,妊娠期接触大量放射线、化学性毒物或服用过对胎儿有影响的药物者。未婚或独居、孕妇及其丈夫无稳定的职业、收入低下、居住条件差、家里长辈不接纳该孕妇等。

(二)疾病因素

1. 有异常孕产史 自然流产、异位妊娠、早产、死产、难产、剖宫产、新生儿死亡、新生儿溶血性黄疸、新生儿畸形、先天性或遗传性疾病等。

2. 各种妊娠合并症 心脏病、糖尿病、高血压、肾病、肝炎、甲状腺功能亢进症、贫血、病毒感染、性病、恶性肿瘤、明显的生殖器官发育异常、智力低下等。

3. 各种妊娠并发症 妊娠期高血压疾病、前置胎盘、胎盘早剥、羊水过多或过少、胎儿宫内发育迟缓、过期妊娠、母儿血型不合等。

4. 可能出现分娩异常 胎位异常、巨大胎儿、多胎妊娠、骨盆异常、软产道异常等。

5. 不良嗜好 大量吸烟、饮酒、吸毒等。

具有高危妊娠因素的孕妇称高危孕妇。

二、高危妊娠的监护

高危妊娠的评估主要通过高危妊娠监护来实现。完整的高危妊娠监护包括:婚前、妊娠前的保健咨询,对不宜结婚或不宜孕育的双方做好健康教育和优生优育讲解;妊娠前和妊娠早期的常见遗传疾病筛查及产前诊断工作;妊娠中期筛查妊娠并发症或合并症;妊娠晚期监护及评估胎儿生长发育和安危情况,监测胎儿-胎盘功能及评估胎儿成熟度。具体监护措施如下。

(一)人工监护

1. 确定孕龄 根据末次月经、早孕反应的时间及胎动出现的时间推算孕龄。

2. 判断宫底高度及腹围 详见本项目任务三。

3. 胎心听诊 详见本项目任务四。

4. 胎动计数 详见本项目任务四。

5. 确定高危儿 孕龄<37周或≥42周;高危孕妇的新生儿;手术产儿;出生体重<2500 g;出生后1 min,Apgar评分≤3分;新生儿的兄姐有新生儿期死亡;产时感染等。

6. 确定高危妊娠 原则是完全正常的孕妇为100分,每一个危险因素赋予0~30的分值,减去各种危险因素的分值,低于70分,属于高危妊娠范畴。随着妊娠进展,可再重新评分。

(二)仪器监护

1. B超监护

(1)妊娠早期:最早在妊娠5周见到妊娠囊、心管搏动,了解胚胎数量;妊娠12周前,测量胎儿顶臀高度,以纠正胎龄。

(2)妊娠中期:测量胎头双顶径值,从妊娠22周起每周增加0.22 cm,推算胎儿体重范围;监测体表发育和某些脏器的完整性,判断胎儿发育情况;监测胎心率,了解胎儿有无宫内缺氧。

（3）妊娠晚期:测双顶径、某些脏器的功能、胎方位、胎盘位置、胎盘成熟度、羊水量、股骨长度等,监测宫内状况。

2. 胎心电子监护　能够连续观察和记录胎心率的动态变化,了解胎心、胎动及宫缩之间的关系,评估胎儿宫内安危情况。对于妊娠期有胎心或胎动异常、高危妊娠、妊娠晚期、临产者,均做胎心电子监护。

【监测胎心率】

一、胎心率基线

胎心率基线是在无宫缩及无胎动的影响下,10 min 以上的胎心率的平均值。胎心率基线包括每分钟心搏次数及胎心率基线变异。

正常胎心率为 120～160 次/分,胎心率高于 160 次/分或胎心率低于 120 次/分,历时 10 min 以上为心动过速或心动过缓。

胎心率基线变异是指胎心率基线有小的周期性波动。胎心率基线摆动,包括胎心率的振幅和频率,胎心率的振幅指胎心率上下波动的高度,波动范围正常为 10～25 次/分;胎心率的频率指 1 min 内胎心率摆动的次数,正常≥6 次。胎心率基线波动活跃则频率增高,而胎心率基线平直则频率降低或消失。胎心率基线摆动表示胎儿有一定的储备能力,是胎儿健康的表现。胎心率基线变平即变异消失或静止型,则提示胎儿储备能力的丧失。

二、胎心率一过性变化

胎心率一过性变化是判断胎儿安危的重要指标。胎心率受胎动、宫缩、触诊及声响等刺激,发生暂时性加快或减慢,随后又能恢复到基线水平,称胎心率一过性变化。

胎心率有加速和减速两种情况。加速是指宫缩时胎心率基线暂时增加 15 次/分以上,持续时间＞15 s,是胎儿状况良好的表现,原因可能是胎儿躯干局部或脐静脉暂时受压。散发的、短暂的胎心率加速是无害的,如脐静脉持续受压则发展为减速。

（一）胎心率减速

胎心率减速指随宫缩出现的暂时性胎心率减慢,分以下三种类型。

1. 早期减速　发生时几乎与宫缩同时开始,宫缩后即恢复正常,幅度＜50 次/分,持续时间短,恢复快(图 3-27)。早期减速一般认为是胎头受压,脑血流量一时性减少的表现,多无临床意义。

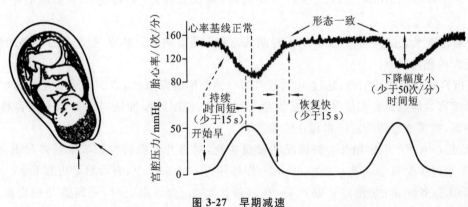

图 3-27　早期减速

2. 变异减速　减速与宫缩的关系不固定,但在出现后,下降迅速,幅度＞70 次/分,恢复快(图 3-28)。一般认为变异减速多由宫缩时脐带受压,迷走神经兴奋所致。

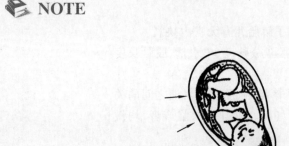

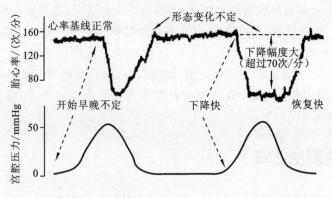

图 3-28 变异减速

3. 晚期减速 减速多在宫缩高峰后开始出现,胎心率减速低于 50 次/分,下降缓慢,胎心率恢复时间较长(图 3-29)。晚期减速一般认为是胎盘功能不良、胎儿缺氧的表现。

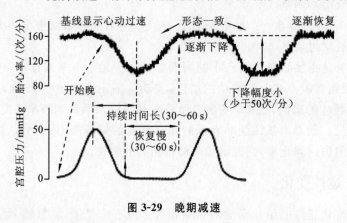

图 3-29 晚期减速

(二) 预测胎儿宫内储备能力

1. 无应激试验 在无宫缩、无外界负荷刺激下,对胎儿进行胎心率宫缩图的观察和记录,了解胎儿储备能力。连续监护胎心率 20 min。正常时每 20 min 至少有 3 次以上胎动伴胎心率加速大于 15 次/分,持续 15 s 以上,称反应型,说明胎儿宫内储备能力良好。如胎动时无胎心率加速或加速少于 15 次/分,持续时间低于 15 s,称无反应型,应延长试验时间至 40 min,如仍无反应,同时孕周≥36 周时,再加做缩宫素激惹试验。

2. 缩宫素激惹试验 又称宫缩压力试验,是通过宫缩造成的胎盘一过性缺氧负荷试验,是测定胎儿储备能力的试验。用静脉滴注缩宫素或乳头刺激法(透过衣服摩擦乳头,直到产生宫缩)诱导宫缩,共 10 min,其间至少有 3 次宫缩,每次收缩 30 s,再连续观察胎心率,记录胎心率。

(1) 缩宫素激惹试验阴性:胎心率无晚期减速和无明显的变异减速,胎动后胎心率加快,说明一周内无大的危险。

(2) 缩宫素激惹试验阳性:超过 50% 的宫缩有胎心率晚期减速,至少说明胎儿氧合状态不理想。如果缩宫素激惹试验阳性伴胎动后无胎心率改变,说明在慢性缺氧的基础上很容易出现代谢性酸中毒,常需立即行剖宫产术终止妊娠。

3. 胎儿心电图 了解胎儿心脏情况和胎盘功能,对母儿无损害。如羊水过多时 R 波低;过期妊娠、羊水过少时 R 波可高达 50~60 mV;振幅超过 40~60 mV,表示胎盘功能不全。

4. 胎儿头皮血 pH 值测定 临产后,在宫颈扩张 1.5 cm 以上时,采集胎儿头皮血,测 pH 值,pH 值为 7.25~7.35 正常,pH<7.20 提示胎儿有宫内缺氧,可导致酸中毒。

5. 羊膜镜检查 羊水呈黄绿色、绿色提示胎儿窘迫,因胎儿缺氧可引起迷走神经兴奋,使肠蠕动增加、肛门括约肌松弛致排出胎粪,污染羊水。死胎时羊水呈棕色、紫色或暗红色混浊状。

三、相关检查

1. 胎盘功能检查 可间接了解胎儿在宫内的健康状况,检查方法如下。

(1)尿雌三醇值:评估胎儿胎盘单位功能。24 h 尿雌三醇>15 mg 为正常值,10~15 mg 为警戒值,<10 mg 为危险值,提示胎盘功能低下。

(2)孕妇血清胎盘催乳素测定:能较好地反映胎儿胎盘单位功能。足月妊娠血清胎盘催乳素值为 4~11 mg/L;如<4 mg/L,或突然降低 50%,提示胎盘功能低下。

(3)阴道脱落细胞检查:舟状细胞成堆、无表层细胞、嗜伊红细胞指数<10%、致密核少,提示胎盘功能良好;舟状细胞极少或消失、有外底层细胞、嗜伊红细胞指数>10%、致密核多,提示胎盘功能减退。

2. 羊水检测分析

(1)羊水磷脂酰胆碱/鞘磷脂:比值大于 2,提示胎儿肺成熟。如能测出羊水磷脂酰甘油,提示胎儿肺成熟,此值更可靠。

(2)羊水泡沫试验或振荡试验:一种快速而简便测定羊水中表面活性物质的试验。如试验中两管液面均有完整的泡沫环,提示胎肺成熟。

(3)羊水肌酐值:该值≥176.8 μmol/L,提示胎儿肾成熟。

(4)羊水胆红素类物质:该值<0.02,提示胎儿肝成熟。

(5)羊水淀粉酶值:该值≥450 U/L,提示胎儿唾液腺成熟。

(6)羊水含脂肪细胞出现率:橘黄色细胞出现率为 20%,提示胎儿皮肤成熟。

3. 胎儿先天畸形及其遗传性疾病的宫内诊断

(1)胎儿影像学检查:妊娠 18~20 周,常规 B 超筛查无脑儿、脊柱裂、脑积水、唇腭裂、心脏腔室不完整等大畸形。

(2)羊膜腔内胎儿造影:直接观察胎儿体表畸形及泌尿系统、消化系统畸形。羊水过少或过多,则提示可能出现胎儿泌尿系统或消化系统畸形。

(3)胎儿遗传学检查:35 岁以上的高龄孕妇、产前筛查胎儿染色体异常的孕妇、曾生育染色体异常患儿的孕妇、产前 B 超检查怀疑胎儿可能有染色体异常的孕妇、夫妇一方为染色体异常携带者等,可在妊娠早期取绒毛组织,或妊娠 16~20 周抽取羊水行染色体核型分析,也可取孕妇外周血分离胎儿细胞作遗传学检查,了解染色体数目与结构改变,以诊断染色体异常疾病。

(4)胎儿镜检查:既往有遗传病婴儿史、出生缺陷儿史,或本次妊娠 B 超监测发现或怀疑胎儿大体畸形的孕妇,可行胎儿镜检查。①直接检查胎儿体表,如手、足、五官、外生殖器等;②取皮肤活检,了解有无先天性皮肤病;③采血检查,了解有无血友病及珠蛋白生成障碍性贫血等。

(5)甲胎蛋白测定:甲胎蛋白异常增高是胎儿患有开放性神经管缺损,如无脑儿、脊柱裂、脑脊膜膨出等的重要指标。

任务五 分娩的准备

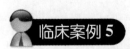
临床案例 5

薛某,25 岁,初产妇。妊娠 35^{+2} 周,预产期 2014 年 11 月 25 日。按期产前检查,各项检查均正常。体格检查:体温 36.2 ℃,脉搏 82 次/分,呼吸 19 次/分,血压 115/75 mmHg。尿蛋白(一),余无异常。产科检查:宫高 32 cm,腹围 95 cm,12 h 胎动>30 次/分,胎心率 146 次/分,胎位 ROA。孕妇问责任护士,已经快到预产期了,心里既兴奋又紧张,想知道生宝宝之前有何典型的表现,更想学习如何应对生宝宝时的疼痛。

该孕妇属于妊娠晚期,护理重点是让孕妇及家属懂得如何识别先兆临产,准备分娩的物品,以及学会分娩减痛方法。

问题：

1. 先兆临产有哪些症状？

2. 孕妇及家属为分娩需要准备什么物品？

3. 应对分娩不适有哪些措施？

【概述】

多数孕妇,尤其是初产妇,缺乏分娩的经验及相关知识,过分地担心分娩过程的疼痛和不适,产生焦虑和恐惧心理,如果不能得到缓解,带入分娩的过程,将会影响产程的进展,甚至威胁母婴的安全。因此,帮助孕妇做好分娩的准备是非常必要的。分娩的准备包括妊娠期的运动、分娩物品的准备、先兆临产的识别、分娩不适的应对技巧等。

【产前运动】

一、目的

促进血液循环,改善腿部水肿、下肢痉挛等症状;维持良好的姿势,减轻因姿势不良引起的腰酸、背痛等不适感;增加骨产道、阴道、会阴部及大腿肌肉的韧性,减轻分娩时的疼痛,缩短产程,使分娩顺利。

二、项目

(一)腿部运动

以手扶椅背,右腿固定,左腿行 360°转动(划圈),做毕还原,交替而做。该项运动可从妊娠早期开始做,早晚各做 5～6 次,有增强骨盆肌肉及会阴部肌肉弹性的作用。

(二)腰部运动

手扶椅背,慢慢吸气,同时手臂用力,脚尖立起,使身体重心集中于椅背上,腰部挺直,下腹部紧贴椅背,然后慢慢呼气,手臂放松,双脚还原。该项运动可从妊娠早期开始,早晚各做 5～6 次,能减少腰背部疼痛,增加腹压及会阴部肌肉的弹性,有利于胎儿顺利娩出。

(三)盘腿坐式

将两腿盘起平坐,两小腿不能重叠,一前一后,尽量拉开两膝(图 3-30),也可在看电视或聊天时应用此姿势。该项运动可于妊娠 12 周后进行,可增强腹股沟肌肉及关节处韧带的张力,预防妊娠晚期子宫压迫产生的痉挛,同时也可伸展会阴部肌肉。

(四)盘坐运动

平坐于床上,将两跖骨并拢,两膝分开,双手轻放于两膝上,然后用手臂的力量,将膝盖慢慢压下,同时配合深呼吸运动,持续 2～3 min,再将两手放开。该项运动可于妊娠 12 周后进行,可增强小腿肌肉张力,以防下肢痉挛。

(五)骨盆与背摇摆运动

屈膝仰卧,两腿分开与肩同宽,脚掌贴于地面,两掌心向下,放于身体两侧,用足部和肩部的力量,将背部与臀部轻轻抬起,然后并拢双膝,收缩臀部肌肉,再分开双膝,将背部与臀部慢慢放下,重复 4～5 次(图 3-31)。该项运动可于妊娠 24 周后进行,可锻炼骨盆底及腰背部肌肉,增加其韧性和张力。

(六)骨盆倾斜运动

双手和双膝支撑于床上或地面上,两手背与上肢垂直,大腿沿臀部垂下,进行背部与腹部的

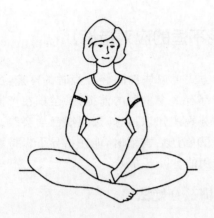

图 3-30　盘腿坐式

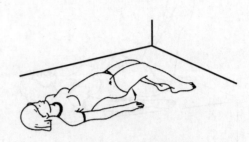

图 3-31　骨盆与背摇摆运动

缩摆运动(图 3-32)。该项运动可于妊娠 24 周后进行,可减轻腰背部酸痛,也可采取站立式或仰卧位。

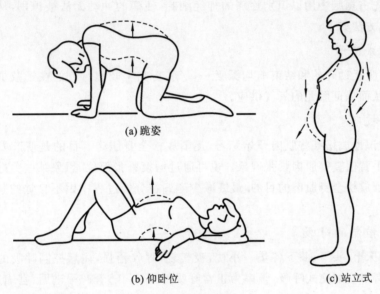

(a) 跪姿

(b) 仰卧位　　　　　(c) 站立式

图 3-32　骨盆倾斜运动

（七）脊柱伸展运动

平躺仰卧,双手抱住双膝关节下缘使双膝弯曲,头部与上肢向前伸展,使脊柱、背部至臀部弯曲成弓字形,将头与下颏贴近胸部,然后放松还原。该项运动可在妊娠 24 周后进行,可减轻腰背部酸痛。

（八）双腿抬高运动

平躺仰卧,双腿垂直抬高,靠于墙上,双腿分开以减轻膝盖的压力,保持此姿势 2～5 min(图 3-33)。该项运动可从妊娠早期开始,可伸展脊椎骨骼,增强臀部肌肉张力,促进下肢血液循环。

三、注意事项

孕妇进行产前运动前先征求医生的意见,根据自身状况循序渐进,运动量由少到多,持之以恒;运动前排空大小便;选择硬板床或在地板上运动;穿宽松、舒适的棉质衣服,每日坚持约 20 min,如出现头晕、呼吸急促、疼痛、阴道流血及胎动减少等情况,应立即停止运动,并及时就医;运动后取左侧卧位休息至少 10 min,以增加胎盘供血;最好选择在晚上临睡前和早餐前进行运动,注意补充水分和热量。

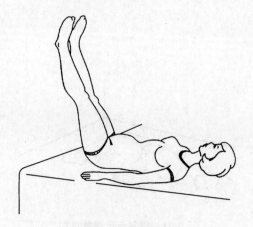

图 3-33　双腿抬高运动

【分娩不适的应对措施】

有多种方式可以协助减轻分娩时的疼痛,所有这些方法都有 2 个重要的前提:①孕妇在产前已获得有关分娩的知识,在妊娠晚期已学会腹式呼吸运动。②临产后宫缩时,能在指导下保持腹部放松。常用的有以下方法。

一、拉梅兹分娩法

由法国医生拉梅兹(Lamaze)提出,训练产妇在分娩时听到"开始收缩"的口令时,使自己主动放松。为此,在妊娠期训练产妇把注意力集中在自己的呼吸上,并且专注于某一特定目标,排斥其他杂念,通过先占据脑中用以识别疼痛的神经细胞,使痛的冲动无法被识别,从而达到减轻疼痛的目的。具体方法如下。

(一)廓清式呼吸

在所有的呼吸运动开始和结束前均深吸一口气,再完全吐出。目的在于减少快速呼吸时造成的过度换气,从而保证胎儿的氧气供应。

(二)放松技巧

可通过有意识地放松某些肌肉开始练习,逐渐放松全身肌肉。目的是使产妇在分娩过程中无皱眉、握拳或手臂僵直等肌肉紧张现象。也可通过触摸紧张部位、想象某些美好事物或听轻松愉快的音乐,达到放松全身肌肉的目的,最终减少产妇在分娩过程中因不自觉的紧张而造成的肌肉用力和疲倦。

(三)意志控制的呼吸

孕妇平躺于床上,头下、膝下各垫一小枕,吸气轻,呼气稍强,注意控制呼吸的节奏。在产程早期,用缓慢而有节奏的胸式呼吸,频率为正常呼吸的 1/2。随着产程进展,宫缩逐渐增强,此时采用浅式呼吸,频率为正常呼吸的 2 倍。当宫口开大至 7~8 cm 时,采用喘-吹式呼吸,即先快速呼吸 4 次,用力吹气 1 次,并维持此节奏。产妇可根据自身的宫缩情况,将比例调整为 6：1 或 8：1,注意不要造成过度换气。

(四)画线按摩法

孕妇用双手指尖在腹部做环形运动。力量不宜过大,以免引起疼痛,也不宜过小,以免引起酥痒感。也可单手在腹部用指尖做横 8 字形按摩。如腹部有监护仪,也可按摩大腿外侧(图3-34)。

二、瑞德法

由英国医生迪克·瑞德(Dick Read)提出,其原理是恐惧会导致紧张,从而加重疼痛,打破恐惧-紧张-疼痛的链环,便能减轻分娩时宫缩引起的疼痛。具体方法如下。

(一)放松技巧

孕妇取侧卧位,头下垫一小枕,让腹部的重量施于床垫上,身体的任何部位均不交叠。练习方法类似于拉梅兹分娩法。

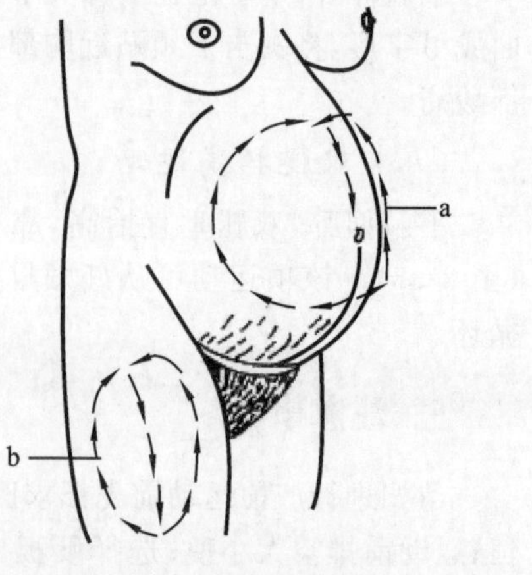

图 3-34　画线按摩法

注:a 为腹部横 8 字形按摩;b 为大腿外侧 8 字形按摩。

（二）腹式呼吸

孕妇取平卧位，集中注意力使腹肌提升，缓慢地呼吸。在分娩末期，当腹式呼吸不足以应对时，改用快速的胸式呼吸。目的在于转移注意力，以减轻全身肌肉的紧张性，腹部肌肉上升使子宫在收缩时轻松而不受约束，以维持子宫良好的血液供应。

三、布莱德雷法

由罗伯特·布莱德雷（Robert Bradley）医生提出，称"丈夫教练法"。其放松和控制呼吸的技巧同前，强调在妊娠、分娩和新生儿出生后最初几日内丈夫角色的重要性。在分娩过程中，丈夫鼓励和协助产妇做适当活动，以促进产程，指导产妇用转移注意力的方法减轻疼痛。

【分娩前物品准备】

帮助既缺乏抚养孩子的知识和技能，又缺乏社会支持系统的年轻准父母，指导其在妊娠 37 周时准备好入院分娩时产妇和新生儿所需的物品。

1. 产妇的物品　围生保健手册、有效证件、孕期所有的检查化验单；个人洗漱用品、干净内衣数件、乳罩、毛巾、弯头吸管、吸奶器、消毒卫生巾、卫生纸等。

2. 新生儿的物品　新生儿衣物、婴儿包被、婴儿纸尿裤、小毛巾、尿布等。不能进行母乳喂养者，则准备奶粉、奶嘴及奶瓶等物品。

3. 按期参加孕妇临产前知识的授课、看录像等，学习新生儿喂养及护理知识、换尿布技能、新生儿沐浴和抚触、母乳喂养的技巧和好处等。

【先兆临产】

分娩发动前，出现预示孕妇不久即将临产的症状，称先兆临产。

一、假临产

在分娩发动前，常出现假临产。特点是宫缩持续时间短，且不恒定，间歇时间长，且不规律；宫缩强度不增加，常在夜间出现，清晨消失；宫颈管未消失和宫颈口未扩张。

二、先兆临产

有以下 3 种症状。

（一）胎儿下降感

随着胎先露入盆，宫底随之下降，多数孕妇感到上腹部较前舒适，进食量增多，呼吸较轻快，同时胎先露入盆压迫膀胱，孕妇常出现尿频症状。

（二）见红

在分娩发动前 24～48 h 内，阴道排出少量血性黏液，称见红，是分娩即将开始的较可靠征象。如阴道出血量超过月经量，可能为妊娠晚期出血性疾病，如胎盘早剥等。

（三）规律宫缩

与假临产比较，宫缩持续时间更长，为 20～30 s，间歇时间更短，约 10 min，呈规律性；宫缩强度增加，宫颈管消失和宫颈口扩张。

三、临产护理

1. 识别临产先兆　接近预产期的孕妇，出现见红或规律宫缩，称临产，立即到医院就诊。

2. 出现不能自我控制的阴道流水,可能是胎膜早破,孕妇平卧,采取胸式浅呼吸,以放松心情,由家属迅速送往医院,以防脐带脱垂危及胎儿生命。

3. 丈夫陪伴孕妇坚持做分娩减痛法的各项练习,以便分娩时在助产士的指导下运用分娩减痛法。

(张艳慧)

项目四 分娩期妇女的护理

分娩是人类生存繁殖中的一个自然过程,在助产人员帮助下,采用新式助产法,帮助产妇顺利分娩。它直接关系到母子生命安危,作为护理人员,应掌握产科基本知识,对产妇实施全面细致的护理,使分娩顺利进展,协助新生命平安降生。

【教学目标】

通过项目四的学习,学生能够达到以下目标。

一、认知领域

(一)识记

1. 能迅速说出决定分娩的四个因素、先兆临产、临产诊断、产程分期、产程图各阶段的定义。
2. 能够正确理解枕先露分娩机制、分娩各产程的临床表现及护理措施。
3. 能正确写出各产程产妇的护理诊断及心理变化。

(二)理解

1. 能用自己的语言,向产妇及家属讲解有关正常分娩的知识,并能根据产妇的不同情况给予鼓励、安抚与陪伴。
2. 经过临床见习,结合理论学习能提出影响分娩的因素、正常分娩妇女的心理-社会表现。

(三)应用

1. 能用所学知识,向产妇和家属解答分娩时的注意事项。
2. 能用所学知识,完成孕妇的产后健康教育。
3. 能用所学知识,制订产后康复计划。

二、动作技能领域

(一)领悟

1. 能在分娩模型上说出枕先露分娩机制要领。
2. 能说出正常分娩妇女的物品准备及接生的物品准备、新生儿的物品准备。

(二)准备

1. 观摩老师示教后,能说出枕先露分娩机制操作程序中的主要步骤,正确率达90%。
2. 在开始操作前,能说出操作程序中的注意事项,正确率达90%。

(三)模仿

1. 观摩老师示教后,能正确指导产妇物品准备及接生的物品准备,正确率达80%。
2. 观摩老师示教后,能回教助产士正常分娩接生过程,正确率达80%。

(四)操作

1. 每位学生经过课后复习,能规范进行枕先露分娩机制步骤演示,正确率达90%。
2. 每位学生经过2学时实训,能规范进行接生配合技术操作,正确率达90%。
3. 在考核前,能规范地、连贯地进行正常分娩技术操作,正确率98%以上。

三、情感领域

(一)接受

1. 经过理论学习,能回答"认知领域"里"识记"层次的知识点。

2. 经过理论学习,能向老师提出本项目中不理解的知识点。

(二)反应

1. 实训课时,在模拟正常分娩配合时能表现护士博大的爱心,陪伴产妇完成分娩全过程的爱伤观念。

2. 实训课时,在模拟正常分娩配合时能遵守护士职业道德,规范地使用护患沟通用语。

3. 经过课后复习,下次上课时能主动回答课堂提问。

(三)判断

1. 经过理论和技能学习,能评估初产妇在各产程中的身心变化、心理需求。

2. 应用所学知识,给不同心理障碍的分娩妇女解释可预见的问题。

3. 见习和实习正常分娩技能时,能关心孕产妇的心理需求,主动做好保护隐私的措施。

【预习目标】

1. 女性生殖系统解剖有关知识。

2. 知道决定正常分娩的因素及它们对分娩的影响。

3. 了解分娩机制。

4. 知道胎盘剥离的机制,并会判断胎盘是否剥离。

5. 知道新生儿 Apgar 评分的内容及意义。

6. 通读产妇分娩后观察的内容,并且能够正确地进行健康指导。

任务一 枕先露的分娩机制

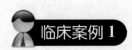 临床案例 1

汪某,28 岁,初产妇,妊娠 39^{+2} 周,阴道见红 20 h,腹部阵痛 4 h 入院。末次月经 2013 年 11 月 15 日,预产期 2014 年 8 月 22 日。体格检查:无异常。产科检查:宫高 32 cm,腹围 100 cm,LOA,宫缩 40 s,间歇 5~6 min,中等强度。妇科检查:宫口开大 1 cm,先露-1,胎膜未破,骨盆内测量各径线正常;骨盆外测量各径线正常。入院后产妇一直询问"是否能正常分娩?""我害怕分娩时发生意外。""胎儿检查结果怎样?""宫缩痛还会加剧吗?""什么时候能生出孩子?"。

问题:

1. 影响产妇正常分娩的因素是什么?

2. 对该产妇应进行哪些产前指导?

【概述】

分娩:妊娠满 28 周及以后的胎儿及其附属物,从临产发动至全部娩出的过程。

早产:妊娠满 28 周至不满 37 周间分娩。

足月产:妊娠满 37 周至不满 42 周间分娩。

过期产:妊娠满 42 周及其后分娩。

一、影响分娩的因素

影响分娩的因素有产力、产道、胎儿及产妇的精神心理状态,四大因素均正常且能相互适应,胎儿顺利经阴道自然娩出,称正常分娩。因此,正确评估产力、产道和胎儿之间的关系,及时采取措施促进三者协调一致,帮助产妇建立正常分娩的信心,是保证正常分娩的基础。

(一)产力

产力是将胎儿及其附属物从子宫内逼出的力量。产力包括子宫收缩力,腹肌、膈肌收缩力及肛提肌收缩力,其中以子宫收缩力为主。

1. 子宫收缩力 简称宫缩,是临产后的主要产力,它贯穿于分娩全过程,临产后宫缩具有以下特点。

(1)节律性:宫缩的节律性是临产的重要标志。正常宫缩是宫体肌不随意、有规律的阵发性收缩并伴有疼痛。宫缩强度随产程进展逐渐增加,每次阵缩由弱渐强(进行期),维持一定时间(极期),随后由强渐弱(退行期),直至消失进入间歇期。间歇期子宫肌肉松弛。临产开始时,宫缩持续约 30 s,间歇 5~6 min。随产程进展宫缩持续时间渐长,间歇期渐短。阵缩如此反复出现,直至分娩全过程结束(图 4-1)。

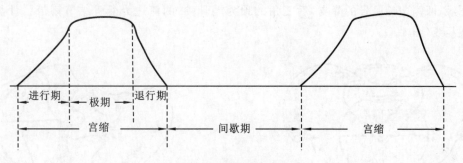

图 4-1 宫缩节律性示意图

(2)对称性和极性:正常宫缩起自两侧宫角部(受起搏点控制),以微波形式均匀协调地向宫底中线集中,左右对称,再以每秒约 2 cm 的速度向子宫下段扩散,约在 15 s 内扩展至整个子宫,宫缩以宫底部最强、最持久,向下逐渐减弱,此为宫缩的对称性(图 4-2)。宫缩以宫底部最强、最持久,向下逐渐减弱,宫底部收缩力的强度几乎是子宫下段的 2 倍,此为宫缩的极性。

(3)缩复作用:宫体部平滑肌为收缩段。每当收缩时,肌纤维缩短变宽,收缩后肌纤维不能恢复到原来长度,经过反复收缩,肌纤维越来越短,使宫腔内容积逐渐缩小,迫使胎先露部下降及宫颈管逐渐缩短直至消失,称子宫肌纤维的缩复作用。

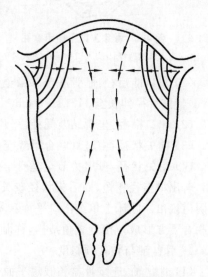

图 4-2 宫缩对称性及极性示意图

2. 腹肌及膈肌收缩力 参与第二、三产程。当宫口开全后,胎先露部已降至阴道。每当宫缩时,前羊水囊或胎先露部压迫骨盆底组织及直肠,反射性地引起排便动作。腹壁肌及膈肌收缩使腹内压增高,促使胎儿娩出。过早加腹压易使产妇疲劳和造成宫颈水肿,致使产程延长。腹压在第三产程可促使已剥离的胎盘娩出。

3. 肛提肌收缩力 参与第二、三产程。协助胎先露部在盆腔发生内旋转。胎头枕部露于耻骨弓下时,能协助胎头仰伸及娩出。当胎盘降至阴道时,能协助胎盘娩出。

(二）产道

产道是胎儿娩出的通道,分为骨产道与软产道两部分。

1. **骨产道** 骨产道是产道的重要部分,骨产道的大小、形状与分娩关系密切。为便于了解分娩时胎先露部通过骨产道的过程,将骨盆分为三个假想平面。

1）骨盆入口平面 即真假骨盆分界面,有三条径线(图4-3)。

（1）入口前后径 也称真结合径。耻骨联合上缘中点至骶岬前缘正中的距离,平均值约为11 cm。该径线是胎先露部进入骨盆入口的重要径线,其长短与分娩关系密切。

（2）入口横径:两髂耻线间的最大距离,平均值约为13 cm。

（3）入口斜径:左右各一。左骶髂骨关节至右髂耻隆突间距离为左斜径,右骶髂关节至左髂耻隆突间的距离为右斜径,平均值约为12.75 cm。

2）中骨盆平面 是骨盆腔内的最窄平面,有两条径线。

（1）中骨盆前后径:耻骨联合下缘中点,通过坐骨棘连线中点,至骶骨下端连线间的距离,平均值约为11.5 cm。

（2）中骨盆横径:也称坐骨棘间径,为两坐骨棘之间的距离,平均值约10 cm,是影响胎儿通过中骨盆的重要径线。

3）骨盆出口平面 由两个以坐骨结节间径为其共同底线的三角平面组成。前三角的顶为耻骨联合下缘,两侧边为耻骨的降支,后三角的顶为尾骨尖,两侧边为骶骨结节韧带。骨盆出口平面有四条径线(图4-4)。

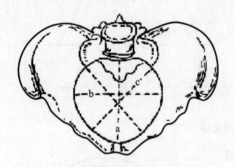

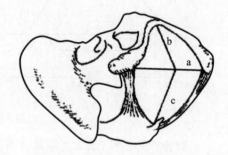

图4-3 骨盆入口平面示意图 　　　　图4-4 骨盆出口平面示意图
注:a为入口前后径;b为入口横径;c为入口斜径。　　注:a为出口横径;b为前矢状径;c为后矢状径。

（1）出口前后径:耻骨联合下缘至骶尾关节间距离为11.5 cm,分娩时尾骨尖可向后移1.5～2 cm,使前后径伸长至11～11.5 cm。

（2）出口横径:坐骨结节间径,平均约9 cm,是出口的重要径线。

（3）前矢状径:由耻骨联合下缘至坐骨结节间径的中点距离,平均长约6 cm。

（4）后矢状径:骶尾关节至坐骨结节间径的中点距离,平均值约为8.5 cm。

若出口横径稍短,而后矢状径较长,两径相加大于15 cm时,一般大小胎儿可通过后三角区经阴道娩出。临床上单纯出口平面狭窄少见,多同时伴有中骨盆平面狭窄。两侧耻骨降支在耻骨联合下方形成一接近直角结构,称耻骨弓。

4）骨盆轴与骨盆倾斜度

（1）骨盆轴:连接骨盆各假想平面中点的曲线,又称产道轴。此轴上段向下向后,中段向下,下段向下向前。具有一定屈度,分娩时胎儿即沿此轴娩出(图4-5)。

（2）骨盆倾斜度:妇女直立时,骨盆入口平面与地平面所形成的角度,称骨盆倾斜度,一般为60°。若角度过大,常影响胎头衔接(图4-6)。

2. **软产道** 由子宫下段、宫颈、阴道、外阴及骨盆底软组织构成的管道。

1）子宫下段的形成 子宫下段由子宫峡部形成。非孕期时长约1 cm的子宫峡部,于妊娠12周后逐渐扩展成为宫腔的一部分,至孕晚期子宫峡部被拉长、变薄,形成子宫下段,达

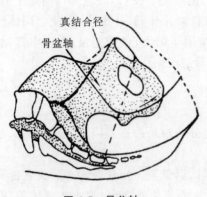

图 4-5 骨盆轴

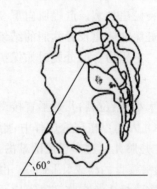

图 4-6 骨盆倾斜度

7~10 cm,构成为软产道的一部分。由于子宫肌纤维的缩复作用,子宫上段的肌层越来越厚,子宫下段被牵拉扩张越来越薄,致使子宫上下段的肌壁厚薄不同,在两者之间的子宫内面有一环状隆起,称生理性缩复环(图 4-7)。

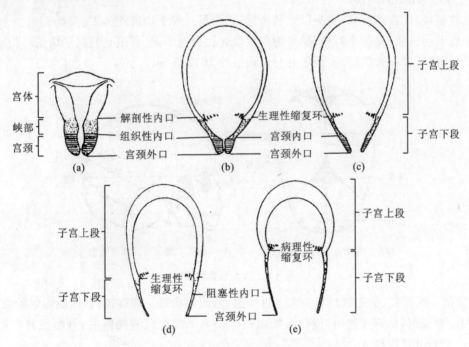

图 4-7 子宫下段的形成及宫口扩张示意图

注:(a)未妊娠子宫;(b)足月妊娠子宫;(c)分娩第一产程早期的子宫;(d)分娩第二产程子宫;(e)异常分娩第二产程子宫。

2)宫颈的变化

(1)宫颈管消失:临产前的宫颈管长约 2 cm,初产妇较经产妇稍长。临产后的规律宫缩,牵拉宫颈内口的子宫肌及周围韧带的纤维,加之胎先露部支撑前羊水囊呈楔状,致使宫颈内口向上外扩张,宫颈管形成漏斗形,此时宫颈外口改变不大。随后,宫颈管逐渐变短直至消失,成为子宫下段的一部分。初产妇多是宫颈管先消失,宫颈外口后扩张;经产妇则多是宫颈管消失与宫颈外口扩张同时进行。

(2)宫颈口扩张:临产前,初产妇的宫颈外口仅容一指尖,经产妇则能容纳一指。临产后,宫颈口扩张主要是宫缩向上牵引的结果。此外,胎先露部衔接使宫缩时前羊水不能回流,由于子宫下段的蜕膜发育不良,胎膜易与该处蜕膜分离而向宫颈突出,形成前羊水囊,以助宫颈口扩张。胎膜多在宫颈口近开全时破裂。破膜后,胎先露部直接压迫宫颈,扩张宫颈口作用进一步加强。随着产程进展,宫颈口开全时,足月妊娠胎头方能通过。

(3)骨盆底、阴道及会阴的变化:前羊水囊及胎先露部先将阴道上部撑开,破膜后下降直接压迫骨盆底,使软产道下段形成一个向前弯曲的长筒,前壁短后壁长,阴道外口向前上方,阴道黏膜皱襞展平使腔道加宽。肛提肌向下及向两侧扩张,肌束分开,肌纤维拉长,使会阴体变薄以利胎儿通过。妊娠期阴道及骨盆底的结缔组织和肌纤维增生肥大,血管变粗,血运丰富,故临产后会阴可承受一定压力。但分娩时如保护会阴不当,也易造成损伤。

（三）胎儿

胎儿大小、胎位、胎儿畸形直接影响分娩。

1. 胎儿大小　在分娩过程中,胎儿大小是决定分娩难易的重要因素之一。胎头是胎体的最大部分,也是胎儿通过产道最困难的部分。

1）胎头颅骨的构成(图 4-8)　由两块顶骨、额骨、颞骨及一块枕骨构成。矢状缝和囟门是确定胎位的重要标志。在临产过程中,通过颅缝轻度重叠使头颅变形,缩小头颅体积,有利于胎头的娩出。

2）胎头主要径线及其平均值

（1）双顶径:胎头的最大横径,为两顶骨隆突间的距离,临床用 B 超判断胎头大小,妊娠足月时平均值约为 9.3 cm。

（2）枕额径:又称前后径,胎头以此径衔接,妊娠足月时平均值约为 11.3 cm。

（3）枕下前囟径:又称小斜径,胎头俯屈后以此径通过产道,妊娠足月时平均值约为 9.5 cm。

（4）枕颏径:又称大斜径,妊娠足月时平均值约为 13.3 cm。

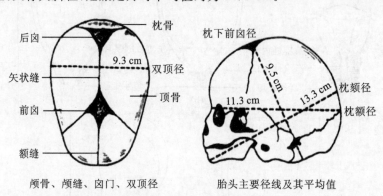

图 4-8　胎头颅骨的构成

2. 胎位　纵产式、头先露时胎头先通过产道,触清矢状缝及前后囟门,即能确定胎位,较臀位容易娩出。臀位时,胎臀先娩出,使胎头娩出困难。如果横产式肩先露时,妊娠足月的活胎不能通过产道,对母儿危险极大。

3. 胎儿畸形　胎儿先天畸形,如脑积水、连体儿等,通过产道常发生困难。

（四）精神心理状态

在分娩过程中,产妇的精神心理状态对分娩影响很大,有信心的产妇分娩顺利。产妇临产后常常处于焦虑、不安和恐惧状态,会使机体产生一系列变化,致使宫缩乏力、产程进展缓慢或停滞,同时也使产妇神经内分泌发生变化,血压升高,导致胎儿缺血缺氧,出现胎儿窘迫。

二、枕先露的分娩机制

分娩机制是指胎先露部随着骨盆各平面的不同形态,被动地进行一系列适应性转动,以其最小径线通过产道的全过程。以枕左前位为例说明分娩机制。

1. 衔接　胎头双顶径进入骨盆入口平面,胎头颅骨最低点接近或达到坐骨棘水平,称为衔接(图 4-9)。胎头以半俯屈状态以枕额径进入骨盆入口,由于枕额径大于骨盆入口前后径,胎头矢状缝坐落在骨盆入口右斜径上,胎头枕骨在骨盆左前方。经产妇多在分娩开始后胎头衔接,部分初产妇在预产期前1～2周内胎头衔接。

2. 下降　胎头沿骨盆轴前进的动作称为下降。下降动作贯穿于分娩全过程。促使胎头下降的因素:①宫缩时通过羊水传导,压力经胎轴传至胎头;②宫缩时宫底直接压迫胎臀;③胎体伸直伸长;④腹肌收缩使腹压增加。

3.俯屈 当胎头以枕额径进入骨盆腔降至骨盆底时,原处于半俯屈的胎头枕部遇肛提肌阻力,借杠杆作用进一步俯屈,使下颏接近胸部,变胎头衔接时的枕额径为枕下前囟径,以适应产道,有利于胎头继续下降(图4-10)。

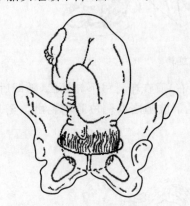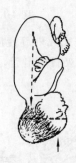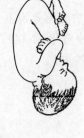

图 4-9 胎头衔接   图 4-10 胎头俯屈

4.内旋转 胎头为适应骨盆轴而旋转,使其矢状缝与中骨盆及骨盆出口前后径相一致的动作称为内旋转(图4-11)。胎头于第一产程末完成内旋转动作。

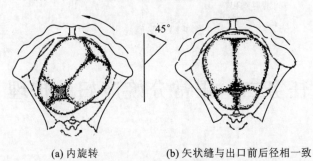

(a)内旋转   (b)矢状缝与出口前后径相一致

图 4-11 胎头内旋转

5.仰伸 胎头枕骨下部达耻骨联合下缘时,以耻骨弓为支点,使胎头逐渐仰伸,胎头的顶、额、鼻、口、颏由会阴前缘相继娩出(图4-12)。当胎头仰伸时,胎儿双肩径沿左斜径进入骨盆入口。

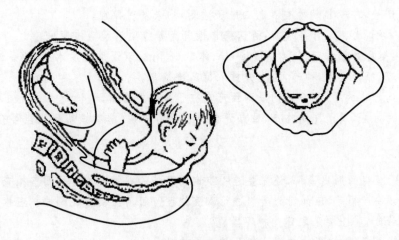

图 4-12 胎头仰伸

6.复位及外旋转 胎头娩出后,为使胎头与位于左斜径上的胎肩恢复正常关系,胎头枕部向左旋转45°称为复位。胎肩在骨盆内继续下降,前(右)肩向前向中线旋转45°,使双肩径与骨盆出

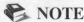
口前后径相一致,胎头枕部需在外继续向左旋转45°,使胎头和胎肩保持正常关系,称外旋转(图4-13)。

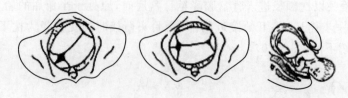

图4-13　复位及外旋转

7. 胎肩及胎儿娩出　胎头完成外旋转后,胎儿前(右)肩在耻骨弓下先娩出,随即后(左)肩从会阴前缘娩出(图4-14)。胎儿双肩娩出后,胎体及胎儿下肢随之取侧位顺利娩出。至此,胎儿娩出过程全部完成。

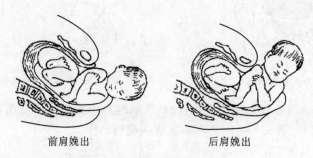

前肩娩出　　　　　　　　后肩娩出

图4-14　胎肩娩出

任务二　正常分娩产妇的护理

临床案例 2

万某,女,28岁,已婚。主诉:妊娠38^{+5}周,今晨5时许,自觉下腹隐痛不适,3 h前因疼痛加重,伴少量血性分泌物,无流液,故由丈夫护送入院。

现病史:平素月经规律,末次月经2014年10月6日,预产期2015年7月13日。停经数天后,自验尿妊娠试验阳性,11月底感恶心欲呕等早孕反应,自妊娠4个多月后感胎动至今。自确定妊娠后按期产检,常规B超检查和胎心电子监测,均未发现异常。

既往体健,否认心、脑、肾等疾病,否认病毒性肝炎等传染病及遗传病史。

体格检查:生命体征均正常,身高160 cm,体重68 kg。双下肢Ⅰ度水肿,各系统检查均正常。宫缩时痛苦面容,抓紧衣服,呻吟,由丈夫扶入待产接待室。

孕妇抓住助产士的手,不停追问没到预产期孩子是否能存活。

该孕妇足月妊娠,属于先兆临产,重点评估能否正常分娩,解答该新生儿能否存活的问题,做好待产护理。

问题:

(1) 根据所获得的病史资料,还需要进一步询问孕妇哪些情况或进行哪些检查?

(2) 进入第一产程后,应如何为产妇进行入院处理?目前主要存在哪些护理诊断?就产妇现存的主要护理诊断,护士要采取哪些护理措施?

(3) 进入第二产程,主要的护理诊断及护理措施是什么?

(4) 进入第三产程,胎儿娩出后,宫底降至脐平,主要的护理诊断及护理措施是什么?

【概述】

一、先兆临产

1. 假临产　孕妇在分娩前常出现不规律宫缩,即为假临产。其特点是收缩力弱,持续时间短,常少于 30 s,且不规律,强度也不逐渐增加。常在夜间出现,清晨消失。宫颈管不随宫缩而消失及扩张,给予镇静剂能抑制其发生。

2. 胎儿下降感　多数初产妇感到上腹部较前舒适,同时出现尿频,系因胎先露进入骨盆入口,使宫底下降的缘故。

3. 见红　在分娩发动前 24～48 h 内,阴道排出少量血性分泌物称为见红。系因宫颈内口附近的胎膜与该处的子宫壁分离,毛细血管破裂而经阴道排出少量血液。见红是分娩即将开始的一个比较可靠的征象。

二、临产的诊断

临产开始的重要标志为有规律且逐渐增强的宫缩,持续 30 s 以上,间歇 5～6 min,同时伴随进行性宫颈管展平、宫颈口扩张和先露部下降。

三、产程分期

总产程从规律宫缩开始至胎儿、胎盘娩出,临床上分为三个产程。

1. 第一产程(宫口扩张期)　从规律性宫缩开始到宫口开全,初产妇平均需要 11～12 h,经产妇平均需要 6～8 h。

2. 第二产程(胎儿娩出期)　从宫口开全到胎儿娩出,初产妇需 1～2 h,经产妇通常数分钟即可完成,也有长达 1 h 者。

3. 第三产程(胎盘娩出期)　从胎儿娩出到胎盘娩出,需 5～15 min,最长不超过 30 min。

子任务一　第一产程妇女的护理

【第一产程的临床经过】

1. 规律宫缩　宫缩与间歇交替出现,产程开始时,宫缩持续时间短,约 30 s,间歇时间长,5～6 min。随着产程进展,宫缩时间逐渐延长,宫缩间歇期逐渐缩短,至宫口近开全时,宫缩时间50～60 s,宫缩间歇期听胎心约 1 min。

2. 宫口扩张　当宫缩逐渐增强,宫颈管消失,宫口开大、宫口直径达 10 cm 时,称宫口开全。

3. 胎头下降　通过肛查或阴道检查以判断胎头最低点的部位,胎头下降程度是决定能否经阴道娩出的重要观察项目。

4. 胎膜破裂　宫缩时,子宫腔内的压力增高,胎先露部下降,将羊水阻断为前、后两部分,在先露部前面的羊水量不多,约 100 mL,称前羊水,形成前羊膜囊称胎胞。当宫缩继续增强时,羊膜腔内压力增加到一定程度,胎膜破裂称破膜。破膜多发生在宫颈口近开全时。

【护理评估】

一、健康史

确认资料、妊娠史、一般健康状况和家族史。

二、身心状况

(一)身体评估

1. 一般情况　评估生命体征、血压、皮肤张力情况、有无水肿。

2. 胎儿宫内情况　用听诊器、多普勒仪或胎儿监护仪检测胎心率,观察胎心率的异常及其与宫缩、胎动的关系,了解胎儿宫内状况。

3. 宫缩　最简单的方法是助产人员将手掌放于产妇腹壁上,宫缩时宫体部隆起变硬,间歇期松弛变软。定时连续观察宫缩持续时间、强度、规律性及间歇时间,并予以记录。用胎儿监护仪描记的宫缩曲线,可以看到宫缩强度、频率和每次宫缩持续时间,是反映宫缩的客观指标。

4. 宫口扩张及胎先露部下降　通过阴道检查了解宫口扩张及胎先露下降情况。

(1) 宫口扩张曲线:将第一产程分为潜伏期和活跃期。潜伏期是指从临产出现规律宫缩至宫口扩张 3 cm。此期扩张速度较慢,平均每 2～3 h 扩张 1 cm,约需 8 h,最大时限为 16 h,超过 16 h 称潜伏期延长。活跃期是指宫口扩张 3～10 cm,此期扩张速度明显加快,约需 4 h,最大时限为 8 h,超过 8 h 称活跃期延长。活跃期又划分为三个时期:宫口扩张到 3～4 cm 为加速期,约需1.5 h;宫口扩张到 4～9 cm 为最大加速期,约需 2 h;宫口扩张到 9～10 cm 为减速期,约需30 min。产程图的横坐标为临产时间(h),纵坐标左侧为宫口扩张程度(cm),右侧为先露下降程度(cm)(图 4-15)。

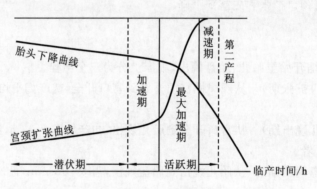

图 4-15 产程图

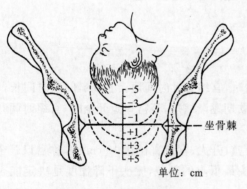

图 4-16 胎头高低的判定

(2) 胎头下降曲线:以胎头颅骨最低点与坐骨棘平面的关系标明。坐骨棘平面是判断胎头高低的标志。胎头颅骨最低点平坐骨棘时,以"0"表示;在坐骨棘平面上 1 cm 时,以"-1"表示;在坐骨棘平面下 1 cm 时,以"+1"表示,余依此类推。胎头于潜伏期下降不明显,于活跃期下降加快,平均每小时下降 0.86 cm,可作为评估分娩难易的有效指标(图 4-16)。

(3) 阴道检查:潜伏期首次查一次,活跃期每 2 h 一次。安置产妇在已消毒的分娩室,取仰卧屈曲位,常规严格消毒外阴皮肤、铺巾,检查者戴无菌手套。首先,用指端掌侧触摸宫颈软硬程度、厚薄,探查宫口扩张程度及是否破膜,已破膜者能触摸颅缝及囟门的位置,判断胎方位,评估能否自然分娩;然后,检查两侧坐骨棘是否突出,确定胎头颅骨最低点与坐骨棘的位置关系,判断胎头下降程度、骨盆内各条径线;最后,食指向后触及尾骨尖端,了解尾骨活动度。能做到严格消毒的环境,以阴道检查替代肛查。

(4) 肛查:宫口扩张<3 cm 时,每 2～4 h 肛查一次;宫口扩张 3 cm 时,每 1～2 h 肛查一次。安置产妇于仰卧屈曲位,检查前用消毒纸覆盖阴道口避免粪便污染阴道,右手食指戴指套蘸润滑油,轻轻伸入直肠内。检查项目同阴道检查。

5. 胎膜破裂　一旦破裂,立即听胎心。观察羊水性状、颜色和流出量,并记录破膜时间。

NOTE

（二）心理-社会评估

初产妇由于陌生的环境，缺乏分娩知识及宫缩所致疼痛，加上产程时间长，容易产生焦虑、紧张、急躁情绪，影响休息及进食，体力消耗较大，可影响宫缩及产程进展。丈夫也是焦虑万分，因为不知道待产的妻儿是否安全，产程是否顺利。

【可能的护理诊断/合作性医疗问题】

1. 舒适改变　与宫缩引起的疼痛有关。
2. 焦虑　与担心分娩能否顺利进行有关。
3. 知识缺乏：缺乏缓解宫缩疼痛的方法。

【预期目标】

（1）经助产士指导减痛方法，产程中产妇的不适程度减轻。
（2）经健康教育和陪伴，产妇焦虑程度有所改善。
（3）分娩过程中，产妇能听从引导来缓解宫缩疼痛。

【护理措施】

1. 入院护理　产妇入院后，主动热情接待，协助办理住院手续，介绍病室环境及注意事项，消除思想顾虑。同时，为产妇测量生命体征，协助清洁卫生处置。填写病历，报告值班医生。

2. 心理护理　陪伴、安慰产妇，讲解分娩是正常的生理过程，树立其分娩的信心；加强与产妇沟通，建立良好的护患关系，促使产妇在分娩过程中密切配合喂食、饮水、排尿、排便、起床活动、休息、深呼吸、不屏气等，以便能顺利分娩。

3. 观察生命体征　每隔 4～6 h 测量一次血压。若发现血压升高，应酌情增加检查次数，并给予相应处理。

4. 观察产程进展

（1）宫缩：用腹部触诊或胎儿监护仪观察宫缩。一般连续观察 3 次宫缩，记录宫缩持续和间隔时间、宫缩强度。

（2）胎心监测：潜伏期，每隔 1～2 h，用听诊器于宫缩间歇时听胎心一次；活跃期，每隔 15～30 min 听胎心一次，每次听诊 1 min。

（3）宫口扩张及胎先露下降程度：根据阴道检查或肛查的时间、宫口扩张和胎先露下降数据，绘制产程图，以提供产程进展情况。

（4）观察破膜的时间，羊水的性质、颜色和流出量。如羊水粪染，应行阴道检查，注意有无脐带脱垂，监测胎心，注意有无胎儿窘迫。破膜超过 12 h，遵医嘱给予抗生素预防感染。

5. 促进舒适

（1）提供休息与放松的环境：室内保持安静无噪音。

（2）补充液体和热量：鼓励或协助产妇在两次宫缩间歇期少量多次进食、饮水，以保证精力和体力充沛。

（3）活动和休息：宫缩不强且未破膜者，陪伴产妇在室内走动和摆动髋部，使用分娩球或自由体位（图 4-17），既促进舒适，又有助于加速产程进展。初产妇宫口近开全或经产妇宫口扩张4 cm时，安置左侧卧位。

（4）更换床单，维持身体舒适：临产过程中，出汗、见红、羊水弄湿产妇的衣服和床单、产垫，帮助产妇擦汗，经常更换产垫和床单，大小便后行会阴冲洗，可保持会阴部的清洁和干燥，以促进舒适并预防感染。

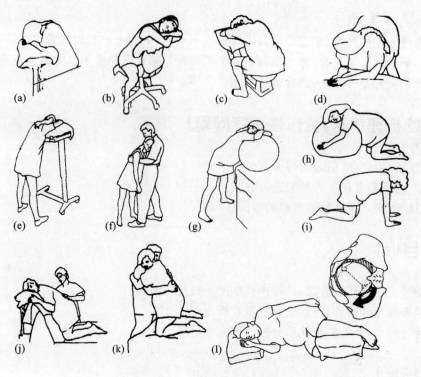

图 4-17 待产时的自由体位

（5）鼓励排尿和排便：鼓励产妇每 2~4 h 排尿一次，以免膀胱充盈影响宫缩及胎头下降。安置产妇于舒适体位，促进自行排便，既能清除粪便避免分娩时排便造成污染，又能通过反射作用刺激宫缩，加速产程进展。

（6）减轻疼痛：鼓励产妇描述疼痛的感受，产妇家属及助产人员陪伴在侧帮助其采取有效的措施缓解疼痛，如指导产妇深呼吸、听轻音乐、说话、按压腰骶部等，以减轻不适感。宫缩间歇期指导产妇放松休息。必要时遵医嘱配合应用镇静剂、麻醉剂。

（7）准备器械、药物及物品：产房准备好消毒产包和一次性产包、常用抢救器具和基本药物等（表 4-1）。在接生前核实器械物品消毒日期，各种抢救器械处于备用状态。

表 4-1 产房常备的基本药物

药 物 种 类	规 格	药 物 种 类	规 格
缩宫素注射液	10 U/mL	盐酸多巴胺注射液	20 mg/2 mL
麦角新碱注射液	0.2 mg/mL	盐酸肾上腺素注射液	1 mg/mL
甘露醇注射液	20%/250 mL	呋塞米	20 mg/2 mL
硫酸镁注射液	25%/10 mL	维生素 K_1	10 mg/mL
地塞米松磷酸钠注射液	5 mg/mL	氯霉素滴眼液	8 mL
苯巴比妥注射液	0.1 mg/mL	盐酸普鲁卡因注射液	40 mg/2 mL
盐酸氯丙嗪注射液	25 mg/mL	盐酸利多卡因注射液	0.1 g/5 mL
地西泮注射液	10 mg/2 mL	10%葡萄糖酸钙	10 mL
哌替啶注射液	50 mg/mL	葡萄糖注射液	5%、10%、50%
盐酸纳洛酮注射液	1 mg/mL	低分子右旋糖酐	500 mL
尼可刹米注射液	0.375 g/1.5 mL	中分子右旋糖酐	500 mL
盐酸洛贝林注射液	3 mg/mL	5%碳酸氢钠	250 mL

【健康教育】

让产妇和家属懂得分娩是个正常的生理过程,相信医生和助产士严密观察产程进展的各项指标,树立分娩信心,良好的宫缩是产程顺利的前提。

(1) 产妇好好休息,尽量保持安静。在室内适当活动,摆动髋部。少量多次进食高热量、易消化吸收的流质、半流质饮食,每 2~4 h 排尿一次。进入活跃期后,宫缩时间延长,宫缩间歇期缩短,疼痛加剧,甚至难以忍受。

(2) 宫缩时,产妇做深呼吸,按摩不舒适部位,分散注意力,缓解疼痛。

(3) 让家属明白亲情的关爱和陪伴是产妇最大的心理支持,听从助产士辅导,避免长时间仰卧,产妇取左侧卧位,适时帮助产妇安置较舒适的自由体位,以促进胎儿的下降,有利产程的顺利进展。

(4) 宫口开全前,产妇哈气,不屏气,以免造成宫颈水肿。

【护理评价】

(1) 产妇表示不适程度减轻。

(2) 产妇主诉不再那么害怕。

(3) 产妇已学会参与和控制分娩过程的各项动作。

子任务二　第二产程妇女的护理

【第二产程的临床经过】

1. 宫缩增强　进入第二产程后,宫缩的强度和频率达到高峰。每次持续 1 min 或更长,间歇 1~2 min,甚至更短。

2. 胎儿下降及娩出　当胎头下降压迫盆底组织时,产妇有排便感,并不自主地有向下用力屏气的动作;会阴膨隆和变薄,肛门括约肌松弛。胎头于宫缩时露出于阴道口,在宫缩间歇期胎头又回缩至阴道内,称胎头拨露;宫缩间歇期胎头不再回缩,称胎头着冠(图 4-18)。产程继续进展,胎头娩出,接着出现胎头复位及外转旋,随后前肩和后肩相继娩出,胎体很快娩出,后羊水随之涌出。经产妇第二产程短,有时仅需几次宫缩即可完成胎头娩出。

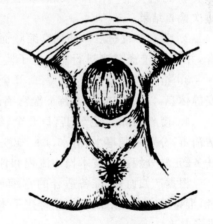

图 4-18　胎头着冠

【护理评估】

需持续评估产妇和胎儿情况,注意评估胎心率和宫缩。

一、健康史

了解第一产程的经过和处理。

二、身心状况

(一) 身体评估

了解第一产程时的进食、饮水量,排尿和排便情况,休息情况。严密观察宫缩的持续时间、间歇时间、强度和胎心情况,观察胎头拨露和着冠情况,评估会阴情况,必要时切开会阴。

（二）心理-社会评估

评估孕妇及家属的心理状态,有无恐惧、焦虑、烦躁不安等情绪,对分娩有无信心。

三、相关检查

胎儿监护仪检测胎心率,及时发现异常并及时处理。

【可能的护理诊断/合作性医疗问题】

1. 有胎儿窒息的危险　与脐带绕颈有关。
2. 有损伤的危险　与会阴撕裂等有关。
3. 焦虑　与担心胎儿健康有关。
4. 潜在并发症:产后出血、新生儿产伤。

【预期目标】

(1) 在产程观察时,及时发现脐带血流改变,立即助产娩出。
(2) 第三产程结束后,及时修补会阴撕裂伤口。
(3) 告知每次检查结果,产妇的焦虑程度缓解。
(4) 采取常规措施,未发生产后出血。
(5) 避免粗暴操作,未发生新生儿产伤。

【护理措施】

1. 心理支持　陪伴、安慰、鼓励、支持产妇,缓解、消除紧张和恐惧,及时擦汗,协助饮水,告知每次检查结果。

2. 观察产程进展　此期宫缩频而强,胎儿易缺氧,勤听胎心音,每隔5～10 min听1次胎心音,并记录,有条件者进行胎儿电子监护,若发现胎心音有异常,立即处理,尽快结束分娩。

3. 指导产妇屏气用力　宫口开全后,指导产妇正确使用腹压,宫缩间歇时让产妇全身放松,安静休息,以恢复体力,等待下次宫缩。

4. 接产准备　初产妇宫口开全、经产妇宫口开大4 cm入产房,准备接生。常规会阴擦洗、清洁消毒,分别用肥皂水、清水、1∶1000的新洁尔灭(或碘伏)消毒液,操作顺序见图4-19,并详见本任务【正常分娩护理技术操作流程和评价指标】。

根据产妇血压,准备适合的宫缩剂,无心血管疾病者,准备麦角新碱注射液;有心血管疾病者,准备缩宫素注射液。接生者按手术要求刷手消毒,戴无菌手套,穿手术衣后打开产包,铺巾,准备接产。

5. 接产

(1) 评估会阴部发育情况:识别会阴撕裂的诱因,如会阴过紧缺乏弹力、会阴水肿、耻骨弓过低、胎儿娩出过快、胎儿过大等,均易造成会阴撕裂,必要时行会阴切开术。

(2) 接产要领:保护会阴并协助胎头俯屈,以胎头最小径线(枕下前囟径)在宫缩间歇时缓慢通过阴道口,引导产妇缓慢哈气,配合接产者使胎头缓慢娩出,是预防会阴撕裂的关键。胎肩娩出时也要注意保护会阴,避免撕裂。

(3) 当胎头娩出见有脐带绕颈且较松时,用手将脐带顺胎肩推下或从胎头绕出来。若脐带绕颈过紧或绕颈2周以上,用两把血管钳将其一段夹住从中间剪断脐带,注意勿伤及胎儿颈部。

(4) 胎头娩出后,右手仍注意保护会阴。首先,左手自鼻根向下颏挤压,挤出口鼻内的黏液和

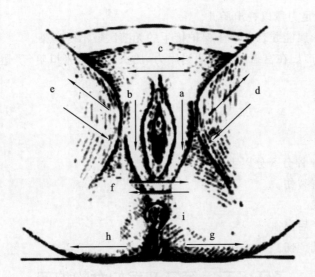

图 4-19　外阴清洁消毒顺序

注：a 为对侧小、大阴唇；b 为近侧小、大阴唇；c 为阴阜；d 为对侧大腿根部；e 为近侧大腿根部；
f 为会阴体；g 为对侧臀部；h 为近侧臀部；i 为肛门周围。

羊水，然后，协助胎头复位及外旋转，使胎儿双肩径与骨盆出口前后径相一致。

（5）接产者左手向下轻压胎儿颈部，使前肩先娩出，再托胎颈向上，使后肩缓慢娩出（图 4-20）。双肩娩出后，保护会阴的右手方可放松。然后，双手协助胎体及下肢相继侧体娩出，记录胎儿娩出时间。

（6）遵医嘱给予宫缩剂，以防产后出血。

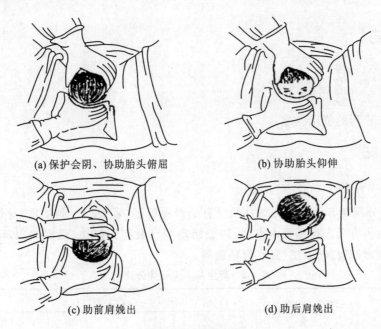

(a) 保护会阴、协助胎头俯屈　　　　(b) 协助胎头仰伸

(c) 助前肩娩出　　　　(d) 助后肩娩出

图 4-20　接产步骤

【健康教育】

宫缩更频、更强，宫缩时产妇有排便感。此时应做到如下几个方面。

（1）引导产妇复习深呼吸及屏气动作，并让产妇学会在宫缩时屏气，向下用力如同排便动作，宫缩间歇期休息，以利胎儿顺利娩出，将对母婴的损伤降到最小。

（2）鼓励产妇能够自然分娩健康的新生儿，为此，需要适时饮水和进食，必要时接受静脉输液

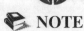

以补充能量,以保证充足力量以娩出胎儿。

(3)需要产妇及家属能配合助产士保护接生的无菌区域不受污染。

(4)胎头着冠时,产妇在宫缩间歇时适当用力,胎头娩出时张口哈气,避免胎头过快娩出,而导致会阴撕伤。

【护理评价】

(1)新生儿 Apgar 评分 8 分以上。

(2)产妇会阴没有裂伤。

(3)产妇情绪平稳。

(4)产妇未发生产后出血。

(5)未发生新生儿产伤。

子任务三　第三产程妇女的护理

【第三产程的临床经过】

1. 宫缩　胎儿娩出后,宫底平脐,产妇感到轻松,宫缩暂停数分钟再次收缩。

2. 胎盘娩出　胎儿娩出后,子宫腔容积突然明显缩小,胎盘不能相应缩小而与子宫壁发生错位、剥离。同时,子宫继续收缩,增加剥离面积,致使胎盘完全剥离而排出。

3. 阴道流血　正常分娩的出血量一般不超过 300 mL。

【护理评估】

一、健康史

了解第一、二产程的临床经过。

二、身心状况

(一)新生儿评估

用 Apgar 评分判断有无新生儿窒息及窒息的严重程度(表 4-2)。测体重、身长及头径,是否与孕周数相符;胎头有无产瘤及颅内出血;四肢活动情况及有无损伤;观察外阴,确认性别,有无肛门;检查有无畸形如唇裂、多指(趾)、脊柱裂等。

表 4-2　新生儿 Apgar 评分法

体　征	出生 1 min 后的体征		
	0 分	1 分	2 分
心率	无	<100 次	≥100 次
呼吸	无	浅、慢,不规则	佳
肌张力	松弛	四肢稍屈曲	四肢屈曲,活动好
喉反射	无反射	有些动作	咳嗽、恶心
皮肤颜色	全身苍白	躯干红,四肢青紫	全身粉红

注:满分为 10 分,8~10 分为正常新生儿;4~7 分为轻度(青紫)窒息;0~3 分为重度(苍白)窒息。

（二）产妇身体评估

1. 胎盘剥离　胎儿娩出后，宫底降至平脐，宫缩暂停，数分钟后又出现宫缩。胎盘剥离征象：①子宫变硬呈球形，宫底上升达脐上；②阴道口外露的脐带自行向下延伸；③阴道少量流血；④用手掌尺侧在耻骨联合上方轻压子宫下段，宫体上升而外露的脐带不再回缩。

胎盘剥离及排出的方式有两种。①儿面娩出式：胎盘从中央开始剥离，而后向周围剥离，这种娩出方式多见。其特点是儿面先娩出，后见少量阴道流血。②母面娩出式：胎盘从边缘开始剥离，这种娩出方式少见。其特点是先有较多的阴道流血，后胎盘娩出。

2. 宫缩及阴道流血　胎盘娩出后，子宫迅速缩小，宫底平脐，经短暂间歇后，子宫再次收缩，宫底回升。注意评估阴道流血的时间、颜色和量。

3. 软产道裂伤　仔细检查软产道，注意有无宫颈、阴道及会阴裂伤。

（三）心理-社会评估

评估产妇的精神状态，产妇及家属对新生儿性别、健康、外形是否满意，能否接受新生儿，产妇是否进入母亲角色等。

三、相关检查

根据产妇情况选择必要的检查。

【可能的护理诊断/合作性医疗问题】

1. 组织灌注量不足　与产后出血有关。
2. 有感染的危险　与胎盘、胎膜残留有关。
3. 有亲子依恋改变的危险　与产后疲惫、会阴切口疼痛或新生儿性别不理想有关。

【预期目标】

（1）未发生产后出血。
（2）未发生胎盘、胎膜残留。
（3）分娩后产妇接受新生儿，并开始亲子间的互动。

【护理措施】

1. 新生儿护理

（1）清理呼吸道：胎儿娩出后立即用吸痰管吸净口鼻腔内黏液及羊水，当呼吸道分泌物吸净后，可用手轻拍新生儿足底刺激啼哭。新生儿大声啼哭表示呼吸道已通畅，即可处理脐带。

（2）Apgar 评分：新生儿 Apgar 评分 4～7 分为轻度（青紫）窒息，需行清理呼吸道、人工呼吸、吸氧、用药等措施。0～3 分为重度（苍白）窒息，严重缺氧，需紧急抢救，行喉镜直视下气管内插管，并给氧。对缺氧较严重的新生儿，应在出生后 5 min、10 min 时再次评分，直至连续两次评分均≥8 分。

Apgar 评分以呼吸为基础，皮肤颜色最灵敏，心率是最终消失指标。

1 min 评分反映出生当时的情况，5 min 及以上评分反映复苏情况。

（3）脐带处理：结扎脐带的方法有双重棉线结扎法、气门芯法。

双重棉线结扎法：用 75% 酒精消毒脐带根部周围，在距脐根 0.5 cm 处用粗棉线结扎第一道，再于第一道结扎线上 0.5 cm 处结扎第二道，结扎时松紧适度，以防脐带出血或断裂。在第二道结扎线上0.5 cm处剪断脐带，挤净残余血液，用 5% 聚维酮碘溶液消毒脐带断面，用无菌纱布包好,再用脐绷带包扎。

气门芯法:用75%酒精消毒脐带根部周围,用一止血钳套上气门芯,距脐根 2 cm 处钳夹脐带,在钳夹远端 0.5 cm 处剪去脐带,牵引气门芯上短线,套于钳夹部位下的脐带上,取下止血钳。其他也可用脐带夹、血管钳等方法。

(4) 一般护理:将新生儿放在远红外线护理床上进行体格检查和常规护理,然后在新生儿记录单上按上新生儿足印和产妇的拇指印,系上标明新生儿性别、体重、出生时间及产妇姓名和床号的踝带。将新生儿横卧于产妇胸部,吮吸产妇乳头,进行早接触、早吸吮、早开奶。

2. 协助胎盘娩出　正确处理胎盘娩出,可以减少产后出血的发生率。接产者切忌在胎盘尚未完全剥离之前,用手按揉、下压宫底,或牵拉脐带,以免引起胎盘部分剥离而出血或拉断脐带,甚至造成子宫内翻。

当确定胎盘已完全剥离时,宫缩时用左手握住宫底,同时右手轻拉脐带,协助胎盘娩出。当胎盘娩出至阴道口时,接产者用双手捧住胎盘,向一个方向旋转并缓慢向外牵拉,协助胎膜完整剥离排出。若在胎膜排出过程中,发现胎膜部分断裂,可用血管钳夹住断端,再继续向原方向旋转,直至胎膜完全排出(图 4-21)。当胎盘、胎膜娩出后,按摩子宫刺激其收缩,减少出血。如宫缩不佳,可注射宫缩剂。

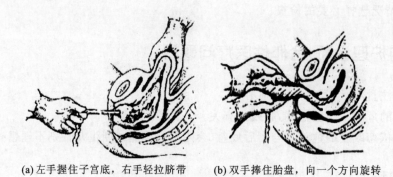

(a) 左手握住子宫底,右手轻拉脐带　　(b) 双手捧住胎盘,向一个方向旋转

图 4-21　协助胎盘、胎膜娩出

3. 检查胎盘、胎膜　将胎盘辅平,母体面向上,注意各胎盘小叶能否对合,有无缺损。然后将胎盘提起,检查胎膜是否完整,同时注意有无异常血管通过胎膜,如有血管断端者,说明可能有副胎盘残留在宫内(图 4-22)。如胎盘不完整或大部分胎膜残留,须在严格消毒下,徒手或用器械进入宫腔取出,以防产后出血或感染。如有小部分胎膜残留,可于产后使用宫缩剂促其自然排出。

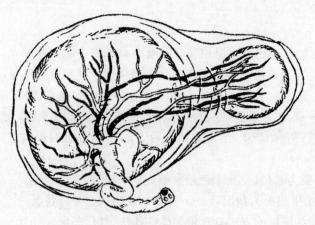

图 4-22　副胎盘

4. 检查软产道　胎盘娩出后,应仔细检查会阴、小阴唇内侧、尿道口周围、阴道、阴道穹隆及

NOTE

宫颈有无裂伤。若有裂伤应立即缝合。

5. 预防产后出血　测量出血量,正常分娩出血量不超过 300 mL。遇有产后出血高危因素的产妇,遵医嘱在胎儿前肩娩出时静脉注射缩宫素 10~20 U,也可在胎儿娩出后立即经脐静脉快速注入含缩宫素 10 U 的 0.9%氯化钠注射液 20 mL,均能促使胎盘迅速剥离,减少出血。若第三产程超过 30 min,胎盘仍未排出,且出血不多时,排空膀胱后,再轻轻按压子宫及静脉注射宫缩剂,仍不能使胎盘排出时,行徒手取胎盘术。若胎盘娩出后出血较多,且无心血管疾病者,经下腹部直接在宫体肌壁内或肌内注射麦角新碱 0.2~0.4 mg,并将缩宫素 20 U 加于 5%葡萄糖注射液 500 mL 内静脉滴注。

6. 产后观察　产后在产房观察 2 h,又称第四产程,每 0.5 h 观察血压、脉搏、宫缩、宫高、膀胱充盈程度、阴道流血量、会阴阴道有无血肿等情况,发现异常及时处理。

7. 提供舒适　为产妇擦汗、更换衣物,及时更换床单及会阴垫,提供清淡、易消化的流质饮食,帮助产妇恢复体力。

8. 情感支持　帮助产妇接受新生儿,协助产妇和新生儿进行皮肤接触和早吸吮,建立母子情感。

【健康教育】

(1) 第一时间使产妇识别新生儿性别,听到新生儿的啼哭,保持情绪稳定,释放分娩前的焦虑。

(2) 告知产妇整个分娩过程已顺利完成,适量饮水和进食,以补充分娩期间消耗的能量,有利于产褥期康复。

(3) 指导产妇坚持 30 min 的第一次新生儿肌肤接触,进行早接触、早吸吮,尽早建立泌乳反射。

【护理评价】

(1) 产妇于第三产程及产后 2 h 出血量<500 mL。

(2) 胎盘、胎膜完整排出,宫缩好。

(3) 产妇能接受新生儿,并开始与新生儿目光交流,进行皮肤接触和早吸吮。

子任务四　正常分娩护理技术

【正常分娩护理技术操作流程和评价指标】

1. 目的
(1) 保护会阴,避免会阴、阴道撕裂。
(2) 协助胎儿娩出。
(3) 协助胎盘娩出。
(4) 及时缝合会阴、阴道撕裂伤口。
(5) 避免产后出血。
(6) 降低母儿死亡率。

2. 用物准备　听诊器、产包、产床、灭菌产包 1 个、手术衣 1 件、产单 1 套、大浴巾 1 条、聚血器或弯盘 1 个、血管钳 2 把、组织剪 1 把、粗棉线 2 段与脐带卷 1 块或气门芯 2 个、吸痰管 1 根、纱布若干块、灭菌手套 1 双等,根据产妇血压,准备适用的宫缩剂。必要时准备女性骨盆模型、布娃娃。

NOTE

3．操作流程

正常分娩护理技术的操作流程

项 目			步 骤	备 注
接产前的准备	环境准备		每天常规消毒产房空气、地面一次，每次接产结束产妇回病房后追加消毒一次或通风 10～20 min	
			定期高压蒸汽灭菌消毒产包及有关器械，定期检测、更换浸泡消毒液，标明消毒日期	
			有关急救设备和药品处于备用状态；保持室内温度 26～28 ℃	
	产妇准备		初产妇胎头拨露 1～2 cm，经产妇宫口开大 3～4 cm 或以上，根据情况行会阴消毒，准备接产，安置膀胱截石位或两腿屈膝	
			打开红外线暖箱	
			备好肩垫和新生儿抢救用品	
			操作前再次强调需孕妇配合的动作要领	
	护士准备		剪短指甲，戴好口罩、帽子(不露出头发)，着清洁刷手衣裤，衣袖挽到肘上 4 寸	
	会阴擦洗及消毒	物品准备	20％肥皂水，0.5％碘伏，冲洗包，冲洗壶(内盛 39～41 ℃温开水，≤1000 mL)	
		会阴擦洗要求	每次擦洗(肥皂水 2 次、温开水 2 次、碘伏 1 次)均须更换无菌纱布，每次温开水冲洗后更换无菌钳；每次冲洗需用水≤500 mL，水温 39～41 ℃；第 3 把无菌钳只能用于碘伏消毒，碘伏消毒的范围不得超过肥皂水清洁的范围；每把无菌钳操作时间不少于 2.5 min，全过程共需 7 min	
		会阴擦洗步骤	打开冲洗包，1 号弯盘放纱布 4 块，内盛 20％肥皂水；2 号弯盘放纱布 1 块，内盛 0.5％碘伏	冲洗次序错误，一票否决
			三遍会阴擦洗，由中央向外侧，自上而下，第一、二次使用肥皂水，第三次使用碘伏，分别用 3 把无菌钳，会阴擦洗步骤：无菌钳夹第 1 块肥皂水纱布，擦洗顺序为对侧小、大阴唇→近侧小、大阴唇→阴阜→对侧大腿内上 1/2→近侧大腿内上 1/2→会阴体→对侧臀部→近侧臀部→肛门。肥皂水纱布弃之。取第 1 块干纱布，温开水擦洗：中间→对侧→近侧→中间。冲净皂液，无菌钳、纱布弃之。取第 2 把无菌钳夹第 2 块肥皂水纱布，第二遍擦洗会阴。取第 3 把无菌钳夹消毒液纱布。擦洗顺序为对侧小、大阴唇→近侧小、大阴唇→阴阜→对侧大腿内上 1/3→近侧大腿内上 1/3→会阴体→对侧臀部→近侧臀部→肛门，无菌钳、纱布弃之	
			冲洗完成，更换无菌会阴垫	
	接产者准备	洗手	用肥皂洗净双手及手臂至肘上 3 寸，手指朝上肘朝下，用清水冲净皂液，取无菌干毛巾擦干，从手到肘部上 3 寸(擦过肘部的毛巾不可再擦手部)，两只手臂分别用 2 块毛巾	刷手动作错误，一票否决
		刷手	用无菌刷子蘸 0.5％碘伏，由指尖向上依次刷至肘上 3 寸处(手→腕→前臂→肘上 3 寸)，左右两手交替刷洗，特别注意甲缘、甲沟、指蹼等处，共刷洗 5 min(中途可蘸碘伏或更换刷子)	
		擦干双手	取无菌干毛巾从手到肘部擦干手臂(擦过肘部的毛巾不可再擦手部)，两只手臂分别用 2 块毛巾	
		保持无菌	刷手后，保持拱手姿势举于胸前，上不可超过肩部，下不可低于腰部	
			穿手术衣，戴无菌手套	

续表

项 目			步 骤	备 注
接产	铺产台		在产台远端处将纱布及棉球分开放,将两个棉球用生理盐水浸湿并挤干,放在小碗中备用(擦拭新生儿眼睛),用 1 把止血钳套好气门芯,按接产顺序摆好器械,将处理脐带用物放置在保暖台上	
			在两腿屈膝内侧及产单中上端将产单折起,防止羊水外流	
			腹部放置消毒巾 1 块,两侧大腿各铺治疗巾 1 块,会阴部铺 1 块,内垫纱布 1 块,用布巾钳固定。用 1 块棉片遮盖肛门,以防污染	铺巾操作不正确,一票否决
			右手用消毒巾保护会阴,左手协助胎头俯屈。引导产妇与助产士配合,控制产妇用力;胎头着冠后,宫缩期间,嘱产妇哈气,宫缩间歇,嘱产妇用力,缓慢地娩出胎头,防止损伤产道	
			胎头娩出后、胎肩娩出前,挤净其口鼻腔黏液和羊水;有产后出血倾向者,遵医嘱肌内注射缩宫素 10 U 或稀释后静脉注射	
			待下次宫缩时,协助娩出胎儿的前、后肩及躯体。胎儿全部娩出,再次挤出其口鼻腔黏液,用低压吸痰器或一次性吸痰管吸痰。羊水流净后,将集血器放在产妇臀下,收集阴道流出血液	口鼻腔黏液未吸净,即刺激啼哭,一票否决
	新生儿评分		进行新生儿 Apgar 评分,如有新生儿窒息按照新生儿复苏程序处理	
新生儿护理	脐带处理	断脐	胎儿娩出后,待 2～3 min 脐带血管停止搏动,再断脐	
		脐带消毒	用碘酒、酒精消毒脐带至脐根以上 5 cm 和围绕脐孔的腹部皮肤,直径 5 cm	脐带结扎不紧,一票否决
		结扎脐带	距脐根 0.5～1 cm 处,止血钳夹住脐带,于上方 1 cm 处剪断脐带,同时检查脐血管(2 根动脉、1 根静脉)有无异常,用双重棉线结扎或用气门芯套住脐带,松开止血钳	
		断端处理	用一块消毒棉片挤净脐带断端处淤血及黏液,随之把棉片围在脐孔周围,左手固定,右手用棉签蘸 5% 聚维酮碘溶液或 20% 高锰酸钾溶液,均匀涂擦脐带断端,切勿碰新生儿皮肤。待消毒液稍干后,棉签及棉片扔于医疗垃圾桶内	
		包扎脐带	干纱布裹好脐带断端,用油纱布擦净腰部胎脂,然后用脐带卷包扎脐带断端	
	新生儿体格检查	检查新生儿	检查新生儿有无畸形,同时擦拭新生儿皮肤的胎脂、羊水、血迹	
		新生儿处理	新生儿传递给助手,助手测量新生儿体重、身长,在新生儿病历上按新生儿脚印和产妇的指印,与产妇核对产妇姓名、新生儿性别、住院号,系踝带。将新生儿放在产妇胸脯,进行早接触、早吸吮,填写新生儿病历	
接产后处理	娩出胎盘		确认胎盘已剥离,助产士按顺时针方向旋转牵引,若发现胎盘、胎膜残留,应及时处理。将娩出的胎盘放入小盆内,检查胎盘、胎膜是否完整	
	软产道检查		由外向内、由健侧向患侧依次检查会阴、阴道,及时修补、缝合软产道裂伤	
	清理产台		清理积血及羊水,计出血量,将产包污物按照生活垃圾与医用垃圾分别放置	
	产后处理		为产妇清洁会阴,盖好被子,清洁油布、器械、地面,倒清污物桶,认真填写分娩记录及分娩登记等	

4. 评价指标

正常分娩护理技术的评价指标

一级指标	二级指标	三级指标	权重	评价内容	标准分	实得分	评语
接产前准备	环境准备		2	每天常规消毒产房空气、地面一次,每次接产结束产妇回病房后追加消毒一次或通风10～20 min	2		
			2	定期高压蒸汽灭菌消毒产包及有关器械,定期检测、更换浸泡消毒液,标明消毒日期	2		
			1	有关急救设备和药品处于备用状态;保持室内温度26～28 ℃	1		
	产妇准备		2	初产妇胎头拨露1～2 cm,经产妇宫口开大3～4 cm或以上,根据情况行会阴消毒,准备接产,安置膀胱截石位或两腿屈膝	2		
			1	打开红外线暖箱	1		
			1	备好肩垫和新生儿抢救用品	1		
			1	操作前再次强调需孕妇配合的动作要领	1		
	护士准备		1	剪短指甲,戴好口罩、帽子(不露出头发),着清洁刷手衣裤,衣袖挽到肘上4寸	1		
	会阴擦洗及消毒	物品准备	1	20%肥皂水,0.5%碘伏,冲洗包,冲洗壶(内盛39～41 ℃温开水,≤1000 mL)	1		
		会阴擦洗要求	1	每次擦洗(肥皂水2次、温开水2次、碘伏1次)均须更换无菌纱布,每次温开水冲洗后更换无菌钳	1		
			1	每次冲洗需用水≤500 mL,水温39～41 ℃	1		
			3	三遍擦洗步骤、范围正确	3		
			2	第3把无菌钳只能用于碘伏消毒,消毒的范围不得超过肥皂水清洁的范围	2		
			1	每把无菌钳操作时间不少于2.5 min,全过程共需7 min	1		
		会阴擦洗步骤	1	打开冲洗包,1号弯盘放纱布4块,内盛20%肥皂水;2号弯盘放纱布1块,内盛0.5%碘伏	1		
			1	三遍会阴擦洗,由中央向外侧,自上而下,第一、二次使用肥皂水,第三次使用碘伏,分别用3把无菌钳	1		
			4	无菌钳夹第1块肥皂水纱布,擦洗顺序为对侧小、大阴唇→近侧小、大阴唇→阴阜→对侧大腿内上1/2→近侧大腿内上1/2→会阴体→对侧臀部→近侧臀部→肛门,肥皂水纱布弃之。取第1块干纱布,温开水擦洗:中间→对侧→近侧→中间。冲净皂液,无菌钳、纱布弃之。取第2把无菌钳夹第2块肥皂水纱布,第二遍擦洗会阴	4		
			3	取第3把无菌钳夹消毒液纱布。擦洗顺序为对侧小、大阴唇→近侧小、大阴唇→阴阜→对侧大腿内上1/3→近侧大腿内上1/3→会阴体→对侧臀部→近侧臀部→肛门,无菌钳、纱布弃之	3		
			1	冲洗完成,更换无菌会阴垫	1		

续表

一级指标	二级指标	三级指标	权重	评价内容	标准分	实得分	评语
接产	接产者准备	洗手	2	用肥皂洗净双手及手臂至肘上3寸,手指朝上肘朝下,用清水冲净皂液,取无菌干毛巾擦干,从手到肘部上3寸(擦过肘部的毛巾不可再擦手部),两只手臂分别用2块毛巾	2		
		刷手	2	用无菌刷子蘸0.5%碘伏,由指尖向上依次刷至肘上3寸处(手→腕→前臂→肘上3寸),左右两手交替刷洗,特别注意甲缘、甲沟、指蹼等处,共刷洗5 min(中途可蘸碘伏或更换刷子)	2		
		擦干双手	1	取无菌干毛巾从手到肘部擦干手臂(擦过肘部的毛巾不可再擦手部),两只手臂分别用2块毛巾	1		
		保持无菌	2	刷手后,保持拱手姿势举于胸前,上不可超过肩部,下不可低于腰部	2		
			2	穿手术衣,戴无菌手套	2		
接产		铺产台	2	在产台远端处将纱布及棉球分开放,将两个棉球用生理盐水浸湿并挤干,放在小碗中备用(擦拭新生儿眼睛),用1把止血钳套好气门芯,按接产顺序摆好器械,将处理脐带用物放置在保暖台上	2		
			1	在两腿屈膝内侧及产单中上端将产单折起,防止羊水外流	1		
			2	腹部放置消毒巾1块,两侧大腿各铺治疗巾1块,会阴部铺1块,内垫纱布1块,用布巾钳固定。用1块棉片遮盖肛门,以防污染	2		
		保护会阴	4	右手用消毒巾保护会阴,左手协助胎头俯屈。引导产妇与助产士配合,控制产妇用力	4		
			6	胎头着冠后,宫缩期间,嘱产妇哈气,宫缩间歇,嘱产妇用力,缓慢地娩出胎头,防止损伤产道	6		
		清除分泌物	2	胎头娩出后、胎肩娩出前,挤净其口鼻腔黏液和羊水	2		
			2	待下次宫缩时,协助娩出胎儿的前、后肩及躯体。胎儿全部娩出,再次挤出其口鼻腔黏液,用低压吸痰器或一次性吸痰管吸痰	2		
		预防产后出血	1	有产后出血倾向者,遵医嘱肌内注射缩宫素10 U或稀释后静脉注射	1		
			1	羊水流净后,将集血器放在产妇臀下,收集阴道流出血液	1		

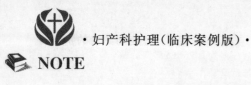
续表

一级指标	二级指标	三级指标	权重	评 价 内 容	标准分	实得分	评语
新生儿护理	新生儿评分		2	进行新生儿 Apgar 评分,如有新生儿窒息按照新生儿复苏程序处理	2		
	脐带处理	断脐	1	胎儿娩出后,待 2～3 min 脐带血管停止搏动,再断脐	1		
		脐带消毒	1	用碘酒、酒精消毒脐带至脐根以上 5 cm 和围绕脐孔的腹部皮肤,直径 5 cm	1		
		结扎脐带	2	在距脐根 0.5～1 cm 处,止血钳夹住脐带,于上方 1 cm 处剪断脐带,同时检查脐血管(2 根动脉、1 根静脉)有无异常,用双重棉线结扎或用气门芯套住脐带,松开止血钳	2		
		断端处理	2	用一块消毒棉片挤净脐带断端处淤血及黏液,随之把棉片围在脐孔周围,左手固定,右手用棉签蘸 5% 聚维酮碘溶液或 20% 高锰酸钾溶液,均匀涂擦脐带断端,切勿碰新生儿皮肤。待消毒液稍干后,棉签及棉片扔于医疗垃圾桶内	2		
		包扎脐带	1	干纱布裹好脐带断端,用油纱布擦净腰部胎脂,然后用脐带卷包扎脐带断端	1		
	新生儿体格检查	检查新生儿	1	检查新生儿有无畸形,同时擦拭新生儿皮肤的胎脂、羊水、血迹	1		
		新生儿处理	2	新生儿传递给助手,助手测量新生儿体重、身长,在新生儿病历上按新生儿脚印和产妇的指印,与产妇核对产妇姓名、新生儿性别、住院号,系踝带	2		
			1	将新生儿放在产妇胸脯,进行早接触、早吸吮,填写新生儿病历	1		

续表

一级指标	二级指标	三级指标	权重	评 价 内 容	标准分	实得分	评语
接生后处理		娩出胎盘	2	确认胎盘已剥离,助产士按顺时针方向旋转牵引,若发现胎盘、胎膜残留,应及时处理。将娩出的胎盘放入小盆内,检查胎盘、胎膜是否完整	2		
		软产道检查	2	由外向内、由健侧向患侧依次检查会阴、阴道,及时修补、缝合软产道裂伤	2		
		清理产台	1	清理积血及羊水,计出血量,将产包污物按照生活垃圾与医用垃圾分别放置	1		
		产后处理	2	为产妇清洁会阴,盖好被子,清洁油布、器械、地面,倒清污物桶	1		
				认真填写分娩记录及分娩登记等	1		
	人文关怀		2	入院时:热情接待,做好心理护理及相关知识的宣教	2		
			2	分娩时:陪伴、安慰,消除产妇紧张情绪,指导用力	2		
			4	分娩后:防止尿潴留,饮食指导,卫生知识、母乳喂养指导,新生儿的护理	4		
操作评价	熟练程度		4	操作步骤清晰,无菌观念强	4		
			4	注意节力原则,操作时间＜30 min	4		
	效果评价		2	产妇/家属知晓护士告知的事项,配合操作顺利完成	2		
			2	操作过程规范、准确、稳重、安全	2		
总分				100		100	

注:查对不严、清洁和消毒范围不准确或严重污染者视为不及格。

签名　　　　　　　　　　　　日期

5. 操作评价

(1)熟练程度　无菌观念强;注意节力原则,操作时间＜30 min。

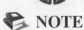
（2）效果评价　关心体贴产妇,指导产妇正确使用腹压,手法正确,动作轻柔;操作过程规范、准确、稳重、安全。

（3）产妇能积极参与和控制分娩过程,适当休息、活动,配合检查。

【健康教育】

（1）告知产妇及家属还需在产房休息至少 2 h,期间助产士将严密观察宫缩情况、阴道出血量,测量生命体征,产后 6 h 内需排空膀胱,以防产后大出血。

（2）让产妇及家属懂得分娩是安全、顺利的,下一个目标是母乳喂养新生儿。

（3）指导产妇及家属学会与新生儿同步的生活节奏,有利于产妇早日康复和新生儿的生长发育。

【护理评价】

（1）在助产士的引导下,产妇配合良好,顺利分娩。

（2）胎盘、胎膜完整排出,出血量在正常范围内。

（3）产妇能较好地完成 30 min 的新生儿早期接触。

（4）产妇生命体征和情绪稳定,安静入睡。

（5）产后 2 h 宫缩良好,恶露正常,排尿一次,可以返回母婴同室病房休养。

（杨　娟）

项目五　正常产褥期妇女的护理

　　产褥期是产妇身体及心理恢复的最关键时期,由于产褥期妇女经历分娩、疼痛、疲劳、产伤失血等导致生殖系统防御屏障遭到严重破坏,且自身抵抗力相应降低,如果不加强监测有可能导致感染,严重时威胁产妇的身心健康。

　　作为一名临床护士,为了使正常产褥期妇女顺利度过产褥期,在分娩前尽量回答孕妇和家属的疑惑,使其学会如何在产后自我护理,并高度警惕产褥感染的发生。

　　同时,在护理正常产褥期产妇时,收集产妇和家属对产褥期知识了解的程度,普及产褥期知识和进行心理辅导,为产妇和家属提供科学的整体护理。

【教学目标】

通过项目五的学习,学生能够达到以下目标。

一、认知领域

(一)识记

　　1. 能迅速说出产褥期、母乳喂养期妇女及新生儿易出现的常见症状,产褥期产妇三个心理变化阶段,产后坐浴的日期,五种哺乳姿势的适应证,退乳的药物,乳房胀痛、乳头皲裂的哺乳顺序。

　　2. 能正确写出产褥期、母乳喂养期妇女及新生儿的护理原则,主要护理诊断,产后各阶段子宫复旧的体表投影,预防产后出血的护理措施,产后健身操、会阴擦洗、新生儿沐浴、新生儿抚触的目的,足月新生儿的定义,两种预防接种的方法。

(二)理解

　　1. 能用自己的语言,向产妇及家属介绍产褥期、母乳喂养期妇女及新生儿的护理及注意事项,自我护理会阴清洁、计划生育、产后检查的方法,母乳喂养的优点,新生儿四种特殊生理状态,按摩乳房、新生儿抚触的健康教育。

　　2. 能用自己的语言,向产妇及家属阐释产褥期、母乳喂养期妇女及新生儿的主要临床表现、护理措施。

　　3. 经过临床见习,结合理论所学知识,能提出产褥期、母乳喂养期妇女特有的心理-社会表现。

(三)应用

　　1. 运用所学知识,向产妇及家属解答母乳喂养"三紧贴"哺乳姿势、哺乳后抱起拍背的目的、新生儿的护理措施。

　　2. 运用所学知识,讨论产褥期、母乳喂养期妇女及新生儿护理重点内容,不同产妇适合不同哺乳姿势的意义、哺乳方法、母乳喂养特殊情况的处理。

　　3. 能用所学知识,制订一份产褥期、母乳喂养期、新生儿抚触、新生儿护理的健康教育书面资料。

二、动作技能领域

(一)领悟

能完整地说出会阴擦洗护理、新生儿沐浴护理、新生儿抚触护理的流程及用物准备。

（二）准备

1. 观摩老师示教后，能说出五种哺乳姿势，会阴擦洗护理、新生儿沐浴护理、新生儿抚触护理的主要操作步骤，诱导新生儿张口含接乳头的方法。

2. 开始操作前，能说出操作程序中可引起产妇不适感觉的相关动作及避免的技巧。

（三）模仿

1. 观摩老师示教后，能回教会阴擦洗护理、新生儿沐浴护理、新生儿抚触护理的物品准备、操作流程，五种哺乳姿势，诱导新生儿张口含接乳头的方法，乳房按摩的方法。

2. 观摩老师示教后，能回教会阴擦洗护理、母乳喂养护理、新生儿沐浴护理、新生儿抚触护理的注意事项。

（四）操作

1. 每位同学经过 2 学时操作实训练习，能规范地在模型上展示五种哺乳姿势及会阴擦洗护理、母乳喂养护理、新生儿沐浴护理、新生儿抚触护理，诱导新生儿张口含接乳头的方法，乳房按摩的方法。

2. 在考核前，能规范地、连贯地进行会阴擦洗护理、母乳喂养护理、新生儿沐浴护理、新生儿抚触护理。

三、情感领域

（一）接受

1. 经过系统理论和技能学习，能回答"认知领域"里"识记"层次中的知识点。

2. 经过系统理论和技能学习，能向老师提出本项目中所不能理解的知识点。

（二）反应

1. 实训课时，在模拟的五种哺乳姿势，会阴擦洗护理、母乳喂养护理、新生儿沐浴护理、新生儿抚触护理，诱导新生儿张口含接乳头的方法，乳房按摩的方法中表现对产妇和新生儿的爱伤观念。

2. 实训课时，在模拟的五种哺乳姿势，会阴擦洗护理、母乳喂养护理、新生儿沐浴护理、新生儿抚触护理，诱导新生儿张口含接乳头的方法，乳房按摩的方法中能遵守护士职业行为道德规范，正确规范地使用护患沟通用语。

（三）判断

1. 经过系统理论和技能学习，能评估产褥期、母乳喂养期妇女的心理-社会问题。

2. 应用所学理论知识，解释产褥期护理、母乳喂养护理、新生儿沐浴护理、新生儿抚触护理时可预见的问题。

3. 在临床见习和练习五种哺乳姿势，会阴擦洗护理、母乳喂养护理、新生儿沐浴护理、新生儿抚触护理，诱导新生儿张口含接乳头的方法，乳房按摩的方法时能关心产妇心理需求，主动做好保护隐私的措施。

【预习目标】

1. 了解女性生殖系统、新生儿的解剖结构，正确认识产褥期、母乳喂养期妇女及新生儿的生理变化及临床护理的重要意义。

2. 产褥期、母乳喂养期妇女及新生儿护理的主要临床表现，思考其护理措施。

3. 熟悉本项目的全部内容，重点注意并找到本"教学目标"中"识记"的全部重点内容。

4. 在会阴擦洗护理、母乳喂养护理时，学会减轻产妇痛苦的技能，以满足产妇的身心需求。

5. 在新生儿沐浴护理、新生儿抚触护理的操作程序过程中，不损伤新生儿。

任务一 正常产褥期妇女的护理

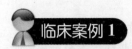

临床案例1

张某,女,31岁,自然分娩活婴。产后1周,在家人的陪同下,怀着初为人母的喜悦及惴惴不安的心情来到妇幼保健院咨询:产后一周,近段时间阴道流出很多血块,还有点气味,小腹有点胀痛,乳房胀得难受,还有一些小硬结,乳头在喂奶时疼痛,这种情况是否正常。奶奶跟她说要好好"坐月子"一个月,否则会落下病根,要求她一个月内不能洗澡,不能洗头,不能吃辣,不能吃冷。她感觉不可思议,也很茫然。

该产妇出现产褥期常有的症状,以及面对家人的关心,不知所措。请利用你所学知识给产妇作出解释,教会其自我护理的措施,解除疑虑,促进产褥期更好地恢复。

问题:

1. 产褥期有哪些身心变化?

2. 针对该产妇,制订什么样的产后护理措施?

3. 有哪些促进产后康复的健康教育知识?

【概述】

产褥期主要是指产妇全身各器官(除乳腺外)从胎盘娩出后,恢复或接近未妊娠状态所需要的一段时期,包括其功能和形态。这一阶段一般约为6周。产褥期间,伴随着新生儿的出生,产妇身体每个生理系统都发生巨大的变化,特别是生殖系统变化最明显。同时,初为人母的产妇激动之余又带有几分疲惫,随着家庭成员的增加及产妇角色的改变,产妇及家庭都经历着心理及社会的适应过程。而了解这些变化对产妇顺利度过产褥期,保证母婴健康起到极其重要的作用。

一、生殖系统的变化

(一) 子宫

胎盘娩出后6~8周,子宫逐渐恢复至未孕状态,此过程称子宫复旧。主要表现为宫体肌纤维的缩复和子宫内膜再生。

1. 宫体肌纤维的缩复 子宫的肌纤维,在胎盘娩出后,肌细胞体积缩小,肌细胞胞质蛋白质被分解,胞质减少。肌纤维不断的缩复作用,使子宫体变得更小,重量减轻。分娩结束时子宫重约1000 g,宫底在脐下一横指,产后第1天平脐,此后每日下降1~2 cm,产后2周内降入骨盆腔内,产后1周重约500 g,产后2周约300 g,产后6周恢复到非妊娠时的约50 g。

2. 子宫内膜再生 随着胎盘及胎膜从蜕膜海绵层剥离娩出后,胎盘附着面缩小约一手掌大小,致使开放的螺旋动脉及静脉窦压缩形成血栓,使出血逐渐停止。残留的蜕膜厚薄不一,创面表层逐渐变性、坏死、脱落,随恶露排出,残存的子宫内膜基底层逐渐再生出新的功能层,使子宫内膜缓慢修复。除胎盘附着处以外,产后3周的子宫内膜基本全部修复,胎盘附着处的修复,于产后6周完全修复。

3. 子宫血管变化 产后子宫复旧变小,子宫壁间的血管受压闭塞,被新生小血管所代替,如果宫缩乏力出现复旧不良,易导致血栓脱落,往往会引起晚期产后出血。

4. 宫颈及子宫下段 胎盘娩出后,宫颈松软,外口如袖口状,产后2~3天,可容两指,产后1周左右,宫颈外形恢复及内口关闭。产后4周,宫颈完全恢复至非妊娠状态。宫颈外口呈"一"字形横裂(已产型),子宫下段逐渐由7~10 cm恢复至原有的子宫峡部1 cm左右。

（二）阴道及阴道外口

产后阴道扩大,阴道壁松弛,黏膜皱襞减少或消失,产褥期逐渐恢复,于产后 3 周后黏膜复现,但不能完全恢复到非妊娠状态。处女膜在分娩时形成撕裂痕迹,称处女膜痕。

（三）外阴与盆底组织

分娩后外阴出现轻度水肿,于产后 2～3 天自行消退,会阴撕裂或切开缝合伤口一般于产后 3～5天愈合。盆底肌肉及其筋膜由于产时过度扩张导致弹性减弱,甚至伴有肌纤维部分断裂,如产褥期加强产后功能锻炼,盆底组织可能恢复至接近非妊娠状态;如盆底肌组织损伤、严重断裂或过早参加重体力活动可导致阴道壁膨出,甚至出现子宫脱垂。

二、其他系统的变化

（一）乳房变化

产后泌乳为乳房最主要变化。妊娠期产妇乳房发育但不泌乳,产后激素水平急剧下降,从而解除了对垂体催乳素的抑制作用,开始分泌乳汁。虽然,垂体催乳素是导致产妇分泌乳汁的基础,但哺乳时的新生儿吸吮刺激是促进乳汁分泌的不可缺少的重要因素,也是乳腺保持不断泌乳的关键所在。同时,产妇的营养、情绪、健康状况都对乳汁的分泌有一定的影响。

于产后 7 天,分泌的少量淡黄色混浊的乳汁,称初乳。它富含丰富的蛋白质、矿物质、胡萝卜素、抗体、较少糖类及脂肪等,新生儿极易消化,并可增加新生儿免疫能力。产后第 2 周分泌的乳汁,称过渡乳,其蛋白质含量逐渐减少,而脂肪、糖类含量增加。产后第 2 周后所分泌的乳汁,称成熟乳,每天所分泌的成熟乳量约 600 mL。乳汁富含丰富的免疫抗体和维生素,在新生儿肠道不被胃酸及消化酶所破坏,可增加新生儿防御感染的能力,保护新生儿肠道功能,所以母乳是新生儿最理想的天然食品。同时母乳喂养可以抑制排卵,促进子宫复旧,增进母子情感交流,因此,应大力提倡母乳喂养。

但母乳中缺乏维生素 K,因此,在新生儿娩出 2 h 内给予维生素 K 的注射。

（二）循环系统

产后 72 h 内,由于子宫胎盘血循环消失,子宫复旧使大量血液进入体循环,加之妊娠期潴留的组织间液回吸收,特别是产后 24 h 内,回心血量增加 15％～25％。因此,心脏病产妇极易发生心力衰竭。产后 2～3 周,血容量恢复,红细胞及血红蛋白逐渐增多,于产后 2～6 周,生理性贫血得以纠正。

产褥早期血液仍呈现高凝状态,有利于胎盘剥离面血栓形成,减少产后出血。于产后 2～3 周纤维蛋白原、凝血酶及凝血酶原降至正常水平。

产褥早期白细胞总数仍较高,可增加至 $(15～30)×10^9/L$,于产后 2 周恢复正常水平;产后 3～4 周,血小板、红细胞沉降率均降至正常水平。

（三）消化系统

产后产妇极度疲劳,产后 1～2 天感口渴、食欲不佳,以后逐渐改善。由于产妇胃肠肌张力及胃肠蠕动减弱,长期卧床及缺乏锻炼容易发生便秘及肠胀气,一般需 2 周左右恢复。

（四）泌尿系统

妊娠期体内潴留过多的水分,于产褥早期主要经肾脏排出体外。因此,产后 1 周左右尿量明显增加,而膀胱在分娩过程中明显受压,引起黏膜充血、水肿,导致肌张力减退,以及会阴伤口疼痛,加之不习惯卧床排便,最终导致尿潴留的发生。因此,正常阴道分娩 4～6 h 嘱产妇下床排尿,有需要及时处理,诱导产妇及时排尿,防止发生尿潴留。

（五）内分泌系统

产褥期雌、孕激素水平急剧下降,产后 1 周可恢复至非妊娠水平。胎盘生乳素在产后 6 h 已测不出；哺乳产妇，垂体催乳素高于非妊娠水平，不哺乳产妇，于产后 2 周降至非妊娠水平。月经复潮及卵巢排卵时间受哺乳影响，并因人而异，因催乳素可抑制 FSH 和 LH 的分泌，从而抑制卵巢排卵。哺乳产妇一般在产后 6 个月左右（甚至更晚）排卵，月经复潮，因此，哺乳期产妇仍然要采取避孕措施。不哺乳产妇一般于产后 6～10 周月经复潮。

（六）腹壁的变化

妊娠期腹部弹力纤维断裂，产后腹部松弛，一般于产后 6～8 周恢复。妊娠期出现的下腹正中线色素沉着，在产褥期逐渐消退。初产妇紫红色的浅纹变成银白色，称妊娠纹。

三、产褥期产妇心理变化

产妇经过漫长的妊娠，在期待中一朝分娩，特别是初产妇在经历妊娠期的不适、疼痛及焦虑后，要改变自我角色接受新生命的到来，不仅生理上发生巨大变化，心理上也将承受不同的心理转变，经历情绪高涨、满怀热情、幸福、满足、压抑、空虚、失落、焦虑等心理过程。产妇能否顺利度过产褥期的角色转变，承担为人母的责任，需要社会、家庭中丈夫及其他亲人的关怀及支持。

产褥期产妇的心理变化与产妇年龄、社会支持及分娩经历有一定程度的影响，主要分为 3 个时期。

（一）依赖期

产后 1～3 天，产妇刚经历分娩，对孩子的关心、哺乳、洗澡等均力不从心，需要通过别人的帮助来完成对孩子的关爱，完成为人之母的责任，此时需要充足的睡眠、营养及丈夫等亲人的关爱，使产妇顺利度过此期。

（二）依赖-独立期

产后 3～14 天，产妇通过一定时间的适应表现出较独立的行为，但喂养及日常的护理工作使产妇疲劳，同时内分泌系统的急剧变化使产妇产生压抑情绪，甚至出现产后压抑，此时要求家人及社会参与新生儿护理，提供新生儿喂养及护理知识，鼓励产妇及时抒发自己的真实情感，使其正确接纳自己和孩子，创建和谐家庭，顺利度过此期。

（三）独立期

产后 2 周～1 个月，通过调试，产妇、家人和新生儿创建一个完整的家庭系统，逐渐形成新的生活形态，共同享受家庭欢乐的同时能够各自承担自己的责任。

【护理评估】

在产褥期，产妇经历生理及心理的巨大变化，都属于正常的生理过程，但产后子宫内膜损伤的创面大，乳腺泌乳功能旺盛，如护理不当，会引起感染，导致严重后果，给家庭、产妇带来不良影响。为避免这些不良影响，需要做好下列评估。

一、健康史

了解产妇既往史、此次妊娠及分娩过程、新生儿的健康情况，母儿有无产时、产后损伤，有无妊娠期合并症及并发症等，既往健康情况及家族健康史等。

二、身心状况

（一）身体评估

1. 生命体征 多数产妇产后体温在正常范围内。如产程延长致过度疲劳时，产后 24 h 体温可增高，但不超过 38 ℃，不哺乳者于产后 3～4 天因乳房血管、淋巴管极度充盈也可发热，体温达 38.5 ℃，一般仅持续数小时，最多不超过 12 h，体温即下降，不属病态。脉搏缓慢，不超过 60～70 次/分。血压正常，平稳。呼吸深慢，14～16 次/分。

2. 产后子宫复旧 产后子宫圆而硬，宫底位于脐下一横指，产后 24 h 宫底升至平脐，随着子宫肌纤维的收缩,不断缩小,子宫每天下降1~2 cm,产后10天进入盆腔,在耻骨联合上方无法扪及宫底。产后6周恢复至非妊娠状态时的50 g大小。

3. 产后宫缩痛　在产褥早期因子宫复旧,致使子宫不断收缩而引起剧烈下腹部疼痛,称产后宫缩痛,一般产后2~3天逐渐自然消失,常见于经产妇和剖宫产妇女,往往在哺乳时加重,疼痛严重时可采取针灸及遵医嘱给予止痛剂来缓解疼痛。

4. 恶露　产后经会阴排出的含有血液、坏死蜕膜、上皮组织及黏液等组织,称恶露。正常恶露没有臭味,但有血腥味,总量250~500 mL,持续4~6周后干净。根据其颜色、内容物、时间等特点可分为血性恶露、浆液性恶露、白色恶露三种类型。

(1) 血性恶露色泽红,含有大量血液,量多,有小血块及坏死蜕膜,持续3~7天。

(2) 浆液性恶露色泽淡红,似浆液,内含大量坏死蜕膜组织、宫颈黏液及少量红细胞、白细胞、细菌,持续10天左右。

(3) 白色恶露黏稠、色泽较白,含大量坏死蜕膜及白细胞和细菌,持续3周左右。

如子宫复旧不良、胎盘或胎膜残留太多,则并发宫腔感染,恶露量明显增加,持续时间延长,并伴有恶臭味,需嘱产妇提高警惕,及时处理,防止严重后果的出现。

5. 褥汗　产褥早期,皮肤排泄功能特别旺盛,排出大量汗水,尤其以夜间睡眠和初醒时刻最为明显,一般于产后1周内自行好转,不需特殊处理,需及时更换衣物以防受凉。

6. 乳房　及时评估了解产妇乳房类型,有无平坦或凹陷乳头。产后乳房在垂体催乳素的作用下,于分娩后2~3天出现乳房极度膨胀、变硬、局部皮温增高,并有极少量淡黄色混浊初乳分泌,乳房开始分泌乳汁。因哺乳时间延迟,哺乳方法不正确,未及时排空乳房可出现乳房胀痛、乳头皲裂、乳汁分泌过少等相应症状。初产妇尤为多见。

7. 其他　了解有无尿潴留、便秘、会阴肿胀、伤口愈合不良等症状,一旦出现需及时护理。

(二) 心理-社会评估

了解产妇初为人母的心情及感受,观察其行为及态度、家庭及社会支持情况。及时处理产后心理障碍问题。

三、相关检查

产后常规检查,如有必要做血、尿常规及药物敏感试验。

【可能的护理诊断/合作性医疗问题】

1. 潜在并发症　与产后宫缩乏力有关。
2. 尿潴留　与分娩时胎头压迫膀胱致膀胱张力暂时性消失有关。
3. 焦虑　与自我角色转变有关。
4. 母乳喂养无效　与新生儿吸吮不全、吸吮反射欠佳、产妇乳房异常有关。
5. 舒适改变　与产后宫缩、会阴伤口、乳房肿胀有关。
6. 便秘　与产后消化系统未恢复、较长时间卧床有关。

【预期目标】

(1) 产后3天,生命体征平稳,无产后出血及产褥感染等并发症的发生。

(2) 产后2 h内,坐起解尿,排空膀胱。

(3) 产后4天之内,愿意学习喂养新生儿的技能,逐渐进入母亲的角色。

(4) 产后第2天,产妇会抱着新生儿哺乳。

(5) 产后第2天,懂得引起疼痛的原因,愿意参与新生儿护理,产妇不舒适感减少。

(6) 产后第3天下午,自行排便,色、质、量正常。

【护理措施】

一、一般护理

1. 生命体征监测　每天测量生命体征 2 次,如体温≥38 ℃,加测体温,查找原因,及时向医生汇报,及时处理,并予以记录。

2. 保证良好的室内环境　为产妇创造宽敞舒适的休息环境,保持室内干净整洁、通风,保证充足的睡眠。

3. 保持良好的卫生习惯　禁止盆浴、性生活,每天应用温水擦浴,勤换内衣内裤,衣着舒适,透气吸汗好,保持会阴清洁,夏天注意防暑,冬天注意防寒。

4. 指导产妇保持正常的休息与活动　经阴道分娩的产妇,产后 6~12 h 可下床轻微活动,鼓励产妇及时排尿,产后第 2 天可在室内随意走动,以促进肠蠕动及血液循环,便于伤口愈合。产后 4 h 鼓励产妇及时排尿,防止尿潴留的发生,避免重体力劳动及长期蹲位,以防子宫脱垂。

5. 保证营养充足　产后 1 h 后可进食流质或半流质,食物应均衡搭配,以高蛋白、易于消化及促进乳汁分泌的食物为主,同时增加蔬菜、水果的摄入,并及时补充维生素及铁剂,以保证营养充足均衡。

二、产科护理

1. 预防产后出血　产后 2 h 内为产后出血高发期,在产房每半小时监测 1 次血压、脉搏、阴道出血量、宫缩、膀胱充盈等情况,连续 4 次;以后,每日同一时间检查宫缩情况,每次观察均应按摩宫底,挤压宫腔排出淤血,防止积血凝结成块影响宫缩;及时更换会阴垫,估计失血量并予以记录;如发现异常,及时排空膀胱,按摩宫底,遵医嘱给予宫缩剂;协助产妇产后 30 min 内给予新生儿吸吮,以促进宫缩;同时,及时补充水分,防止水、电解质紊乱。

2. 预防产褥感染　每天 2 次监测生命体征,发现体温异常应报告医生及时处理。每日观察恶露的色、质、量、气味。宫缩不良往往导致恶露量增加,遵医嘱应用宫缩剂,如恶露有臭味,同时伴有子宫或附件区的压痛及触痛,警惕可能发生产褥感染,及时遵医嘱给予有效抗生素,以控制感染。

3. 会阴护理

(1) 产后 1 周内,每日 2 次及排便后用 1∶5000 高锰酸钾溶液或 1∶2000 苯扎溴铵溶液冲洗或擦洗会阴;有会阴切口者应单独擦洗,避免污染。擦拭肛门后棉球及镊子应及时更换,保持会阴部清洁干燥。

(2) 会阴有伤口者,每日检查缝合伤口,查看伤口有无渗血、红肿、硬结及分泌物异常,嘱产妇向会阴切口的对侧卧位(健侧卧位),以免恶露污染伤口,影响愈合。

(3) 会阴肿胀者,用 95% 酒精或 50% 硫酸镁进行湿热敷,产后 24 h 行远红外线照射,以利于炎症消退,防止感染。

(4) 会阴伤口于产后 3~5 天拆线,如伤口感染化脓应提前进行拆线清创处理,定时换药,须在产后 7 天才能会阴坐浴。酌情使用对新生儿没有影响的抗生素类药物治疗。

(5) 会阴切口疼痛剧烈或产妇肛门坠胀感明显者,应及时配合医生进行检查,及时发现切口处血肿,及时处理。

4. 便秘与尿潴留的护理　鼓励产妇产后早期下床活动,多吃蔬菜、水果,清淡饮食,养成定时排便的习惯,预防便秘。产后 2~3 天未解大便者,酌情给予缓泻剂。产后 2~4 h 协助产妇坐位排尿 1 次,如产后 8 h 仍不能自解小便,寻找原因,采取相应措施。如热敷、针刺穴位、听流水声诱导排尿,甚至肌内注射新斯的明等协助排尿,若无效,则及时导尿。

5. 乳房及母乳喂养的护理　详见本项目任务二。

三、病情观察

观察产妇的生命体征,子宫复旧情况,会阴伤口有无渗血,恶露的色、质、量、气味,及时发现感染征象。观察有无便秘及尿潴留,有异常及时护理和通知医生。

四、心理护理

鼓励产妇进行角色转换,承担母亲的责任,保持良好的心态,及时给予相应知识及技能的指导,使其顺利度过产褥期。产后1~2天,产妇较疲劳,依赖性较强,无法正确地哺乳及护理新生儿,及时向产妇及家属告知进行母乳喂养的基本知识,产褥期需要注意的相关事项,防止并发产后抑郁症;产后3~4天,经过休息及相关知识的积累,慢慢已经适应为人母的角色,承担起喂养及护理孩子的责任,指导产妇熟练地掌握护理孩子的相关知识及技能,使产妇及时掌握如何观察及护理孩子的能力,增加产妇喂养的信心。

五、产后健身操

经阴道分娩产妇应嘱产后24 h内下床,在室内轻微活动,随后可做产后健身操;剖宫产产妇,于产后2~3天下床活动,伤口拆线后即进行产后健身操。

产后健身操能促进血液循环,有利于恶露排出,防止腹部松弛,有助于产后体型的恢复,避免和减少静脉血栓的发生,也可促进盆底肌及腹肌张力的恢复,防止尿失禁、直肠膨出、子宫脱垂。

根据产妇具体情况,由弱到强、由易到难、循序渐进地进行。一般由产后第1天开始,每节8~16次,每1~2天根据产妇练习情况增加1节,直至产后6周。6周后应选择更换新的锻炼方式(图5-1)。

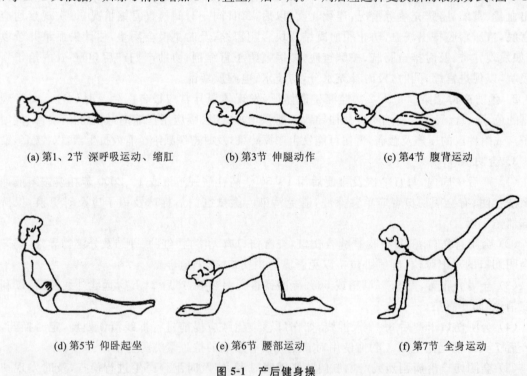

(a) 第1、2节 深呼吸运动、缩肛　　(b) 第3节 伸腿动作　　(c) 第4节 腹背运动

(d) 第5节 仰卧起坐　　(e) 第6节 腰部运动　　(f) 第7节 全身运动

图5-1　产后健身操

第1节仰卧位,深吸气,收紧腹部和肛门,然后呼气。

第2节仰卧位,双臂直放于身体两旁,反复进行缩肛动作及放松动作。

第3节仰卧位,双臂直放于身体两旁,双腿反复轮流进行上举及并举,与身体呈直角。

第4节仰卧位,髋部与腿部放松,分开稍屈,脚底放于床上,尽力向上抬高臀部及背部。

第5节仰卧位,反复进行仰卧起坐训练。

第6节跪姿,双膝分开,肩肘部垂直,双手平放于床上,反复进行腰部左右旋转动作。

第7节进行全身运动,跪姿,双臂支撑于床上,左右腿反复交替向背后高举。

六、会阴擦洗护理技术

会阴擦洗护理技术操作流程和评价指标如下。

1. 目的

（1）促进产妇会阴部伤口的愈合，预防感染。

（2）保持产妇会阴部的清洁和舒适。

2. 用物准备

（1）治疗盘内　会阴擦洗包（内放弯盘 2 个、消毒小药杯、卵圆钳 2 把等）、碘伏原液、小药杯。

（2）治疗车上层　无菌罐里放置无菌持物钳、无菌纱球罐（消毒干纱球）、无菌棉球罐（消毒干棉球）、大量杯、温开水、大毛巾、无菌治疗巾、消毒擦手液等。

（3）治疗车下层　污物桶。

3. 操作流程

会阴擦洗护理技术的操作流程

项　目		步　骤	备　注
操作前准备	素质要求	着装整洁、仪表大方、举止端庄、语言柔和、态度和蔼	
	护士准备	修剪指甲、洗手、戴无菌手套	
	评估产妇	核对医嘱，自我介绍、核对产妇信息，观察会阴伤口、宫缩、恶露、痔疮等，意识、合作程度、心理状态等	
	告知配合	讲解会阴擦洗操作目的，擦洗过程中遇到不适时的放松动作	
		操作前、中、后的自我护理	
		操作前必须征得产妇同意	
	环境准备	关闭门窗，屏风遮挡，保护产妇隐私，请无关人员暂离	未请无关人员暂离，一票否决
	用物准备	护士戴口罩 取 50 mL 碘伏原液，加入到 1000 mL 38～40 ℃的温开水中，配制成 250 mg/L 的碘伏溶液，倒入无菌纱球罐及无菌棉球罐内，棉球及纱球充分浸渍	
		备齐用物、放置合理	
操作过程	操作时查	核对产妇姓名、床号、手腕带	
	产妇准备	携用物至产妇床旁，嘱产妇排空膀胱	
		置围帘，臀下垫治疗巾	
		脱出近侧裤腿，盖毛巾保暖，充分暴露会阴部	
		协助产妇取屈膝仰卧位，告知产妇放松腹壁	
	会阴擦洗	打开会阴擦洗包，取 1 个棉球和 5 个纱球，放置弯盘内；取弯盘放于无菌治疗巾上 擦洗顺序：阴道前庭→对侧小、大阴唇→近侧小、大阴唇→伤口→会阴→臀部→肛门周围 每个纱球仅限擦洗一个部位，不得重复使用，弃去卵圆钳	纱球多次使用，一票否决 局部污迹未擦净，一票否决
	消毒伤口	取第 2 把卵圆钳，夹取消毒棉球，自上而下轻抹会阴伤口，切口面不留空白	无菌操作不严格，一票否决
		给保留导尿管者，更换集尿袋	
	观察病情	会阴切口皮肤是否完好，恶露的色、质、量、气味及子宫复旧情况	
	操作后查	再次核对产妇信息，脱无菌手套	

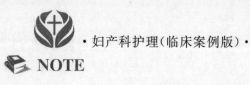

续表

项 目		步 骤	备 注
操作后处理	安置产妇	撤去臀下治疗巾,更换干净的会阴护垫,取下毛巾,助其穿好裤腿	
		协助产妇取舒适体位(有会阴伤口者取健侧卧位)	
	处理物品	整理床单、用物分类处理	
	护理人员	洗手、脱口罩、记录	

4. 评价指标

会阴擦洗护理技术的评价指标

一级指标	二级指标	权重	评价内容	标准分	实得分	评语
操作前准备	素质要求	3	着装整洁、仪表大方、举止端庄、语言柔和、态度和蔼	3		
	护士准备	2	修剪指甲、洗手、戴无菌手套	2		
	评估产妇	2	核对医嘱	2		
		2	自我介绍、核对产妇信息	2		
		6	观察会阴伤口、宫缩、恶露、痔疮等,意识、合作程度、心理状态等	6		
	告知配合	3	讲解目的、操作过程、不适感受及配合	3		
		2	操作前、中、后的自我护理	2		
		1	征得同意	1		
	环境准备	2	关闭门窗,屏风遮挡,保护产妇隐私	2		
		2	请无关人员暂离	2		
	用物准备	1	护士戴口罩	1		
		7	配制成 250 mg/L、38~40 ℃的碘伏溶液;倒入溶液后棉球及纱球充分浸渍	7		
		2	备齐用物,放置合理	2		
操作过程	操作前查	2	核对产妇姓名、床号、手腕带	2		
	产妇准备	2	携用物于床旁,嘱产妇排空膀胱	2		
		2	置围帘,臀下垫治疗巾	2		
		2	脱出近侧裤腿,盖毛巾保暖,充分暴露会阴部	2		
		2	协助产妇取屈膝仰卧位,告知产妇放松腹壁	2		
	会阴擦洗	5	打开会阴擦洗包,取 1 个棉球和 5 个纱球。将弯盘放于无菌治疗巾上,用卵圆钳取 5 个纱球分别进行擦洗	5		
		10	擦洗顺序:阴道前庭→对侧小、大阴唇→近侧小、大阴唇→伤口→会阴→臀部→肛门周围。每个纱球仅限擦洗一个部位,不得重复使用,防止感染,弃去卵圆钳	10		
	会阴伤口消毒	1	告知产妇,放松腹壁	1		
		5	取另一把卵圆钳,夹取消毒棉球消毒会阴伤口	5		
		4	需保留导尿管者应更换集尿袋	4		

续表

一级指标	二级指标	权重	评 价 内 容	标准分	实得分	评语
操作后处理	操作后查	1	核对产妇信息,脱无菌手套	1		
	安置产妇	1	撤去臀下治疗巾,更换干净的会阴护垫,取下毛巾,助其穿好裤腿	1		
		2	协助产妇取舒适体位,有会阴伤口者应取健侧卧位	2		
	物品处理	2	整理床单、用物分类处理	2		
	护理人员	2	洗手、脱口罩、记录	2		
健康教育		4	产后产妇自我观察及护理	4		
		4	操作时注意事项及配合要点	4		
操作评价	熟练程度	4	无菌观念强	4		
		4	注意节力原则,保护产妇隐私	4		
	效果评价	3	产妇/家属知晓护士告知的事项,配合操作顺利完成	3		
		3	护士操作过程规范、准确、稳重、安全	3		
总分		100		100		

注:查对不严、用物脱落、擦洗时造成损伤或严重污染者视为不及格。

签名　　　　　　　　　　　　　　日期

5. 操作评价

(1) 熟练程度:无菌观念强;注意节力原则,操作时间<15 min。

(2) 效果评价:关心体贴产妇,指导产妇正确擦拭会阴,教学方法正确;护士操作过程规范、准确、稳重、安全。

(3) 产妇能积极参与自我会阴护理。

(4) 产妇及家属能复述恶露转归的特征。

【健康教育】

一、自我护理

(1) 每次更换月经垫和排便后,都用温湿毛巾擦拭会阴,保持会阴清洁干燥。

(2) 每次自上而下擦拭、擦洗会阴,最后擦肛门,丢弃擦拭的物品。擦拭肛门的物品不能再接触会阴各器官。

(3) 知道会阴伤口在哪一侧,伤口愈合前,不能向患侧卧位,以保持伤口不受污染。

(4) 学会自己观察恶露色、质、量、气味,发现产后出血先兆,及时就诊。

(5) 留置导尿管者,注意保持引流管通畅,避免其脱落或打结。

二、产科护理

1. 实施计划生育　产妇禁止性生活;不哺乳者,产后 6 周选用正确的避孕方式,如药物避孕。哺乳者,选用工具避孕为宜,正常分娩后 42 天、剖宫产术后 6 个月改宫内节育器避孕。不哺乳且无生育要求者可在产后 24 h 内行结扎手术。

2. 产后检查　包括产后随访和产后健康体检两部分。

(1) 产后随访至少 3 次,第 1 次于出院后 3 天内、第 2 次于产后 14 天、第 3 次于产后 28 天,向专业人员了解母乳喂养、产后恢复和新生儿生长发育。

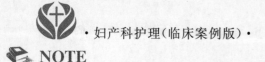

(2) 于产后 42 天,携带新生儿到医院进行全身的产后健康检查,向专业人员了解产后恢复情况及新生儿生长发育情况。

【护理评价】

(1) 住院期间,生命体征平稳,未发生并发症。
(2) 产后能自行排尿,恢复原有的排尿习惯。
(3) 出院前,已基本学会母乳喂养技能。
(4) 产妇已能坚持 20 min 独自抱着新生儿哺乳。
(5) 产妇懂得下腹疼痛原因,不适感有所减轻。
(6) 出院前,饮食和排便均恢复如初。

任务二 母乳喂养的护理

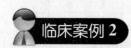 临床案例 2

万某,32 岁,产后 2 周,在家人的陪同下,怀着初为人母的喜悦及惴惴不安的心情来到妇幼保健院咨询:一直是母乳喂养,但为什么产后 2 周了,乳房还是胀得难受,还有一些小硬结,乳头在喂奶时疼痛难忍,甚至还出现了小裂痕,这种情况是否正常;如果是异常的,怎样进行有效的预防。

该产妇存在产后哺乳期常见的身心问题,重点让产妇懂得哺乳期乳房的变化和正确的喂养护理技术。

问题:
1. 哺乳期的乳房有哪些生理和病理的变化?
2. 针对该产妇,教会她正确的母乳喂养护理。

【概述】

母乳喂养是新生儿最理想的天然食品,是新生儿健康生长及发育的保障,是母亲与新生儿亲密接触和感情交流的主要桥梁。世界卫生组织(WHO)、联合国儿童基金会(UNICEF)曾联合倡议:母乳喂养是新生儿最好的喂养方式,每个孩子最少纯母乳喂养 6 个月,而正确的哺乳方法及姿势可达到事半功倍的效果。

【护理评估】

一、健康史

(1)产妇婚育史,本次分娩过程和分娩方式,产妇的饮食和睡眠习惯,起床活动情况。准备吸奶器,排除事先准备的奶瓶、奶粉之类的物品。目前是否使用对新生儿有影响的药物。产妇是否有合并症及服药史,排除既往的传染性疾病,包括与新生儿同居家属的传染性疾病。
(2)新生儿健康状况、睡眠和营养状态,是否与产妇同室生活。

二、身心状况

(一)身体评估

产妇的生命体征;乳房是否充血水肿,乳头的形态,乳头的清洁程度;检查产妇双乳是否有初乳；子宫复旧情况；排尿和排便情况。

新生儿生命体征，体重，皮肤是否有黄染倾向，口腔、鼻腔解剖结构是否正常，新生儿的吸吮反射。

（二）心理-社会评估

产妇及家属接受母乳喂养的心理准备，是否正确理解母乳喂养的好处，愿意接受母乳喂养指导的程度；产妇计划母乳喂养多长时间，产妇对于上班后坚持母乳喂养的想法，是否有充足的社会支持系统帮助解决母乳喂养遇到的困难。

三、相关检查

（1）产妇体温升高，检测血常规。

（2）产妇主诉有尿频、尿痛，检测尿常规。

（3）产妇有合并症，能保持母乳者，检测相应的常规项目。

【可能的护理诊断/合作性医疗问题】

1. 产妇方面

（1）母乳喂养无效　与初产妇未掌握母乳喂养技能有关。

（2）焦虑　与乳头形态异常有关。

（3）黏膜完整性受损　与新生儿不正确含接乳头有关。

（4）个人应对无效　与不知如何哺乳双胞胎有关。

（5）知识缺乏　与听信不科学传说有关。

（6）有感染的危险　与乳房排空不全有关。

2. 新生儿方面

（1）新生儿吸吮方式无效　与早产儿吸吮力不足有关。

（2）吞咽障碍　与新生儿口、鼻腔异常有关。

（3）新生儿感染　与分娩时头颅血肿、肺部感染有关。

3. 社会方面　家庭应对无效（失去能力）　与家庭成员不支持母乳喂养有关。

【预期目标】

1. 产妇方面

（1）经过责任护士辅导和示范，产妇基本掌握母乳喂养的姿势。

（2）经过责任护士指点，家属买来乳头纠正器，乳头形态有所改观。

（3）经过治疗及轮换哺乳的方法，乳头皲裂愈合。

（4）经过责任护士示范和指导，产妇学会双胞胎同时哺乳的技巧。

（5）经过家庭成员的座谈，家庭成员和产妇都懂得产褥期的科学休养。

（6）经过健康教育，每次哺乳后都能排空乳汁，未发生乳腺炎。

2. 新生儿方面

（1）针对早产儿，增大奶嘴孔，逐渐锻炼早产儿的吸吮能力。

（2）针对口、鼻腔异常的新生儿，使用鼻饲管喂养。

（3）针对头颅血肿、肺部感染的新生儿，采取重点监护，感染得到控制。

3. 社会方面　经过家庭成员的健康教育，全家都支持母乳喂养至少半年。

【护理措施】

一、讲解母乳喂养的优点

（1）母乳是新生儿最理想的天然营养食品来源，所含的营养素比例最合理，可以促进新生儿神经系统的发育、脂肪的吸收和消化及钙的吸收利用，还可抑制大肠杆菌的生长。

（2）母乳可以增加新生儿的抵抗能力及免疫能力。

（3）产妇在喂养过程中，通过抚摸、言语等可以促进母子感情发展及巩固。

（4）泌乳可使垂体释放缩宫素，从而促进宫缩，减少产后出血，近年有相关报道发现，母乳喂养的妇女，乳腺癌和卵巢癌的发病率降低。

（5）母乳可以直接喂养，无需加热及煮沸，并随新生儿吸吮而增加分泌，为新生儿提供经济、卫生、方便的天然营养食品。

二、母乳喂养的护理

向产妇宣传母乳喂养优点，实行母婴早接触、早吸吮，促进有效母乳喂养，促进母子感情交流。指导正确哺乳，减少乳房胀痛、乳头皲裂等常见问题，同时，能增加母乳喂养的信心及乐趣。

（一）乳房护理

（1）指导产妇保持乳房清洁，每次喂养前后用温水擦洗乳头、乳晕，切忌用酒精擦洗，以免引起皮肤干裂。

（2）诱导新生儿张口含接乳头的方法如图 5-2 所示。

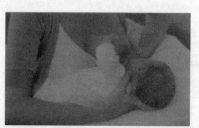
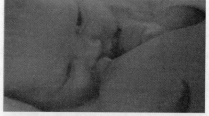

(a) 使新生儿身体呈一直线，靠近产妇胸部　　(b) 乳头触碰新生儿嘴、唇、下颏，新生儿鼻尖正对乳头

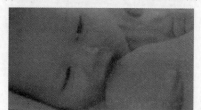
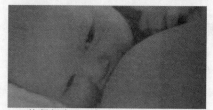

(c) 新生儿容易张开小嘴，乳头对准新生儿上唇　　(d) 抱紧新生儿，新生儿含接乳头，不是乳房靠近新生儿

图 5-2　诱导新生儿张口含接乳头的方法

（3）含接乳头的部位，使新生儿嘴巴张开成 120°（图 5-3）含接大部分乳晕。仅含接乳头或下唇卷曲是错误的，易导致乳头皲裂和吸吮力下降（图 5-4）。

（4）每次哺乳结束时轻按新生儿下颏，张开小嘴后退出乳头，不能强拉出乳头；挤出几滴乳汁涂于双乳头，待干。

（5）每次哺乳必须吸尽双乳，排空乳房，防止乳汁淤积引起化脓感染。

（6）穿着宽松的棉质胸罩，及时更换潮湿的内衣和胸罩。

（二）哺乳方法

1. 哺乳姿势　产妇采取舒适的体位，心情放松，首先，抱托新生儿的耳、肩、臀呈一直线，再调整

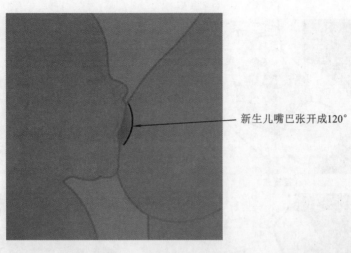

新生儿嘴巴张开成120°

图 5-3 正确含接乳头的部位

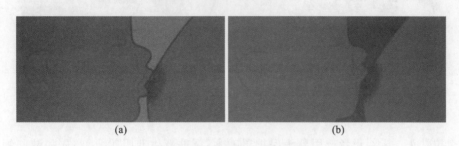

(a) (b)

图 5-4 错误含接乳头的部位

注:(a)嘴巴张开不足,未覆盖乳晕;(b)下唇卷曲,嘴巴未覆盖乳晕。

"三紧贴"方式:新生儿胸腹紧贴产妇胸腹,新生儿面部紧贴产妇乳房,新生儿嘴唇紧贴产妇乳晕。

2. 哺乳时间 根据新生儿及产妇需求,按需哺乳。哺乳时双乳交替喂养,必须排空乳房。一般哺乳至 10～12 个月为宜。如乳汁不足应及时添加比例合适的牛奶。

3. 哺乳结束 每次哺乳完毕,把新生儿抱起轻拍背部 1～2 min,使新生儿打嗝以排出胃内空气,防止新生儿溢乳。产妇佩戴合适的棉质胸罩,防止乳房下坠。

(三)母乳喂养的正确哺乳姿势(图 5-5)

1. 摇篮式 新生儿位于产妇胸前,产妇一前臂托住新生儿头、躯干,另一手扶持乳房,产妇的前臂与乳房是同侧,可让新生儿更好地含乳,有力地吸吮。

2. 橄榄球式 新生儿位于产妇体侧,新生儿下肢在产妇的腋下,产妇一手掌托住新生儿头部、前臂挟持新生儿,另一手扶持乳房,适合刚行剖宫产术的产妇,减少对伤口的压迫。

3. 交叉式 新生儿位于产妇胸前,产妇一前臂托住新生儿头、躯干,另一手扶持乳房,产妇的前臂与乳房呈对侧交叉,可更好地控制新生儿头部,适合较小新生儿,促进新生儿吸吮。

4. 侧卧式 适合刚行剖宫产术的产妇,减少对伤口的压迫,尤其适合夜间喂乳。

5. 双胎式 适合多胎新生儿同时哺乳。

(四)母乳喂养特殊情况的处理

1. 不宜哺乳者 应尽早退乳,限制汤类食物;停止吸吮及挤奶;采用雌激素(心、肝、肾功能损伤者禁采用)、生麦芽、溴隐亭退乳;佩戴紧身胸罩,避免刺激乳头,或冰敷乳头。2～3 天后奶胀感觉减轻,泌乳也逐渐减少直至停止。

2. 乳汁不足者 增加新生儿吸吮次数,鼓励产妇多进食营养丰富的汤汁食物,补充睡眠,保持精神愉快,必要时用催乳中药及针刺穴位刺激脑垂体分泌催乳素,促进乳汁分泌。

3. 乳房胀痛者 产后 3 天,乳汁外流不畅,出现硬结、肿胀,应及早进行哺乳,按摩乳房,疏通乳房,先哺喂胀痛一侧,增加哺乳次数,排空乳汁。

4. 乳头平坦或凹陷者 可在妊娠前半年使用乳头纠正器(图 5-6),促进乳头挺立。或者产前

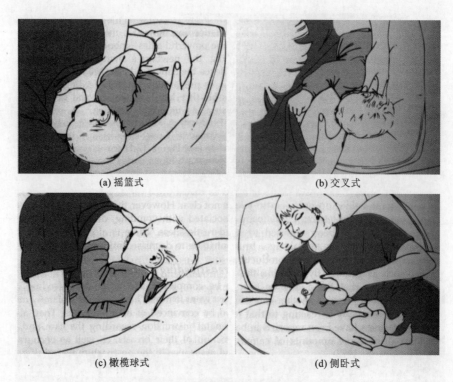

(a) 摇篮式	(b) 交叉式
(c) 橄榄球式	(d) 侧卧式

图 5-5　母乳喂养的正确哺乳姿势

每天多次牵拉乳头。未纠正者选用乳头保护罩哺乳,帮助新生儿吸吮乳汁,先喂缺陷侧乳头,或试行人工挤奶喂养。

5. 乳头皲裂者　选用乳头保护罩哺乳(可使用上述的乳头纠正器),先喂健侧乳头,后喂患侧乳头。每次哺乳后,挤出几滴乳汁涂于乳头,待干;或选用乳头修复膏或10%的鱼肝油铋剂涂于皲裂处,促进乳头皲裂愈合。不能坚持哺喂则人工挤奶喂养,以保证继续母乳喂养。正确含接乳头是预防产妇乳头皲裂的最有效方法。

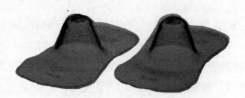
图 5-6　乳头纠正器

6. 感染者　可给予对新生儿无影响的抗生素治疗。

（五）按摩乳房

用双手轻轻抖动乳房,然后双手或手指按摩乳房,以促进排乳,分四步手法(图5-7,彩图4)。

1. 第一步　用2～3指螺旋形逐个按摩每根乳腺管,然后从乳腺根部向乳头方向螺旋形地按摩。

2. 第二步　双手手掌放置在乳房的上下方,从乳腺根部向乳头方向轻轻拍打乳房,再从乳腺根部向乳头方向逐个按摩每根乳腺管。

3. 第三步　拇指与食指放置在乳晕周边,夹持乳晕,向下压-向上提-放松,"压-挤-放"轻轻挤出乳汁。

4. 第四步　以第三步方式,逐个按摩每根乳腺管,彻底排空全部乳腺管。

【健康教育】

（1）任何时候都要坚持母乳喂养,从时间而论,越早越好,分娩后30 min开始哺乳,早吸吮、早泌乳。

（2）任何情况下都不要放弃母乳喂养,不论乳汁不足、乳房胀痛,还是乳头皲裂和乳头凹陷,都要坚持。

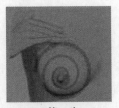 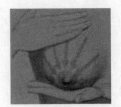

(a) 第一步 　　　　(b) 第二步

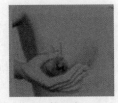 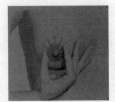

(c) 第三步 　　　　(d) 第四步

图 5-7　按摩乳房

(3) 任何状况都要争取母乳喂养,即使母亲患病,可暂时挤出乳汁,病愈后还可母乳喂养。

【护理评价】

1. 产妇方面

(1) 产后第二天,产妇已基本能侧卧哺乳。

(2) 使用乳头纠正器以来,新生儿吸吮到母乳,产妇对母乳喂养有信心。

(3) 出院前,乳头皲裂已基本愈合。

(4) 出院前,在家属帮助下,产妇已能同时给双胞胎哺乳。

(5) 家庭成员座谈会后,能接受正确的产褥期护理方法。

(6) 出院前,双侧乳房均未发生乳腺炎。

2. 新生儿方面

(1) 新生儿出院前,能自己吸吮奶瓶。

(2) 使用鼻饲管喂养后,新生儿生长发育接近正常。

(3) 新生儿出院前,原有的疾病得到较好控制。

3. 社会方面　产妇和家属计划半年内坚持母乳喂养。

任务三　正常新生儿的护理管理

临床案例3

姜某,31岁,初产妇,产后1周,在家人的陪同下,怀着初为人母的喜悦及惴惴不安的心情来到妇幼保健院咨询:新生儿已经1周了,为何在喂奶过程中总是容易出现呛咳、溢乳,新生儿头上还长出了很多脏脏的头皮。产妇担心有细菌,想去抠掉,但又感觉有点害怕,感觉不可思议也很茫然。

该案例初产妇护理新生儿,没有很多的经验,心里迷惘,重点向产妇讲解新生儿护理时的生理变化及家庭护理。

问题:

1. 新生儿期有哪些生理变化?

2. 新生儿期有哪些常见的临床表现?

3. 针对该产妇,如何指导其进行新生儿护理?

【概述】

足月新生儿是指胎龄已满 37 足周但不足 42 足周(259~293 天),出生体重在 2500 g 以上的新生儿。新生儿期是指胎儿从出生断脐到满 28 天前的一段时期。

一、正常新生儿的生理特点

(一)呼吸系统

胎儿在母体子宫内几乎没有呼吸运动,肺内充满着液体,出生时经过产道挤压,约 1/3 的液体由口鼻排出体外,约 2/3 在新生儿出生后呼吸建立后被肺间质内毛细血管和淋巴管吸收。出生后约 10 s 才出现呼吸运动,浅快呼吸,40~60 次/分,因新生儿呼吸中枢发育不完善,故呼吸节律常不规则。

(二)循环系统

新生儿出生后循环系统发生巨大改变,母婴循环中断,出现肺循环,新生儿由于耗氧量大,心率较快,达 120~160 次/分。

(三)消化系统

新生儿胃容量小,肠道容量相对较大,加之肠道蠕动较快,吞咽功能完善,贲门括约肌不发达,故易发生溢奶和呕吐。出生后约 12 h 内,新生儿排出胎粪,胎粪由胎儿的肠道分泌物、胆汁及吞咽的羊水所组成,因此呈黑绿色黏稠状。如超过 24 h 还未见胎粪排出,应排除肛门闭锁。

(四)泌尿系统

出生后约 24 h 内,开始排尿,但肾脏的浓缩及滤过能力、调节功能较差,容易出现水、电解质、酸碱平衡紊乱;肾盂和输尿管较宽,弯曲度大,容易受压及扭转,易发生尿潴留及泌尿道感染。

(五)皮肤黏膜、脐带

新生儿出生时,全身皮肤覆盖着白色胎脂,起到保护皮肤、减少散热的作用。出生数小时开始逐渐被吸收,一般不必洗去。新生儿皮肤较薄嫩,易损伤导致感染,因此,注意保护皮肤,防止受损。脐带经过无菌结扎后逐渐干燥,出生后 3~7 天脱落。

(六)免疫系统

出生后主动免疫功能尚不完善,但可在胎儿期从母体获得 IgG,所以,出生后 6 个月内的新生儿在对某些传染病,如风疹、麻疹、白喉具有免疫力。但新生儿缺乏 IgA,易患消化道及呼吸道感染,甚至导致败血症。

(七)体温调节

新生儿出生后体温调节中枢发育还不是很完善,而且皮下脂肪较薄,体温容易受外界环境影响,出现体温变化。当室内环境温度过高时,新生儿通过皮肤蒸发及出汗散热作用,导致体内水分严重不足,出现血液浓缩而发热,称脱水热。当外界环境温度较低时,容易导致新生儿低体温及寒冷损伤综合征。

(八)特殊生理状态

1. 新生儿生理性黄疸　出生后 2~3 天出现皮肤、黏膜及巩膜发黄,一般在 5~7 天达高峰期,在 10~14 天自然消退,称生理性黄疸。

2. 新生儿生理性体重下降　新生儿出生后 2~4 天,由于摄入少,水分不足及排出较多等原因出现体重下降,范围为 6%~9%,不超过出生体重的 10%。并且在 4 天后回升,7~10 天恢复正常。

3. 生理性乳房肿大　妊娠期受母体雌激素水平的影响,女婴在产后 3~5 天出现轻度乳房肿大,如蚕豆大小,2~3 周后消失。

4. 生理性假月经　妊娠期受母体体内激素水平的影响,女婴在产后 5~7 天出现阴道少量血性分泌物,一般持续 2～3 天停止,称假月经。

【护理评估】

（一）新生儿出生后即刻评估

采用 Apgar 评分标准,以心率、呼吸、肌张力、喉反射及皮肤颜色五项来判断新生儿有无缺氧体征,正常 8～10 分,轻度窒息 4～7 分,重度窒息 0～3 分。观察新生儿有无畸形,测量体重及身长。

（二）入母婴同室评估

1. 健康史　评估产妇妊娠及分娩经过,了解分娩方式及分娩过程中产妇使用麻醉剂、镇静剂等情况,了解新生儿性别、出生时体重、出生后即刻 Apgar 评分情况,检查出生记录的完整性,并核对新生儿手、踝带及胸牌的信息。

2. 评估新生儿生命体征　在新生儿安静状态下,正常心率为 120～140 次/分,正常呼吸为 40～60 次/分,腋下体温为 36～37.2 ℃。

（三）日常评估

（1）新生儿生命体征评估:每日测量体温、脉搏、呼吸。

（2）每日于新生儿沐浴前测量体重,如有异常,应及时查找原因。

（3）每日于新生儿沐浴后,评估新生儿皮肤黏膜,观察全身皮肤黏膜是否正常,黄疸出现范围、颜色及所持续的时间。

（4）每日评估新生儿母乳喂养情况,如含接姿势、新生儿吞咽情况,有无恶心、呕吐、溢奶等情况。

（5）评估排便情况:如 24 h 后仍无胎粪及小便排出,检查消化、泌尿系统是否发育正常。

（6）新生儿脐带的评估:脐带的颜色,有无渗血、渗液等。如新生儿脐部出现红肿、分泌物及异味,提示脐部感染。

（7）评估新生儿各种生理反射:如觅食、吞咽、吸吮、握持、拥抱等反射是否正常,以及对疼痛、强光等的反应是否正常。

【可能的护理诊断/合作性问题】

1. 清理呼吸道无效　与分娩时新生儿吸入羊水及黏液有关。
2. 体温调节无效　与外界环境改变、新生儿体温调节中枢不成熟有关。
3. 有感染的危险　与新生儿脐带脱落、自身免疫力低下有关。
4. 知识缺乏　与缺乏护理新生儿的知识和技能有关。

【预期目标】

（1）出生 5 min 后,新生儿能维持正常呼吸节律。

（2）出生后,新生儿能维持正常体温。

（3）出生后,新生儿未发生感染。

（4）产后 3 天,产妇能很好地护理新生儿。

【护理措施】

一、一般护理

1. 保证良好的室内环境　保持室内干净整洁、通风,室温维持在 26～28 ℃,湿度维持在

$55\% \sim 65\%$。

2. 观察生命体征　观察新生儿生命体征及精神状态,定时测量呼吸、心率、体温。

3. 保证新生儿安全

(1) 新生儿娩出后,在病历上印上产妇右拇指手印及新生儿右脚印,作为新生儿身份识别的标记。

(2) 在新生儿手、踝带上打印产妇姓名、新生儿性别及住院号,在进行任何操作前、后,必须认真核对以上信息,防止错误发生。

(3) 在新生儿床上不能放置危险物品,如尖锐的、带有小零件的玩具或过烫的热水袋,防止损伤新生儿。

4. 预防感染

(1) 在母婴同室房间内配有消毒擦手液,在接触新生儿前、后消毒双手。

(2) 如新生儿患有传染性疾病,如脓疱疮或脐部感染时,应采取相应的消毒隔离措施,保证新生儿生命安全。

二、促进舒适,预防感染

1. 沐浴　每日 1 次的淋浴或盆浴,有利于清洁皮肤,预防感染,促进血液循环。评估新生儿全身状况,促进舒适的作用。在医院新生儿以淋浴为主,家里以盆浴为主。沐浴后对新生儿进行抚触(详见本任务"新生儿抚触护理技术"),以促进新生儿生长发育,并增进母婴情感的交流。

2. 脐部护理　新生儿断脐后,严密观察新生儿脐部出血情况。每次沐浴后用 75% 酒精消毒脐部残端及脐孔周围,然后用无菌纱布包扎,保持脐部敷料清洁、干燥。如脐部有分泌物,用 75% 酒精消毒后,涂擦 1‰ 甲紫,以促进其干燥。如脐带脱落处有红色肉芽组织增生,可用 2.5% 硝酸银溶液灼烧,再用生理盐水棉签擦洗局部,注意灼烧时勿损伤周围正常组织。如脐部出现红肿,分泌物有臭味,提示有感染,及时遵医嘱行抗感染治疗,以免发生败血症。

3. 臀部护理　其目的是预防新生儿臀部发生红臀、皮疹、溃烂等。排大便后用温水清洗臀部,涂鞣酸软膏,保持臀部清洁干燥。尿布应松紧适宜,以棉质尿布为主。出现红臀可用红外线进行照射,每次 $10 \sim 20$ min,每天 $2 \sim 3$ 次。

4. 皮肤护理　产后 6 h 内去除胎脂,如头皮、皱褶等处的胎脂,较厚的胎脂不宜强行擦除,防止损伤皮肤黏膜。及时修剪过长的新生儿指(趾)甲,避免新生儿自我抓伤。

三、预防接种和给药

1. 卡介苗　在新生儿娩出 $12 \sim 24$ h 内,接种卡介苗,皮内注射 0.1 mL,接种部位在左上臂三角肌下缘偏外侧。

2. 乙肝疫苗　在新生儿娩出 24 h 内,进行第一次乙肝疫苗的接种,肌内注射 0.5 mL,接种部位为右上臂三角肌外侧。在出生后第 1 个月、第 6 个月,进行第 2 次、第 3 次接种。

3. 给药　在新生儿娩出 2 h 内,肌内注射维生素 K_1 3 mg。

四、新生儿沐浴护理技术

新生儿沐浴护理技术操作流程和评价指标如下。

1. 目的

(1) 清洁新生儿皮肤。

(2) 促进新生儿全身血液循环。

(3) 促进新生儿四肢活动,增进舒适。

2. 用物准备　新生儿换洗衣物、脐绷带、尿布、大毛巾、温湿小毛巾罐、香皂(沐浴露)、爽身粉、鞣酸软膏,棉签、75% 酒精、消毒纱布罐、消毒擦手液、塑料布、沐浴垫、磅秤、记录本、笔、弯盘、污物筒等。

3. 操作流程

新生儿沐浴护理技术的操作流程

项 目		步 骤	备 注
操作前准备	素质要求	着装整洁、仪表大方、举止端庄、语言柔和、态度和蔼	
	护士准备	修剪指甲、洗手、戴口罩	
	评估新生儿	核对医嘱,到产妇床旁,自我介绍,与产妇核对姓名、床号、住院号,及新生儿手、踝带和胸牌、性别等信息	
	告知配合	讲解目的,取得产妇配合	
		征得同意	
	环境准备	关闭门窗,调节室温为 26～28 ℃,水温为 38～42 ℃	环境未准备,一票否决
	用物准备	备齐用物、放置合理	
		铺大毛巾于沐浴台上,磅秤上铺塑料布,调节磅秤置零点	
操作过程	操作前查	与产妇核对姓名、床号、住院号,新生儿姓名、床号,手、踝带,胸牌、性别等信息	
	新生儿准备	沐浴前 15～30 min,避免喂奶	新生儿未准备,一票否决
	操作时查	抱新生儿至沐浴室,解开新生儿衣物、尿布,再次核对新生儿手、踝带及胸牌、性别	
	沐浴前	脱去新生儿衣物,测体重,记录	
		用手腕内侧测试水温,温暖沐浴垫后,将新生儿放置于沐浴垫上	
		冲湿头部,洗发露涂于手上,洗头和耳后,温水冲洗干净(注意保护眼耳口鼻,防止进水)	
	沐浴时	冲湿躯干及四肢,涂上沐浴露,再冲洗干净。顺序:颈部→对侧上肢→近侧上肢→胸、腹部(应注意避开脐部)→背部→对侧下肢→近侧下肢→臀部(加强颈下、腋下、腹股沟、臀部的清洗)	新生儿在操作过程中发生损伤,一票否决
	沐浴后	将新生儿抱至大毛巾上,包裹保暖 取消毒温湿小毛巾(小毛巾三个角和两个面的用法),擦洗面部,顺序:对侧眼睛内眦→外眦→近侧眼睛内眦→外眦→口鼻部→面颊部→头部 脐部护理:充分暴露脐部,用 75％酒精由内向外消毒 2 次,取一块无菌纱布覆盖于脐部,然后用脐绷带包扎 视情况用爽身粉,均匀地扑于颈部、腋下、腹股沟皮肤皱褶处 垫尿布,评估臀部皮肤,用鞣酸软膏涂擦臀部 穿上衣物 取棉签,吸干净鼻孔、耳孔内水分	未做脐部及臀部护理,一票否决
操作后处理	操作后查	与胸牌核对新生儿手、踝带信息	
	安置新生儿	将新生儿抱至产妇身边,与产妇核对新生儿姓名、床号及手、腕带等信息	
	物品处理	整理用物、分类处理	
	护理人员	洗手、脱口罩、记录	

NOTE

4．评价指标

新生儿沐浴护理技术的评价指标

一级指标	二级指标	权重	评价内容	标准分	实得分	评语
操作前准备	素质要求	3	着装整洁、仪表大方、举止端庄、语言柔和、态度和蔼	3		
	护士准备	2	修剪指甲、洗手、戴口罩	2		
	评估新生儿	2	核对医嘱，到产妇床旁，自我介绍，与产妇核对姓名、床号、住院号，及新生儿手、踝带和胸牌、性别等信息	2		
	告知配合	2	讲解目的，取得产妇配合	2		
		1	征得同意	1		
	环境准备	2	关闭门窗，调节室温为26～28 ℃，水温为38～42 ℃	2		
	用物准备	3	备齐用物、放置合理	1		
			铺大毛巾于沐浴台上，磅秤上铺塑料布，调节磅秤置零点	2		
操作过程	操作前查	2	与产妇核对姓名、床号、住院号，新生儿姓名、床号、手、踝带，胸牌、性别等信息	2		
	新生儿准备	3	沐浴前15～30 min，避免喂奶	3		
	操作时查	1	抱新生儿至沐浴室，解开新生儿衣物、尿布	1		
		3	再次核对新生儿手、踝带及胸牌、性别	3		
	沐浴前	3	脱去新生儿衣物，测体重，记录	3		
		4	用手腕内侧测试水温，温暖沐浴垫后，将新生儿放置于沐浴垫上	4		
		5	冲湿头部，洗发露涂于手上，洗头和耳后，温水冲洗干净（注意保护眼耳口鼻，防止进水）	5		
	沐浴时	16	冲湿躯干及四肢，涂上沐浴露，再冲洗干净。顺序：颈部→对侧上肢→近侧上肢→胸、腹部（应注意避开脐部）→背部→对侧下肢→近侧下肢→臀部（加强颈下、腋下、腹股沟、臀部的清洗）	16		
	沐浴后	2	将新生儿抱至大毛巾上，包裹保暖	2		
		5	取消毒温湿小毛巾（小毛巾三个角和两个面的用法），擦洗面部，顺序：对侧眼睛内眦→外眦→近侧眼睛内眦→外眦→口鼻部→面颊部→头部	5		
		4	脐部护理：充分暴露脐部，用75%酒精由内向外消毒2次，取一块无菌纱布覆盖于脐部，然后用脐绷带包扎	4		
		2	视情况用爽身粉，均匀地扑于颈部、腋下、腹股沟皮肤皱褶处	2		
		3	垫尿布，评估臀部皮肤，用鞣酸软膏涂擦臀部	3		
		2	穿上衣物	2		
		2	取棉签，吸干净鼻孔、耳孔内水分	2		
	操作后查	3	与胸牌核对新生儿手、踝带信息	3		

续表

一级指标	二级指标	权重	评 价 内 容	标准分	实得分	评语
操作后处理	安置新生儿	2	将新生儿抱至产妇身边,与产妇核对新生儿姓名、床号及手、腕带等信息	2		
	物品处理	1	整理用物、分类处理	1		
	护理人员	2	洗手、脱口罩、记录	2		
健康教育		4	新生儿的观察及护理	4		
		4	操作时注意事项及配合要点	4		
操作评价	熟练程度	4	无菌观念强	4		
		4	注意保护新生儿、防止新生儿受伤	4		
	效果评价	2	家属知晓护士告知的事项,配合操作顺利完成	2		
		2	护士操作过程规范、准确、稳重、安全	2		
总分		100		100		

注:查对不严、用物脱落、沐浴时损伤新生儿、无菌观念不强视为不及格。

签名　　　　　　　　　　　　　日期

5. 操作评价

(1) 熟练程度　护士操作过程规范、熟练,以 10 min 左右为宜。

(2) 效果评价　家属知晓护士告知的事项,能很好地配合,未出现新生儿损伤。

6. 健康教育

(1) 教会产妇及家属家庭盆浴的方法(图 5-8,彩图 5)。

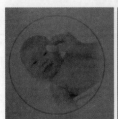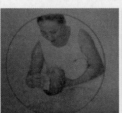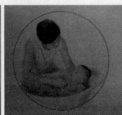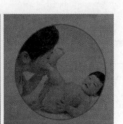

(a)纱布蘸温水轻擦脸部　　(b)纱布洗头　　(c)放进盆内洗身躯　　(d)清洗会阴、肛门

图 5-8　家庭盆浴的方法

(2) 给新生儿沐浴前,除下手表、饰品。

(3) 准备室温达到 26～28 ℃,先加冷水后加热水,水温以产妇手腕处感觉适当即可。

(4) 在浴盆边备好大毛巾、纱布、洗护用品、小梳子等。

(5) 脱去衣物,留着尿布,以哺乳时橄榄球式抱新生儿的姿势,产妇一手托住头部,同时,大拇指和食指折起新生儿的耳廓,以盖住耳孔,减少进水,产妇用手臂夹住新生儿身体。

(6) 按上述新生儿沐浴护理的程序给新生儿洗头、清洁脸部、沐浴、擦干、脐部护理、垫尿布、穿衣等。

(7) 沐浴时与新生儿进行言语沟通,观察新生儿皮肤状况。

五、新生儿抚触护理技术

新生儿抚触护理技术操作流程和评价指标如下。

1. 目的

(1) 促进食物的有效吸收,促进激素的分泌,改善新生儿睡眠,提高新生儿应激能力。

(2) 促进新生儿神经系统功能发育,帮助平复新生儿的情绪变化,减少新生儿哭闹。

(3) 促进母婴情感的交流,有助于母乳喂养。

(4) 刺激新生儿的淋巴系统,提高新生儿机体免疫力。

2. 用物准备　新生儿换洗衣物、大毛巾、润肤油、尿布。

3. 操作流程　新生儿抚触护理技术操作流程如图 5-9,彩图 6 所示。

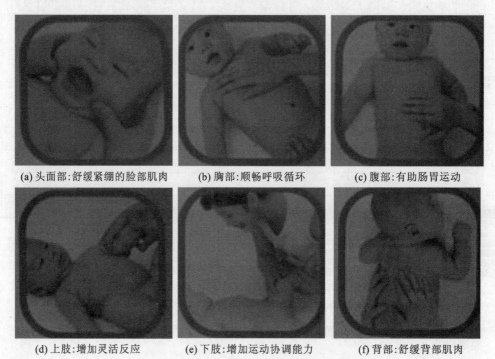

(a) 头面部:舒缓紧绷的脸部肌肉　(b) 胸部:顺畅呼吸循环　(c) 腹部:有助肠胃运动

(d) 上肢:增加灵活反应　(e) 下肢:增加运动协调能力　(f) 背部:舒缓背部肌肉

图 5-9　新生儿抚触护理技术

新生儿抚触护理技术的操作流程

项　　目		步　　骤	备　　注
操作前准备	素质要求	着装整洁、仪表大方、举止端庄,语言柔和、态度和蔼	
	护士准备	修剪指甲、洗手、戴口罩	
	评估新生儿	核对医嘱,到产妇床旁自我介绍,与产妇核对姓名、床号、住院号及新生儿手、踝带,胸牌、性别等信息,评估新生儿皮肤的完整性	
	告知配合	讲解目的,取得产妇配合	
		征得同意	
	环境准备	关闭门窗,调节室温至 28~30 ℃,播放柔和的音乐	环境未准备,一票否决
	用物准备	备齐用物、放置合理,操作台上铺大毛巾	

项　目		步　骤	备　注
	操作前查	与产妇核对姓名、床号、住院号及新生儿姓名、床号,手、踝带,胸牌、性别等信息	
	新生儿准备	抚触前 15～30 min,避免喂奶	新生儿未准备,一票否决
	操作时查	抱新生儿至抚触室,解开新生儿衣物、尿布	
		再次核对新生儿手、踝带,胸牌、外生殖器	
操作过程	抚触步骤	将新生儿放置于操作台,脱去衣物,在手心倒少许润肤油	
		头部:两手拇指由上额中央沿眉弓向两侧滑至太阳穴→两手拇指从下颏中央向外侧滑动至耳垂前,上下两唇似微笑状→两手掌面再从前额发际滑向脑后(避开前后囟门),停于两耳后乳突处,轻轻按压抚触	
		胸部:两手依序分别于胸部外下侧向对侧外上方交叉处推进至肩部,于胸部前形成一个大交叉,避开乳房抚触	
		腹部:两手交替于右下腹部经中上腹部滑向左下腹处;右手指指腹自左上腹推向左下腹,以划"I"形抚触→右手指指腹自右上腹部从左上腹推向右下腹,以划倒"L"形抚触→右手指指腹从右下腹经右上腹、左上腹再推向左下腹,以划倒"U"形抚触	新生儿在操作过程中发生损伤,一票否决
		四肢:双手握上肢近端边挤压边滑向远端按摩→从上到下揉搓四肢大肌肉群,关节部位进行抚触(上下肢抚触相同)	
		手足:两手拇指指腹由新生儿的手掌腕侧(跟侧)依次推向指(趾)侧,并用双手提捏新生儿各手指(脚趾)关节,轻轻按压涌泉穴和劳宫穴	
		背部:新生儿俯卧位,两手掌分别于新生儿脊柱两侧,自上往下从中央向两侧平行推开,自上而下按摩脊柱六次→双手掌从头部抚摸至足跟	
操作后处理	操作后查	抚触完毕与胸牌核对新生儿的手、踝带信息 给新生儿穿好衣物	
		将新生儿抱至产妇身边,与产妇核对姓名、床号,新生儿姓名、床号及手、腕带等信息	
	物品处理	整理用物、分类处理	
	护理人员	洗手、脱口罩、记录	

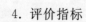
4. 评价指标

新生儿抚触护理技术的评价指标

一级指标	二级指标	权重	评价内容	标准分	实得分	评语
操作前准备	素质要求	3	着装整洁、仪表大方、举止端庄、语言柔和、态度和蔼	3		
	护士准备	2	修剪指甲、洗手、戴口罩	2		
	评估新生儿	2	核对医嘱,到产妇床旁自我介绍,与产妇核对姓名、床号、住院号及新生儿手、踝带,胸牌、性别等信息,评估新生儿皮肤的完整性	2		
	告知配合	2	讲解目的,取得产妇配合	2		
		1	征得同意	1		
	环境准备	2	关闭门窗,调节室温至28～30 ℃,播放柔和的音乐	2		
	用物准备	2	备齐用物,放置合理	2		
		1	操作台上铺大毛巾	1		
操作过程	操作前查	2	与产妇核对姓名、床号、住院号及新生儿姓名、床号,手、踝带,胸牌、性别等信息	2		
	新生儿准备	3	抚触前15～30 min,避免喂奶	3		
	操作时查	1	抱新生儿至抚触室,解开新生儿衣物、尿布	1		
		3	再次核对新生儿手、踝带,胸牌、外生殖器	3		
	抚触前	3	将新生儿放置于操作台,脱去衣物,在手心倒少许润肤油	3		
	抚触时	8	头部:两手拇指由上额中央沿眉弓向两侧滑至太阳穴→两手拇指从下颏中央向外侧滑动至耳垂前,上下两唇似微笑状→两手掌面再从前额发际滑向脑后(避开前后囟门),停于两耳后乳突处,轻轻按压抚触	8		
		6	胸部:两手依序分别于胸部外下侧向对侧外上方交叉处推进至肩部,于胸部前形成一个大交叉,不抚触乳房	6		
		8	腹部:两手交替于右下腹部经中上腹部滑向左下腹处;右手指指腹自左上腹推向左下腹,以划"I"形抚触→右手指指腹自右上腹部从左上腹推向左下腹,以划倒"L"形抚触→右手指指腹从右下腹经右上腹、左上腹再推向左下腹,以划倒"U"形抚触	8		
		7	四肢:双手握上肢近端边挤压边滑向远端按摩→从上到下揉搓四肢大肌肉群,关节部位进行抚触(上下肢抚触相同)	7		
		6	手足:两手拇指指腹由新生儿的手掌腕侧(跟侧)依次推向指(趾)侧,并用双手提捏新生儿各手指(脚趾)关节,轻轻按压涌泉穴和劳宫穴	6		
		6	背部:新生儿俯卧位,两手掌分别于新生儿脊柱两侧,自上往下从中央向两侧平行推开,自上而下按摩脊柱六次→双手掌从头部抚摸至足跟	6		
	操作后查	3	抚触完毕与胸牌核对新生儿的手、踝带信息	3		

续表

一级指标	二级指标	权重	评 价 内 容	标准分	实得分	评语
操作后处理	安置新生儿	1	给新生儿穿好衣物	1		
		2	将新生儿抱至产妇身边,与产妇核对姓名、床号,新生儿姓名、床号及手、腕带等信息	2		
	物品处理	2	整理用物、分类处理	2		
	护理人员	2	洗手、脱口罩、记录	2		
健康教育		4	新生儿的观察及护理	4		
		4	操作时注意事项及配合要点	4		
操作评价	熟练程度	4	爱伤观念强	4		
		4	注意保护新生儿、防止新生儿受伤	4		
	效果评价	3	家属知晓护士告知的事项,配合操作顺利完成	3		
		3	护士操作过程规范、准确、稳重、安全	3		
总分		100		100		

注:查对不严、用物脱落、抚触时新生儿损伤等视为不及格。

签名   日期

5. 操作评价

(1)熟练程度:护士操作抚触过程规范、熟练。

(2)效果评价:家属知晓护士告知的事项,能予以很好的配合,未出现新生儿损伤。

6. 健康教育

(1)新生儿表现出疲劳、饥渴或哭吵时,暂停抚触。

(2)开始时轻轻按摩,逐步增加压力,让新生儿慢慢适应。

(3)按摩时不要强迫新生儿保持固定姿势。

(4)腹部按摩时避开脐带部位。

(5)按摩时与新生儿有言语沟通。

【护理评价】

(1)出生5 min后,新生儿维持正常呼吸节律。

(2)出生后,新生儿维持正常体温。

(3)出生后,新生儿未发生感染。

(4)产后3天,产妇和家属已学会新生儿沐浴、新生儿抚触法。

(任四兰)

项目六 妊娠期并发症妇女的护理

部分妇女在妊娠期可能并发各种病理变化，严重时可能危及孕妇及胎儿的生命安全，主要如流产、异位妊娠、早产、过期产、胎盘前置、胎盘早期剥离、妊娠期高血压疾病、妊娠合并肝内胆汁淤积、羊水异常、多胎及巨大儿、胎膜早破，我们要特别重视这部分孕妇及胎儿，帮助孕妇顺利地度过妊娠期和分娩期。

【教学目标】

通过项目六的学习，学生能够达到以下目标。

一、认识领域

（一）识记

1. 能迅速说出流产的临床分类及各类流产的区别；异位妊娠的临床特点、病理结局、保守治疗的药物名称；早产的定义及先兆早产和早产临产的区别；过期妊娠的定义；前置胎盘的定义、临床分类及典型症状；胎盘早期剥离的定义、临床分类及临床表现；妊娠期高血压疾病的临床分类及临床表现、治疗目的、基本治疗原则、不同临床分类的治疗原则；妊娠合并肝内胆汁淤积、羊水过多的定义及临床表现；多胎妊娠的分类；胎膜早破的定义。

2. 能正确写出流产、异位妊娠、早产、过期妊娠、前置胎盘、胎盘早期剥离、妊娠期高血压疾病、妊娠合并肝内胆汁淤积、羊水过多、多胎妊娠、胎膜早破妇女常见的心理-社会变化，各类型流产、异位妊娠、早产、过期妊娠、前置胎盘、胎盘早期剥离、妊娠期高血压疾病、妊娠合并肝内胆汁淤积、羊水过多、多胎妊娠、胎膜早破的处理原则及常用的护理诊断。

（二）理解

1. 能用自己的语言，向孕妇及家属说明不同流产类型，早产、过期妊娠、前置胎盘、胎盘早期剥离、妊娠期高血压疾病、妊娠合并肝内胆汁淤积的处理方案。不同情况的异位妊娠可采取不同的保守治疗和手术治疗方案。

2. 能用自己的语言，向孕妇及家属阐释流产、异位妊娠、早产、过期妊娠、前置胎盘、胎盘早期剥离、妊娠期高血压疾病、妊娠合并肝内胆汁淤积、羊水过多、多胎妊娠、胎膜早破的护理措施。

（三）应用

1. 能用所学知识，给流产、异位妊娠、早产、过期妊娠、前置胎盘、胎盘早期剥离、妊娠期高血压疾病、妊娠合并肝内胆汁淤积、羊水过多、多胎妊娠、胎膜早破妇女制订全面的护理措施。

2. 向孕妇和家属解答异位妊娠术前、术后的护理措施；保守治疗时的用药指导。

3. 能用所学知识，给流产、异位妊娠、早产、过期妊娠、前置胎盘、胎盘早期剥离、妊娠期高血压疾病、妊娠合并肝内胆汁淤积、羊水过多、多胎妊娠、胎膜早破妇女各制订一份书面的健康教育资料。

二、动作技能领域

（一）领悟

能完整地说出阴道后穹隆穿刺配合的要领。

（二）准备

1. 观摩老师示教后，能说出阴道后穹隆穿刺配合操作程序中的主要步骤，正确率达80%。

2. 在开始操作前，能说出阴道后穹隆穿刺配合操作程序可引起孕妇不适感觉的动作及避免的技巧，正确率达90%。

（三）模仿

1. 观摩老师示教后，能回教阴道后穹隆穿刺配合护理技术的物品，正确率达70%。

2. 观摩老师示教后，能回教阴道后穹隆穿刺配合护理技术物品的正确摆放位置，正确率达60%。

（四）操作

1. 每位学生经过2学时实训，能规范地进行阴道后穹隆穿刺的配合护理技术，正确率达90%。

2. 在阴道后穹隆穿刺的配合护理技术考核前，能规范地、连贯地进行操作，正确率在98%以上。

三、情感领域

（一）接受

1. 经过理论学习，能回答"认知领域"里"识记"层次的知识点。

2. 经过理论学习，能向老师提出本任项目中不理解的知识点。

（二）反应

1. 实训课时，在模拟的阴道后穹隆穿刺的配合时能表现爱伤观念。

2. 实训课时，在模拟的阴道后穹隆穿刺的配合时能遵守护士职业道德，规范使用护患沟通用语。

（三）判断

1. 经过理论学习，能评估各类型流产、不同年龄段异位妊娠、早产、过期妊娠、前置胎盘、胎盘早期剥离、妊娠期高血压疾病、妊娠合并肝内胆汁淤积、羊水过多、多胎妊娠、胎膜早破妇女的不同心理障碍。

2. 应用所学知识，给不同心理障碍的各种流产、异位妊娠、早产、过期妊娠、前置胎盘、胎盘早期剥离、妊娠期高血压疾病、妊娠合并肝内胆汁淤积、羊水过多、多胎妊娠、胎膜早破妇女解释可预见的问题。

3. 在临床见习和实习阴道后穹隆穿刺的配合护理技术时，能关心孕妇心理需求，主动做好隐私保护。

【预习目标】

1. 通读本项目各任务的全部内容，重点注意并找到"教学目标"中"识记"的全部知识点。

2. 了解阴道后穹隆穿刺的配合护理技术的操作程序，能给予减轻痛苦的操作，以满足孕妇的身心需求。

┃ 任务一　流产妇女的护理 ┃

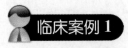 临床案例1

　35岁的秋菊女士，月经过期4周，对于第一次怀孕惊喜万分。但最近几天，下腹部阵发性绞痛，来妇科门诊检查发现，宫颈口扩张，并有一块果酱样的组织从宫颈口流出，阴道内有积血。医

生告知秋菊胎儿保不住,已流产,要做手术。秋菊情绪激动,拒绝手术,希望保胎。几小时后阴道流血明显增多,并排出一块肉样组织,即刻送入病房,此时秋菊痛苦万分。

责任护士进一步了解孕妇的心理状况,孕妇表示目前已经35岁,因为忙于工作,到了这个年龄才决定要小孩,现在没保住,对以后再次怀孕很担心。

该产妇高龄初孕不全流产,先否认,后痛苦、担忧。责任护士应详细讲解疾病相关知识,做好心理护理,让其接受事实、减轻痛苦、对未来充满信心。责任护士还应做好清宫术准备工作。

问题:

1. 作为责任护士应对秋菊做哪些心理护理?

2. 术前应做哪些准备工作?

【概述】

妊娠不足28周、胎儿体重不足1000 g而终止妊娠者,称为流产。流产发生在妊娠12周以内者称早期流产;发生在12周或12周之后者称晚期流产。流产分为自然流产和人工流产,本任务讨论的为自然流产。

一、病因

1. 胚胎或胎儿因素　胚胎或胎儿染色体异常是早期流产最常见的原因。

2. 母体因素　孕妇患全身性疾病,如严重感染、高热疾病、严重贫血或心力衰竭等;生殖器官异常,如子宫畸形、子宫肌瘤、子宫腺肌瘤、宫腔粘连等;内分泌异常,如女性内分泌功能异常、甲状腺功能减退等;强烈应激与不良习惯,如直接撞击腹部、性交过频、过度紧张、吸烟、酗酒等;免疫功能异常,包括自身免疫和同种免疫功能异常。

3. 父亲因素　精子的染色体异常可以导致自然流产。

4. 环境因素　孕妇接触过多放射线和砷、铅、甲醛等化学物质,均可能导致流产。

二、病理

妊娠8周前的早期流产,胚胎多先死亡,后发生底蜕膜出血并与胚胎绒毛分离,引起宫缩,妊娠产物大多能完全排出,出血不多;妊娠8～12周时胎盘绒毛发育旺盛,与底蜕膜联系牢固,流产的妊娠产物多数不易完整排出,宫腔内有部分妊娠产物残留,影响宫缩而出血较多;妊娠12周以后的晚期流产,胎盘已完全形成,流产时先出现腹痛,然后排出胎儿胎盘,此时可形成血样胎块、肉样胎块或石胎。

三、临床类型及处理原则

1. 先兆流产　妊娠28周前出现少量阴道出血,常为暗红色,无妊娠物排出(图6-1),主诉有腰酸或下腹痛。妇科检查:宫颈口未开,子宫大小与妊娠周数相符。处理原则:卧床休息,禁止性生活,遵医嘱对病因进行处理。经处理后可继续妊娠,也可能发展为难免流产。

2. 难免流产　由先兆流产发展而来,此时流产已不可避免。阴道流血量增多,下腹痛加剧。妇科检查:宫颈口已开,子宫大小与妊娠周数相符或略小,有时宫颈内口可见胚胎组织(图6-1)。处理原则:一旦确诊,尽早使妊娠物完全排出,防治出血及感染。难免流产可发展为不全流产和完全流产。

3. 不全流产　部分妊娠物已排出,但有部分残留物尚未完全排出,导致大出血,甚至休克(图6-1)。妇科检查:宫颈口已开,有妊娠物堵塞宫颈口,子宫大小小于妊娠周数。处理原则:尽快行清宫术,清除宫腔内残留物,防治大出血及休克,预防感染。

4. 完全流产　妊娠物完全排出,阴道流血减少(图6-1),腹痛减轻。妇科检查:宫颈口已关闭,子宫如正常大小。处理原则:如无感染,无需处理。

5. 稽留流产 胚胎已死亡,但未自然排出。此时早孕反应消失,胎动消失。妇科检查:宫颈口未开,子宫大小小于妊娠周数,胎心消失。处理原则:预防弥散性血管内凝血(DIC),行刮宫术,及时使妊娠物排出。

6. 复发性流产 同一性伴侣、连续发生3次或3次以上的自然流产。处理原则:针对病因进行处理。

7. 流产合并感染 在流产过程中,阴道出血时间长,宫腔内有残留物或者非法堕胎,可能会引起宫腔感染,严重者可并发盆腔炎、败血症及感染性休克。处理原则:控制感染的同时行刮宫术。

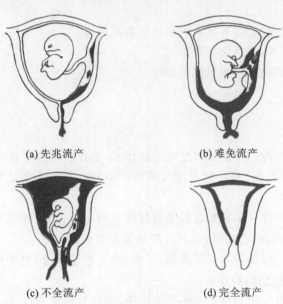

(a) 先兆流产　　　　　　　　(b) 难免流产

(c) 不全流产　　　　　　　　(d) 完全流产

图 6-1 四种流产类型

【护理评估】

一、健康史

仔细询问病史,包括末次月经时间、本次疾病发生时间、既往病史等。

二、身心状况

(一)身体评估

流产的主要症状为停经后出现阴道流血和腹痛。

评估停经的时间、阴道出血量及腹痛性质;评估阴道出血和腹痛出现顺序;评估有无贫血、感染等全身情况;评估宫颈口有无扩张、子宫大小与妊娠周数的关系等状况。

(二)心理-社会评估

流产孕妇(特别是初次怀孕的流产孕妇),常常出现焦虑恐惧的心理特征,担心胎儿保不住或者自己和胎儿是否健康等问题,表现出不同程度的伤心、烦躁不安等情绪,全面评估孕妇对疾病的认识程度、家庭社会支持系统是否有力等。

三、相关检查

1. 妊娠试验检查 早期可通过早早孕诊断测试纸做初步判断,之后可连续测定血人绒毛膜促性腺激素(HCG),了解流产预后。

2. B超检查 可确定有无胎心,鉴别和诊断流产类型。

【可能的护理诊断/合作性医疗问题】

1. 组织灌注量不足　与阴道出血有关。
2. 有感染的危险　与阴道出血时间过长、宫腔内有残留组织有关。
3. 焦虑　与担心自身及胎儿健康有关。

【预期目标】

(1) 刮宫术后阴道出血减少,未出现大出血导致的休克。
(2) 刮宫术后体温正常,无感染征象。
(3) 刮宫术后孕妇情绪稳定,积极配合治疗。

【护理措施】

1. 先兆流产妇女的护理　孕妇必须绝对卧床休息,禁止性生活等各种刺激。做好生活护理,注意观察孕妇的休息睡眠情况,必要时可遵医嘱给予对胎儿危害小的镇静剂。随时观察孕妇病情的变化,听取主诉。

2. 终止妊娠妇女的护理　积极配合医生做好终止妊娠的准备,密切观察术前、术中、术后的病情变化,发现异常及时报告医生并给予开放静脉等急救措施。

3. 预防感染的护理　保持孕妇外阴清洁、干燥,勤更换会阴垫,必要时给予会阴护理。如有感染征象者,遵医嘱给予抗感染治疗。

4. 心理护理　孕妇由于担心自己及胎儿的健康,情绪不稳定,因此应与孕妇建立良好的护患关系,加强沟通,取得孕妇的信任。还应取得孕妇家属的理解和配合,以提供一个良好的家庭社会支持系统。

【健康教育】

(1) 与孕妇及其家属讨论此次流产的原因,讲解有关流产的知识,使孕妇为下次妊娠做好准备。
(2) 对于已经连续发生 2 次流产的孕妇,应当加强宣教。在下次确诊妊娠后立即采取保胎措施直到超过以往流产发生的妊娠月份为止。
(3) 流产后嘱孕妇于 1 个月后门诊复查,1 个月内禁止性生活。

【护理评价】

(1) 流产后,孕妇未出现大出血,血红蛋白等指标正常。
(2) 流产后,孕妇体温正常,白细胞计数正常,无感染现象。
(3) 孕妇积极配合治疗。

任务二　异位妊娠妇女的护理

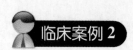
临床案例 2

乔楚,公司女职员,28 岁,早孕,右下腹突发撕裂样剧痛,同时,恶心呕吐 5～6 次,晕倒 2 次,护送来急诊就诊。精神差,睡眠、食欲欠佳,停经 34 天。查体:血压 89/60 mmHg,脉搏 110 次/分,痛苦面容,面色苍白。妇检:阴道黏膜紫蓝色,宫颈轻度糜烂,宫颈举痛(十),直肠子宫陷凹有肿块,约 5 cm×3 cm×2 cm。心肺无明显异常,腹肌稍紧张,中上腹、脐部、中下腹压痛,无反跳痛。

相关检查:白细胞 $28.8×10^9$/L,红细胞 $2.0×10^{12}$/L,血红蛋白 72 g/L,尿妊娠试验(十),阴道后穹隆穿刺,抽出暗红色不凝血,进一步做 B 超检查,确诊为异位妊娠(输卵管破裂),即刻行急诊手术。

当班护士护理评估:乔楚目前很紧张,担心自己的安危,同时担心以后的生育问题。

该孕妇因异位妊娠(输卵管破裂)致出血性休克,担心生命安全及今后对生育有影响。当班护士需争分夺秒抢救的同时做好术前准备及疾病知识宣教、心理护理,解除其紧张、焦虑情绪。

问题:

1. 目前的临床诊断是什么?有何依据?
2. 按急需解决的健康反应的顺序,用 PSE 公式书写该孕妇的护理诊断/合作性医疗问题。
3. 针对该孕妇目前的病情应该给予哪些护理措施?

【概述】

异位妊娠是指受精卵在子宫体腔以外着床,临床上称宫外孕。是妇产科常见的急腹症,因发病急、来势凶险,如处理不及时,可危及生命,是孕产妇死亡原因之一。异位妊娠可发生在输卵管、卵巢、腹腔、阔韧带、宫颈。其中,95% 为输卵管妊娠。在输卵管妊娠中,以壶腹部妊娠最多见,其次为峡部、伞部,间质部妊娠较少见(图 6-2)。本次任务主要讨论输卵管妊娠。

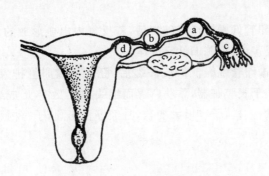

图 6-2 可发生输卵管妊娠的部位

注:ⓐ为壶腹部妊娠;ⓑ为峡部妊娠;ⓒ为伞部妊娠;ⓓ为间质部妊娠;ⓔ为宫颈妊娠。

一、病因

1.输卵管炎症　输卵管妊娠的主要原因。包括因淋病奈瑟菌及沙眼衣原体所导致的输卵管黏膜炎、流产和分娩后感染引起的输卵管周围炎。前者可使黏膜粘连,管腔变窄,纤毛功能受损而导致受精卵运行受阻;后者则造成输卵管周围粘连,输卵管扭曲而影响受精卵运行。

2.输卵管妊娠史或手术史　曾有过输卵管妊娠或者行输卵管保守性手术的病史,再次发生输卵管妊娠的概率达 10%。

3.输卵管发育不良或功能异常　输卵管过长、肌层发育差、黏膜纤毛缺乏或输卵管功能受雌、孕激素调节失败等,都可引起输卵管妊娠。精神因素也会干扰受精卵运送。

4.辅助生殖技术　近年来,各大医院开展辅助生殖技术,使异位妊娠的发生率增加。

5.避孕失败　口服紧急避孕药及宫内节育器避孕失败后,发生异位妊娠的概率较大。

6.其他　子宫内膜异位症、子宫肌瘤、卵巢肿瘤等都可增加受精卵着床于输卵管的可能性或使受精卵运行受阻而发生异位妊娠。

二、病理

当输卵管妊娠发展到一定程度时,可发生以下结局。

1.输卵管妊娠流产 常见于妊娠 8～12 周输卵管壶腹部妊娠。当囊胚与管壁分离,经输卵管逆蠕动排入腹腔,形成输卵管妊娠完全流产,此时出血不多(图 6-3);若囊胚剥离不完整,有部分残留于输卵管腔发生不全流产时,可发生大出血。

2.输卵管妊娠破裂 常见于妊娠 6 周左右输卵管峡部妊娠。胚泡生长发育时绒毛向输卵管管壁侵蚀,最后穿透管壁致输卵管妊娠破裂(图 6-3),短期内可发生大量腹腔内出血致休克。此时的出血量远比输卵管妊娠流产多,腹痛剧烈。反复出血可形成盆腔与腹腔积血和血肿。

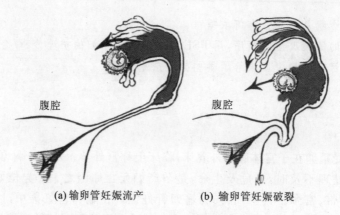

(a) 输卵管妊娠流产　　(b) 输卵管妊娠破裂

图 6-3　输卵管妊娠的结局

3.陈旧性宫外孕 输卵管妊娠流产或破裂后,若反复内出血形成的盆腔血肿不消散,则血肿与周围组织粘连、机化形成包块,称陈旧性宫外孕。

4.继发性腹腔妊娠 输卵管妊娠流产或破裂后,胚胎从输卵管排入腹腔内,多数死亡,若偶有囊胚存活,绒毛组织种植于腹腔脏器,重获营养而继续生长发育,形成继发性腹腔妊娠。

输卵管妊娠和正常妊娠一样,子宫增大变软,月经停止来潮,子宫内膜出现蜕膜反应。

【护理评估】

一、健康史

评估停经史。评估既往有无输卵管手术史和异位妊娠病史等高危因素的存在。

二、身心状况

(一)身体评估

输卵管妊娠早期,无特殊的临床表现。如果发生流产或破裂,可出现典型的停经后腹痛与阴道流血症状。

1.停经 多数孕妇有 6～8 周的停经史。也有孕妇将异位妊娠出现的不规则阴道流血误认为是月经,或将停经认为是经期延长数日而无停经的主诉。

2.腹痛 为异位妊娠的主要症状,是输卵管妊娠妇女就诊的主要原因。疼痛的性质因输卵管妊娠是否发生流产或破裂而不同。未发生流产或破裂前,常表现为一侧下腹部隐痛或酸胀感。如果输卵管妊娠流产或破裂时,孕妇突感一侧下腹撕裂样疼痛,伴有恶心、呕吐。如果血液积聚在直肠子宫陷凹,还会出现肛门坠胀感。随着血液流向全腹,疼痛可由下腹部向全腹扩散,刺激膈肌,引起肩胛部放射性疼痛及胸痛。

3.阴道流血　有60%~80%的孕妇出现不规则阴道流血,量少,一般不超过月经量。病灶去除后阴道流血可停止。

4.晕厥与休克　腹腔内急性出血和剧烈腹痛可导致晕厥,甚至失血性休克。症状轻重程度与阴道流血量不成正比。

5.腹部包块　输卵管妊娠流产或破裂后,因反复内出血形成的血肿长时间不消散,血肿与周围组织粘连、机化形成包块。

（二）心理-社会评估

输卵管妊娠流产或破裂后,孕妇腹痛剧烈,因病情急,来院就诊时往往不知所措,会表现出紧张、恐惧等情绪反应。待明确诊断后,对自己妊娠终止的现实又会表现出沮丧、无助等情绪反应。

三、相关检查

1.全身检查　通常体温正常,休克时略低,腹腔血液吸收热时体温也不超过38℃。孕妇因腹腔内出血较多呈贫血貌及休克的表现。

2.腹部检查　下腹部有腹膜刺激症状,以压痛、反跳痛明显,而腹肌紧张不明显。叩诊时,有移动性浊音。有些可触及包块。

3.盆腔检查　如果输卵管妊娠未发生流产或破裂,子宫较软略大,也可触及胀大的输卵管及轻度压痛。若输卵管妊娠发生流产或破裂,阴道后穹隆饱满,有触痛,将宫颈轻轻上抬或左右摇摆会引起剧烈疼痛,称为宫颈举痛或者摇摆痛,是输卵管妊娠的典型体征。内出血多时,检查子宫有漂浮感。

4.阴道后穹隆穿刺　一种简单可靠的诊断方法,适用于怀疑有腹腔内出血的孕妇。腹腔内出血时,血液最易积聚在直肠子宫陷凹,即使出血量少,也能经阴道后穹隆穿刺出血液。如果经阴道后穹隆刺入子宫直肠陷凹,抽出暗红色不凝血,表示阳性;如果抽不出血液,也不能排除输卵管妊娠的可能。因为当输卵管妊娠未发生流产破裂时无内出血或血肿位置较高、直肠子宫陷凹有粘连时,可能抽不出血液。若抽出血液颜色较红,放置10 min左右凝固,说明误刺入静脉。

5.妊娠试验　早期诊断异位妊娠的重要方法。血、尿HCG测定结果阳性有助于诊断,尤其是动态观察血β-HCG的变化,对诊断异位妊娠极为重要。但阴性结果也不能排除异位妊娠的可能。

6.B超检查　阴道超声检查比腹部超声检查的准确性高,是诊断异位妊娠必不可少的检查。结合妊娠试验,对异位妊娠的诊断帮助更大。

7.腹腔镜检查　异位妊娠诊断的金标准,确诊的同时可行镜下手术治疗。但是盆腔有粘连、腹腔大量积血或处于休克期,为手术绝对禁忌证。

【可能的护理诊断/合作性医疗问题】

1.潜在并发症:失血性休克。
2.紧张　与害怕手术有关。

【预期目标】

（1）经过积极有效地治疗和护理,孕妇未发生并发症。
（2）经过护士耐心解释,孕妇能接受终止妊娠的现实。

【护理措施】

治疗异位妊娠有药物治疗和手术治疗,根据不同的治疗方式采取相应的护理措施。

一、药物治疗孕妇的护理

药物治疗主要适用于早期输卵管妊娠未发生破裂、要求保存生育能力且无药物治疗禁忌的年轻人等。采用化学药物,常用甲氨蝶呤(MTX),可全身用药或者局部用药。

1. 严密观察病情　密切观察孕妇的生命体征并记录。听取孕妇有无出血量增多、腹痛加剧等主诉,以便当病情变化发展时,能及时发现。在用药期间,还应检查 B 超和监测血 β-HCG,注意药物的毒副作用。

2. 休息与饮食护理　孕妇应卧床休息,避免腹压增大,减少异位妊娠破裂的机会,由护士协助完成相应的生活护理。同时,指导孕妇摄取富含铁蛋白和维生素的食物,如动物肝脏、鱼肉、豆类、绿叶蔬菜和黑木耳等,以促进血红蛋白的增加,增强孕妇的抵抗力。

二、手术治疗孕妇的护理

手术治疗包括保留患侧输卵管的保守手术和切除患侧输卵管的根治手术。无论采取哪种手术,护士都应该做好以下护理。

1. 做好术前准备　快速完成更换病患服、备皮、配血、皮试、建立静脉通路等术前常规准备。同时,严密观察孕妇的生命体征,遵医嘱对症处理。

2. 做好术后护理　术后严密监测生命体征,尤其应注意阴道出血、腹腔内出血及子宫收缩情况。

三、心理护理

无论是接受药物治疗的孕妇还是接受手术治疗的孕妇,护士都应提供心理支持。加强与孕妇的沟通,取得孕妇的信任。特别对手术治疗惧怕的孕妇,护士应该耐心说明手术的必要性及妊娠失败的事实,帮助孕妇接受治疗和现实情况。

【阴道后穹隆穿刺术配合护理技术的操作流程和评价指标】

(一) 适应证

1. 怀疑有腹腔内出血时,如有宫外孕、卵巢黄体破裂等情况。

2. 怀疑盆腔内有积液、脓液时,可穿刺抽液检查,以了解积液性质。

3. 盆腔脓肿的穿刺引流及局部注射药物。

4. 盆腔肿块位于直肠子宫陷凹,经后穹隆穿刺可直接抽吸肿块内容物做涂片,行细胞学检查以明确性质。

5. 在 B 超引导下行卵巢子宫内膜异位囊肿或输卵管妊娠部位的药物治疗。

6. 在 B 超引导下经阴道后穹隆穿刺取卵,可用于各种助孕技术。

(二) 禁忌证

1. 盆腔严重粘连,直肠子宫陷凹被较大肿块完全占据,并已凸向直肠者。

2. 怀疑有肠管与子宫后壁相连者。

3. 临床高度怀疑恶性肿瘤者。

4. 异位妊娠准备采用非手术治疗时避免穿刺,以免引起感染。

（三）用物准备

手术包,弯盘,无菌消毒巾,无菌洞巾,两把消毒钳,无菌纱布若干,双腿套,窥阴器2个,卵圆钳2把,宫颈钳1把,22号或9号长针头,5 mL注射器,侧照灯,治疗巾,无菌手套,消毒棉球若干。

（四）操作流程

阴道后穹隆穿刺术配合护理技术的操作流程

项 目		步 骤	备 注
操作前准备	素质要求	着装整洁;仪表大方、举止端庄;语言柔和、态度和蔼	
	护士准备	洗手、戴口罩、戴手套	
	评估患者	核对医嘱,自我介绍,核对孕妇一般情况、心理状态、合作程度,评估有无禁忌证	
	告知配合	讲解目的,放入窥阴器不适时,适当做深呼吸,放松腹肌,排空膀胱	
		征得同意	
	环境准备	关闭门窗、调节室温、请无关人员暂离	未请无关人员暂离,一票否决
	用物准备	备齐用物、放置合理	
操作过程	操作时查	核对患者姓名、床号、手腕带	
	患者准备	治疗床铺会阴垫	
		孕妇置于治疗床上,屏风遮挡	
		脱出近侧裤腿,盖毛巾保暖	
		安置膀胱截石位	
	外阴消毒、铺巾	消毒阴道前庭、小阴唇、大阴唇、阴阜、大腿上1/3、会阴体、肛门	
		再次消毒一遍	
		铺巾顺序为臀巾、双腿套、洞巾	
		臀巾放置时覆盖患者双手	
		腿套放置时翻转边缘	
	双合诊	右手(或左手)食指和中指沾消毒液或润滑液 放入阴道检查阴道及宫颈	尤其注意后穹隆有无触痛,宫颈有无抬举痛和摇摆痛,以及哪一侧附件区压痛明显或有包块
		放于后穹隆处向上抬举	
		另一手与下腹部向下触诊,确定子宫位置、大小、活动度、有无包块	
	放置窥阴器及阴道消毒	取窥阴器调整并固定下部螺丝	未分开小阴唇,或窥阴器双叶触及肛门,一票否决
		润滑窥阴器前端	
		左手食指和拇指分开小阴唇	
		右手持窥阴器根部闭合双叶靠阴道侧后方放入阴道	
		边放入边转正窥阴器	
		左手按压上部螺丝处扩大窥阴器	
		观察阴道、穹隆以及宫颈	
		右手用卵圆钳夹纱布或消毒棉球消毒阴道	
		消毒时窥阴器适当旋转	
		以同样的方法再次消毒一遍	
	取窥阴器	告知患者,放松腹壁	未放松窥阴器直接取出,一票否决
		松窥阴器固定螺丝	
		闭合窥阴器双叶	
		顺时针转动窥阴器90°,手柄位于会阴9点钟方位,取出窥阴器	

项　目		步　骤	备　注
操作过程	放置宫颈钳及宫颈消毒	先放置窥阴器(方法同前)	未固定窥阴器,一票否决
		暴露宫颈,固定窥阴器	
		以棉球或棉签蘸取碘酒消毒宫颈外口	
		以棉球或棉签蘸取酒精脱碘2次	
		宫颈钳弯向内横行钳夹宫颈后唇	
		轻轻牵拉宫颈钳暴露宫颈	
	穿刺	22号长针头接注射器	
		穿刺点为后穹隆中央或稍偏患侧,距阴道后壁与宫颈后唇交界处稍下方	
		穿刺方向为平行宫颈管刺入,不可过分向前或向后	
		当针穿过阴道壁有落空感(进针2～3 cm)时立即抽吸	
		若无液体可以适当改变穿刺针方向或深浅度	
		当穿刺超过5 cm时可以边退针边抽吸	
		术毕拔出针头,若为血液,放置在弯盘中静止5 min	
		棉球压迫穿刺点片刻,血止后取出宫颈钳及窥阴器(同前)	
操作后处理	安置患者	取下毛巾,助穿好裤腿	
		扶患者坐起、下床	
	物品处理	标本送检,整理用物、分类处理	
	护理人员	洗手、脱口罩	

(五) 评价指标

阴道后穹隆穿刺术配合护理技术的评价指标

一级指标	二级指标	权重	评价内容	标准分	实得分	评语
操作前准备	素质要求	3	着装整洁;仪表大方、举止端庄;语言柔和、态度和蔼	3		
	护士准备	2	洗手、戴口罩、戴手套	2		
	评估患者	5	内容、方法正确	5		
	告知配合	5	讲解目的、操作过程、不适感受及配合	4		
			征得同意	1		
	环境准备	2	符合要求	2		
	用物准备	3	"三擦",齐全、合理(少一物扣1分)	3		
操作过程	操作前查	2	核对孕妇姓名、床号、手腕带	2		
	患者准备	10	治疗床铺会阴垫	2		
			孕妇置于治疗床上,屏风遮挡	2		
			脱出近侧裤腿,盖毛巾保暖	2		
			安置膀胱截石位	4		

NOTE

续表

一级指标	二级指标	权重	评价内容	标准分	实得分	评语
操作过程	穿刺前后	1	外阴消毒	1		
		2	戴无菌手套,铺无菌洞巾	2		
		2	双合诊检查了解子宫附件情况	2		
		2	阴道消毒2次	2		
		1	注意描述后穹隆是否膨隆	1		
		2	宫颈举痛否	2		
		5	窥阴器固定暴露宫颈	5		
		2	宫颈钳夹持宫颈后唇,充分暴露阴道后穹隆	2		
		1	再次用卵圆钳消毒宫颈后穹隆	1		
		2	接好注射器和针头,检查针头有无阻塞	2		
		10	在后穹隆中央或稍偏患侧,阴道宫颈交界处稍下方平行宫颈管方向进针2~3 cm,抽吸液体(如无液体抽出,适当改变方向和深度,边退针边抽吸)	10		
		2	拔针后检查穿刺点有无出血,及时用棉球压迫出血点	2		
		4	取放窥阴器正确	4		
		2	肉眼观察穿刺抽出液的性状(口述)	2		
操作后处理	安置患者	4	取下毛巾,助穿好裤腿	2		
			扶孕妇坐起、下床	2		
	物品处理	2	标本送检,整理用物、分类处理	2		
	护理人员	2	洗手、脱口罩	2		
人文关怀		8	告知病情,操作前签署知情同意书	2		
			保护隐私:若为男性医务人员操作,需要求有女性医务人员在场(口述)	2		
			操作结束关心孕妇	2		
			向孕妇交代术后注意事项	2		
操作评价	熟练程度	8	无菌观念强	4		
			注意节力原则,操作时间<30 min	4		
	效果评价	6	孕妇或家属知晓护士告知的事项,配合操作顺利完成	3		
			护士操作过程规范、准确、稳重、安全	3		
总分		100		100		

注:查对不严、窥阴器脱落、擦洗时未转窥阴器、严重污染、四次以上未抽出液体者视为不及格。

签名　　　　　　　　　　　　　　　日期

（六）穿刺液性质及结果判定

（1）怀疑盆腔有液体、积血或积脓时，穿刺抽液送检，可明确直肠子宫陷凹积液性质。

（2）异位妊娠破裂后，如在后穹隆抽出腹腔血液，可明确诊断。

（3）抽吸液为鲜血，需放置 4～5 min，若血液凝固则是血管内血液；放置 6 min 以上仍不凝血，则为腹腔内出血，多见于异位妊娠、滤泡破裂、黄体破裂或脾破裂等内脏器官出血。

（4）抽出为不凝固的陈旧性血液或有血凝块，可能为陈旧性宫外孕。如果抽吸的液体淡红、微混、稀薄甚至为脓液，多为盆腔炎性渗出液。

（七）操作评价

1. 熟练程度　无菌观念强；注意节力原则，操作时间＜30 min。

2. 效果评价　孕妇或家属知晓护士告知的事项；护士操作过程规范、准确、稳重、安全。

【健康教育】

（1）讲述异位妊娠的相关知识，减少孕妇因害怕再次发生异位妊娠而抵触妊娠的不良情绪。同时，增强孕妇的自我保健意识。

（2）指导孕妇保持良好的卫生习惯，注意外阴清洁，勤洗澡、勤换衣，1 个月内禁止性生活，防止发生盆腔感染。若发生盆腔炎后须立即彻底治疗。

（3）指导孕妇避孕，讲解稳定性伴侣的重要性。最早术后 6 个月可以再次妊娠，再次妊娠时要及时就医，并不宜轻易终止妊娠。

【护理评价】

（1）孕妇休克症状已纠正。

（2）孕妇紧张心理减轻，接受手术治疗。

任务三　早产妇女的护理

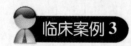

临床案例3

　　玛丽，妊娠 34 周，定期产前检查，今晨感觉腹痛，来院就诊。查体：有规律宫缩，间隔 5～6 min，持续约 35 s，妇科检查：宫颈管消退 80%，宫口扩张 2 cm。诊断"早产临产"，即收治产房。

　　责任护士做入院护理评估，玛丽表现紧张，"不知道现在孩子的安危，后果会如何；能否继续保胎？如果不能的话，胎儿有多少的存活率？"

　　该孕妇早产不可避免，却缺乏早产的知识。重点让孕妇了解胎儿完全发育成熟的孕周，以及可采取哪些措施促进胎儿成熟和保护早产儿。争取使孕妇积极配合医护人员。

　　问题：

　　1. 针对早产儿，应提前做好哪些抢救准备？

　　2. 应对该产妇进行哪些心理指导及健康教育？

【概述】

　　早产是指在妊娠满 28 周但不满 37 周之间的分娩。此时娩出的新生儿为早产儿，体重大多在2500 g以下,各器官发育尚未健全。据统计,国内早产占分娩总数的5%~15%,约有15%的早产儿于新生儿期死亡,因此,预防早产是降低围生儿死亡率的重要任务之一。早产的分类及病因如下。

1. 自发性早产　最常见,高危因素包括孕妇有早产史、宫内感染、有吸烟酗酒等不良生活习惯、孕期高强度劳动等。

2. 未足月胎膜早破早产　孕妇营养不良、宫颈功能不全、子宫畸形、辅助生殖技术受孕等,为此类型早产的高危因素。

3. 治疗性早产　由于子痫前期、胎儿窘迫、胎儿生长受限、胎盘早剥、前置胎盘出血、妊娠合并症等,在未满37周时必须终止妊娠。

【护理评估】

一、健康史

评估三种早产类型的高危因素,仔细询问病史,包括有无先兆流产、妊娠并发症等情况。

二、身心状况

(一)身体评估

早产主要的临床表现是宫缩。一般最初表现为不规则宫缩,伴有少量阴道出血,随后可发展为规律宫缩。临床上将早产分为两个阶段:出现规则宫缩或不规则宫缩,伴有宫颈管进行性缩短为先兆早产;出现规则宫缩(20 min≥4次或60 min≥8次),伴有宫颈进行性扩张1 cm以上,宫颈展平≥80%为早产临产。

(二)心理-社会评估

孕妇对早产的结局无法预测,会出现焦虑、恐惧、紧张等心理特征。应全面评估孕妇对早产的认识程度、家庭社会支持系统是否有力等。

三、相关检查

查看产前检查记录,测量宫高,产科的腹部四步触诊,听胎心音、数胎动等。

【可能的护理诊断/合作性医疗问题】

1. 有新生儿受损的危险　与早产儿发育不全有关。
2. 焦虑　与担心早产儿健康有关。

【预期目标】

(1)产后新生儿受损危险达到最低限度,未出现因护理不当发生并发症。

(2)入院后孕妇情绪稳定,积极配合治疗和护理。

【护理措施】

早产的治疗原则:若胎膜完整,在母体和胎儿均安全的情况下尽量保胎到孕34周。

1. 预防早产的护理　定期做好产前检查,指导孕妇卫生,避免重体力劳动,加强营养;加强高危孕妇的管理,减少治疗性早产的发生率;对宫颈功能不全者,于14~18周行宫颈环扎术。

2. 卧床休息　嘱高危孕妇多卧床休息,以左侧卧位为宜,改善胎儿供氧;对先兆早产孕妇,应住院卧床观察;对早产临产孕妇,应绝对卧床休息。

3. 用药护理

(1)硫酸镁:临床上常用的宫缩抑制药物。因抑制宫缩所需要的血镁浓度与中毒量接近,因此,在用药期间必须监测血镁浓度。用药前及用药过程中,发现膝反射消失、呼吸少于 16 次/分、尿量少于 17 mL/h,应立即停药,并通知医生,给予葡萄糖酸钙对抗。

(2)β-肾上腺素能受体激动剂:抑制宫缩药物。常用药物有利托君,其副作用较明显,主要表现为心率加快、心肌耗氧量增加、血糖升高、水钠潴留、血钾降低,严重时可出现肺水肿、心衰而危及生命。因此,在用药期间,要听取孕妇主诉及密切观察孕妇心率、血压、宫缩变化,限制每日输液量不超过 2000 mL,发现异常及时通知医生。

(3)钙通道阻滞剂:抑制宫缩药物。常用的药物是硝苯地平,其作用更安全、有效。用药期间应密切观察孕妇的心率及血压变化,已用硫酸镁的孕妇应慎用,防止血压急剧下降。

(4)前列腺素合成酶抑制剂:抑制宫缩药物。常用药物是吲哚美辛,此药物副作用很大,故仅在妊娠 32 周前 1 周内选用。用药时应做 B 超检查,密切监测羊水量及胎儿动脉导管血流。

(5)糖皮质激素:促进胎肺成熟药物。常用的药物为地塞米松注射液。严格执行医嘱用药,用药过程中听取孕妇主诉。

4. 预防感染的护理　保持孕妇外阴清洁、干燥。对于胎膜早破的孕妇,给予抬高臀部,破膜时间超过 12 h 者,遵医嘱常规给予抗生素预防感染。

5. 终止妊娠的护理　对于早产不可避免的孕妇,应配合医生,根据不同分娩方式做好终止妊娠的准备。同时,做好早产儿护理的准备,如开启暖箱、新生儿复苏抢救箱等。

6. 心理护理　加强与孕妇的沟通,帮助孕妇树立信心,积极地面对早产结局,提供有力的家庭社会支持系统。

【健康教育】

(1)向孕妇及其家属讲解有关早产的知识,孕妇卧床休息和个人卫生的重要性,早产儿的喂养及护理知识。

(2)有早产史孕妇,嘱妊娠晚期避免性生活。

【护理评价】

(1)新生儿未出现因护理不当引起的并发症。

(2)孕妇情绪稳定,接受早产结局。

任务四　过期妊娠妇女的护理

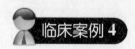

芳玲,30岁,平时月经规律,现妊娠 42^{+1} 周,仍无腹痛、见红等临产产兆,她很担心胎儿情况,故来院就诊。诊断为"过期妊娠",收治入院。

责任护士做入院护理评估,芳玲担心过了预产期,对孩子不利,很想知道胎儿的情况,想尽快让孩子娩出，又不知道采取哪些有效措施，而感到紧张彷徨。

　　该孕妇因预产期超过8天，无产兆，担心胎儿的安全，重点评估胎盘老化程度、羊水量、胎心率，孕妇的官颈成熟度等。

　　问题：

　　1. 对于该孕妇，有效终止妊娠的方法是什么？

　　2. 应采取哪些护理措施？

【概述】

　　过期妊娠是指平时月经周期规律，妊娠达到或超过42周尚未分娩者。过期妊娠的发生率占妊娠总数的3%～15%，过期妊娠会使胎儿窘迫等不良结局发生率增加。其病理如下。

　　1. 胎盘　过期妊娠的胎盘有两种病理类型：一种是胎盘功能正常；另一种是胎盘功能减退。

　　2. 羊水　妊娠42周后羊水量迅速减少，羊水粪染率明显增高。

　　3. 胎儿　过期妊娠的胎儿可能为正常生长胎儿或巨大儿、胎儿过熟综合征、胎儿生长受限三种生长模式。

【护理评估】

一、健康史

评估末次月经时间等病史，推算预产期。评估既往孕产史及家族中有无过期妊娠史。

二、身心状况

（一）身体评估

复核早孕反应出现时间、出现胎动时间、妇科检查子宫大小等。

（二）心理-社会评估

过期妊娠的孕妇有两种心理：一种是遵循"瓜熟蒂落"的想法，主观上无不适，表现出无所谓；另一种则是焦虑的心理反应，了解过期妊娠知识，知道其危害，因此，会表现出焦虑、烦躁。

三、相关检查

　　1. B超检查　可以观察胎儿呼吸运动及羊水量等。同时，复核妊娠20周内的检查报告，确定目前孕周。

　　2. 电子胎儿监测　无应激试验（NST）、缩宫素激惹试验（OCT），观察胎盘功能情况。

　　3. 羊膜镜检查　观察羊水颜色，有无粪染。

【可能的护理诊断/合作性医疗问题】

　　1. 有新生儿受损的危险　与胎盘功能减退、羊水迅速减少有关。

　　2. 焦虑　与担心胎儿健康有关。

　　3. 知识缺乏：缺乏过期妊娠的有关知识。

【预期目标】

(1) 终止妊娠后,新生儿受损危险达到最低限度。
(2) 经责任护士讲解相关护理措施后,孕妇情绪稳定,积极配合治疗和护理。
(3) 入院后,孕妇了解过期妊娠的相关知识。

【护理措施】

终止妊娠是处理过期妊娠的主要手段。

1. 病情观察 密切观察孕妇病情,听取主诉,定时做胎心监护和B超检查,监测胎动及胎心变化。

2. 产前护理 遵医嘱做好引产术或剖宫产术的术前准备。

3. 产程护理 进入产程后,鼓励孕妇室内活动,卧位时取左侧卧位,给予吸氧并监测胎心,及时处理胎儿窘迫。

4. 新生儿护理 胎儿娩出后,立即行气管插管,吸出气管内容物,以降低胎粪吸入综合征的发生率。

5. 心理护理 加强与孕妇及家属的沟通。对于不了解过期妊娠知识的孕妇,加强宣教,说明危害,取得孕妇同意,尽快结束分娩;对于担心胎儿安危,十分焦虑的孕妇,更多地给予关心,解除孕妇顾虑,增强信心,正确面对过期妊娠的结局。

【健康教育】

(1) 向孕妇及其家属讲解有关过期妊娠和新生儿护理知识。
(2) 增加产后门诊随访次数。指导避孕,注意个人清洁卫生。

【护理评价】

(1) 新生儿健康出院。
(2) 孕妇情绪稳定,积极配合治疗和护理。
(3) 孕妇掌握过期妊娠知识,配合医护治疗。

任务五 前置胎盘妇女的护理

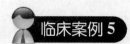
临床案例 5

琳琳,34 岁,妊娠 36^{+2} 周,曾经流产一次,平时月经欠规则,在外地医院产检,具体不详。近日,反复有少量阴道出血,今晨起床突然阴道出血较多,无腹痛不适,遂来院急诊,检查:子宫软,无压痛,宫高 34 cm,未入盆。血压 100/75 mmHg,脉搏 90 次/分,胎心率 140 次/分。

孕妇浑身颤抖,双手紧抓检查床边,责任护士鼓励孕妇说出心理感受,孕妇说感觉大祸临头,不知道发生什么事情,如果现在孩子出来,孕周还小,不知道孩子是否存活;如果保胎,不知道孩子在腹中是否安好。因为自己年龄偏大,又有流产的经历,很害怕此次妊娠再次失败。

该孕妇因前置胎盘致孕周不足 37 周阴道出血较多。重点观察前置胎盘的临床表现,关注其治疗方案,尤其保胎治疗时,如何争取母子平安,如何缓解孕妇及家属焦虑心理。

问题:

1. 作为责任护士,入院护理评估的重点是什么?

2. 按急需解决的健康反应的顺序,用 PSE 公式书写该孕妇的护理诊断/合作性医疗问题。

3. 针对该孕妇目前的病情应该给予哪些护理措施?

【概述】

正常妊娠时,胎盘附着于子宫体部的前壁、后壁或侧壁。妊娠 28 周后,若胎盘附着于子宫下段、甚至下缘达到或覆盖宫颈内口,位置低于胎先露部,称为前置胎盘,是妊娠晚期严重并发症之一,也是妊娠晚期出血的主要原因之一。若处理不当可危及母子生命。

一、病因

目前病因尚不清楚,可能与以下因素有关。

1. 子宫内膜病变或损伤   多次流产或刮宫、多产、产褥期感染、剖宫产、盆腔炎等因素为子宫内膜损伤引发前置胎盘的常见因素。当受精卵着床时,子宫蜕膜血管形成不良,胎盘血供不足,为了能摄取足够的营养,致使胎盘扩大面积,延伸至子宫下段。瘢痕子宫可妨碍胎盘在妊娠晚期向上迁移,增加前置胎盘的可能性。促排卵药物改变了体内性激素水平,使子宫内膜与胚胎发育不同步,导致前置胎盘的发生。

2. 胎盘异常   多胎妊娠时前置胎盘的发生率高于单胎妊娠。胎盘位置正常而副胎盘位于子宫下段接近子宫内口而发生前置胎盘。

3. 受精卵的滋养层发育迟缓   受精卵到达子宫腔后,滋养层尚未发育到着床阶段,而受精卵继续下移,着床于子宫下段而形成前置胎盘。

二、分类

按胎盘下缘与宫颈内口的关系,前置胎盘可分成三种类型(图 6-4)。

1. 完全性前置胎盘   或称中央性前置胎盘,即胎盘组织完全覆盖宫颈内口。

2. 部分性前置胎盘   胎盘组织部分覆盖宫颈内口。

3. 边缘性前置胎盘   胎盘附着于子宫下段,边缘不超过子宫颈内口。

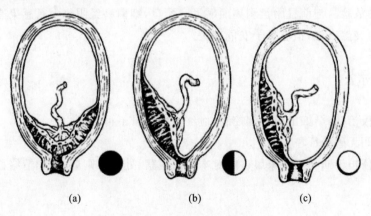

图 6-4   前置胎盘的类型

注:(a)完全性前置胎盘;(b)部分性前置胎盘;(c)边缘性前置胎盘。

【护理评估】

一、健康史

评估孕妇有无剖宫产史、子宫内膜炎等引起前置胎盘的常见因素。

二、身心状况

(一)身体评估

前置胎盘的典型症状为妊娠晚期或临产时,突然发生无诱因、无痛性反复阴道流血。妊娠晚期子宫下段逐渐伸展或临产后宫颈管消失而成为软产道的一部分,但附着于子宫下段或宫颈内口的胎盘不能相应地伸展,以致前置部分的胎盘与宫壁发生错位分离,使血窦破裂而出血。初次出血量不多,但由于反复多次或大量出血,可导致孕妇出现贫血,甚至失血性休克。

(二)心理-社会评估

孕妇及其家属因为突然发生阴道流血而出现恐慌、焦虑情绪,担心自己健康的同时,更担心胎儿的安危。

三、相关检查

1. 腹部检查　子宫软,无压痛,大小与妊娠周数相符。胎先露高浮而并发胎位异常,以臀先露较为多见。当前置胎盘附着于子宫前壁时,可在耻骨联合上方闻及胎盘杂音。临产时,宫缩为阵发性,间歇期子宫完全松弛。

2. B超检查　诊断前置胎盘的主要依据。B超检查可清楚显示子宫壁、胎盘、胎先露部及宫颈的位置,根据胎盘下缘与宫颈内口的关系,确定前置胎盘类型。

3. 产后检查胎盘及胎膜　前置胎盘的母体面有陈旧性黑紫色血块附着,或胎膜破口距胎盘边缘距离小于 7 cm。

【可能的护理诊断 /合作性医疗问题】

1. 潜在并发症:失血性休克。
2. 有感染的危险　与前置胎盘剥离面靠近宫颈口,细菌易经阴道上行感染有关。
3. 恐惧　与突然出血,担心母子安危有关。

【预期目标】

(1)经过积极治疗,孕妇出血得到控制,血红蛋白含量不再下降。
(2)住院期间无感染征象。
(3)经过责任护士向孕妇及家属讲解对本病的观察、处理原则后,孕妇情绪稳定,积极配合期待疗法。

【护理措施】

前置胎盘的处理原则为止血、纠正贫血和预防感染。根据孕妇的一般情况、孕周、胎儿成熟度及出血量等综合分析,采取不同的处理方式及相应的护理措施。

一、期待疗法

适用于妊娠不足 36 周,阴道出血量不多,孕妇全身状况较好,胎儿存活者。目的是保证孕妇安全的前提下使胎儿尽可能接近足月,提高胎儿存活率。主要采取如下护理措施。

1. 卧床休息,减少刺激 孕妇需住院,绝对卧床休息,以左侧卧位为宜。间断吸氧,以提高胎儿血氧供应。为避免刺激,减少出血,医护人员对孕妇应禁做阴道检查及肛查。

2. 加强营养 指导孕妇摄取富含高蛋白和铁的食物,如动物肝脏、豆类、绿叶蔬菜等,纠正贫血,增强抵抗力。

3. 严密观察病情变化 监测孕妇生命体征及胎儿宫内情况,严密观察孕妇阴道流血时间、量、色。发现异常及时报告医生并配合处理。

4. 心理护理 加强对疾病的宣教,使孕妇正确对待疾病的发生发展,消除恐惧心理。

二、终止妊娠

适用于入院时发生失血性休克者,或期待疗法中发生大出血或妊娠已接近足月者。剖宫产术是处理前置胎盘的主要手段。阴道分娩适用于边缘性前置胎盘,胎先露为头,临产后产程进展顺利并估计能在短时间内结束分娩者。主要采取如下护理措施。

1. 积极做好术前准备 嘱孕妇去枕侧卧,开放静脉通路,做好交叉配血试验、备皮、皮试等术前准备。

2. 预防产后出血 孕妇术后回到病房,护士应严密观察生命体征及阴道流血情况,遵医嘱及早应用宫缩剂,防止产后出血。

3. 预防产后感染 做好会阴护理,每天 2 次。及时更换会阴垫。保持会阴部清洁、干燥。

4. 心理护理 为孕妇提供全面的心理支持。

【健康教育】

(1) 指导孕妇注意休息、加强营养、纠正贫血。
(2) 预防产后出血和感染的发生。

【护理评价】

(1) 孕妇未发生失血性休克。
(2) 孕妇未发生感染。
(3) 孕妇恐惧心理有所缓解。

任务六 胎盘早期剥离妇女的护理

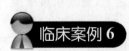 临床案例6

悠悠,30 岁,妊娠 37^{+2} 周,无流产病史,产前检查:轻度子痫前期。今中午突然感到剧烈腹痛,过后不久,有不少的阴道流血。来院急诊,查体:血压 86/50 mmHg,脉搏 118 次/分,呼吸 16 次/分,脸色苍白,子宫似足月妊娠大小,硬如板,有压痛,胎位不清,未闻及胎心音。医生诊断为"胎盘早期剥离"收治入院。

责任护士做入院护理评估,悠悠入院时腹痛难忍,又担心自己和孩子的安危,因为剧痛,想快点结束妊娠,又担心没到预产期孩子出来后会影响健康。

该孕妇胎盘早期剥离致剧烈腹痛,子宫硬如板。重点学习此妊娠并发症是如何威胁母体和胎儿生命的。护士需严密观察生命体征,同时尽快配合医生做好剖宫产术前准备及胎儿窘迫、新生儿窒息的抢救准备。向孕妇及家属讲解为何阴道出血不多,却病情不轻的原因,做好心理护理,争取配合治疗,抢救母子生命。

问题:

1. 临床诊断该孕妇胎盘早期剥离的依据是什么?
2. 列表区别前置胎盘与胎盘早期剥离的临床表现。
3. 针对该孕妇目前的病情应该给予哪些护理措施及心理指导?

【概述】

妊娠 20 周后或分娩期,正常位置的胎盘在胎儿娩出前,部分或全部从子宫壁剥离,称为胎盘早期剥离(以下简称胎盘早剥)。这是妊娠晚期严重并发症,起病急、发展快,处理不及时可危及母体和胎儿生命。

一、病因

胎盘早剥的病因不确切,可能与以下因素有关。

1. 血管病变　胎盘早剥者并发全身血管疾病,如妊娠期高血压疾病,尤其是重度子痫前期、慢性高血压、慢性肾病等,由于底蜕膜螺旋小动脉痉挛、硬化,引起远端毛细血管缺血、坏死,甚至破裂出血,血液流至底蜕膜层而形成血肿,从而引起胎盘从子宫壁剥离。妊娠晚期或临产后,孕妇长时间仰卧位,由于妊娠子宫压迫下腔静脉,使回心血量减少,血压下降,子宫静脉淤血,静脉压突然升高,使蜕膜静脉床淤血或破裂,形成胎盘后血肿,导致部分或全部胎盘剥离。

2. 宫腔内压力骤降　双胎妊娠时,第一个胎儿迅速娩出;羊水过多时,当破膜后羊水迅速流出,使宫腔内压力急剧下降,胎盘和子宫壁发生错位而剥离。

3. 机械性因素　外伤,尤其是孕妇腹部直接受到撞击或挤压;脐带过短或绕颈,分娩过程中胎儿下降牵拉脐带;羊膜腔穿刺时,刺破前壁胎盘附着处血管,形成胎盘后血肿而引起胎盘早剥。

4. 其他　吸烟、吸毒、高龄孕妇、孕妇有血栓形成倾向、子宫肌瘤(尤其是胎盘附着部位肌瘤)、孕妇代谢异常等均可引起胎盘早剥。另外,有胎盘早剥史者再次发生胎盘早剥的风险增加。

二、病理生理改变

胎盘早剥的主要病理改变是底蜕膜出血并形成血肿,使胎盘从附着处分离。按病理生理变化,将胎盘早剥分为显性剥离、隐性剥离和混合性剥离三种类型(图6-5)。

1. 显性剥离　又称外出血,若剥离面小,出血量少,无明显临床表现;若底蜕膜继续出血,胎盘从边缘剥离,血液沿胎膜与子宫壁之间经宫颈向外流出。

2. 隐性剥离　又称内出血,胎盘从中央剥离,胎盘边缘仍附着于子宫壁之上,血液积聚于胎盘与宫壁之间,无阴道流血。

3. 混合性剥离　又称混合型出血,既有内出血又有外出血,开始多为隐性出血,因积血增多而冲开胎盘边缘,部分血液经子宫口流出。此类型对母体和胎儿威胁大。

胎盘早剥内出血急剧增多,积聚于胎盘与子宫壁之间,胎盘后血肿压力增加,血液侵入子宫肌层,引起肌纤维分离、断裂,甚至是变性,当血液渗透至子宫浆膜层时,子宫表面呈现出紫蓝色淤斑,称为子宫胎盘卒中,又称库弗莱尔子宫。子宫肌层由于血液浸润,收缩力减弱,造成产后

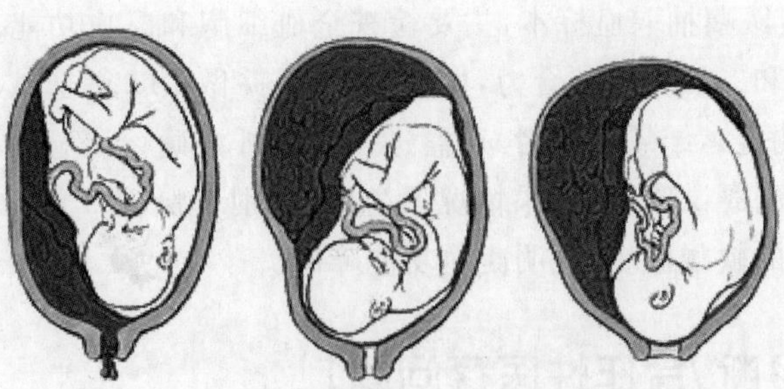

图 6-5 胎盘早剥的分类

注:(a)显性剥离;(b)隐性剥离;(c)混合性剥离。

出血。

胎盘早剥持续时间越长,促凝物质不断进入母血,激活纤维蛋白溶解系统,产生大量的纤维蛋白原降解产物,引起继发性纤溶亢进。大量凝血因子消耗而导致凝血功能障碍。因此,严重的胎盘早剥可引起弥散性血管内凝血(DIC)等一系列病理生理改变。

【护理评估】

一、健康史

评估有无可能导致发病的因素,如妊娠期高血压疾病、胎盘早剥史、仰卧位低血压综合征或者外伤史等。

二、身心状况

(一)身体评估

根据病情严重程度将胎盘早剥分为 3 度,护士应依据不同程度的临床表现,全面评估孕妇情况。

Ⅰ度 以外出血为主,剥离面较小,常无腹痛或轻微腹痛,贫血体征不明显。腹部检查:子宫软,大小符合妊娠周数,胎位清楚,胎心率正常。产后检查胎盘:胎盘母面有凝血块或压迹。

Ⅱ度 剥离面在 1/3 左右,常突发持续性腹痛、腰酸或腰背痛,疼痛程度与胎盘后积血的多少成正比。无阴道流血或流血量不多,贫血程度与阴道流血量不符。腹部检查:子宫大小大于妊娠周数,宫底逐渐升高。宫缩间隙时,可触及胎位,胎心率尚可,胎盘附着处压痛明显。产后检查胎盘:胎盘母面有凝血块或压迹。

Ⅲ度 剥离面超过胎盘面积的 1/2,可出现恶心、呕吐、面色苍白、血压下降等休克症状,休克程度大于阴道出血量,临床表现较Ⅱ度加重。腹部检查:子宫硬如板,无宫缩间隙,不能触及胎位,胎心音消失。产后检查胎盘:胎盘母面有凝血块或压迹。

(二)心理-社会评估

胎盘早剥孕妇往往在危急情况下入院,孕妇及家属常出现高度紧张和焦虑恐惧心理。

三、相关检查

1. 腹部检查 通过四部触诊法检查子宫大小与孕周是否相符、确定胎方位、腹部压痛等情况。

2. B超检查 可协助了解胎盘部位及胎盘早剥的类型,可明确胎儿大小等情况,同时可排除前置胎盘。但是 B 超检查如为阴性结果也不能完全排除胎盘早剥的可能性。

3. 实验室检查　遵医嘱抽取血标本,主要检查全血细胞和凝血功能。对于胎盘早剥Ⅱ度和Ⅲ度孕妇应检测肾功能和二氧化碳结合力,做血气分析,并做 DIC 筛选试验(血小板计数、凝血酶原时间、血纤维蛋白原测定),结果可疑者,还需进一步做纤溶确诊试验(凝血酶时间、优球蛋白溶解时间和血浆鱼精蛋白副凝试验)。如果情况紧急,可抽肘静脉血 2 mL 放入干燥试管中,7 min 后若无血块或形成易碎的软凝血块,说明凝血功能障碍。

【可能的护理诊断/合作性医疗问题】

1. 潜在并发症:DIC。
2. 组织灌注量不足的危险　与产时并发 DIC 有关。
3. 有胎儿窒息的危险　与并发 DIC 以致对胎儿血供不足有关。
4. 恐惧　与担心母儿安危有关。

【预期目标】

(1) 及时剖宫产,产时孕妇未出现凝血功能障碍。
(2) 做好产后预防出血治疗,孕妇未发生产后出血。
(3) 及时剖宫产,胎儿娩出时 Apgar 评分 9 分。
(4) 经医生护士的多次解释,孕妇及家属能积极配合治疗护理。

【护理措施】

胎盘早剥的处理原则为纠正休克、及时终止妊娠、防治并发症。根据不同的处理方式,采取相应的护理措施。

1. 纠正休克　护士应迅速开放静脉通路,遵医嘱输入新鲜血,以补充血容量及凝血因子。
2. 做好终止妊娠的准备　一旦确诊Ⅱ、Ⅲ度胎盘早剥应及时终止妊娠。根据孕妇的病情、胎儿情况、产程进展、胎产式等来决定终止妊娠的方法。做好术前准备,包括皮试、备皮等。积极配合医生做好相应的处理。
3. 预防并发症　严密观察孕妇病情变化,及时发现并发症,包括凝血功能障碍、产后出血及肾衰竭。护士应观察孕妇有无皮下出血、子宫出血不凝、少尿等现象,产后严密观察宫缩情况及出血量,发现异常及时通知医生并处理。
4. 产褥期护理　加强孕妇营养,纠正贫血。做好会阴护理,勤更换会阴垫,保持会阴清洁,防止产后感染。
5. 心理护理　提供全面的孕妇心理支持。加强对疾病的宣教,使孕妇正确对待疾病的发生发展,告诉孕妇疾病的危险性,积极配合及接受治疗方案,消除恐惧心理,正确面对疾病的结局。

【健康教育】

(1) 胎盘早剥是妊娠晚期严重危及母体及胎儿生命的并发症之一,积极对高发因素进行预防至关重要。
(2) 嘱孕妇按期参加产前检查,预防和治疗妊娠期高血压疾病等。
(3) 避免妊娠晚期仰卧位及腹部外伤。

【护理评价】

（1）孕妇未发生并发症。

（2）胎儿生命体征正常。

任务七 妊娠期高血压疾病妇女的护理

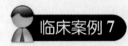 临床案例7

　　淼淼，29岁，妊娠34+1周，无流产史，有规律产检，各项实验室检查无明显异常，孕期顺利，无头痛、头晕、视力模糊、皮肤瘙痒。近日自觉下肢水肿，渐重，24 h尿蛋白定量0.13 g，今觉头痛1天，无恶心、呕吐等不适主诉，B超检查示：单胎，LOP，双顶径91 mm，股骨长65 mm，胎盘右后壁，厚38 mm，Ⅱ级。羊水指数：118 mm。脐血流：2.94，胎儿颈周见脐血流，估计胎儿体重2875 g。尿常规提示尿蛋白（＋＋），血压164/120 mmHg。医生拟"G_1P_0，孕34+1周，重度子痫前期"收治入院。

　　责任护士做入院护理评估，淼淼入院时不知道为什么会头痛，不知道尿蛋白的意义，也不知道入院后如何治疗，甚至被本次妊娠是否能继续等一系列问题困扰着。

　　该孕妇因重度子痫前期收治入院。重点是门诊护士如何快捷地发现重度子痫前期的孕妇，在治疗过程中，如何预防并发症。

　　问题：

　　1. 对孕妇目前的医学诊断是什么？有何依据？

　　2. 按急需解决的健康反应的顺序，用PSE公式书写该孕妇的护理诊断/合作性医疗问题。

　　3. 针对该孕妇，首选什么药物治疗？使用该药物有哪些注意事项？

【概述】

　　妊娠期高血压疾病是妊娠与血压升高并存的一组疾病，包括妊娠期高血压、子痫前期、子痫、慢性高血压并发子痫前期及慢性高血压合并妊娠。该组疾病严重影响母婴健康，是孕产妇和围产儿病死率升高的主要原因。

一、高危因素

　　根据流行病学调查发现，以下因素与妊娠期高血压疾病的发生有着密切的关系：①孕妇年龄≥40岁；②有子痫前期病史或家族史（母亲或姐妹）；③本次妊娠为多胎妊娠、首次怀孕、妊娠间隔时间≥10年以及孕早期收缩压≥130 mmHg或舒张压≥80 mmHg；④高血压、慢性肾炎、糖尿病；⑤抗磷脂抗体阳性。

二、病因学说

　　1. 遗传学说　　妊娠期高血压疾病具有家族倾向性，提示遗传因素与之有关，但是遗传方式不明确。

　　2. 子宫-胎盘缺血缺氧学说　　由于子宫张力增高，影响子宫血液供应，造成子宫-胎盘缺血缺氧所致。

3. 免疫学说　胎儿是一个半移植物,成功的妊娠要求母体免疫系统对其充分耐受。免疫学观点认为妊娠期高血压疾病病因是胎盘某些抗原物质免疫反应的变态反应。

4. 血管内皮细胞受损　子痫前期的基本病理变化是血管内皮细胞损伤,它使扩血管物质减少,而缩血管物质合成增加,从而促进血管痉挛。另外,血管内皮损伤还可激活血小板及凝血因子,加重子痫前期高凝状态。肿瘤坏死因子、白细胞介素-6、极低密度脂蛋白及氧化应激反应都会引起子痫前期血管内皮损伤。

5. 营养缺乏　有研究发现,妊娠期高血压疾病的发生发展与低蛋白血症、钙、镁、锌、硒等有关。饮食中钙摄入不足,使血清钙下降,导致血管平滑肌细胞收缩。锌在核酸和蛋白质的合成中有重要的作用。硒可防止机体受脂质过氧化物的损害,提高机体免疫功能,避免血管壁的损伤。维生素 C 和维生素 E 为抗氧化剂,可抑制磷脂过氧化物作用,减轻内皮细胞损伤。

6. 胰岛素抵抗　研究发现,胰岛素抵抗与妊娠期高血压疾病的发生密切相关。妊娠期高血压疾病妇女存在胰岛素抵抗,高胰岛素血症可导致脂质代谢紊乱,影响前列腺素 E_2 的合成,增加外周血管的阻力,升高血压。

三、病理生理变化

妊娠期高血压疾病的基本病理生理变化是全身小动脉痉挛,内皮损伤及局部缺血。全身各组织器官因缺血、缺氧而受到不同程度的损害。

1. 心血管　由于血管痉挛,外周阻力增加,血压升高。心脏后负荷增加,心输出量减少,导致心肌缺血、心肌点状出血或坏死,严重时导致心力衰竭。

2. 脑　脑血管痉挛,通透性增加,脑水肿、充血等。大范围脑水肿所致中枢神经系统症状主要表现为感觉迟钝、思维混乱,甚至会出现昏迷,发生脑疝。

3. 肝　肝脏的特征性损伤是门静脉周围出血,严重时门静脉周围坏死。

4. 肾　肾小动脉痉挛,肾脏缺氧,肾小球通透性增加,出现蛋白尿;肾小球滤过率下降,钠重吸收增多,出现水肿。

5. 血液　妊娠期高血压疾病妇女伴有高凝血状态。由于全身小动脉痉挛,血管壁渗透性增加,血液浓缩,血细胞比容下降而出现贫血或溶血。

6. 胎盘　胎盘血管急性动脉粥样硬化,使胎盘功能下降,胎儿生长受限,胎儿窘迫。

【护理评估】

一、健康史

评估孕妇既往病史,有无原发性高血压、糖尿病等;评估妊娠 20 周前有无高血压、蛋白尿、水肿及抽搐等现象;评估有无家族史。特别注意评估孕妇有无头痛、视力模糊等不适主诉。评估此次妊娠经过,出现异常情况的时间及治疗经过。

二、身心状况

(一)身体评估

根据妊娠期高血压疾病的分类及临床表现,对不同类型的孕妇进行评估。

1. 妊娠期高血压　妊娠期首次出现高血压,收缩压≥140 mmHg,舒张压≥90 mmHg,于产后 12 周内恢复正常;尿蛋白(-);孕妇可出现上腹部不适或血小板减少。一般产后方可确诊。

2. 子痫前期

(1)轻度:妊娠 20 周后出现收缩压≥140 mmHg,舒张压≥90 mmHg;尿蛋白≥0.3 g/24 h

或随机尿蛋白(+)。

(2)重度:妊娠34周之前出现血压持续升高,收缩压≥160 mmHg,舒张压≥110 mmHg;尿蛋白≥5.0 g/24 h或随机尿蛋白不少于(+++);持续性头痛或视力模糊;持续性上腹部疼痛;肝脏功能异常;肾脏功能异常;低蛋白血症伴胸腹腔积液;血液系统异常;心力衰竭、肺水肿;胎儿生长受限或羊水过少。

3.子痫 子痫前期基础上发生不能用其他原因解释的抽搐称为子痫。子痫抽搐进展迅速,前驱症状短暂,表现为抽搐;随之深部肌肉僵硬,很快发展为典型的全身强直性收缩,持续1~1.5 min,期间孕妇无呼吸运动。抽搐停止,呼吸恢复,但孕妇仍处于昏迷,最后意识恢复,也容易激惹和烦躁。

4.慢性高血压并发子痫前期 慢性高血压孕妇妊娠前无蛋白尿,妊娠后出现蛋白尿,尿蛋白≥0.3 g/24 h;或妊娠前有蛋白尿,妊娠后蛋白尿明显增加或血压进一步升高或出现血小板<100×10^9/L。

5.妊娠合并慢性高血压 妊娠20周前收缩压≥140 mmHg,舒张压≥90 mmHg,妊娠期无明显加重;或妊娠20周后首次诊断高血压并持续到产后12周以后。

(二)心理-社会评估

评估孕妇及家属对妊娠期高血压疾病的认识程度、焦虑和恐惧的程度、配合治疗和护理的程度。

三、相关检查

1.尿常规检查 根据蛋白定量确定病情严重程度;根据镜检出现管型判断肾功能受损情况。

2.血液检查 测定血红蛋白、血细胞比容、血浆黏度、全血黏度以了解孕妇血液浓缩程度;病情严重者应测血小板计数、凝血时间、凝血酶原时间、纤维蛋白原和血浆鱼精蛋白副凝试验(3P试验)等以了解有无凝血功能异常;测定血电解质及二氧化碳结合力以及时了解有无电解质紊乱及酸中毒。

3.眼底检查 检查眼底小动脉的痉挛程度是反映妊娠期高血压疾病严重程度的一项重要指标。

4.肝、肾功能测定 测定丙氨酸氨基转移酶、血尿素氮、肌酐及尿酸等。

5.其他检查 如心电图、超声心动图、胎盘功能、胎儿成熟度检查等。

【可能的护理诊断/合作性医疗问题】

1.有误吸的危险 与子痫抽搐有关。

2.有不能维持自主呼吸的危险 与硫酸镁中毒呼吸停止有关。

3.恐惧 与担心母体及胎儿安危有关。

4.有胎儿窒息的危险 与胎盘血供不足有关。

5.有皮肤完整性受损的危险 与服用镇静剂后嗜睡不翻身有关。

6.体液过多 与肾功能受损血浆蛋白减少有关。

【预期目标】

(1)入院后,孕妇未发生子痫抽搐,未发生窒息。

(2)入院后,孕妇呼吸正常,未发生硫酸镁中毒。

(3)经医生护士仔细讲解,孕妇及家属恐惧心情有所缓解。

(4)至胎儿娩出前,胎儿在宫内发育正常。

（5）住院期间，孕妇未发生压疮。

（6）胎儿娩出前，孕妇肾功能无进行性受损。

【护理措施】

妊娠期高血压疾病治疗目的是控制病情、延长孕周、确保母体及胎儿安全。治疗基本原则是休息、镇静、解痉，有指征地降压、利尿、密切监测母体及胎儿情况，适时终止妊娠。根据不同分期，给予个体化治疗方案。妊娠期高血压期，休息、镇静、监测母体及胎儿情况，酌情降压治疗；子痫前期，镇静、解痉，有指征地降压、利尿、密切监测母体及胎儿情况，适时终止妊娠；子痫期，控制抽搐，病情稳定后终止妊娠。根据孕妇的医学诊断，做好相应的护理措施。

1. 妊娠期高血压疾病孕妇的护理　加强孕期教育。嘱孕妇增加产前检查次数，检查蛋白尿，听取孕妇有无头痛、眼花、上腹部不适的主诉，每日监测体重和血压情况；指导孕妇休息以左侧卧位为宜，每天不少于 10 h 的睡眠时间，必要时给予镇静药物。注意补充蛋白质、维生素、钙和铁。

2. 子痫前期的护理　孕妇需住院治疗，保持病室安静，避免各种刺激，协助完成生活护理。

3. 子痫的护理

（1）专人护理：专人看护，进行心电监护，电子监测胎心率，详细记录抽搐发作的时间、间歇及持续时间，及其他病情和治疗经过，随时观察病情变化。

（2）避免刺激：将孕妇安置在单人病房，保持空气流通、新鲜；保持环境安静，避免声、光刺激；所有诊疗及护理操作相对集中，做到动作轻柔。

（3）保持呼吸道通畅：孕妇取头低侧卧位，将张口器或缠好纱布的压舌板等用物放于孕妇上、下磨牙间，必要时用舌钳将舌拉出，以免舌后坠影响孕妇呼吸。子痫发生后给予氧气吸入。

（4）预防发生意外：床边应加床挡，防止坠床摔伤；抽搐时勿强行按压孕妇肢体；做好皮肤和口腔护理；做好留置导尿护理和会阴护理；记录 24 h 液体出入量。

（5）禁食禁水：孕妇处于昏迷或未完全清醒前应禁食、禁水，不给予口服药，宜在抽搐彻底控制、病情稳定后方可进食。

（6）做好终止妊娠准备：一般情况下，抽搐控制后 2 h，可考虑终止妊娠，并遵医嘱做好术前准备。

4. 一般护理

（1）病情观察：听取孕妇主诉，如出现头痛、眼花、胸闷、恶心、呕吐等，提示病情加重；密切观察生命体征，每日测体重、血压；测定尿常规及尿蛋白定量；电子监测胎心率；观察神志情况以及有无唇舌咬伤、摔伤、骨折、窒息或吸入性肺炎等；观察有无并发症的发生，如胎盘早剥、DIC、脑出血、肺水肿、急性肾衰竭等。

（2）终止妊娠孕妇的护理：做好术前准备；对于严重内出血，并出现休克的孕妇，应立即开放静脉通道，遵医嘱及时输血、输液、吸氧，纠正休克，并做好新生儿的抢救等准备工作。

（3）分娩期护理：分娩过程中，保持环境安静；密切观察产程，尽量缩短第二产程；电子监测胎心率、胎动情况；预防第三产程的产后出血，严密观察宫缩及出血量，检查胎盘、胎膜的完整性。

（4）产褥期护理：重度子痫前期孕妇在分娩后 24～48 h，也应预防产后子痫的发生，尽可能安排安静的休息环境，监测生命体征变化；加强观察子宫复旧情况，加强会阴护理，防止感染；指导人工喂养新生儿的技能。

（5）抢救准备：必要时给孕妇间断吸氧，同时备好呼叫器、床挡、急救车、吸引器、氧气、张口器、产包等急救药品和器械；备好新生儿抢救物品。

5. 用药护理

（1）硫酸镁：目前治疗子痫前期和子痫的首选解痉药物。

硫酸镁的用药方法主要是肌内注射和静脉给药两种。静脉给药时，首次负荷剂量为 25% 硫酸镁 2.5～5 g 加于 10％葡萄糖 20 mL 内静脉缓慢推注(15～20 min),继而将 25％硫酸镁 60 mL 加于 5％葡萄糖 500 mL 内静脉滴注,速度以每小时 1～2 g 为宜;肌内注射时,将 25％硫酸镁 20 mL 加 2％利多卡因 2 mL 深部肌内注射,每日 1～2 次;24 h 硫酸镁总量为 25～30 g。

硫酸镁的中毒反应首先表现为膝反射减弱或消失,随着血镁浓度的增加可出现全身肌张力减退和呼吸抑制,严重者心跳可突然停止。因此,护士应在每次用药前加强观察膝反射是否存在;呼吸频率是否≥16 次/分;尿量≥600 mL/24 h 或≥25 mL/h。如果出现膝反射消失等异常情况,应立即通知医生停用硫酸镁,并遵医嘱用 10％葡萄糖酸钙 10 mL 解毒。

(2) 降压药:常选用对胎儿无毒副作用,不影响心搏出量、肾血流量、子宫胎盘灌注量和不引起血压急剧下降或下降过低的药物,如拉贝洛尔、硝苯地平、尼莫地平、硝普钠等。使用降压药时,需严密监测血压,根据血压情况调节滴速。不要使血压下降幅度过大,以免引起脑出血或胎盘早剥。

(3) 镇静剂:常用的镇静剂有地西泮、冬眠合剂等,有镇静和抗惊厥作用,可用于硫酸镁有禁忌或疗效不明显者,分娩期慎用。使用冬眠合剂期间,嘱孕妇绝对卧床休息,以防直立性低血压而突然跌倒发生意外。

(4) 利尿剂:仅用于全身水肿、急性心力衰竭、肺水肿、脑水肿的孕妇。常用的药物有呋塞米、甘露醇等。大量利尿可导致电解质丢失,应监测血电解质及血液浓缩情况,观察有无血容量不足的临床表现。

(5) 维生素 C:遵医嘱给予 10％葡萄糖加维生素 C 静脉滴注,增强宫内胎儿对缺氧的耐受力。

6. 心理护理　解除孕妇的顾虑,多与孕妇沟通,让孕妇说出内心的感受,增强信心,使孕妇心情愉快,积极配合治疗及护理。

【健康教育】

(1) 宣教妊娠期高血压疾病的相关知识,使孕妇和家属对该疾病有正确的认识。

(2) 加强孕期检查,注意休息,以左侧卧位为宜。指导合理均衡的饮食,加强自我监护,坚持每天 3 次的胎动计数,掌握自觉症状,发现异常情况及时就诊。

(3) 嘱孕妇养成良好的卫生习惯,保持外阴部的清洁、干燥,必要时使用消毒会阴垫,防止上行感染。

(4) 对血压尚未正常的孕妇(产妇),应嘱坚持治疗,定期随访,防止病情发展或转为高血压病。

(5) 嘱孕妇产后 42 天到医院复诊,了解生殖器官复旧情况。

(6) 帮助孕妇选择合适的避孕方式,应在血压正常 1～2 年后再次妊娠。

【护理评价】

(1) 孕妇病情已得到较好的缓解,能够继续妊娠。

(2) 孕妇情绪稳定,积极配合治疗和护理。

(3) 胎儿发育较好。

(4) 胎儿娩出 1 min 的 Apgar 评分为 8 分。

任务八 妊娠合并肝内胆汁淤积妇女的护理

临床案例 8

晶晶,33 岁,妊娠 38^{+4} 周,无流产史,有正规产检,各项实验室检查无明显异常,妊娠 33 周时常规产检,查血:丙氨酸转氨酶(ALT)63 U/L,总胆汁酸(TBA)正常,无不适,至内科就诊,给予多烯磷脂酰胆碱(易善复)及茵栀黄口服。妊娠 34 周时随访 ALT 79 U/L,TBA 13.4 μmol/L,妊娠 35 周时随访 ALT 54 U/L,TBA 13.1 μmol/L,无皮肤瘙痒,自觉胎动正常,无腹痛腹胀,无阴道流血流液。妊娠 36 周时出现手足心瘙痒,明显的抓迹,无黄疸,肝功能正常,TBA 13.1 μmol/L,医生拟"G_1P_0 孕 38^{+4} 周,妊娠期肝内胆汁淤积症"收治入院。

责任护士做入院护理评估,晶晶对该疾病有相关知识了解,知道该疾病对自己和胎儿有很大影响,因此,非常担忧胎儿健康,也担心是否能顺利分娩。

该孕妇并发妊娠期肝内胆汁淤积症,已足月。重点关注胎儿在官内的耐受力,终止妊娠的指征,减轻不适与痛苦,解除孕妇的顾虑。

问题:

1. 该个案可能存在哪些护理诊断/合作性医疗问题?

2. 作为责任护士,配合医生治疗的同时,对晶晶目前的焦虑情绪应进行哪些心理护理?

3. 对该孕妇进行哪些方面的健康宣教?

【概述】

妊娠期肝内胆汁淤积症是妊娠期特有的并发症,有明显的地域和种族差异,在我国长江流域等地发病率较高。

一、病因

目前病因尚不清楚,可能与以下因素有关。

1. 遗传因素 种族差异、地区分布性、家族聚集性和再次妊娠的高复发率均存在较明显的遗传因素。

2. 女性激素 临床研究发现,妊娠期肝内胆汁淤积症多发生在高雌激素水平状态的孕妇,如妊娠晚期、双胎妊娠、卵巢过度刺激及既往使用口服复方避孕药者。有研究认为,妊娠期肝内胆汁淤积症可能与雌激素代谢异常及肝脏对妊娠期生理性增加的雌激素高敏感性有关。

3. 环境因素 流行病学研究发现,妊娠期肝内胆汁淤积症的发病率与季节有关,冬季高于夏季。

二、影响

1. 对母体的影响 妊娠期肝内胆汁淤积症妇女伴发明显的脂肪痢时,脂溶性维生素 K 吸收障碍,导致凝血功能异常,引起产后出血。

2. 对胎儿的影响 由于胆汁酸可促进前列腺素释放诱发宫缩,使早产儿发生率升高;同时胆汁酸促血管收缩,使绒毛间隙狭窄,可发生胎儿窘迫,使围产儿死亡率增加。

【护理评估】

一、健康史

评估孕妇既往病史,有无流产、早产、死产、围产儿死亡等;评估孕妇有无皮肤瘙痒和黄疸,出现异常情况的时间及治疗经过。

二、身心状况

（一）身体评估

妊娠期肝内胆汁淤积症的主要临床表现为瘙痒、黄疸、皮肤抓痕。评估孕妇在妊娠 30 周后有无皮肤瘙痒及瘙痒的程度，四肢皮肤有无因瘙痒而出现条状抓痕。孕妇常出现持续性，白昼轻、夜间加剧的瘙痒。瘙痒部位一般始于手掌和脚掌，后渐渐向肢体近端延伸，甚至发展到面部。这种瘙痒症状常常出现在实验室异常检查结果之前。还应评估孕妇有无黄疸等。

（二）心理-社会评估

严重瘙痒可引起失眠和情绪改变，护士应评估孕妇心理耐受能力、孕妇和家属对妊娠期肝内胆汁淤积症的认识程度、焦虑和恐惧的程度、配合治疗和护理的程度。

三、相关检查

1. 血清胆汁酸测定　诊断妊娠期肝内胆汁淤积症的主要实验室依据是血清总胆汁酸的测定，也是监测病情及治疗效果的重要指标。

2. 肝功能测定　多数妊娠期肝内胆汁淤积症的孕妇门冬氨酸转氨酶（AST）、丙氨酸转氨酶（ALT）轻中度升高；部分孕妇血清胆红素轻中度升高。

3. 病理检查　病情严重时可做肝细胞活检。

【可能的护理诊断/合作性医疗问题】

1. 皮肤完整性受损　与胆汁淤积有关。
2. 焦虑　与担心母体及胎儿安危有关。
3. 有死胎的危险　与胆汁酸毒性作用有关。

【预期目标】

（1）住院期间，孕妇皮肤完整无破损。
（2）入院后，孕妇焦虑心理缓解，安心接受治疗和护理。
（3）治疗后，未发生死胎。

【护理措施】

1. 一般护理　卧床休息，以左侧卧位为宜，增加胎盘血流量，遵医嘱给予吸氧、高渗葡萄糖、维生素等。定期监测肝功能和血清胆汁酸。

2. 用药护理　遵医嘱给予熊去氧胆酸、S-腺苷蛋氨酸、地塞米松、维生素 K 等药物。治疗期间配合医生监测肝功能及其他生化指标。

3. 产前护理　妊娠 34 周开始每周行 NST 试验（即在没有宫缩及其他外界负荷刺激情况下，观察胎动后胎心率的变化），遵医嘱使用促凝血因子药物。必要时配血。对于胎膜早破的孕妇，应观察羊水的性质。

4. 产后护理　产后持续观察生命体征及宫缩情况，根据医嘱给予宫缩剂，防止产后出血。

5. 心理护理　耐心听取孕妇主诉和提问，讲解疾病的相关知识，提供所需的信息。帮助孕妇保持良好的心态，积极配合治疗。发挥家庭支持系统，减轻心理应激，增强心理耐受性。

【健康教育】

(1) 指导孕妇正确评估身心康复情况,保持良好的心态面对妊娠的结局。

(2) 加强自我监护,每天坚持胎动计数 3 次,一旦胎动异常立即报告值班护士。

(3) 嘱孕妇勿抓挠皮肤,勤剪指甲、勤换内衣裤,保持床单的整洁。

【护理评价】

(1) 孕妇皮肤无破损。

(2) 孕妇情绪稳定,焦虑心理缓解,积极配合治疗护理。

(3) 母体及胎儿平安。

任务九 羊水量异常妇女的护理

子任务一 羊水过多妇女的护理

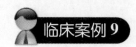

临床案例 9

佳佳,32 岁,妊娠 38^{+3} 周,无流产史,按期产检,各项实验室检查无明显异常,唐氏筛查示低风险,B超检查未发现胎儿畸形。孕期顺利,无头痛、头晕、视力模糊、皮肤瘙痒。B 超检查提示单胎,LOA,羊水指数:260 mm。医生以"G_1P_0,孕 38^{+3} 周,羊水过多"收治入院。

责任护士做入院护理评估,孕妇知道胎儿无畸形,情绪较稳定,只是想能否早些分娩,已有数周坐卧不宁,且近来呼吸不畅。

该孕妇妊娠足月,羊水过多入院。重点是羊水过多并发症的预防措施。

问题:

1. 该个案可能存在哪些护理诊断/合作性医疗问题?

2. 如何配合医生对羊水过多的孕妇进行放羊水治疗?

3. 运用所学的知识针对佳佳目前的状况应采取什么护理措施?

【概述】

一、概念

羊水过多是指妊娠期间羊水量超过 2000 mL,包括急性羊水过多和慢性羊水过多,前者的羊水量在数日内急剧增多;后者是指羊水量在数周内缓慢增多。在羊水过多的孕妇中,有 1/3 病因不明的称为特发性羊水过多。

二、病因

羊水过多孕妇多数与双胎妊娠、胎儿畸形、妊娠合并症等因素有关。

1.多胎妊娠 多胎妊娠羊水过多的发生率是单胎妊娠的 10 倍,因两个胎儿间的血液循环相通,循环血量增多,尿量增多,而导致羊水过多。

2.胎儿畸形 常见的胎儿畸形以神经系统和消化道畸形为多。前者因脑脊膜暴露,脉络膜组织增殖,渗出液增多;抗利尿激素缺乏,使尿量增加;中枢吞咽功能异常,导致羊水增多及吸收减少。后者使胎儿不能吞咽羊水,使羊水积聚而引起羊水过多。

3.妊娠合并症　妊娠期糖尿病孕妇因母体高血糖导致胎儿血糖升高,产生高渗性利尿,使胎盘胎膜渗出增加,羊水过多。此外,妊娠期高血压疾病、重度贫血等均可导致羊水过多。

【护理评估】

一、健康史

评估孕妇既往病史,有无妊娠合并症、先天性畸形家族病史及生育史等。

二、身心状况

(一)身体评估

根据急、慢性羊水过多的不同临床表现,应全面评估孕妇情况。一般于妊娠 20～24 周,羊水量急剧增多,在数日内子宫急剧增大,膈肌上抬,孕妇出现呼吸困难,甚至是发绀。产检时宫高、腹围大于同期孕周,腹壁皮肤紧绷发亮,下腔静脉回流受阻,出现下肢和外阴部水肿。子宫大小大于妊娠月份,胎位不清,胎心听不清;慢性羊水过多的孕妇较多见,多发生在妊娠晚期。因为羊水量在数周内缓慢增多,症状较缓和,孕妇能适应。

(二)心理-社会评估

评估孕妇及家属对该疾病的认识程度,可能会担心胎儿畸形而出现焦虑等心理。

三、相关检查

1. B 超检查　羊水过多重要的相关检查,不仅能测量羊水量,还可了解胎儿是否有无脑、脊柱裂等神经管缺陷。

2. 胎儿疾病检查　做羊水细胞培养或采集胎儿脐带血细胞培养,排除胎儿染色体异常。同时可行母血和羊水中甲胎蛋白的测定,若甲胎蛋白值明显增高,提示胎儿畸形。还可通过测定羊水中胎儿血型来预测胎儿有无溶血性疾病。

3. 其他检查　必要时做葡萄糖耐量试验;Rh 血型不合者,检查母体抗体滴度。

【可能的护理诊断/合作性医疗问题】

1. 有胎儿受损的危险　与羊水过多易导致胎膜早破、脐带脱垂有关。
2. 舒适改变　与不能平卧有关。
3. 有皮肤完整性受损的危险　与尾骶骨局部受压有关。

【预期目标】

(1)经责任护士讲解,孕妇及家属懂得胎膜早破后应采取的体位,胎儿的受损减轻到最低程度。
(2)经医生、护士的关心,孕妇焦虑心理缓解,安心接受治疗和护理。
(3)帮助安置较舒适的半卧位,孕妇及家属也学会适时调整卧位。

【护理措施】

针对病因处理。若因胎儿畸形引起的羊水过多,则立即终止妊娠;若胎儿正常,则根据羊水过多程度与胎龄最终决定处理方法。

1. 预防并发症　嘱孕妇卧床休息,减少下床活动,一旦发生胎膜早破,则立即平卧,同时报告值班护士。慢性羊水过多,宜取左侧卧位,以改善胎盘血液供应,避免胎儿宫内缺氧。急性羊水过多,可取半卧位,与左侧半卧位交替,改善呼吸情况、提高胎盘胎儿血供,避免压疮。

2. 病情观察　未住院孕妇:增加产前检查的次数,听取孕妇的主诉,监测宫高、腹围和体重等,每天胎动计数 3 次。住院孕妇:观察孕妇的一般情况、生命体征,严密观察胎心率变化,听取孕妇的主诉。分娩期产妇:加强观察产程,胎膜破裂及时检查,排除脐带脱垂,避免宫缩乏力、产程延长或胎盘早剥等并发症。

3. 配合治疗　当孕妇自觉症状明显时,协助医生行经腹羊膜腔穿刺放羊水,缓解压迫症状。责任护士事先准备腹带和沙袋。行穿刺时,严格执行无菌操作技术,防止感染。放羊水速度不宜过快,一次放羊水量不超过 1500 mL。放羊水后腹部放置沙袋加腹带包扎,防止血压骤降而发生休克。

4. 心理护理　向孕妇说明保持心情愉快对促进胎儿发育的重要性,鼓励孕妇说出心理感受,提供心理支持,帮助孕妇积极参与治疗和自我保健。

5. 终止妊娠护理　可采用人工破膜引产和经腹羊膜腔穿刺放出适量羊水后注入依沙吖啶引产。人工破膜时需要注意行高位破膜,用穿刺针刺破胎膜 1~2 个孔,使羊水缓慢流出,避免宫腔内的压力骤降,防止发生胎盘早剥、休克等;破膜后要严密观察孕妇血压、心率变化。

【健康教育】

(1) 嘱孕妇定期门诊随访,注意休息。

(2) 每周 B 超检查羊水情况,2 周做一次 NST。

(3) 针对本次妊娠失败的家庭,告诉她们羊水过多无遗传性,创造良好氛围再次怀孕。在子宫内膜完全修复之前,采取避孕措施。下次妊娠早期,避免对胎儿不利的因素。

(4) 计划怀孕前(至少提前 3 个月),服用叶酸,以减少胎儿神经管发育畸形。

【护理评价】

(1) 未发生脐带脱垂,胎儿娩出后 1 min Apgar 评分为 10 分。

(2) 孕妇的焦虑心情缓解,积极配合治疗与护理。

(3) 孕妇主诉能较舒适地休息。

子任务二　羊水过少妇女的护理

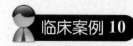

临床案例 10

艳艳,28 岁,妊娠 37^{+5} 周,无流产史,正规产检,各项实验室检查无明显异常,唐氏筛查示低风险,B 超畸形筛查无异常,孕期顺利。产检 B 超提示单胎,LOP,双顶径 90 mm,股骨长 68 mm,胎盘前壁,厚 27 mm,Ⅱ级,羊水指数:48 mm,脐血流:2.04,胎儿颈周见脐血流,估计胎儿体重 3169 g。医生拟"G_1P_0,孕 37^{+5} 周,羊水过少"收治入院。

责任护士做入院护理评估,艳艳不知道什么原因造成羊水少,当初一心想顺产,现在是满脸的无助。

该孕妇刚被诊断羊水过少,入院,不知道病情后果。重点让孕妇懂得该并发症的相关知识,并分析不能顺产的原因,以便让孕妇做好剖官产的心理准备。

问题:

1. 请用 PSE 公式书写该个案可能存在的护理诊断/合作性医疗问题。

2. 如何配合医生治疗？

3. 作为责任护士，如何根据艳艳的实际情况，配合医生治疗方案，同时让艳艳明白采取剖宫产方案的必要性，解除她的思想负担？

【概述】

一、概念

羊水过少是指妊娠晚期羊水量少于 300 mL。其发生率为 0.4%～4.0%。羊水量若少于 50 mL，围产儿病死率高达 88%。

二、病因

部分羊水过少的病因不明，主要与羊水产生减少或羊水外漏增加有关。常见有以下几种情况。

1.胎儿畸形　胎儿泌尿系统畸形、染色体异常、脐膨出、膈疝、法洛四联症小头畸形、甲状腺功能减退等均可引起羊水过少。其中以胎儿泌尿系统畸形为主，如先天性肾缺如、肾发育不全、输尿管或尿道狭窄导致少尿或无尿。

2.胎盘功能异常　胎盘功能异常使胎儿慢性缺氧引起胎儿血液重新分配，为保障胎儿脑、心脏的血供，肾血流量降低，使胎儿尿生成减少，导致羊水过少。过期妊娠、胎儿生长受限、胎盘退行性变都能导致胎盘功能异常而引起羊水过少。

3.母体因素　妊娠期高血压疾病、脱水、服用某种药物都可导致羊水过少。由于妊娠期高血压疾病使胎盘血流减少；脱水、血容量不足时，使血浆渗透压增高，胎儿血浆渗透压相应增高，尿量形成减少；服用前列腺素合成酶抑制剂、血管紧张素转化酶抑制剂等药物有抗利尿作用，长时间使用使尿量减少，发生羊水过少。

4.羊膜病变　由于胎膜破裂，羊水外漏速度大于羊水生成速度；羊膜通透性改变以及炎症、宫内感染都可能引起羊水过少。

【护理评估】

一、健康史

评估孕妇既往病史，有无妊娠合并症、先天性畸形家族史及生育史等，同时评估孕妇胎动时的感受。

二、身心状况

（一）身体评估

羊水过少的临床表现不典型。孕妇胎动时会感到腹痛，胎盘功能异常时胎动减少。子宫敏感，轻微刺激容易引起宫缩。检查宫高、腹围较同期孕周小，孕妇有子宫紧裹胎儿感。阴道检查时，前羊膜囊不明显，胎膜紧贴胎儿先露部。

（二）心理-社会评估

评估孕妇及家属对该疾病的认识程度，孕妇可能会担心胎儿畸形而出现焦虑等心理。

三、相关检查

1. B超检查　羊水过少重要的相关检查。不仅能测量羊水量，还能及时发现胎儿生长受限，胎儿肾缺如、肾发育不全、输尿管等畸形。

2. 羊水量直接测量　此方法不能早期诊断。主要是通过破膜时用容器放于外阴处或行剖宫术时用吸引器收集羊水。

3. 胎儿电子监护　羊水过少时胎儿的胎盘储备能力减低,无应激试验呈无反应型。宫缩导致脐带受压加重,威胁胎儿,胎心出现变异减速和晚期减速。

4. 产科检查　测量宫高、腹围,羊水过少者两者增长缓慢。

【可能的护理诊断/合作性医疗问题】

1. 有胎儿窒息的危险　与羊水过少导致胎儿窘迫有关。
2. 有胎儿受损的危险　与胎儿发育畸形有关。
3. 无能为力　与担心母体及胎儿安危有关。

【预期目标】

(1) 将胎儿的受损减轻到最低程度,使母婴平安。
(2) 孕妇及家属能正视胎儿畸形的现实,愿意终止妊娠。
(3) 孕妇有信心,迎接新生命的诞生。

【护理措施】

针对不同的病因,且根据妊娠周数及胎儿的情况制订护理方案。

1. 病情观察　观察孕妇的一般情况、生命体征,并听取孕妇的主诉;定期测量宫高、腹围和体重等;严密观察胎心率变化,及时发现并发症。严格监测 B 超,检查羊水量的变化,排除胎儿畸形。

2. 配合治疗　如果确诊羊水过少,合并胎儿畸形,应尽早终止妊娠。如果羊水过少,排除胎儿畸形,遵医嘱增加补液量,改善胎盘功能,同时抗感染。根据妊娠周数及估计胎儿的存活情况,遵医嘱行剖宫产术或阴道试产。若选择阴道试产,需观察产程进展,连续监测胎心变化。对于妊娠未足月,估计胎儿宫外存活率低者,可采用羊膜腔灌注液体法,增加羊水量期待治疗,延长妊娠期。同时,可遵医嘱应用宫缩抑制剂,预防早产。

3. 心理护理　向孕妇说明保持心情愉快对胎儿发育的重要性,鼓励孕妇说出心理感受,提供心理支持,帮助孕妇积极参与治疗和自我保健。

【健康教育】

(1) 做好自我保健,如休息时左侧卧位,以改善胎盘血液供应。
(2) 教会孕妇自我监测宫内胎儿情况的方法,如坚持每天胎动计数 3 次,一旦胎动小于 3~5 次/小时,立即到医院就诊。
(3) 针对本次妊娠失败的家庭,告诉她们羊水过少无遗传性,夫妇俩需共同调整心态,创造良好氛围再次怀孕。在子宫内膜完全修复之前,采取避孕措施。下次妊娠早期,避免对胎儿不利的因素。
(4) 计划怀孕前(至少提前 3 个月),服用叶酸,有利优生优育。

【护理评价】

(1) 自被诊断后,胎儿宫内生长发育尚可。

（2）经医生护士多次讲解，孕妇及家属愿意终止妊娠。

（3）经责任护士讲解，孕妇能配合治疗与护理。

任务十　多胎妊娠及巨大胎儿妇女的护理

子任务一　多胎妊娠妇女的护理

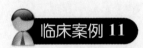
临床案例 11

静静，31岁，妊娠 36^{+4} 周，孕期顺利。B超检查提示双胎妊娠，胎儿1头位，LOP，双顶径 88 mm，股骨长 58 mm，估计胎儿体重 2264 g，脐血流 2.03；胎儿2横位，RScA，双顶径 80 mm，头围 284 mm，估计胎儿体重 2237 g，脐血流 2.50；胎盘左后壁，厚 38 mm，Ⅱ级，羊水指数：143 mm。医生拟"G_1P_0，孕 36^{+4} 周，双胎妊娠"收治入院。

责任护士做入院护理评估，静静目前心情愉悦，但觉得两胎儿体重低于正常，不知今后能否顺利地喂养。

该孕妇双胎妊娠，近足月，估计胎儿体重低于正常。重点指导产妇及家属如何喂养体重偏低的双胎。

问题：

1. 该个案可能存在哪些护理诊断/合作性的医疗问题？

2. 对该孕妇在分娩期应该如何护理？

3. 作为责任护士，对静静目前的担心应做何预见性解释及心理护理？

【概述】

一、概述

多胎妊娠是指一次妊娠宫腔内同时有两个或两个以上的胎儿，以双胎妊娠最多见，因此本次任务主要讨论双胎妊娠。一般受到遗传、年龄、胎次和药物的影响，可使双胎妊娠的发生率增加，如孕妇或其丈夫家族中有多胎妊娠史的、高龄孕妇，曾因不孕症使用过促排卵药物的孕妇等。

二、分类

1. 单卵双胎　由一个受精卵分裂形成的双胎妊娠。两个胎儿具有相同的遗传基因，即胎儿性别、血型及外貌等均相同。单卵双胎占双胎妊娠的30%。由于受精卵发生分裂的时间不同而分4种类型：①分裂发生在受精后3日内（桑葚期），形成两个独立的受精卵、两个羊膜囊，胎盘为两个或一个。此类型约占单卵双胎的30%。②分裂发生在受精后第4～8天（胚泡期），已分化出滋养细胞，未形成羊膜囊，有一个胎盘，两个羊膜囊。此类型占68%。③分裂发生在受精后第9～13天（羊膜囊已形成）。有一个胎盘，两胎儿共存于一个羊膜腔内。此类型占1%～2%。④受精卵在受精第13天后分裂（原始胚盘形成），机体不能完全分裂而形成联体双胎。如两个胎儿共有一个头部或胸腔等。此类型极为罕见。

2. 双卵双胎　由两个卵子分别受精形成的双胎妊娠。两个胎儿的遗传基因不完全相同，即胎儿性别、血型相同或不同，外貌、指纹等多种表现型不同。双卵双胎占双胎妊娠的70%。双卵双胎的胎盘多为两个，有时融合成一个，但是血液循环是各自独立的，有两个羊膜腔。

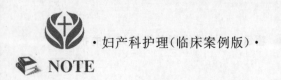
【护理评估】

一、健康史

评估孕妇既往病史,有无多胎妊娠的家族史、有无使用过促排卵的药物。评估年龄及胎次等情况。

二、身心状况

(一)身体评估

根据双胎妊娠的临床表现,对孕妇全面进行评估。双胎妊娠者早孕反应重,妊娠 24 周后子宫明显大于孕周。孕妇可有呼吸困难、胃部胀满、食欲减退、疲乏明显及腰背酸痛。孕妇会自感多处胎动。

(二)心理-社会评估

双胎妊娠的孕妇多数会表现比较喜悦,但得知属于高危妊娠时,又会出现焦虑紧张的心理。

三、相关检查

1. B超检查　一般妊娠 7～8 周时,B超检查下可见两个妊娠囊,可做早期诊断。对中晚期的双胎诊断率更高达 100%。

2. 产前检查　如果子宫较孕周大、羊水量多、腹部触诊多个小肢体和两个胎头等应考虑为双胎妊娠。

3. 胎心检查　应用多普勒胎心仪可在妊娠 12 周后听到两个频率不同的胎心音。

【可能的护理诊断/合作性医疗问题】

1. 有胎儿受损的危险　与双胎妊娠引起早产、胎头交锁、双胎输血综合征有关。

2. 潜在并发症　与胎盘早剥、脐带脱垂、宫缩乏力、产后出血等有关。

【预期目标】

(1)入院后,将母体及胎儿的受损减轻到最低程度,使母婴平安。

(2)治疗期间,及早发现潜在并发症,及时处理。

【护理措施】

根据不同的时期做好相应的处理。妊娠期应早诊断,增加产检次数,预防妊娠期高血压疾病、贫血,防止早产;分娩期应严密观察产程,勤听胎心,发现异常及时处理;第二个胎儿娩出后遵医嘱使用缩宫素,腹部放沙袋,防止因腹压骤降引起休克。产后 2～4 h 严密观察阴道出血量,防止产后出血。

1. 一般护理　指导孕妇在妊娠最后 2～3 个月,卧床休息,防止跌伤等意外。取左侧卧位为宜,以增加子宫胎盘的血流量,改善胎儿的供氧情况,减少早产的机会;加强孕妇营养,鼓励少食多餐,指导孕妇摄取富含蛋白质、维生素的食物。

2. 妊娠期　观察孕妇一般情况、生命体征,听取孕妇主诉,尤其应注意孕妇是否伴发妊娠期高血压疾病、胎盘早剥等并发症;增加产前检查次数,监测宫高、腹围、体重、胎心音变化等,预防早产和脐带脱垂。

3. 分娩期 严密观察产程和胎心率变化,预防宫缩乏力或产程延长,防止第二胎难产及产后出血。第一个胎儿娩出后,立即断脐,协助扶正第二个胎儿的胎位,使其保持纵产式,等待 20 min 左右,第二个胎儿自然娩出。如等待 20 min 后仍无宫缩,则协助人工破膜或遵医嘱静脉滴注缩宫素,促进宫缩。如发现脐带脱垂、胎盘早剥,立即用产钳助产或臀牵引,迅速娩出胎儿。如胎头高浮,应行内转胎位术及臀牵引术。如第二个胎儿为肩先露,先行外转胎位术,不成功再改用联合转胎位术娩出胎儿。必要时,第二胎可采用剖宫术终止妊娠。

第二个胎儿娩出后遵医嘱静脉滴注缩宫素,至少维持至产后 2 h,防止产后出血。腹部放沙袋,防止因腹压骤降引起休克。

4. 产褥期 预防产后宫缩乏力和产后出血;指导双胎的哺喂技能。

双胎的哺喂:哺喂前后的乳房护理、哺喂后新生儿的护理均同单胎,仅哺喂姿势不同,可双胎同时哺乳。产妇体力不支,也可双乳房同时吸乳,再由家属一起给双胎喂奶。

5. 心理护理 加强与双胎妊娠孕妇的沟通,告诉孕妇虽易发生高危妊娠,但医护人员会高度关注可能发生的并发症,并且现在的医疗水平能让母子平安,故不要过度担心母体及胎儿的安危;指导孕妇完成角色转变,接受成为两个孩子母亲的事实;向孕妇说明保持心情愉快、积极配合治疗的重要性。

【健康教育】

(1) 指导孕妇注意休息,取左侧卧位,或左侧半坐位;加强营养。

(2) 保持个人清洁卫生,防止感染。

(3) 一旦羊水破裂,立即平卧位,以防脐带脱垂。

(4) 注意阴道出血量,防止产后出血。

(5) 指导母乳喂养及产后来院复查。

(6) 指导选择有效的避孕措施。

【护理评价】

(1) 在医护人员严密观察下,顺利娩出活婴双胎。

(2) 经过责任护士讲解,孕妇及家属认真配合,未发生并发症,母婴安全。

子任务二 巨大胎儿妇女的护理

临床案例 12

苗苗,30 岁,妊娠 38^{+4} 周,无流产史,有规则产检,各项实验室检查无明显异常,孕期顺利。今无腹痛,无阴道流血流液,来复诊,B 超检查提示:头围径 35.9 cm,双顶径 10.7 cm,胸径 25 cm,腹围径 37.6 cm。医生拟"G_1P_0、孕 38^{+4} 周、巨大胎儿"收治入院。

责任护士做入院护理评估,苗苗目前很想知道能否顺产,并觉得胎儿过大一定危险,担心产程、产后恢复情况及孩子的健康情况等。

该产妇妊娠足月、巨大胎儿入院。重点评估能否顺产,并告知巨大胎儿对产程及产后恢复的影响,以及对胎儿的危害、新生儿健康的影响。

问题:

1. 针对巨大胎儿妇女,通常需排除哪些情况?
2. 巨大胎儿妊娠对母体及胎儿有哪些危害?
3. 对该巨大胎儿如何护理?

【概述】

巨大胎儿妇女属于高危妊娠。胎儿体重达到或超过 4000 g 者,称巨大胎儿。

巨大胎儿的确切病因不明确,可能与以下因素密切相关:妊娠合并糖尿病;肥胖孕妇;父母身材高大者;有分娩巨大胎儿史者;种族和民族因素;过期妊娠;高龄孕妇;经产妇。

【护理评估】

一、健康史

评估孕妇既往病史,有无糖尿病史及巨大胎儿分娩史等。评估妊娠前体重、血糖情况等。

二、身心状况

(一)身体评估

孕妇在妊娠期体重增加迅速,妊娠晚期有呼吸困难主诉。产检发现腹部明显膨隆,胎体大,先露部高浮。听诊胎心音清晰,位置较高。

(二)心理-社会评估

评估孕妇对巨大胎儿的认识程度。孕妇可能因担心巨大胎儿是否能顺利分娩或是否健康等问题,而出现紧张焦虑心理。

三、相关检查

1. B超检查　能测量胎儿双顶径、股骨长、腹围、头围等指标;可预测胎儿体重,但是预测巨大胎儿有一定难度,不能作为确诊的依据。
2. 腹部检查　触诊胎体大,先露部高浮。腹部膨隆明显,宫高大于 35 cm。听诊胎心音清晰,但位置较高。

【可能的护理诊断/合作性医疗问题】

1. 潜在并发症:产后出血、肩难产。
2. 焦虑　与担心分娩过程及母体与胎儿健康有关。

【预期目标】

(1)估计胎儿大小,选择合适的分娩方式,使母婴平安。
(2)经责任护士讲解,孕妇焦虑情绪减轻。

【护理措施】

1. 孕期护理　指导孕妇均衡营养膳食,产前检查监测体重、宫高、腹围等。针对宫高大于孕

NOTE

周的孕妇,排除妊娠合并糖尿病、双胎、羊水过多、头盆不称等因素。

2.产时护理 巨大胎儿的胎头双顶径往往会大于 10 cm,需要进一步测量胎儿肩围及胸径,若胸径大于双顶径 14 cm 者,警惕可能肩难产,不建议预防性引产。配合医生阴道助产,防止产后出血。对于巨大胎儿合并糖尿病孕妇,选择剖宫产术终止妊娠,做好术前准备,包括配血、皮试等。产后加强宫缩,预防产后出血;自然分娩者,特别检查软产道的损伤程度。

3.新生儿护理 对于巨大胎儿娩出后 $1\sim2$ h 开始给予糖水喂养,预防新生儿低血糖。仔细检查新生儿的手臂、锁骨有无损伤。

4.心理护理 向孕妇宣教有关自然分娩的风险,让孕妇及家属能接受医生建议的分娩方式,如适时做剖宫产术,及时终止妊娠。消除孕妇和家属的紧张焦虑等心理,积极配合治疗与护理。

【健康教育】

(1)指导孕妇定期产检,合理膳食。
(2)适当运动,控制体重。
(3)孕期需做妊娠合并糖尿病检测。

【护理评价】

(1)经医护人员讲解,接受剖宫产方案,母婴安全。
(2)经责任护士讲解,孕妇积极配合治疗与护理。

任务十一 胎膜早破妇女的护理

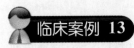
临床案例 13

刘笑,33 岁,妊娠 37^{+6} 周,无流产史,B 超畸形筛查无异常,孕期顺利,今凌晨 4 点少许阴道流液,偶有宫缩,急诊来院。查体:阴道流液 pH 值>7,宫口开一指,先露头,-2,羊水色清,量少。急诊妇产科医生拟"G_1P_0,孕 37^{+6} 周,胎膜早破"收治入院。

责任护士做入院护理评估,刘笑目前很紧张,担心胎儿会死在宫腔里,对于绝对卧床休息很不适应,对胎膜早破的概念一知半解。

该孕妇妊娠足月,胎膜早破入院。重点让孕妇及家属懂得绝对卧床休息对保护胎儿的意义;详细了解破膜时间。

问题:

1.该个案可能存在哪些护理诊断/合作性的医疗问题?

2.对该孕妇应该采取哪些护理措施?

【概述】

一、概念

胎膜早破是指临产前发生胎膜破裂。发生在妊娠 20 周以后,但未满 37 周者称未足月胎膜早破,发生率为 $2.0\%\sim3.5\%$。妊娠满 37 周后的胎膜早破发生率是 10%。胎膜早破给妊娠和分娩带来不利影响,可引起早产、胎盘早剥、羊水过少、脐带脱垂等,使孕产妇及胎儿感染率和围产

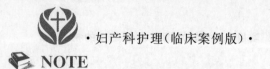

儿病死率显著增高。

二、病因

1. **胎膜受力不均** 由于头盆不称、胎位异常、胎先露部高浮可使胎膜受压不均而引起破裂。

2. **羊膜腔压力过高** 由于多胎妊娠、巨大胎儿、羊水过多使宫内压力增高,覆盖于宫颈内口的胎膜极易发生破裂。

3. **生殖道感染** 由于病原微生物上行感染而引起胎膜炎,细菌产生的蛋白酶、胶质酶和弹性蛋白酶可直接降解胎膜的基质和胶质,使胎膜局部抗张能力下降而破裂。

4. **营养因素** 如果缺乏维生素 C、锌及铜,会使胎膜抗张能力下降引起胎膜早破。

5. **机械性刺激** 妊娠晚期性交或创伤也会导致胎膜早破。

【护理评估】

一、健康史

评估孕妇既往病史及发生胎膜早破的原因,确定破膜时间、孕周、有无宫缩和感染情况。

二、身心状况

(一)身体评估

有 90% 胎膜早破的孕妇会突然感觉有较多液体从阴道流出,有时混有胎脂和胎粪。肛查时触不到羊膜囊,上推胎儿先露部时流液量增多。如果有感染时,胎心率增快,子宫有压痛。

(二)心理-社会评估

孕妇因为突然发生阴道流液,会出现惊慌失措,担心胎儿的安危而产生紧张焦虑的心理。

三、相关检查

1. **阴道液 pH 值测定** 最常用且简易的检查方法。正常阴道呈酸性,pH4.5~5.5;羊水的 pH7.0~7.5,当 pH≥6.5 时,则为阳性,准确率达 90%。

2. **阴道液涂片检查** 此检查方法的准确率达 95%,阴道液置于载玻片上,干燥后镜检有羊齿状结晶,以及染色后显微镜下见橘黄色胎儿上皮细胞或黄色脂肪小粒,均可确定为羊水。

3. **羊膜镜检查** 看不到前羊膜囊,可直视胎先露部,则可诊断胎膜早破。

4. **胎儿纤维结合蛋白测定** 当宫颈及阴道分泌物内胎儿纤维结合蛋白含量>0.05 mg/L 时,胎膜抗张能力下降,容易发生胎膜早破。

【可能的护理诊断/合作性医疗问题】

1. **有胎儿窒息的危险** 与脐带脱垂、早产有关。

2. **有宫腔感染的危险** 与下生殖道内病原菌上行感染有关。

【预期目标】

(1)治疗期间,未发生脐带脱垂等并发症。

(2)住院期间,孕妇未发生感染。

【护理措施】

原则是预防感染、脐带脱垂等并发症。

1. **严密观察病情变化** 监测胎心及胎动的变化。严密观察羊水性状、颜色、气味等。如果胎膜早破孕妇的孕周小于 35 周,应遵医嘱给予吸氧、地塞米松促胎肺成熟等治疗;如果孕周接近 37 周,破膜 12~18 h 后未临产者,应按医嘱采取尽快结束分娩的措施。

2. **预防感染** 给予消毒会阴垫,勤更换,保持会阴清洁干燥,每天会阴护理两次,防止感染。严密观察生命体征,遵医嘱做血常规检查,动态观察感染指标。一般破膜超过 12 h,遵医嘱给予孕妇及新生儿抗生素,预防感染。

3. **预防脐带脱垂** 脐带脱垂会造成胎儿缺氧或胎儿窘迫,甚者胎儿死亡。因此,胎膜早破时嘱孕妇绝对平卧位,防止脐带脱垂。胎膜早破时先露部入盆,则抬高臀部。同时,阴道检查以明确排除脐带脱垂,以监测胎心变化,及时发现隐性脐带脱垂。一旦发现脐带脱垂,配合医生立即结束分娩。

4. **心理护理** 用模型向孕妇及家属讲解脐带脱垂,让孕妇及家属懂得绝对卧床的重要性,解除孕妇的顾虑,根据破水的时间及病情的发展,给予预见性的指导,如不到妊娠 40 周的胎膜早破,将会导致早产,也可致脐带脱垂危及胎儿生命安全,故需要孕妇绝对平卧;预防感染,宫腔内感染接受抗生素治疗等,需取得孕妇的配合。

【健康教育】

(1) 向孕妇宣教胎膜早破的相关知识及危害,指导孕妇重视妊娠期卫生保健,妊娠晚期禁止性生活,避免重体力劳动和外伤等。

(2) 有宫颈内口松弛的孕妇,注意卧床休息,于妊娠 14~16 周遵医嘱行宫颈环扎术。

(3) 注意合理平衡的营养摄入。

【护理评价】

(1) 经严密观察和护理,未发生并发症,母体及胎儿安全。

(2) 住院期间,孕妇积极配合治疗与护理。

(王丽丽)

项目七　妊娠合并症妇女的护理

妊娠合并症是妊娠期常见的疾病,妊娠与这些内外科疾病相互影响,严重者甚至引起孕产妇和新生儿的死亡,所以在妊娠期要加强相关疾病的筛查和诊断,及时治疗,必要时终止妊娠;而分娩期要根据产妇的病情严重程度选择适宜的分娩方式,加强产程中的监护,减少产时及产后出血,预防产褥感染。新生儿应及早检查,及时治疗。临床常见妊娠合并症有心脏病、糖尿病、贫血、性传播性疾病等。

临床护士应该理解妊娠与内外科疾病的相互影响,识记常见疾病的临床症状、体征及相关特殊检查,了解孕妇心理状况,在值班时,才能对孕妇进行正确评估,并做出准确的护理诊断,针对护理问题施行相应的护理措施。

【教学目标】

通过项目七的学习,学生能够达到以下目标。

一、认知领域

(一)识记

1. 能够迅速说出妊娠、分娩与心脏病、糖尿病之间的相互影响;心功能的分级;早期心力衰竭的临床表现;急性心力衰竭的处理;妊娠期糖尿病的诊断标准;妊娠合并贫血的诊断标准及常见原因。

2. 能够正确写出心脏病孕妇主要死亡原因;妊娠合并心脏病孕妇心脏负担最重的三个时期;妊娠合并心脏病、糖尿病,妊娠合并贫血孕妇的治疗原则及主要护理诊断与护理措施。

(二)理解

1. 能用自己的语言,向孕妇及家属说明心脏病不影响受孕;妊娠期如何进行规范的产前检查,防止心力衰竭发生、防止低血糖与糖尿病酮症酸中毒发生;妊娠合并贫血的治疗方案。

2. 能用自己的语言,向孕妇及家属阐释妊娠、分娩与心脏病、糖尿病之间的相互影响;妊娠合并贫血的种类;分娩期如何积极配合医护人员进行各项检查与治疗。

3. 经过临床见习,结合理论学习能提出妊娠合并心脏病、糖尿病,妊娠合并贫血孕妇特有的心理-社会表现。

(三)应用

1. 能用所学知识,向孕妇和家属解释妊娠合并心脏病孕妇妊娠期、分娩期、产褥期的护理措施及早期心力衰竭的表现;妊娠合并糖尿病妇女妊娠期、分娩期、产褥期的护理措施;孕期铁的补充,预防贫血发生的重要性。

2. 能用所学知识,讨论妊娠合并心脏病孕妇心脏负担最重三个时期的主要观察要点;妊娠合并糖尿病治疗原则,如孕妇孕期营养、运动、胰岛素的使用;妊娠合并贫血的原因、治疗方案及护理措施。

3. 能用所学知识,制订妊娠合并心脏病、糖尿病孕妇的孕期营养知识健康教育方案。

二、情感领域

(一)接受

1. 经过理论知识学习,能够回答"认知领域"里"识记"层次的知识点。

2. 经过理论知识学习,能向老师提出本项目中不理解的知识点。

（二）判断

1. 能用所学知识,评估妊娠合并心脏病、糖尿病,妊娠合并贫血孕妇妊娠期、分娩期、产褥期这三个不同时期不同的心理障碍。

2. 能用所学知识,向妊娠合并心脏病、糖尿病,妊娠合并贫血三个不同时期不同心理障碍的孕妇解释可预见的问题。

3. 在临床见习和实习时,能关心孕妇心理需求,主动为孕妇提供生活护理。

【预习目标】

1. 复习《内科护理（临床案例版）》教材中,有关心脏病、贫血的章节,了解心脏病、贫血的分类、病理生理,明白心脏病、贫血的临床表现。

2. 了解妊娠合并糖尿病的分类、病理生理;明白妊娠期糖尿病的诊断标准。

3. 通读本项目各任务的全部内容,重点注意并找到教学目标中"识记"的全部知识点。

任务一 妊娠合并心脏病妇女的护理

临床案例 1

孕妇邹某,女,28 岁,宫内妊娠 33 周,G_1P_0。咳嗽、气促、呼吸困难 3 天入院。咳白色泡沫痰,夜间为甚。轻微活动后感心悸、气急,呼吸困难。无发热,大小便、饮食正常。15 年前曾因先天性室间隔膜部缺损行手术治疗。术后 5 年心功能情况良好,于 2014 年 8 月 9 日收住我院产科。入院后体格检查:体温 37.6 ℃,血压 120/60 mmHg,呼吸 24 次/分,心率 115 次/分,平卧时口唇发绀,无颈静脉怒张;听诊心尖部收缩期杂音Ⅲ级,可闻及舒张期杂音,肺底部少量湿性啰音;胸骨正中见一块约 10 cm 长的手术瘢痕;手测宫高在脐与剑突之间,胎心率 144 次/分,胎动好,双下肢水肿(一)。

孕妇反复询问胎儿现在是否安全,胎儿出生后能否存活;若必须终止妊娠是否必须选择剖宫产,剖宫产风险是否很大,是否能怀第二胎。家属追问孕妇目前有无生命危险。

该孕妇为妊娠合并心脏病妇女,妊娠 33 周是血容量增加的高峰期,心脏负担最重,重点评估孕妇的心功能。

问题:

1. 应该进行哪些护理评估?

2. 该孕妇属于心功能几级?

3. 是否发生了早期心力衰竭?

4. 针对孕妇与家属的问题应该如何解答?

【概述】

妊娠合并心脏病是严重的妊娠合并症,是孕产妇死亡的四大原因之一,仅次于产后出血,死亡率约为 0.73%。妊娠期、分娩期及产褥期均可因心脏负担加重而诱发心力衰竭(简称心衰),导致孕产妇死亡,在我国位居非直接产科死因的首位。因此,必须予以高度重视。随着心脏外科诊疗技术的提高,妊娠合并先天性心脏病发病率有增高趋势,在妊娠合并心脏病的孕妇中,先天性心脏病居首位,我国发病率约为1%。

心脏病孕产妇主要死亡原因是心力衰竭与感染。

一、妊娠、分娩对心脏病的影响

1. 妊娠期　随妊娠进展,胎盘循环建立,母体代谢增高,内分泌系统发生许多变化,母体对氧和循环血量的需求大大增加,在血容量、血流动力学等方面均发生一系列变化。自妊娠第6周开始,孕妇的血容量开始增加,至妊娠32～34周,血容量的增加达到高峰,此期为心脏负担最重的阶段,平均增加30%～45%,此后维持在较高水平,直至产后2～6周恢复正常。血容量增加引起心排血量增加和心率增快。为适应循环血量的增加,妊娠早期心脏病以增加心排血量为主,妊娠中晚期则出现心率增加。分娩前1～2个月心率每分钟平均约增加10次。

另外,妊娠晚期子宫的增大、膈肌上升使心脏向左向上移位,心尖搏动位置左移2.5～3.0 cm,造成心脏大血管扭曲,加之心排血量和心率的增加,进一步加重了心脏的负担,易使心脏病孕妇诱发心力衰竭。

2. 分娩期　分娩期为心脏负担最重时期。宫缩使孕妇动脉压与子宫内压之间压力差减小,且每次宫缩时有250～500 mL的液体被挤入体循环,因此,全身血容量增加;每次宫缩时心排血量约增加24%,同时有血压增高、脉压增大及中心静脉压升高。

第二产程时由于孕妇屏气用力,肺循环的阻力增加造成右心压力增高,如原有左向右分流型先天性心脏病的孕妇易转为右向左分流而出现发绀。同时由于腹肌和膈肌的收缩,腹腔内压力增高及周围循环的阻力增大造成心脏的前、后负荷均明显增加。

第三产程胎儿娩出后,腹压骤然下降,血液滞留于腹腔脏器血管床,使回心血量骤减;而随着胎盘娩出,胎盘循环停止,宫缩使子宫血窦内约500 mL血液迅速进入体循环,使回心血量骤增,造成血流动力学急剧变化。此时,心脏病孕妇极易发生心力衰竭。

3. 产褥期　产后3日内,除宫缩使一部分血液进入体循环外,组织内大量的体液也逐渐回到体循环,造成产妇回心血量再增,加重心脏负担。

总之,妊娠32～34周、分娩期、产后3天是心脏负担最重的三个时期,心脏病孕妇极易发生心力衰竭,应加强监护,及时评估与处理。

二、心脏病对妊娠、分娩的影响

妊娠合并心脏病的种类包括5大类:①先天性心脏病:左向右分流型先天性心脏病(房间隔缺损、室间隔缺损、动脉导管未闭);右向左分流型先天性心脏病(临床上以法洛四联症及艾森曼格综合征最常见);无分流型先天性心脏病(肺动脉口狭窄、主动脉缩窄、马方综合征)。②风湿性心脏病:二尖瓣狭窄最常见,占风湿性心脏病的2/3～3/4;二尖瓣关闭不全、主动脉瓣狭窄及关闭不全。③妊娠期高血压疾病性心脏病。④围产期心肌病。⑤心肌炎。

心脏病不影响受孕。心脏病变较轻,心功能Ⅰ～Ⅱ级,无心力衰竭史,且无其他并发症者,在密切监护下可以妊娠,必要时给予治疗。但有下列情况者一般不宜妊娠:心脏病变较重,心功能Ⅲ～Ⅳ级、既往有心力衰竭病史、肺动脉高压、严重心律失常、右向左分流型先天性心脏病(法洛斯四联症等)、围生期心肌病遗留有心脏扩大、并发细菌性心内膜炎、风湿热活动期。因孕妇在孕期极易诱发心力衰竭,不宜妊娠,如已妊娠应在早期终止妊娠。

心脏病孕妇孕产期容易发生心力衰竭、亚急性感染性心内膜炎、缺氧和发绀、静脉栓塞和肺栓塞等并发症。若不宜妊娠的心脏病孕妇受孕或妊娠后心功能不良,其流产、早产、死胎、胎儿宫内发育迟缓、胎儿窘迫及新生儿窒息的发生率也明显增加。而对于心功能正常的心脏病孕妇,大部分能顺利地度过妊娠期,但剖宫产的机会增加。同时部分先天性心脏病具有较高的遗传性,如室间隔缺损、肥厚型心肌病等。

【护理评估】

一、健康史

除全面地收集孕妇一般产科病史及既往史以外,应特别注意与心脏病有关的病史(如先天性心脏病病史、风湿性心脏病病史、病毒性心肌炎史、心力衰竭史等)、相关的检查及治疗经过、治疗效果等,动态观察心功能状态。尤其注意有无各种诱发心力衰竭的潜在因素,如贫血、呼吸道感染、便秘、感染、B族维生素缺乏、妊娠期高血压疾病、心律失常、过度疲劳等。另外,还须了解孕妇日常睡眠与休息、营养与排泄、药物使用情况等。

二、身心状况

(一)孕产妇身体评估

注意评估妊娠、分娩、产褥等各个时期有无乏力、心悸、胸闷、气短、活动受限等症状出现,有无水肿、发绀、心脏扩大、肝大等体征出现。左心衰竭者以肺循环淤血及心排血量降低为主,右心衰竭者以体循环淤血为主。右心衰竭继发于左心衰竭而形成全心衰竭。出现右心衰竭后,阵发性呼吸困难等肺淤血症状有所减轻。而左心衰竭则以心排血量减少的相关症状和体征为主,如疲乏、无力、头晕、少尿等。根据孕妇所能耐受的日常体力活动,采用美国纽约心脏病协会制订的标准划分心功能等级。

Ⅰ级:一般体力活动不受限制。

Ⅱ级:一般体力活动稍受限制,活动后心悸、轻度气短,休息时无症状。

Ⅲ级:一般体力活动明显受限,休息时无不适,轻微日常工作即感不适、心悸、呼吸困难,或既往有心力衰竭史者。

Ⅳ级:一般体力活动严重受限制,不能进行任何体力活动,休息时有心悸、呼吸困难等心力衰竭表现。

未发生心力衰竭者,尤其是存在心力衰竭诱发因素的孕产妇,应注意有无早期心力衰竭的表现:①轻微活动后感心悸、胸闷、气短;②安静状态下心率超过每分钟110次,呼吸每分钟超过20次;③夜间常因胸闷而发生阵发性呼吸困难被迫端坐呼吸,或至窗前呼吸新鲜空气;④听诊肺底可闻及少量持续性湿性啰音,咳嗽后不消失。

评估各期孕妇的生命体征、睡眠与休息、活动、饮食、用药、液体出入量及身体适应状况等。分娩期注意宫缩及产程进展。产褥期注意评估有无产后出血及产褥感染的征象,注意观察产后子宫复旧以及恶露的量、色和性状,出入量及母乳喂养等情况,及早识别心力衰竭先兆。

(二)宫内胎儿评估

评估孕妇的宫高、腹围及体重的增长是否与停经月份符合,了解胎儿发育情况。评估胎儿宫内健康状况,胎动、胎心计数,了解胎儿有无窘迫症状。

(三)心理-社会评估

评估孕产妇对心脏出现血流动力学变化各期的心理适应是否良好,有无因不适症状出现及缺乏相关知识而加重其心理负担,甚至产生焦虑和恐惧的不良情绪。产后若新生儿情况不佳者,易出现情绪低落、寡言抑郁等表现,应特别注意产妇的心理反应,并评估其社会支持系统是否得力。

三、相关检查

1. 胸部 X 线平片　可显示心界是否左移和(或)右移,心脏是否扩大。

2. 心电图　提示是否有心肌损伤和(或)各种心律失常。如心房颤动,Ⅲ度房室传导阻滞, ST 段改变,T 波异常等。

3. 超声心动图　可显示心腔大小变化,各瓣膜结构及功能情况。

4. B 超检查　提示胎儿生长发育情况及生物物理评分。

5. 胎儿电子监护　提示宫内胎儿储备能力,了解有无胎儿窘迫,评估胎儿健康。

6. 实验室检查　血、尿常规,胎盘功能检查等。

【可能的护理诊断/合作性医疗问题】

1. 组织灌注量改变　与心脏病引起心排出量下降有关。

2. 活动无耐力　与心脏负荷增加有关。

3. 焦虑　与担心母体及胎儿安危有关。

4. 自理能力缺陷　与因心功能不全需要卧床休息有关。

5. 潜在并发症:心力衰竭、感染。

6. 知识缺乏:缺乏妊娠合并心脏病、喂养新生儿的技能的相关知识。

【预期目标】

(1) 经过医护人员的积极治疗,孕产妇未发生严重心衰,继续妊娠。

(2) 孕产妇能够在妊娠期调整日常生活,以适应妊娠与分娩。

(3) 经责任护士的健康教育,孕产妇焦虑程度明显减轻,舒适感增加。

(4) 经责任护士的生活护理,维持孕产妇良好的生活质量。

(5) 孕产妇在妊娠晚期、分娩期与产褥期,心衰、感染等并发症能被及时发现与处理。

(6) 经过医护人员的健康教育,孕产妇能够掌握妊娠合并心脏病的相关知识。

【护理措施】

一、一般护理

1. 休息

(1) 妊娠期:根据孕妇心功能状态限制体力劳动,避免过度劳累,并保持情绪稳定。应保证每天至少 10 h 的睡眠时间,且中午宜休息 2 h。心功能Ⅰ级者宜在妊娠 28~34 周起增加休息,心功能在Ⅱ级及其以上者,宜在妊娠 20 周后完全休息,心功能大于Ⅲ级者宜在妊娠 32~34 周住院。休息时以左侧卧位为主,或同时抬高床头,以减轻心脏负担,增加胎盘血供。

(2) 分娩期:孕妇宜取左侧卧位,并上半身抬高 30°,防止仰卧位低血压综合征发生。第一产程指导产妇在宫缩间歇期充分休息。第二产程应避免产妇屏气用力,并行阴道助产术缩短产程,防止体力过度消耗。

(3) 产褥期:产后 3 日内,应继续卧床休息,并密切观察生命体征的变化,及早发现心力衰竭。必要时口服镇静剂,以保证产妇足够的睡眠和休息。保持外阴清洁,及时更换会阴垫,应用广谱抗生素预防感染。产妇应在 24 h 后根据产妇心功能情况适当活动,以防静脉血栓形成。心功能

Ⅰ～Ⅱ级,可母乳喂养,但应防止过度疲劳;心功能Ⅲ级或以上者不宜母乳喂养,应及时回奶。雌激素易造成水、钠潴留,加重心脏负担,因此,回奶时不宜选用雌激素。

2. 合理营养 妊娠期在保证孕妇充足热量的前提下,使体重控制在正常增长范围内,整个孕期体重增加不超过12 kg。指导孕妇注意营养均衡并防止便秘,进食高蛋白、高维生素、高纤维素、低盐、低脂的食物。20周以后预防性使用铁剂,防止贫血。分娩期应鼓励产妇进食,以补充足够的能量,防止其过于疲劳诱发心力衰竭。

3. 清洁卫生 心脏病孕妇应注意保持会阴清洁,防止泌尿及生殖系统感染;注意口腔卫生,防治口腔炎症;避免去公共场所,注意保暖,防治上呼吸道感染。

4. 保持排便通畅 除多吃蔬菜、水果外,还应指导孕妇适当增加活动,养成良好的排便习惯,每日定时排便,防止便秘。若已发生便秘,应在医生指导下使用通便剂或缓泻剂。

二、心理护理

1. 妊娠期 向孕妇及家属解释目前的健康状况,并分析如何预防各种心力衰竭的诱因,告知心力衰竭的先兆症状及体征,使之能及早识别这些征象,并掌握心力衰竭出现后的应对措施,以减轻产妇及家属的恐惧心理。

2. 分娩期 专人观察、守候,为产妇提供必要的生活帮助,解答孕妇的疑问,稳定其情绪,使产妇为顺利分娩建立信心,积极配合医护人员。及时告知家属产妇的情况,减轻家庭成员的焦虑。

3. 产褥期 产妇因疾病无法照顾新生儿时,会产生自责、失落的心理,护士应给予解释和安慰,并与家属一起为产妇制订康复计划,循序渐进地恢复其自理能力。对于新生儿情况不佳、无法母婴同室的产妇,应将新生儿的状况及时告诉产妇及家属,并给予安慰,减轻产妇及家属的心理负担。对新生儿死亡的产妇,应鼓励其表达内心的感受,给予同情和理解。

三、病情观察

1. 非妊娠期 根据心脏病的类型、病情严重程度、心功能级别、是否手术矫治、孕期监护等综合判断是否适宜妊娠或继续妊娠。可以妊娠者,可在密切监护下妊娠。对不宜妊娠者,应指导采取适当的避孕措施,严格避孕。

2. 妊娠期 对不宜继续妊娠的心脏病孕妇,应在妊娠12周前行治疗性人工流产。妊娠超过12周时,终止妊娠必须行比较复杂的手术,其危险性不亚于继续妊娠和分娩。因此应在密切监护下继续妊娠,积极防治心力衰竭,使之度过妊娠与分娩期,不宜引产。对顽固性心力衰竭者,为减轻心脏负荷,应积极与内科医师配合,在严密监护下行剖宫产术。

适宜妊娠者必须早期开始定期产前检查。妊娠20周之前每2周检查1次,妊娠20周之后,尤其是32周之后,由于心力衰竭的危险性增加,应每周检查1次,以便了解孕妇心脏功能及胎儿情况。发现早期心力衰竭征象,应立即住院。孕期经过顺利者,应在妊娠36～38周提前住院待产。对于双亲中任意一方有先天性心脏病的,应常规行胎儿心脏彩超检查,早期筛查及诊断胎儿是否有先天性心脏病。

3. 分娩期 妊娠晚期应提前选择适宜的分娩方式。心功能Ⅰ～Ⅱ级、宫颈条件良好、胎儿不大、胎位正常,可在严密的监护下进行阴道分娩。对有产科指征及心功能Ⅲ～Ⅳ级、产道条件不佳、胎儿较大,应择期剖宫产。实践证明由于剖宫产时间短,可减少孕妇因长时间宫缩所引起的血流动力学变化,减轻心脏负担,现多主张对心脏病孕妇放宽剖宫产指征。术前、术中、术后心电监护及术后抗感染等均是保证手术安全不可缺少的重要措施。

尤其是第二产程,是心脏血流动力学变化最大的时期,应注意观察产妇的血压、心率、呼吸、脉搏,监测血氧饱和度,每10 min测量1次胎心音。重视产妇的主诉,一旦发现早期心力衰竭的征象及时处理。为了防止产后出血,可于胎儿前肩娩出后将10～20 U缩宫素肌内注射,但禁用麦角新碱,以防止静脉压升高。

4. 产褥期　产后出血、感染、血栓栓塞是严重并发症,产后 24 h 绝对卧床休息,注意产妇子宫复旧情况及恶露的量、色及性状,以排除产后出血及产褥感染的可能。遵医嘱使用广谱抗生素至产后 1 周,若无感染征象可停药。对不宜再次妊娠的妇女,建议其于产后 1 周行绝育术。观察母乳喂养的情况,若产妇感觉疲劳,应指导其家属人工喂养。

四、心力衰竭的预防及处理

1. 积极预防心力衰竭

(1) 妊娠期:防止各种诱发心力衰竭的因素发生。由于感染是诱发心力衰竭、心内膜炎以及心内膜栓子形成的作用因素,因此应指导孕妇防止各种感染,特别是上呼吸道感染。饮食中注意铁、维生素 B_{12} 等营养的补充,防止发生贫血。自妊娠 16 周起限制食盐的摄入,将食盐摄入量控制在每日 4～5 g,并注意液体出入量平衡,防止心脏负担过重。注意监测血压及时发现妊娠期高血压疾病。如出现水肿、血压升高或心律失常应及时就诊。

(2) 分娩期:严格无菌操作,防治医源性感染。监测生命体征,积极预防或治疗心律失常。第一产程对宫缩痛反应较强者,可在宫口开大 3 cm 后遵医嘱给予镇静剂,也可配合麻醉师行分娩镇痛。第二产程防止屏气用力,指导产妇运用呼吸和放松技巧,同时配合阴道助产,缩短分娩过程。胎儿娩出后,应立即在产妇的腹部放置 1 kg 重的沙袋,持续压迫 24 h,以防腹压骤降引起心力衰竭。遵医嘱输血或输液时,应放慢液体输入速度,以免增加心脏额外负担,并随时评估心功能。

(3) 产褥期:注意监测体温,每日进行会阴护理,嘱孕妇勤换会阴垫,保持外阴清洁,并遵医嘱给予抗生素直至产后 1 周,预防感染。

2. 急性心力衰竭紧急处理

1) 体位　孕妇取坐位,双腿下垂,减少静脉回流。

2) 吸氧　立即高流量加压给氧,为增加气体交换面积,一般可以用酒精置于氧气湿化瓶中,随氧气吸入。

3) 按医嘱用药　严格落实口头医嘱执行制度,必须两人大声核对,确保药名、剂量、浓度、给药途径准确无误。

(1) 吗啡:静脉缓慢注射,必要时每 15 min 重复 1 次,共 2～3 次,可使孕妇镇静,减少躁动所带来的额外的心脏负担。

(2) 快速利尿剂:呋塞米静脉推注,2 min 内推完,10 min 内起效,维持 3～4 h。此药有利尿缓解肺水肿的作用。

(3) 血管扩张剂:常用血管扩张剂有硝普钠、硝酸甘油、酚妥拉明。

(4) 洋地黄类药物:毛花苷丙,静脉给药,首次 0.4～0.8 mg,2 h 后可酌情增加 0.2～0.4 mg。虽妊娠期应用是安全的,但个体对洋地黄剂量的反应差异较大。若母体发生洋地黄中毒,则会出现对胎儿的副作用,胎心率显著减慢而有窘迫的危险发生。

(5) 氨茶碱:稀释后缓慢静脉注射,解除支气管痉挛,缓解呼吸困难,增加心肌收缩力,扩张血管利尿作用。

(6) 地塞米松:能降低外周血管阻力,也可减少回心血量、解除支气管痉挛。

4) 其他　一定情况下应用四肢轮流三肢结扎法,以减少静脉回心血量,对减轻心脏负担有一定作用。

【健康教育】

(1) 指导孕妇注意营养均衡并防止便秘,进食高蛋白、高维生素、高纤维素、低盐、低脂的食物。

（2）保持外阴部清洁，防止感染。

（3）产后预防性使用抗生素及协助恢复心功能的药物。

（4）促进亲子关系建立，避免产后抑郁发生。

（5）不宜再妊娠者在产后一周做绝育术，未做绝育术者应严格避孕。

（6）详细制订出院计划。指导孕妇及家属掌握妊娠合并心脏病的相关知识，包括如何自我照顾，限制活动程度，尤其是遵医嘱服药的重要性。

【护理评价】

（1）孕产妇理解妊娠、分娩、产褥与心脏病的相互影响，安全度过心衰危险期。

（2）孕产妇及家属能够描述早期心力衰竭的症状，并能够积极配合。

（3）孕产妇精神状况良好。

（4）孕产妇舒适感增加，未发生感染。

（5）出院前孕产妇及家属能够掌握母乳喂养技能或人工喂养方法。

任务二　妊娠合并糖尿病妇女的护理

临床案例 2

孕妇顾某，35 岁，G_2P_1，妊娠满 26 周，血糖异常入院。近 2 周饭量明显增加，且多饮（每日饮水 3500～4500 mL）、多尿（尿量较平时明显增多），因夜尿多影响睡眠。葡萄糖筛查试验结果：4.6 mmol/L，进一步 75 g 口服葡萄糖耐量试验（OGTT）结果：5.8 mmol/L、11.8 mmol/L、9.3 mmol/L。入院体格检查：体温 36.1 ℃，脉搏 88 次/分，血压 125/84 mmHg，身高 165 cm，体重 85 kg。胎心率 148 次/分。孕妇既往体健，否认糖尿病、肺部疾病、心脏疾病等，其母亲患有糖尿病。

入院后孕妇表现为怀疑、焦虑、否认，对疾病知识认知缺如，反复询问："什么是妊娠期糖尿病？我不可能患糖尿病！给我重测一次血糖！胎儿在肚子里没事吧？"

该孕妇妊娠合并糖尿病，重点向孕妇讲解和评估该并发症，以及该并发症的后果。

问题：

1. 为什么有的妇女怀孕后会发生血糖升高？

2. 妊娠期妇女什么时间进行妊娠期糖尿病的筛查？

3. 如何进行妊娠期糖尿病的筛查？其诊断标准是什么？

4. 妊娠合并糖尿病对母体及胎儿有哪些影响？

5. 妊娠期糖尿病的治疗原则是什么？

6. 妊娠期理想的血糖值应控制在什么水平？

7. 对该孕妇如何进行护理评估？

【概述】

糖尿病是体内胰岛素相对或绝对不足时，不能转化血液中的葡萄糖，使血液中的葡萄糖含量过高的一种疾病。妊娠合并糖尿病有两种情况，一种为原有糖尿病（DM）的基础上合并妊娠，又称糖尿病合并妊娠；另一种为妊娠前糖代谢正常，妊娠期才出现的糖尿病，称为妊娠期糖尿病

（GDM）。妊娠合并糖尿病中有 80％以上为 GDM，我国 GDM 发生率 1％～5％，近年来有增高趋势。GDM 孕妇糖代谢多数于产后能恢复正常，但将来患 2 型糖尿病机会增加。GDM 对母体及胎儿危害较大，临床表现不典型。

一、妊娠、分娩对糖尿病的影响

1. 妊娠期　妊娠可使既往无糖尿病的孕妇发生 GDM，也使原有糖尿病前期孕妇的病情加重。

（1）妊娠前半期：在妊娠早中期，随孕周增加，胎儿对营养物质需求量增加，通过胎盘从母体获取葡萄糖是胎儿能量的主要来源，孕妇血浆葡萄糖水平随妊娠进展而降低，空腹血糖约降低 10％。原因：①胎儿从母体获取葡萄糖增加；②妊娠期肾血浆流量及肾小球滤过率均增加，但肾小管对糖的再吸收率不能相应增加，导致部分孕妇自尿中排糖量增加；③雌激素和孕激素增加母体对葡萄糖的利用。因此，空腹时孕妇清除葡萄糖能力较非妊娠期增强。妊娠早期空腹血糖较低，应用胰岛素治疗的孕妇如果未及时调整胰岛素剂量，部分孕妇可能会出现低血糖。

（2）妊娠后半期：妊娠中晚期，孕妇体重增加、体内拮抗胰岛素样物质增加，如胎盘生乳素、雌激素、孕激素、皮质醇和胎盘胰岛素酶等，随孕周的增加，孕妇对胰岛素的敏感性下降。为此，胰岛素必须升高 2～5 倍或更多才能克服这种胰岛素抵抗，以维持妊娠期糖代谢平衡。一旦胰腺代偿功能不足，胰岛素分泌将减少，血糖升高，出现 GDM，或使原有 DM 加重。

2. 分娩期　产妇体力消耗大，加之宫缩痛导致进食量减少，需密切监测血糖，及时调整胰岛素剂量，否则，极易发生低血糖。

3. 产褥期　胎盘娩出后，胎盘分泌的抗胰岛素物质迅速消失，机体对外源性胰岛素的需要量减少，需及时减少外源性胰岛素剂量，否则，易出现低血糖。

由于妊娠期糖代谢的复杂变化，应用胰岛素治疗的孕妇，若未及时调整胰岛素剂量，部分孕妇可能会出现血糖过高或过低，严重者甚至导致酮症酸中毒或低血糖昏迷。

二、糖尿病对妊娠、分娩的影响

糖尿病对母体及胎儿的危害取决于糖尿病病情及血糖控制水平。病情较重或血糖控制不良，对母体及胎儿的影响极大，母体及胎儿的近期与远期并发症发生率较高。

1. 对孕妇的影响

（1）流产率升高：血糖过高可造成胚胎发育异常甚至死亡，流产率达 15％～30％。

（2）妊娠期高血压疾病的发生率增高：糖尿病孕妇因糖尿病导致微血管病变，妊娠期高血压疾病的发生率是正常孕妇的 3～5 倍。糖尿病合并肾脏病变，妊娠期高血压疾病的发生率可达 50％以上。糖尿病孕妇一旦并发高血压，病情较难控制，母体及胎儿并发症明显增加。

（3）羊水过多的发生率增高：高血糖使胎儿发生高渗性利尿，导致羊水过多，其发生率比正常孕妇高 10 倍，随之，可能并发胎膜早破和早产。控制血糖后，羊水量也能逐渐转为正常。

（4）感染发生率增高：感染是糖尿病的主要并发症，感染可加重糖尿病代谢紊乱，甚至诱发酮症酸中毒等急性并发症。与糖尿病有关的妊娠期感染有外阴阴道假丝酵母菌病、肾盂肾炎、无症状菌尿症、产褥感染及乳腺炎等。

（5）产道损伤：因巨大胎儿发生率增高，难产、产道损伤、手术产概率增高；产程延长易发生产后出血。

（6）易发生糖尿病酮症酸中毒：孕妇感染、分娩中产程异常等应急情况，可使体内糖代谢紊乱加重、脂肪分解加速、尿酮体阳性，酸性代谢产物增多，使血 pH 值下降，出现酮症酸中毒。糖尿病酮症酸中毒不仅是糖尿病孕妇死亡，更是妊娠早期导致胎儿畸形，妊娠中晚期影响胎儿智力发育、胎儿窘迫及胎死宫内的主要原因。

（7）GDM 孕妇再次妊娠时，复发率高达 33％～69％。发展为 2 型糖尿病的概率可增加 17％～63％。同时，心血管系统疾病的发生率也高。

2. 对胎儿的影响

（1）流产：妊娠早期血糖高可使胚胎发育异常，最终导致胚胎死亡而流产。

（2）畸形儿发生率增加：胎儿畸形率为 6%～8%，以心血管畸形和神经系统畸形最常见，是构成围产儿死亡的重要原因。

（3）胎儿窘迫、胎儿生长受限的发生率增加：发生率为 21%，糖尿病合并微血管病变者，胎盘血管常出现异常，导致胎儿发育落后。

（4）早产率增加：发生率为 10%～25%，一旦出现羊水过多、胎儿窘迫、妊娠期高血压疾病等其他严重的并发症，需提前结束妊娠。

（5）巨大胎儿发生率增加：发生率高达 25%～42%，由于高血糖刺激胎儿胰岛产生大量的胰岛素，促进蛋白质、脂肪合成和抑制脂肪分解作用，导致躯体过度发育。

3. 对新生儿的影响

（1）新生儿呼吸窘迫综合征（NRDS）：高血糖刺激胎儿胰岛素分泌增加，形成高胰岛素血症。胎儿高胰岛素可抑制肺表面活性物质的形成及释放，使其产生及分泌减少，导致胎儿肺成熟延迟，故 NRDS 的发生率增加。

（2）新生儿低血糖：新生儿脱离母体高血糖环境后，仍存在高胰岛素血症。若不及时补充糖，易发生低血糖，严重时危及新生儿的生命。

【护理评估】

一、健康史

1. 评估孕妇 GDM 的危险因素：①孕妇因素：年龄≥35 岁、妊娠前超重或肥胖、糖耐量异常史、多囊卵巢综合征。②家族史：糖尿病家族史。③妊娠分娩史：不明原因的死胎、死产、流产史、巨大胎儿分娩史、胎儿畸形和羊水过多史、GDM 史。④本次妊娠因素：妊娠期发现胎儿大于孕周、羊水过多；反复外阴阴道假丝酵母菌病者。

2. 评估孕妇本次妊娠经过、产前检查情况、饮食控制情况、用药情况及病情控制状况，有无糖尿病的并发症等。

二、身心状况

（一）身体评估

1. 评估糖尿病的严重程度及预后　按妊娠合并糖尿病的分期，即根据孕妇糖尿病的发病年龄、病程长短以及有无血管病变进行分类。

A 级：妊娠期诊断的糖尿病。

A1 级：经控制饮食，空腹血糖<5.3 mmol/L，餐后 2 h 血糖<6.7 mmol/L。

A2 级：经控制饮食，空腹血糖≥5.3 mmol/L，餐后 2 h 血糖≥6.7 mmol/L。

B 级：显性糖尿病，20 岁以后发病，病程<10 年。

C 级：发病年龄 10～19 岁，或病程达 10～19 年。

D 级：10 岁前发病，或病程≥20 年，或合并单纯性视网膜病。

F 级：糖尿病性肾病。

R 级：眼底有增生性视网膜病变或玻璃体积血。

H 级：冠状动脉粥样硬化性心脏病。

T 级：有肾移植史。

2. 妊娠期　评估：①孕妇是否出现"三多一少"（多食、多饮、多尿、体重下降）的糖尿病典型症状；有无皮肤瘙痒，包括外阴瘙痒；有无糖尿病并发症，如低血糖、高血糖、视物模糊、妊娠期高血压疾病、糖尿病酮症酸中毒、外阴阴道假丝酵母菌病、反复难治性肾盂肾炎或皮肤疖肿、毛囊炎等;②胎儿宫内发育情况及健康状况,包括胎心、胎动计数、宫高及腹围等,了解是否为巨大胎儿或胎儿生长受限;③可能提前终止妊娠的孕妇应评估胎肺成熟度。

3. 分娩期　评估是否出现头晕、面色苍白、心悸、出冷汗等低血糖症状,以及恶心、呕吐、烦躁、视力模糊、呼吸加快,是否有烂苹果味等酮症酸中毒症状。监测产妇生命体征、产程进展、宫缩及胎儿宫内情况。

4. 产褥期　评估产后胰岛素剂量是否适当,产妇有无低血糖或高血糖症状,有无产后出血、产道损伤和感染征象;新生儿有无发生低血糖、NRDS。

（二）心理-社会评估

注意评估孕产妇及其家属对于妊娠合并糖尿病有关知识的了解程度、认知态度,是否存在焦虑、否认等情绪,能否积极配合医护人员进行各项治疗、检查,以及饮食控制、社会支持系统是否完善等。

三、相关检查

1. 糖尿病合并妊娠的诊断

（1）妊娠前已确诊为糖尿病孕妇。

（2）妊娠前未进行过血糖检查,但存在糖尿病高危因素者,如肥胖（尤其重度肥胖）、一级亲属患Ⅱ型糖尿病、GDM史或巨大胎儿史、多囊卵巢综合征孕妇及妊娠早期空腹尿糖反复阳性,首次产前检查时应明确是否存在妊娠前糖尿病,达到以下任何一项标准应诊断为糖尿病合并妊娠。

① 空腹血糖（FPG）$\geqslant$7.0 mmol/L。空腹血糖是指空腹 8～12 h,要求除饮水之外,至少绝对禁食 8 h。

② 糖化血红蛋白$\geqslant$6.5%。

③ 伴有典型的高血糖或高血糖危象症状,同时任意血糖$\geqslant$11.1 mmol/L。

没有明确的高血糖症状,任意血糖$\geqslant$11.1 mmol/L,需要次日复测上述①或者②,不建议孕早期做常规葡萄糖耐量试验检查。

2. GDM 的诊断

（1）妊娠 24～28 周及以后,应对所有尚未被诊断为糖尿病的孕妇,进行 75 g OGTT。

OGTT 的方法:OGTT 前 1 日晚餐后,禁食至少 8 h 至次日晨（不超过上午 9 时）。OGTT 试验前连续 3 日正常体力活动、正常饮食,即每日进食碳水化合物不少于 150 g,检查期间静坐、禁烟。检查时,5 min 内口服 75 g 葡萄糖的液体 300 mL,从开始饮用葡萄糖水计算时间,分别抽取服糖前、服糖后 1 h、服糖后 2 h 的静脉血,测定血浆葡萄糖水平。

75 g OGTT 的诊断标准:空腹及服糖后 1 h、2 h 的血糖值分别为 5.1 mmol/L、10.0 mmol/L、8.5 mmol/L。任何一点血糖值达到或超过上述标准即诊断为 GDM。

（2）医疗资源缺乏地区,建议妊娠 24～28 周首先检查 FPG。FPG$\geqslant$5.1 mmol/L,可以直接诊断为 GDM,不必再做 75 g OGTT;而 4.4 mmol/L$\leqslant$FPG$<$5.1 mmol/L 者,应尽早做 75 g OGTT;FPG$<$4.4 mmol/L,可暂不行 75 g OGTT。

（3）孕妇具有 GDM 高危因素,首次 OGTT 正常者,必要时在妊娠晚期重复 OGTT。未定期做孕期检查者,首次就诊时间在妊娠 28 周以后,建议初次就诊时进行 75 g OGTT 或 FPG 检查。

3. 其他检查　眼底检查、肝肾功能检查、24 h 蛋白尿定量。另外,做 B 超检查、胎儿电子监护、胎儿成熟度检查等,了解胎儿发育情况。

【可能的护理诊断/合作性医疗问题】

1. 营养失调　与糖代谢异常有关。

NOTE

2. 有感染的危险　与糖尿病孕妇白细胞功能缺陷有关。

3. 知识缺乏:缺乏饮食控制及糖尿病自我监测和胰岛素治疗方法。

4. 有胎儿受损的危险　与血糖控制不良导致胎儿畸形、胎儿窘迫有关。

5. 焦虑　与担心预后有关。

6. 潜在并发症:酮症酸中毒、低血糖。

【预期目标】

(1) 经健康教育,孕妇及家人能列举监测及控制血糖的方法,妊娠期血糖控制满意。

(2) 孕期、产褥期孕产妇未发生感染。

(3) 经责任护士的健康教育后,孕妇及家属学会血糖监测和胰岛素注射法。

(4) 孕妇血糖控制较好,未发生胎儿窘迫。

(5) 经健康教育后孕产妇焦虑程度减轻或消失。

(6) 孕妇配合医护方案,未发生酮症酸中毒,母体及胎儿未发生低血糖。

【护理措施】

一、一般护理

1. 饮食控制　理想的饮食控制目标:既能保证妊娠期热量和营养需要,又能避免餐后高血糖或饥饿性酮症出现,以保证胎儿正常生长发育。临床上大部分 GDM 孕妇能通过单纯饮食控制,使血糖维持在理想范围内。因此,严格地控制饮食对孕妇来说至关重要。

(1) GDM 饮食控制原则:控制总能量,建立合理的饮食结构;均衡营养,合理控制碳水化合物、蛋白质和脂肪的比例;少量多餐,强调睡前加餐,有利于控制血糖和预防夜间低血糖;高纤维饮食,有利于控制血糖,减少或改善便秘;饮食清淡,低脂少油、少盐,禁食精制糖;达到合理控制孕妇、胎儿体重过度增长的目标。

(2) 孕早期与孕前需要的热量相同。

(3) 孕中期,目前推荐每日摄入热量 30～35 kcal/kg(按标准体重),其中碳水化合物 50%～60%、蛋白质 20%～25%、脂肪 25%～30%。

(4) 孕晚期后,每周热量增加 3%～8%。

(5) 避免过分控制饮食,否则会导致孕妇饥饿性酮症及胎儿生长受限。指导孕妇避免一次性食用大量食物而导致血糖显著升高,建议可以在三餐之间少量加餐,并将三餐的能量合理分配,如早餐、午餐、晚餐可按照 1/5、2/5、2/5,或 1/3、1/3、1/3 的比例分配,睡前点心需包含蛋白质及碳水化合物,预防夜间低血糖,夜间血糖不得低于 3.3 mmol/L。膳食纤维可提高胰岛素受体的敏感性,显著降低餐后血糖。因此,建议孕妇多进食蔬菜、粗粮、豆类、低糖水果等,并坚持低盐饮食。

2. 适当运动　适当运动是配合饮食治疗 GDM 的另一重要措施,运动可促进葡萄糖的利用,并提高外周组织对胰岛素的敏感性,降低高脂血症,避免体重增长过度,运动还可利用碳水化合物,使血糖下降,有利于病情的控制和正常分娩,运动 2～4 周才会对血糖有影响。运动方式以有氧运动最好,可选择轻、中度运动,如散步、慢跑、骑自行车、做操等。但有下列情况孕妇不宜做运动疗法,如心脏病、视网膜病变、双胎妊娠、宫颈功能不全、先兆早产或流产、胎儿发育迟缓、前置胎盘、妊娠期高血压疾病、Ⅰ型糖尿病孕妇。通过饮食控制和适当运动,使孕期体重增加范围处于 10～12 kg 较为理想。

孕妇三餐前先休息,监测胎动正常,进餐 30 min 后开始运动,运动时间控制在 20～30 min,运动后休息 30 min,同时自数胎动,注意有无宫缩,并监测血糖。但在运动期间特别注意:若血糖低于 3.3 mmol/L 或血糖高于 13.9 mmol/L,或出现低血糖症状,或出现宫缩、阴道出血、不正常的气促、头晕眼花、严重头痛、胸痛、肌无力等立即停止运动疗法。

二、心理护理

部分糖尿病孕妇由于缺乏 GDM 的相关知识而感觉无助、焦虑、否认,责任护士应对孕产妇进行健康教育,使其了解 GDM 的相关知识及自身疾病现状、血糖控制的重要性,知道糖尿病对母体及胎儿的影响,使其成为治疗的"主体",才能消除紧张情绪,积极配合治疗,将整个孕期血糖控制在正常水平。产后及时提供各种新生儿的信息,创造母子互动的机会,增进母子感情。针对妊娠或分娩不顺利,或胎儿情况不佳,护士积极创造与产妇交流的机会,了解其心理感受,讨论所面临的问题,给予安慰与鼓励,帮助缓解其心理压力。

三、病情观察

密切监测血糖,识别低血糖临床表现。GDM 孕妇治疗原则是维持血糖在正常范围,减少母体及胎儿并发症,降低围生儿死亡率。治疗方法以饮食疗法和适当运动为主,仍无法控制血糖的孕妇,需进行药物治疗。首选胰岛素控制血糖,不建议口服降糖药物。使用胰岛素治疗时,从小剂量开始,在监测血糖的基础上调整胰岛素的剂量,并观察用药后反应。

引起低血糖反应的常见原因是胰岛素使用过量或注射时间错误、饮食量不足,或未按时进食、运动量增加,却未及时调整饮食或胰岛素剂量等。低血糖反应表现为饥饿感、乏力、颤抖或震颤、出汗、易激动、感觉错乱、失去知觉、意识模糊、幻觉等。发生低血糖时应立即服糖,以提高血糖水平。低血糖反应重者,纠正低血糖后再增加口服碳水化合物的量,如馒头或面包 25 g、水果 1 个。吃糖数分钟内仍然无改善,应立即送医院静脉注射葡萄糖液。

1. 妊娠期　妊娠早期每周产前检查一次,密切监测血糖变化,防止早孕反应引起低血糖。

(1) 妊娠期理想的血糖值控制在孕妇无明显饥饿感,空腹及餐前半小时为 3.3～5.3 mmol/L、餐后 1 h 的血糖值≤7.8 mmol/L、餐后 2 h 及夜间的血糖值在 4.4～6.7 mmol/L。应用小剂量胰岛素 0.1 U/(kg·h)静脉滴注。每 1～2 h 监测血糖 1 次,血糖下降的速度不可过快,控制在每小时 4～6 mmol/L。若血糖高于 13.9 mmol/L,应将胰岛素加入生理盐水中静脉滴注,至血糖不高于 13.9 mmol/L 后,改用胰岛素加入 5% 糖盐水中静脉滴注,待酮体转阴后,改为皮下注射。同时全面监测血气及水、电解质和酸碱平衡,对症治疗,注意防止低血钾发生。

(2) 妊娠 12～32 周,每 2 周产前检查 1 次,除监测血糖外,做 B 超检查胎儿有无畸形、双顶径、羊水量,并每月进行眼底检查,测定肾功能及糖化血红蛋白含量。指导产妇自妊娠 28 周起自数胎动,及时发现胎儿宫内缺氧。

(3) 妊娠 32 周以后,每周检查一次,监测尿蛋白、血压情况及胎盘功能、胎儿成熟度等,并做 NST 检查,及时发现胎儿窘迫征象。

(4) 终止妊娠时间:① 不需要胰岛素治疗的 GDM 孕妇,若无并发症,严密监测到预产期,未自然临产者,采取措施终止妊娠。② DM 及需胰岛素治疗的 GDM 者,血糖控制良好,严密监护母体及胎儿情况,尽量等待胎儿成熟后,于孕 38～39 周,终止妊娠;血糖控制不满意者,及时收入院,终止妊娠。③ 有妊娠合并症者,血糖控制不满意,伴血管病变、重度子痫前期、严重感染、胎儿生长受限、胎儿窘迫等,适时终止妊娠,必要时抽取羊水,了解胎肺成熟情况,完成促胎儿肺成熟后,提前终止妊娠。

(5) 分娩方式:① 糖尿病不是剖宫产的指征,妊娠合并糖尿病一般主张阴道分娩。② 选择性剖宫产手术指征:妊娠期血糖控制不佳,糖尿病伴有微血管病变及其他产科指征,如疑似巨大胎儿、胎盘功能不良、胎位异常、有难产史等,适当放宽剖宫产手术指征。

2. 分娩期　分娩过程中体力消耗较大,进食量少,若不及时减少胰岛素剂量,容易发生低血糖。

(1) 严密监测血糖、尿糖及尿酮体,血糖 5.6 mmol/L 以上时,根据血糖值静脉滴注胰岛素,以防发生低血糖。

(2) 分娩时密切观察胎儿状况,产程超过 16 h 者,易发生酮症酸中毒,将严重影响母婴预后,因此总产程应控制在 12 h 以内。

3. 产褥期　产后胎盘排出,再次复测血糖,根据血糖值调整胰岛素剂量。

(1) 密切观察产妇有无低血糖表现,如出汗、脉速、面色苍白、虚弱等,一旦发现,立即报告医生。

(2) 观察子宫复旧及恶露、缝合伤口的愈合情况,有无发热、子宫压痛、恶露异常等感染征象,每日会阴消毒 2 次,遵医嘱给予广谱抗生素预防感染。预防产后出血。

(3) 新生儿的处理。无论体重大小,均应按早产儿护理,给予吸氧、保暖。予以早接触、早吸吮,出生后 30 min、1 h、2 h 分别检测血糖,必要时滴服 25% 的葡萄糖溶液 5~10 mL。足月新生儿血糖值低于 2.2 mmol/L,诊断为新生儿低血糖,及时纠正,大部分低血糖新生儿于生后 6 h 内血糖恢复正常,并及早开始喂哺母乳及按需哺乳。预防高胆红素血症、新生儿呼吸窘迫综合征、低血钙的发生。接受胰岛素治疗的母亲为新生儿哺乳,不会对新生儿产生不利影响。

【健康教育】

(1) GDM 的筛查。对于有糖尿病高危因素的孕妇,第一次产前检查时行空腹血糖检查,如空腹血糖正常应进行糖筛查实验,若结果正常,应在妊娠 24~28 周重复做 GDM 的筛查。

(2) 介绍有关糖尿病的知识,指导孕妇积极预防糖尿病的危险因素,改变不健康的生活方式,合理膳食,餐后 1 h 进行有氧运动锻炼,减少肥胖,防止低血糖。

(3) 保持外阴清洁,预防产褥感染。

(4) 鼓励母乳喂养。

(5) 指导产妇定期接受产科和内科复查。

(6) 产后不宜使用避孕药及宫内节育器。

(7) 自我监测血糖:①清洗并擦干双手,搓热选好的手指;②刺破手指末端,针头不可重复使用;③将一滴血滴于测试条上,等待血糖结果;④等待片刻,血糖仪将会显示血糖值。

【护理评价】

(1) 能够认识到饮食控制的重要性,保持良好的自我照顾能力。

(2) 体温正常无感染病灶出现。

(3) 学会自我监测尿糖和血糖,学会胰岛素使用方法。

(4) 孕产妇妊娠、分娩经过顺利,母婴健康。

(5) 孕产妇焦虑程度减轻或消失。

(6) 母婴均未发生低血糖。

任务三　妊娠合并贫血

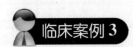

临床案例 3

孕妇唐某,农村妇女,28 岁,G_2P_0,孕 31^{+2} 周,一周前因疲乏、无力、头晕眼花在家跌倒,今被扶入病区,主诉行走稍快时感气急,无力行走。入院查体:面色苍白、贫血貌,心肺(一),宫高 26 cm,胎心 160 次/分,下肢无水肿。血压 90/65 mmHg,心率 108 次/分,呼吸 22 次/分,体温

36.8 ℃。实验室检查:血红蛋白 50 g/L,红细胞计数 2.05×10^{12}/L,白细胞计数 5.7×10^9/L,血小板计数 100×10^9/L,血清铁 5.8 μmol/L。B超检查提示胎儿发育无异常。

该孕妇为一名农村妇女,家庭经济状况不乐观。入院时,表情淡漠,寡言倦怠,对妊娠合并贫血的相关知识不知晓。

考虑该孕妇为妊娠合并贫血,重点关注重度贫血可危及母体及胎儿生命。

问题:

1. 诊断该孕妇妊娠合并贫血的依据是什么?

2. 妊娠合并贫血对母体及胎儿有哪些影响?

3. 可能有哪些常见的护理诊断/合作性医疗问题?

4. 在使用铁剂治疗与输血时应注意什么?

5. 若您是一名责任护士,如何解除孕妇的不安倦怠的心理?

【概述】

妊娠合并贫血是妊娠期常见合并症。由于妊娠期铁的需要量增加,血容量增加,且血浆增加多于红细胞增加,血液呈稀释状态,又称"生理性贫血"。世界卫生组织的标准:当孕妇外周血血红蛋白<110 g/L,及血细胞比容<0.33时,诊断为妊娠期贫血。妊娠期贫血分为轻度贫血和重度贫血。血红蛋白>60 g/L 为轻度贫血,血红蛋白≤60 g/L 为重度贫血。妊娠期各种类型贫血中,缺铁性贫血最常见,其次是由于叶酸或维生素 B_{12} 缺乏引起的巨幼红细胞性贫血,再生障碍性贫血少见,均可对母体及胎儿造成危害,较严重时是孕产妇死亡的重要原因之一。治疗妊娠期贫血,依病因不同而异,分娩期避免产程延长,防治产后出血。

一、贫血对妊娠的影响

贫血孕妇的抵抗力低下,对分娩、手术和麻醉的耐受能力也差,即使是轻度贫血,孕妇在妊娠期间的风险也会增加。重度贫血可导致贫血性心脏病、妊娠期高血压性心脏病、失血性休克、产褥感染等并发症,危及孕产妇生命;贫血对出血的耐受性差,一般一个正常产妇在分娩时失血1000 mL 常可耐受,而贫血孕妇失血 400 mL 或更少,有时可发生休克甚至导致死亡。世界卫生组织资料表明,贫血使全世界每年数十万孕产妇死亡。

贫血影响胎儿的正常发育,胎儿可出现子宫内发育迟缓、窘迫、死胎、早产、新生儿窒息等不良后果。因孕妇骨髓和胎儿在竞争摄取母体血清铁的过程中,以胎儿组织占优势,且铁通过胎盘由孕妇运至胎儿是单项运输,故轻度贫血时胎儿缺铁程度不会太严重。但当孕妇患重度贫血时,经胎盘供氧和营养物质不足以满足胎儿生长所需,容易造成胎儿生长受限、胎儿窘迫、早产或死胎。

二、妊娠对贫血的影响

妊娠可使原有贫血病情加重,此外,胎儿对铁剂的需求量增加,贫血会加重。

【护理评估】

一、健康史

(1) 孕前有无月经过多、寄生虫病或消化道疾病等慢性失血史。

(2) 有无妊娠呕吐或慢性腹泻、双胎、铁剂吸收不良、偏食等导致营养不良和缺铁病史。

(3) 妊娠期是否补充含叶酸、含铁剂多的食物。

二、身心状况

（一）身体评估

（1）评估孕妇有无面色苍白、头晕、眼花、耳鸣、心慌、气短、食欲不振、腹胀等贫血症状，了解有无手指及脚趾麻木、健忘、表情淡漠、易出血、易感染等特殊症状。

（2）评估皮肤、口唇黏膜和睑结膜是否苍白，指甲脆薄、毛发干燥、口腔炎及舌炎等是否存在。

（二）心理-社会评估

重点评估孕妇因长期疲倦或知识缺乏而引起的倦怠心理。同时评估孕妇及家人对缺铁性贫血疾病的认知情况，以及家庭、社会支持系统是否完善等。

三、相关检查

1. 血象检查　缺铁性贫血为小红细胞低血红蛋白性贫血，巨幼红细胞性贫血呈大细胞性贫血，再生障碍性贫血以全细胞减少为特征。

2. 血清铁浓度测定　正常成年妇女血清铁 $7 \sim 27\ \mu mol/L$，若孕妇血清铁$<6.5\ \mu mol/L$，为缺铁性贫血。

3. 叶酸、维生素 B_{12} 测定　血清叶酸$<6.8\ nmol/L$、红细胞叶酸$<227\ nmol/L$，提示叶酸缺乏。血清维生素 $B_{12}<90\ pg/mL$，提示维生素 B_{12} 缺乏。

4. 骨髓检查　缺铁性贫血为红细胞系统增生活跃，以中、晚幼红细胞增生为主，含铁血黄素及铁颗粒减少或消失；巨幼红细胞性贫血骨髓红细胞系统明显增生，可见典型的巨幼红细胞；再生障碍性贫血为多部位增生减少或严重减少，有核细胞甚少。

【可能的护理诊断/合作性医疗问题】

1. 有跌倒的危险　与贫血引起的头晕、眼花等有关。
2. 活动无耐力　与贫血引起的疲倦有关。
3. 有胎儿受损的危险　与母体贫血，胎儿缺氧、窒息有关。
4. 有感染的危险　与组织低氧血症、白细胞数异常导致机体抵抗力下降有关。
5. 知识缺乏　与缺乏妊娠合并贫血的保健知识有关。
6. 潜在并发症：产后出血、心力衰竭。

【预期目标】

（1）经责任护士的宣教，孕妇积极配合治疗，母婴均安全。
（2）经治疗后，身体状况好转，能够根据自身情况适当活动，无明显不适。
（3）孕妇及家属配合治疗护理，胎儿发育逐渐正常。
（4）能够认识到抵抗力下降带来的危害，主动避免各种有害因素侵袭。
（5）熟悉妊娠合并贫血的相关知识。
（6）妊娠期、分娩期孕产妇维持最佳身心状态，无并发症发生。

【护理措施】

一、一般护理

1. 活动与休息　合理安排活动与休息。贫血孕妇应适当减轻工作量，重度贫血孕妇，绝对卧床休息,避免孕妇在体位突然改变(起床、转体、站立)时因头晕、乏力而发生跌倒等意外。

2. 饮食指导　加强孕期营养,补充铁、蛋白质、维生素 C。多食富含铁剂、叶酸的食物,如瘦肉、动物肝脏、绿叶蔬菜、豆类等。

3. 预防感染　住院期间加强口腔、外阴、尿道的卫生清洁;接生过程严格无菌操作,产后做好会阴护理,遵医嘱给予抗生素预防感染。

二、心理护理

告知孕妇,贫血是可以改善的,只要积极治疗护理,可防止损伤胎儿。国家医保政策健全,不必担心高额费用,可减少思想顾虑,缓解不安情绪。

三、病情观察

积极纠正贫血,预防感染,防止胎儿生长受限、胎儿窘迫及产后出血等并发症发生。观察治疗后症状改善情况,注意体温变化及胎动、胎心变化,有异常及时报告处理。

1. 补充铁剂　补充铁剂,首选口服制剂,补充铁的同时服维生素 C,如:硫酸亚铁 0.3 g,每日 3 次,同时口服维生素 C 300 mg 或 10%稀盐酸 0.5～2 mL 促进铁吸收,宜餐后或餐时服用。对于妊娠末期重度缺铁性贫血或口服铁剂胃肠道反应较重者,可深部肌内注射补充铁剂,如右旋糖酐铁 50 mg,每日 1 次。

2. 补充叶酸　巨幼红细胞性贫血者可每日口服叶酸 15 mg,同服维生素 B_{12} 至贫血改善。

3. 输血　多数孕妇无需输血,若血红蛋白≤60 g/L,需剖宫产,或再生障碍性贫血孕妇,应少量、多次输浓缩红细胞或新鲜全血,输液速度宜慢。

4. 产科处理　胎儿情况良好,宜选择经阴道分娩。临产前,配新鲜血备用;临产后密切观察产程进展,鼓励产妇进食,加强胎心监护,持续低流量吸氧。分娩时宜尽量减少出血,防止产程延长、产妇疲乏,必要时可行阴道助产,以缩短第二产程。积极预防产后出血,当胎儿前肩娩出后,肌内注射缩宫素 10～20 U,给予广谱抗生素预防感染。此外,严重贫血或有其他并发症者不宜哺乳,教会产妇人工喂养的知识及方法。产妇回奶可口服生麦芽或用芒硝外敷乳房。

【健康教育】

(1) 孕前积极治疗失血性疾病,妊娠与这些内、外科疾病相互影响,严重者甚至引起孕产妇和新生儿死亡,规范产前检查,筛查和诊断相关疾病,积极预防与治疗,必要时终止妊娠。

(2) 注意孕期营养,多吃木耳、紫菜、动物肝脏、豆制品等含铁丰富的食物。

(3) 分娩期,根据产妇的病情程度选择适宜的分娩方式,加强产程的监护,减少产时及产后出血,预防产褥感染。新生儿应及早检查,发现问题及时治疗。

(4) 缺铁性贫血孕妇,产后应继续加强营养,鼓励进食含铁丰富的食物;巨幼红细胞性贫血孕妇产后应改变不良的饮食习惯,多食新鲜蔬菜、水果、瓜豆类、肉类、动物肝脏及肾脏等食物;慢性再生障碍性贫血孕妇分娩后,近 1/3 可以缓解。

【护理评价】

(1) 治疗期间,母婴未发生不良事件。

(2) 孕妇能够根据自身情况适当活动,心情开朗。

(3) 孕妇能够主动避免各种有害因素侵袭,未发生感染。

(4) 孕妇能够积极地应对缺铁性贫血对身心的影响,掌握自我保健措施。

(5) 孕妇顺利度过分娩期、产褥期。

(郭朝丽)

项目八 分娩期并发症妇女的护理

分娩过程中可出现一些并发症,严重威胁母体及胎儿的生命安全,如胎儿窘迫、新生儿窒息、子宫破裂、产后出血、羊水栓塞等。学习、运用相关知识积极预防、早期发现分娩期并发症,配合医生实施正确有效的护理,可降低产妇、新生儿的死亡率。

【教学目标】

通过项目八的学习,学生能够达到以下目标。

一、认知领域

(一) 识记

1. 能说出急性胎儿窘迫常见的症状、体征;新生儿窒息的分类、判断依据;子宫破裂的分类、发生的常见原因;产后出血发生的四大原因;典型羊水栓塞的三个阶段。

2. 能正确写出急性胎儿窘迫的护理措施;窒息复苏的步骤,复苏后的护理措施;先兆子宫破裂的主要临床表现,预防子宫破裂的方法;不同原因引起阴道出血的主要特点,宫缩乏力性出血的止血措施;羊水栓塞发生的主要相关因素,羊水栓塞的处理原则。

(二) 理解

1. 能用自己的语言,向产妇及家属解释胎儿窘迫;比较轻度窒息、重度窒息的区别;比较生理性缩复环、痉挛性狭窄环、病理性缩复环,正确说出三者的区别;比较四种原因引起阴道出血的特点,正确说出四者区别。

2. 能用自己的语言,向产妇及家属解释胎儿电子监护、B超、胎盘功能等检查的目的和临床意义;向患者及家属解释子宫破裂的临床表现及处理方法;产后出血的原因及处理方案;羊水栓塞的处理方法。

(三) 应用

(1) 能运用所学知识,与产妇及家属讨论自数胎动的方法,及时发现胎儿异常。

(2) 能运用所学知识,发现胎儿窘迫,指导产妇采取合适体位增加胎盘血供。

(3) 能运用所学知识,分析子宫破裂的病因,及时发现先兆子宫破裂的征象。

(4) 能运用所学知识,针对新生儿窒息程度制订复苏方案;针对具体子宫破裂个案、制订护理计划;制订预防产后出血的措施。

(5) 能运用所学知识,正确计算产妇阴道失血量。

二、情感领域

(一) 接受

1. 经过理论学习,能回答"认知领域"里"识记"层次的知识点。

2. 经过理论学习,能向老师提出本项目中不理解的知识点。

(二) 反应

1. 参与讨论制订个案护理计划。

2. 对个案进行护理时能表现爱伤观念。

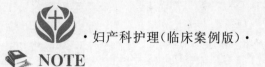

3. 对个案进行护理时能遵守护士职业道德,规范使用护患沟通用语。

(三) 判断

1. 经过理论学习,能评估产妇及家属面对胎儿有危险时、失去胎儿的心理反应,产后大出血、切除子宫后产妇及家属的心理状态。

2. 应用所学知识,给胎儿窘迫、新生儿窒息、子宫破裂、产后大出血产妇及家属解释可预见的问题。

【预习目标】

1. 通读本项目的全部内容,重点注意并找到教学目标中"识记"的全部知识点。
2. 能运用所学知识,监测胎儿经过吸氧、取左侧卧位等处理后宫内缺氧状态改变情况。
3. 复习项目四任务二中有关新生儿出生后 Apgar 评分的内容。
4. 复习项目一任务一中关于生殖系统的解剖知识。
5. 复习《病理学与病理生理学》中的 DIC 知识。

任务一　胎儿窘迫妇女的护理

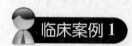临床案例 1

廖某,女,初产妇,28 岁,因"妊娠 38^{+4} 周,阵发性腹痛 5 h"于 9 月 16 日 20:20 入院。妊娠经过顺利,无头昏眼花,无阴道流血、流液。查体:体温 36.5 ℃,脉搏 80 次/分,呼吸 19 次/分,血压 112/75 mmHg,一般情况良好,心肺听诊无异常。产科检查:宫高 32 cm,腹围 99 cm,胎方位 LOA,胎心音 165 次/分,宫缩规律,每 4～5 min 规律宫缩 30～40 s。骨盆外测量各径线值均在正常范围内,宫口开 2 cm,宫颈管已消,胎膜未破,头先露,已入盆。

相关检查:B 超检查示 LOA,胎头双顶径 9.5 cm,胎盘成熟度Ⅲ级钙化,胎心 168 次/分,脐带绕颈 1 周。

入院后予吸氧、取左侧卧位,同时行胎心监护,10 min 出现 3 次晚期减速。

该产妇临产,出现胎儿窘迫。重点是胎儿窘迫临床表现、可能的原因、相关检查,给予产妇及家属的心理支持。

问题:

1. 胎心音是否正常?
2. 胎心监护出现 3 次晚期减速提示什么临床意义?
3. 有何依据诊断该个案为胎儿窘迫?

【概述】

胎儿窘迫是指胎儿在宫内有急性或慢性缺氧征象,危及胎儿健康和生命,是当前剖宫产的主要指征之一。急性胎儿窘迫多发生在分娩期,慢性胎儿窘迫常发生在妊娠晚期。

一、病因

1. 母血含氧量不足　母血容量不足或母血含氧量低是主要原因。凡是引起母体气体交换不全的情况均可造成母血含氧量不足,如心肺疾病影响气体交换,重度贫血、急慢性失血致红细胞携氧能力不足,母体高热致孕妇氧耗量增加,抽烟、吸毒、使用降压药、仰卧位低血压、孕妇精神过度紧张等导致子宫供血不足,影响胎盘灌注。

2. 胎儿因素　胎儿严重的心血管疾病、呼吸系统疾病、胎儿畸形。

3. 胎盘、脐带供氧功能障碍　妊娠期高血压疾病、过期妊娠,妊娠合并慢性肾炎、糖尿病等使胎盘发生退行性变,对胎儿供氧不足而发生胎儿窘迫;多胎妊娠、羊水过多、巨大胎儿影响胎盘血供;胎膜早破、羊水过少使脐带受压;不协调性宫缩、缩宫素使用不当,会使子宫胎盘血供受阻;胎盘发育障碍及胎盘感染、老化、梗死等发生胎盘病理改变时影响绒毛气体交换功能;脐带脱垂、脐带缠绕、脐带真结、脐带扭曲等使脐带血供受阻,均可引起胎儿窘迫。

4. 胎儿心血管系统功能障碍　胎儿存在严重的心血管疾病、胎头受压过久等可造成胎儿颅内出血,加重胎儿缺氧。

二、病理生理变化

胎儿窘迫的基本病理是缺血缺氧引起的一系列临床变化。在缺氧的早期,胎儿对缺氧有一定的代偿能力,引起羊水少、胎儿生长受限等。若缺氧持续存在,主要脏器的功能因血流减少而受损。如再继续缺氧,可出现缺血缺氧性脑病,甚至胎死宫内。此过程通常为低氧血症—缺氧—代谢性酸中毒,可表现为胎动少,羊水少,胎心监护基线率由快变慢,基线变异差,出现晚期减速。在脐带受压或胎盘早剥时出现急性胎儿窘迫,表现为 pH 值下降,PaO_2 下降,$PaCO_2$ 上升,此时胎心监护表现为晚期减速。

【护理评估】

一、健康史

了解孕妇的年龄、孕产次,是否患有高血压、肾炎、心脏病等疾病;本次妊娠的经过,是否存在胎膜早破、妊娠期高血压疾病、产前出血;是否有胎儿畸形,胎盘、脐带异常,分娩过程是否有产程延长、不适当使用缩宫素、急产等。

二、身心状况

(一)身体评估

1. 急性胎儿窘迫　主要发生在分娩期。

(1)胎心率变化:急性胎儿窘迫的重要征象。早期胎心率加快至 160~180 次/分,继而减慢至 110 次/分以下,行胎儿电子监护,可出现晚期减速、重度变异减速。当胎心基线率<100 次/分,基线变异≤5 次/分,伴频繁晚期减速或重度变异减速时提示胎儿缺氧严重。

(2)胎动异常:缺氧初期胎动频繁,随着缺氧程度的加重,胎动减弱、次数减少,直至消失。

(3)羊水胎粪污染:羊水胎粪污染不是胎儿宫内窘迫的征象,只有羊水胎粪污染伴有胎心率异常,引起胎粪吸入综合征,才会造成胎儿的不良结局。羊水胎粪污染可分为 3 度:Ⅰ 度为浅绿色,Ⅱ 度为黄绿色并混浊,Ⅲ 度为棕黄色、稠厚。

(4)酸中毒:破膜后,采集胎儿头皮血进行血气分析,若 pH<7.20(正常值 7.25~7.35),PaO_2<10 mmHg(正常值 15~30 mmHg),$PaCO_2$>60 mmHg(正常值 35~55 mmHg),可诊断为胎儿酸中毒。

2. 慢性胎儿窘迫　主要发生在妊娠晚期,常延续至临产并加重。主要因妊娠合并症或并发症所致。胎动减少为胎儿缺氧的重要表现,临床常见胎动消失 24 h 后胎心也会消失,应加以重视,以免贻误抢救时机。

(二)心理-社会评估

孕产妇及家属因为胎儿的生命遇到危险会产生焦虑,对需要手术结束分娩而无助、手足无措。对于胎儿不幸死亡的孕产妇,感情上受到强烈的创伤,通常会抑郁、悲伤。

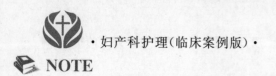

三、相关检查

进行胎儿电子监护、B超、胎盘功能检查、胎儿头皮血血气分析等检查了解胎儿宫内是否缺氧及缺氧原因。

【可能的护理诊断/合作性医疗问题】

1. 气体交换功能受损（胎儿）　与胎盘功能不良、脐带受压等因素有关。
2. 焦虑　与胎儿的生命遭遇危险有关。
3. 预感性悲哀　与胎儿可能死亡有关。

【预期目标】

(1) 在产程观察中及时发现胎儿是否出现宫内缺氧,并能及时处理。
(2) 经过责任护士指导后,孕产妇能运用有效的应对机制来缓解焦虑。
(3) 经过责任护士指导后,产妇能接受胎儿死亡的现实。

【护理措施】

治疗原则:急性胎儿窘迫时针对病因,积极纠正缺氧状态。慢性胎儿窘迫时根据妊娠周数、胎盘功能、胎儿成熟度、胎儿缺氧程度酌情处理。

1. 一般护理　指导孕产妇改为左侧卧位,间断吸氧,宫缩过强者停用缩宫素,必要时遵医嘱使用宫缩抑制剂。

2. 病情观察　密切观察胎心音的变化,每15 min听1次胎心音,或行连续胎心监护。慢性胎儿窘迫者,教会孕妇自数胎动。若胎动每2 h少于6次或更少,50%的概率提示胎儿缺氧,应及时就医。

3. 为手术者做好术前准备　急性胎儿窘迫的患者,经一般干预无法纠正,如宫口已开全,胎先露已达坐骨棘水平面以下3 cm,应尽快助产经阴道娩出胎儿。在短时间内无法经阴道分娩、慢性胎儿窘迫的患者,妊娠近足月或胎儿已成熟,胎动减少,胎盘功能进行性减退,胎心监护出现胎心基线率异常伴基线波动异常、OCT频繁出现晚期减速或重度变异减速者,遵医嘱为孕产妇做好剖宫产术前准备。

4. 做好新生儿抢救和复苏的准备。

5. 心理护理　向孕产妇及家人提供相关信息,包括医疗措施的目的、操作过程、预期结果、孕产妇需做的配合,告知真实情况,有利于孕产妇及家人减轻焦虑,理解执行救治方案的必要性。对胎儿不幸死亡的父母,护理人员安排病房时尽可能避免与其他产妇、婴儿同住,鼓励他们诉说悲伤,提供支持性关怀,帮助他们面对现实。遵从产妇及家属的意愿,可让产妇及家属为死产婴儿做一些事情。

【健康教育】

(1) 加强产前检查,有高危因素者应酌情增加产前检查次数,提前住院待产。

(2) 加强营养,进高蛋白、高热量、高维生素和富含矿物质的饮食,特别注意糖的补充,除食物中含糖外,注意添加糖果、点心等。在糖类中,以麦芽糖为最好。多食用含维生素C丰富的食物,以改善血管通透性和脆性。

(3) 注意劳逸结合,避免不良生活习惯。

(4)教会孕妇自数胎动(详见项目三任务四)。一旦胎动计数异常,及时到医院做进一步检查,以及时诊治。

【护理评价】

(1)胎儿情况改善,胎心率在110～160次/分。

(2)孕妇情绪稳定,呼吸平缓,心理舒适感增加。

(3)产妇能够接受胎儿死亡的现实。

任务二 新生儿窒息的护理

临床案例 2

任务一中病例,继续予以纠正胎儿宫内缺氧,胎心音由快减慢至100次/分,检查胎儿先露部一1,宫口未开全,考虑短时间内不能够经阴道分娩,予剖宫产,产下一活男婴。出生时全身苍白,口唇青紫,自主呼吸微弱,心率90次/分,喉部刺激出现皱眉,四肢稍屈曲。

该新生儿窒息,重点考虑抢救新生儿窒息的护理及步骤。

问题:

1. 新生儿出生时此种状态属于何种窒息?

2. 对该患儿复苏时最初的步骤包括哪些?

【概述】

一、定义

新生儿窒息是指胎儿娩出后1 min,仅有心跳而无呼吸或未建立规律呼吸的缺氧状态。是围产期新生儿死亡和致残的主要原因之一。

二、病因

新生儿窒息是由于产前、产时、产后的各种原因引起气体交换障碍,使新生儿出生后不能建立正常的自主呼吸。

可出现于妊娠期,绝大多数出现在产程开始后。常见高危因素:脐带脱垂、前置胎盘、胎盘早剥、妊娠期高血压疾病、重度贫血、第二产程延长、滞产、过期妊娠、羊水过少、多胎妊娠、羊水过多、胎膜早破、早产、急产、持续胎儿心动过缓、羊膜炎、孕妇感染、巨大胎儿,产妇使用全身麻醉剂、镇痛剂、缩宫素等。

三、病理生理

胎肺不含气,肺泡内为液体所填充,分娩时,1/3的肺液经产道挤压,由口腔、鼻腔排出,其余由肺泡进入肺周围的淋巴管。胎儿娩出后空气进入肺泡,呼吸建立,肺泡张开。窒息的新生儿出生未建立正常的呼吸,肺泡不扩张,肺液未排出,不能进行气体交换,造成缺氧。

原发性呼吸暂停,新生儿呼吸增强,持续1～2 min,若缺氧继续,则出现呼吸暂停或喘息样呼吸,反射性地出现心率减慢,如及时给氧或适当刺激可恢复呼吸。此阶段心脏具有代偿功能,保证心、脑、肾等重要脏器的供血,其他器官的血管收缩。

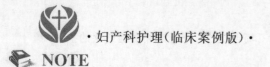

继发性呼吸暂停,持续缺氧,心率继续下降,呼吸越来越弱,此阶段血流代偿机制丧失,重要器官供血减少,引起多脏器损害,如发生脑损伤,呼吸中枢供氧不足,加重呼吸抑制。如不及时处理很快死亡。因此,正压通气能改善全身缺氧,是窒息复苏的关键措施。

另外,缺氧使新生儿血 $PaCO_2$ 升高,pH 值、PaO_2 降低,出现低血糖、低血钙、高胆红素血症等。

【护理评估】

一、健康史

了解促使胎儿发生窘迫的诱因,如脐带脱垂、前置胎盘、胎盘早剥、妊娠期高血压疾病、重度贫血、第二产程延长等;胎心监护是否有晚期减速;产妇的用药情况。

二、身心状况

(一)身体评估

重点评估窒息的程度,以 Apgar 评分为其指标。

1. 轻度(青紫)窒息　Apgar 评分 4～7 分,窒息开始阶段,新生儿面部与全身皮肤呈青紫色;呼吸表浅或不规律;心跳规则且有力,心率减慢至 80～120 次/分;对外界刺激有反应;喉反射存在;肌张力好;四肢稍屈。

2. 重度(苍白)窒息　Apgar 评分 0～3 分,继发性呼吸暂停,新生儿皮肤苍白;口唇暗紫;无呼吸或仅有喘息样微弱呼吸;心跳不规则;心率<80 次/分且弱;对外界刺激无反应;喉反射消失;肌张力松弛。

在新生儿生后 1 min 和 5 min 作出 Apgar 评分。1 min 评分反映宫内的情况,是出生当时的情况,而 5 min 以后的评分则反映复苏效果,与预后关系密切。当 5 min Apgar 评分<7 分时,应每隔 5 min 评分一次,直至连续两次均≥8 分为止。

(二)心理-社会评估

当新生儿窒息时,产妇因害怕失去孩子,常出现恐惧、悲伤心理,急切询问新生儿情况。

三、相关检查

1. 血气分析　检测血 pH、$PaCO_2$、PaO_2。
2. 血糖、电解质、肾功能等检查　了解各器官受损情况。

【可能的护理诊断/合作性医疗问题】

1. 新生儿
(1)气体交换受损　与呼吸道内存在羊水、黏液有关。
(2)有受损的危险　与脑缺氧、抢救操作有关。
2. 产妇
(1)功能障碍性悲哀　与可能或已经失去孩子或孩子虽存活但可能留有后遗症有关。
(2)恐惧　与新生儿的生命受到威胁有关。

【预期目标】

(1)经积极性抢救后,新生儿被抢救成功。
(2)出院前,新生儿并发症发病率降至最低。

（3）经责任护士心理安抚后,产妇情绪稳定。

【护理措施】

1. ABCDE 程序 新生儿出生时,新生儿是早产儿,或没有呼吸,或没有哭声,或肌张力不好,配合医生根据新生儿情况,按 ABCDE 程序进行复苏。其中 ABC 三步最为重要,A 是根本,B 是关键,C 是评价和保温措施,贯穿于整个复苏过程。

（1）A（airway） 清理呼吸道。在胎头刚娩出时,助产士右手保护会阴,左手拇指从鼻根部自上而下,其余四指从颈部自下而上向鼻口方向挤压。胎儿娩出后置于已预先加热至 30～32 ℃的远红外辐射保暖台上,新生儿仰卧,在枕部或肩下用布垫高,使头后仰 15～30°（图 8-1）;擦干身上的羊水、血迹,露出头部,用无菌塑料膜包裹躯干和四肢,以保暖,继续用吸球或吸管吸出新生儿口、咽和鼻中羊水和分泌物。先吸嘴再吸鼻,限制吸管的深度和吸引时间（<10 s）,负压吸引器的压力为 80～100 mmHg,避免并发喉痉挛和迷走神经性心动过缓,并使自主呼吸出现延迟。

（2）B（breathing） 建立呼吸。在呼吸道清理后进行。快速按摩新生儿背部或弹足心 20 s,如对刺激无反应,应立即进行人工呼吸。方法:①口对口人工呼吸:用四层纱布盖住口鼻部,施术者张大嘴罩住小儿口鼻,以 40 次/分的频率,有节律地向患儿吹气,压力以患儿胸部微抬起即可。呼气时用手轻压患儿胸部,使二氧化碳呼出。②复苏气囊正压通气:如心率<100 次/分、呼吸暂停或喘息样呼吸,应立即用复苏气囊进行面罩加压给氧,面罩密闭遮盖口鼻,但不超过下颌或遮盖眼睛（图 8-2）。使用纯氧,复苏频率 40 次/分（胸外按压时为 30 次/分）,手指压与放的时间比为 1∶1.5,所用压力:第一口呼吸时可用 30～40 cmH_2O,此后只需 15～20 cmH_2O。

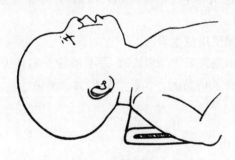

图 8-1 抢救体位

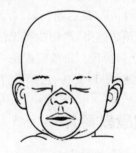

图 8-2 面罩安放位置

（3）C（circulation） 建立有效循环。心率低于 60 次/分,且无上升趋势。常用方法:①双手法（图 8-3）:首选的方法。双手拇指放于胸骨中下 1/3 交界处,余四指围绕患儿胸部,抱住背部,以 120 次/分的频率有节律按压,深度为前后胸直径的 1/3 左右。②单手胸外心脏按压法（图 8-4）:用食、中指指尖放于患儿胸骨中下 1/3 交界处,即双乳头连线稍下方,按压频率与深度同双手法。按压有效者心率增快,股动脉搏动可扪及。当心率>60 次/分,停止胸外按压,继续正压通气,直至心率>100 次/分,及新生儿有自主呼吸时。

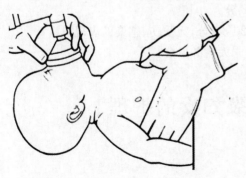

图 8-3 双手法

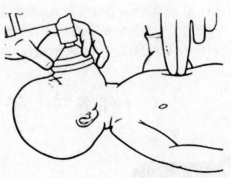

图 8-4 单手胸外心脏按压法

（4）D(drugs)　药物复苏。当患儿对以上处理仍反应不良时,需要药物辅助治疗。目的为刺激心跳、增加组织灌注量、维持酸碱平衡。常用药物:肾上腺素、碳酸氢钠、纳洛酮、多巴胺、扩容剂(低分子右旋糖酐、全血、林格液等)。用药方法见表 8-1。

表 8-1　新生儿复苏常用药物表

药　物	浓　度	剂量及用途	速　度
肾上腺素	1:10000	0.1～0.3 mL/kg,静脉注射;0.5～1 mL/kg,气管滴入	快速给
碳酸氢钠	5%或 4.2%	4.2%碳酸氢钠 4 mL/kg,静脉注射	慢推
纳洛酮	0.4 mg/mL、1 mg/mL	0.1 mg/kg,气管内或静脉内注射	快速给
多巴胺	20 mg/2 mL	开始 5 μg/(kg·min),根据血压渐加,最大 20 μg/(kg·min),静脉滴注	
扩容剂		10 mL/kg,静脉滴注	总量 30 min 内给完

（5）E(evaluation)　评估。评估贯穿于整个复苏过程,主要依靠呼吸、心率、肤色三项指标。对决定是否进行下一步复苏步骤,心率降低是最重要的。

2. 复苏后护理

（1）保暖:患儿进入新生儿监护室(NICU),置于远红外辐射保暖台或暖箱中,维持肛温在 36.5～37 ℃。

（2）吸氧:患儿出现自主呼吸,心率超过 100 次/分,但四肢皮肤仍有青紫时,可予常压给氧。

（3）加强观察:保持呼吸道通畅,密切观察患儿面色、呼吸、心率、体温,详细记录病情变化。窒息的新生儿应延迟哺乳,以静脉补液维持营养。

（4）预防感染:严格执行无菌操作,根据医嘱使用抗生素。

3. 产妇护理　抢救时避免大声喧哗,以免加重产妇的恐惧心理,尽量安排一名护士陪伴在产妇身边,给予心理安抚,选择适宜的时间告知新生儿的情况。预防产后出血及感染。

【健康教育】

（1）新生儿窒息复苏后,吸吮力弱,指导家属推迟哺乳时间。新生儿病情稳定后,可将母乳用吸奶器吸出后,用滴管自口角慢慢滴入,观察吞咽能力,不能吞咽者,改为鼻饲。

（2）保持环境安静,空气清新,温度保持在 24～26 ℃,相对湿度 50%～60%。

（3）向家属解释新生儿窒息的诱因、抢救措施及预后情况,使家属有充分的思想准备。

【护理评价】

（1）第三次 5 min Apgar 评分,评分已提高为 8 分。

（2）新生儿脸色略青紫,呼吸 16 次/分,心率 120 次/分,无受伤、感染的表现。

（3）产妇能理解新生儿的抢救措施,接受事实,未发生并发症。

任务三　子宫破裂妇女的护理

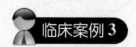临床案例3

产妇倪某,女,28 岁,G_2P_1,因"停经 41 周"入院待产。定期外院产检,现因超预产期 1 周入院

待产。既往体健,4 年前顺产一活男婴,因溺水夭折。

护理体检:生命体征正常,身高 160 cm,体重 65 kg。产科检查:宫高 37 cm,腹围 105 cm,胎位 LOA,胎心 142 次/分,胎头浅入盆,无宫缩。宫颈口容指尖,先露－3,胎膜未破。相关检查:B超检查示双顶径 9.8 cm,胎盘后壁,Ⅲ级,羊水指数 100 mm,胎位 LOA。胎心电子监护:NST 为有反应型。

入院后予引产术,人工破膜后流出羊水 50 mL,羊水清,术后 2 h 未引出有效宫缩,即给予 5%葡萄糖溶液 500 mL 加缩宫素 1.0 U 静脉滴注,宫口开全后 1 h 产程无进展,胎头位置仍在－2.5。腹部检查:子宫上下段交界处有一明显环状凹陷,并逐渐上升。产妇烦躁不安,下腹疼痛难忍,并有排尿困难、血尿,呼吸、心率加快。阴道检查:胎先露固定于骨盆入口处。约 5 min 后,产妇突感下腹部撕裂样疼痛,然后子宫强烈收缩突然停止,疼痛暂时缓解。产妇呼吸急促、血压下降、脉搏加快,腹部检查:全腹压痛、反跳痛,移动性浊音阳性,腹壁下可清楚扪及胎儿肢体,胎心听不清,随后听不到。阴道检查:宫颈口较前缩小,胎先露不能触及。

该产妇因巨大胎儿致梗阻性难产,最后子宫破裂。重点评估先兆子宫破裂、子宫破裂的临床表现及抢救子宫破裂的护理措施。

问题:

1. 考虑该产妇子宫破裂的依据是什么?

2. 应如何处理?

【概述】

一、概念及分类

子宫破裂是指在妊娠晚期或分娩期子宫体部或子宫下段发生破裂,是产科最严重的并发症之一,严重威胁母婴的生命。加强孕期保健,分娩过程中给予产妇细致的观察和及时的处理,是预防子宫破裂的关键。

子宫破裂按破裂程度分为完全性破裂(指子宫壁全层破裂,使宫腔与腹腔相通)和不完全性破裂(指子宫肌层全部或部分破裂,浆膜层尚未穿破,宫腔与腹腔未相通);按发生部位分为子宫体部破裂和子宫下段破裂。

二、病因

1. 梗阻性难产　引起子宫破裂最常见的原因。骨盆狭窄、头盆不称、胎位异常、胎儿异常及软产道阻塞时,胎先露部下降受阻,为克服阻力引起强烈宫缩导致子宫下段过分伸展变薄而发生子宫破裂。

2. 瘢痕子宫　近年来导致子宫破裂的常见原因。子宫壁原有瘢痕的孕妇,在妊娠晚期或分娩期由于宫腔内压力增高可使瘢痕破裂。

3. 损伤性子宫破裂　多发生于阴道助产手术施术不当或过于粗暴,对植入性胎盘强行剥离,妊娠晚期腹部受严重撞伤或其他外伤,分娩时施暴力、腹部加压等也可致子宫破裂。

4. 宫缩药物使用不当　宫缩药物使用不当,引起宫缩过强,可致子宫破裂。高龄、多产或子宫先天发育不良、多次刮宫、有宫腔严重感染史者更易发生子宫破裂。

【护理评估】

一、健康史

了解产妇既往分娩史、手术史,此次妊娠骨盆测量及胎儿大小、胎儿发育状况等,有无胎位不正、头盆不称;此次产程进展情况,分娩过程中是否使用过量的缩宫素,是否有粗暴的宫内操作。

二、身心状况

(一)身体评估

子宫破裂多发生在分娩过程中,部分发生于妊娠晚期尚未临产时。子宫破裂通常是渐进发展的,多数由先兆子宫破裂进展为子宫破裂。

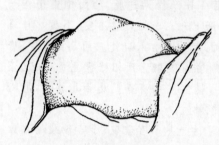

图 8-5 病理性缩复环

1. 先兆子宫破裂　常见于发生梗阻性难产的产妇。表现:①子宫呈强直性或痉挛性收缩过强,产妇烦躁不安,腹痛难忍、拒按,呼吸、心率加快,表情痛苦。②病理性缩复环:宫缩过强,在两者间形成的环状凹陷(图 8-5)。③胎先露部紧压膀胱,出现排尿困难及血尿。④胎心率先快后慢,或听不清。

2. 子宫破裂

(1)不完全性子宫破裂:多见于子宫下段剖宫产切口瘢痕破裂,常缺乏先兆子宫破裂征象,仅在不全破裂处有压痛,体征也不明显。如裂伤累及两侧子宫血管可形成阔韧带血肿,在子宫旁可触及逐渐增加的包块,其边界模糊且压痛明显。

(2)完全子宫破裂:在先兆子宫破裂症状后,产妇突感下腹一侧撕裂样剧痛,宫缩骤然停止,腹痛稍缓解后不久又出现全腹持续性疼痛,伴有面色苍白、出冷汗、脉搏细速、呼吸急促、血压下降等低血容量性休克的表现。出现全腹压痛、反跳痛等腹膜刺激征,腹壁下可清楚扪及胎体,子宫缩小,位于侧方,胎心、胎动消失。阴道检查可见鲜血流出,开大的宫颈口缩小,胎先露升高,甚至消失。

(二)心理-社会评估

产妇常常烦躁不安,出现恐惧、焦虑的心理,担心自身和胎儿的安危,盼望尽早结束分娩。对于胎儿的死亡常感到悲哀、自责等。产妇在分娩过程中发生子宫破裂时,常极度恐惧,家属及亲友非常焦急,催促或恳求医护人员为产妇提供有效救护措施,挽救胎儿及母亲生命。

三、相关检查

1. B超检查　可确定破口部位,及胎儿与子宫之间的关系。
2. 血常规、尿常规检查　白细胞计数增加,尿常规可见红细胞,或有血红蛋白尿。

【护理诊断】

1. 疼痛　与宫缩过强、过频及子宫破裂后血液刺激腹膜有关。
2. 组织灌注量改变　与子宫破裂后大量出血有关。
3. 预感性悲哀　与切除子宫丧失生育能力及胎儿死亡有关。
4. 潜在并发症:失血性休克、腹膜炎　与子宫破裂大出血有关。

【预期目标】

(1)经药物治疗后,强直性宫缩得到抑制,产妇疼痛减轻。
(2)经抗休克治疗后,产妇低血容量得到纠正和控制。
(3)经护士和社会支持系统的心理安抚后,产妇情绪得到调整,哀伤程度降低。
(4)经抗感染治疗后,腹膜炎得到较好的控制。

【护理措施】

处理原则：发生先兆子宫破裂的产妇，应立即抑制宫缩，停止一切刺激，立即行剖宫产术终止妊娠。子宫破裂者宜在积极抢救休克的同时，尽快做好手术的准备。

1. **一般护理**　检测患者生命体征，督促及时排空膀胱，适当用镇静剂促进休息。

2. **病情观察**　严密监测产程进展情况，注意宫缩、胎心率、腹痛程度，尤其有无病理性缩复环。严格掌握宫缩剂的使用指征，使用过程中专人观察。

3. **先兆子宫破裂的护理**　瘢痕子宫、子宫畸形的孕妇提前入院。一旦出现先兆子宫破裂症状，停止一切刺激因素，协助医生采取措施抑制宫缩，如给予静脉全身麻醉，或使用哌替啶，同时尽快做好剖宫产的术前准备。

4. **子宫破裂的护理**　迅速开放静脉通道，输液输血，无论胎儿是否存活，均应在积极抢救休克的同时，做好手术准备，对产妇进行抢救；术后遵医嘱及时使用抗生素预防感染。

5. **心理护理**　及时告诉产妇及家属相关治疗计划；鼓励产妇及家属表达其焦虑、恐惧与悲伤等情绪；对胎儿死亡者，做好丧亲护理，如选择让家属或产妇用适当的形式与婴儿告别、让家属或产妇拥抱死去的婴儿、留下婴儿的足印等方法，帮助产妇及家属度过悲伤期，选择适当的时机向产妇及其家属说明子宫破裂对妊娠产生的影响及下次妊娠的注意事项；帮助产妇和家属调整心态。

【健康教育】

(1) 加强育龄妇女的计划生育宣教，减少多产、高龄产妇，避免多次人流术。

(2) 加强孕期保健，定期产前检查，及时发现胎位异常，及早纠正。有胎位不正、头盆不称、剖宫产史者应在预产期前1～2周入院待产，监测胎心音和宫缩，有异常及时处理。

(3) 剖宫产术、子宫肌瘤切除术、子宫修补术后应避孕2年。

(4) 对于此次胎儿已死亡者，指导并协助产妇退乳。

【护理评价】

(1) 住院期间，产妇的血容量及时得到补充，手术经过顺利。

(2) 出院时，产妇血常规检查无异常，伤口愈合良好无并发症。

(3) 出院时，产妇情绪稳定，饮食、睡眠基本恢复正常。

任务四　产后出血妇女的护理

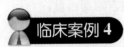
临床案例4

产妇贾某，26岁，G_2P_1。因阴道分娩胎儿娩出后2 h，胎盘未娩出伴阴道流血，于2015年4月2日晚10点由外院转入。今晨3时出现规律腹痛，持续30 s，间歇5～6 min，2 h前顺产一活男婴，出生体重3300 g，产后胎盘未娩出，伴阴道失血约800 mL，助产士在牵拉脐带时脐带断裂，试行手取胎盘未成功，因而转入本院。近2 h尿量正常。既往体健，1年前做人工流产1次。配偶健康状况良好。查体：体温37 ℃，脉搏110次/分，呼吸19次/分，血压105/75 mmHg，轻度贫血貌，心肺听诊无异常。腹软，无压痛、反跳痛，宫底脐上一横指，宫缩欠佳。阴道检查：阴道壁无裂伤,宫颈无裂伤,会阴侧切口已缝合无出血,阴道口未见脐带,见少许活动性出血。

该产妇因人工流产术后不久便怀孕,因胎盘因素(可能部分粘连、植入及嵌顿)致产后大出血。护士应尽快在建立静脉通道的基础上,协助医生采取清宫术等有效措施排出胎盘。

问题:

1. 该产妇的出血是否正常?

2. 该产妇有哪些出血原因?

3. 转入院后,需做哪些检查?

4. 针对患者出血的原因,如何配合医生止血?

【概述】

一、概念

胎儿娩出后 24 h 内阴道出血量超过 500 mL,剖宫产时超过 1000 mL 者,称产后出血。产后出血是分娩期严重并发症,居我国目前孕产妇死亡原因的首位,其发生率占分娩总数的 2%～3%,其中 80% 发生于产后 2 h 内。

二、病因

宫缩乏力、胎盘因素、软产道撕裂、凝血功能障碍均可引起产后出血。

(一)宫缩乏力

宫缩乏力是产后出血的最常见原因,占产后出血总数的 70%～80%。影响产后子宫肌缩复功能的因素均可引起产后出血。常见因素如下。

1. 全身性因素 产妇精神过度紧张,分娩过程过多使用镇静剂、麻醉剂。

2. 局部因素 致使产程延长,产妇体力消耗过多的因素,如双胎妊娠、巨大胎儿、羊水过多的子宫过度膨胀;致使子宫肌水肿或渗血,及合并子宫肌瘤、子宫畸形影响宫缩的因素,如妊娠期高血压疾病、胎盘早剥、前置胎盘、宫腔感染等。

(二)胎盘因素

1. 胎盘剥离不全 胎盘未剥离而过早牵拉脐带,或按压子宫,使胎盘部分自宫壁剥离,剥离面血窦开放,引起出血不止。

2. 胎盘剥离后滞留 ①膀胱充盈,使已剥离胎盘滞留宫腔;②宫缩药物使用不当,宫颈内口附近子宫肌出现环形收缩,使已剥离的胎盘嵌顿于宫腔。

3. 胎盘粘连 胎盘绒毛黏附于子宫肌层表面。常见原因有子宫内膜炎或多次人工流产导致子宫内膜损伤。部分粘连时因胎盘剥离面血窦开放以及胎盘滞留影响宫缩,易引起出血。

4. 胎盘植入 胎盘绒毛深入子宫肌壁间。常见原因有多次人工流产、宫腔感染、子宫手术史(如剖宫产、子宫肌瘤切除术、子宫成形术)等。

5. 部分胎盘残留 可有胎盘小叶或副胎盘,或部分胎膜残留于宫腔,影响宫缩而出血。

(三)软产道撕裂

子宫收缩力过强、产程进展过快、胎儿过大、接产时未保护好会阴或阴道手术助产操作不当、软产道组织弹性差均可造成软产道撕裂,致失血过多。

(四)凝血功能障碍

少见。如白血病、血小板减少症、再生障碍性贫血等血液病,多在孕前就已存在;产科引起凝血功能障碍的疾病,如重度子痫前期、重型胎盘早剥、羊水栓塞、死胎、妊娠合并病毒性肝炎等,均可引起弥散性血管内凝血,导致子宫大量出血。

【护理评估】

一、健康史

评估产妇：①有无导致凝血功能障碍的疾病；②有无导致凝血功能障碍的产科并发症；③分娩过程产妇是否精神过度紧张，临产后有无过多使用镇静剂、麻醉剂；④有无产程过长或难产，产妇是否体力衰竭；⑤分娩过程中是否因宫缩过强而引起软产道撕裂；⑥分娩后胎盘剥离情况，娩出的胎盘、胎膜是否完整。

二、身心状况

（一）身体评估

1. 局部表现

（1）宫缩乏力：胎盘娩出后出现间歇性中等或大量阴道出血，血色暗红，有凝血块，子宫柔软，按摩子宫，宫缩后变硬，停止按摩，子宫再次松软，推压子宫底部时可压出较多积血。

（2）胎盘因素：胎儿娩出后稍迟出现阴道流血，血色暗红，多为胎盘部分剥离；胎盘剥离不全、粘连、植入时，无胎盘剥离征象；胎盘已剥离而排出困难，检查发现子宫内口附近呈痉挛性收缩，形成狭窄环，多因胎盘嵌顿或滞留；检查胎盘、胎膜时，发现有缺损，为胎盘残留，较多见。

（3）软产道撕裂：胎儿娩出后立即涌出大量鲜红色血液，宫缩良好，检查发现宫颈、阴道及会阴有破裂口或血肿。

会阴裂伤按损伤程度分为 4 度。

Ⅰ度：会阴皮肤及阴道入口黏膜撕裂，未达肌层，一般出血不多。

Ⅱ度：裂伤已达会阴体肌层，累及阴道后壁黏膜，甚至阴道后壁两侧向上撕裂，裂伤多不规则，使原解剖结构不易辨认，出血较多。

Ⅲ度：肛门外括约肌已断裂，直肠黏膜尚完整。

Ⅳ度：肛门、直肠和阴道完全贯通，直肠肠腔外露，组织损伤严重。出血量可不多。

（4）凝血功能障碍：表现为持续阴道流血，血液不凝，不易止血；全身多部位出血、皮下淤斑。

2. 全身表现　产程延长，产妇有精神创伤和体力消耗，或合并有贫血、妊娠期高血压疾病、慢性疾病等，对失血的耐受性降低，虽失血量少于 500 mL，也可出现休克。

产妇产后无阴道流血或流血很少，需注意血液积存在宫腔或阴道内，腹部加压后，有血块或暗紫色血液自阴道内流出，称为隐性出血，如不及时发现，最终可导致产妇死亡。

（二）心理-社会评估

当出现产后出血时，产妇及家属多感到紧张、恐惧和焦虑，担忧产妇的安危和身体康复等问题。

三、相关检查

1. 凝血功能检测　血小板计数、凝血酶原时间、纤维蛋白原等。

2. 出血量的评估　常用的方法有称重法、容积法。

①称重法：分娩后敷料重（湿重）－分娩前敷料重（干重）＝失血量（血液密度为 1.05 g/mL）。

②容积法：用专用的产后接血容器收集血液后，用量杯测定失血量。此法是比较可靠、准确的方法。

③面积法：纱布以被血浸透但不滴血为宜，面积 10 cm×10 cm 约换算为 10 mL，计算失血量。

④休克指数法：休克指数＝脉率/收缩压，比值越大，休克越严重。

【护理诊断】

1. 组织灌注量不足　与产后大量流血有关。
2. 有感染的危险　与大出血致机体抵抗力下降及手术操作有关。
3. 恐惧　与出血导致对生命的威胁有关。

【预期目标】

(1) 经积极抢救后,产妇生命体征正常,出血被控制。
(2) 严格遵循无菌操作原则,未发生产褥感染。
(3) 经医护人员耐心讲解和陪伴,产妇情绪稳定,能积极配合医护人员的工作。

【护理措施】

针对原因迅速止血、补充血容量,纠正休克、防治感染,必要时手术治疗。

1. 积极预防产后出血

(1) 做好孕前及孕期保健,对于合并凝血功能障碍、重型肝炎等不宜妊娠的妇女,妊娠后,应劝其及时终止妊娠。积极治疗血液系统疾病及各种妊娠合并症,对有可能发生产后出血的孕妇转入高危孕妇门诊,孕晚期建议其提前入院。

(2) 分娩过程中,第一产程密切观察产程进展,保证产妇基本需要,消除其紧张情绪,保证充分休息,防止产程延长;第二产程指导产妇适时正确使用腹压,适时适度做会阴切开,缓慢娩出胎头、胎肩,胎肩娩出后,立即肌内注射或静脉注射缩宫素;第三产程注意胎盘、胎膜娩出情况,胎盘未剥离前,不可过早牵拉脐带或按摩、挤压子宫。

(3) 产后 2 h 内,产妇留在产房继续观察。密切观察产妇宫缩、宫底高度、阴道出血、会阴伤口情况及定时监测产妇生命体征的变化,注意有无休克的征象。督促产妇及时排空膀胱,以免影响宫缩致产后出血。

2. 协助医生迅速止血

(1) 宫缩乏力性出血:加强宫缩是最迅速有效的止血方法。具体方法:①按摩子宫:助产者一手置于宫底部,拇指在子宫前壁,其余 4 指在子宫后壁,均匀有节律地按摩宫底;亦可在产妇耻骨联合上缘按压下腹中部,将子宫向上托起,另一手握住宫体,使其高出盆腔,在子宫底部有节律地按摩子宫,同时间断地用力挤压子宫,使积存在宫腔内的血块及时排出(图 8-6);或一手握拳置于阴道前穹隆,顶住子宫前壁,另一手屈掌自腹壁按压子宫底后壁使宫体前屈,双手相对紧压子宫,并做按摩(图 8-7)。按压时间以子宫恢复正常收缩,并能保持收缩状态为止。按摩子宫时应注意无菌操作。②在按摩子宫的同时,应用宫缩剂:缩宫素肌内注射、静脉滴注、经腹壁肌壁内注入或经阴道注入宫颈内,也可静脉缓慢推注;麦角新碱肌内注射或静脉推注(心脏病、高血压患者禁用)。③用特别的无菌纱布条填塞宫腔局部(图 8-8),两人清点填塞宫腔的纱布,记录数量。遵医嘱给予抗生素预防感染;24 h 后遵医嘱先肌内注射宫缩剂,取出纱条,两人清点取出的纱布数量。④结扎盆腔血管止血,主要用于宫缩乏力、前置胎盘及 DIC 等所致的严重产后出血而又迫切希望保留生育功能的产妇。⑤对难以控制并危及产妇生命的产后出血,做好切除子宫的准备。

(2) 胎盘因素所致出血:胎盘已剥离,但未排出,应协助胎盘娩出。胎盘剥离不全或粘连伴阴道流血,应人工徒手剥离胎盘(图 8-9)。徒手剥离胎盘时发现胎盘与宫壁关系紧密,可能为胎盘植入,应立即停止剥离,做好子宫切除术的术前准备。残留胎盘、胎膜组织徒手取出困难时,应行清宫手术。胎盘嵌顿在子宫狭窄环以上者,可配合麻醉师使用麻醉剂,待子宫狭窄环松解后用手取出胎盘。

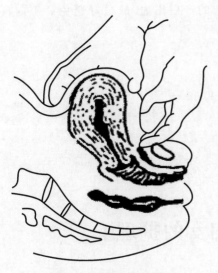

图 8-6 双手按摩子宫法

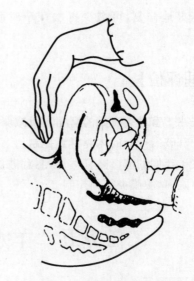

图 8-7 腹部-阴道双手按摩法

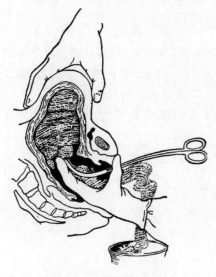

图 8-8 宫腔纱布填塞法

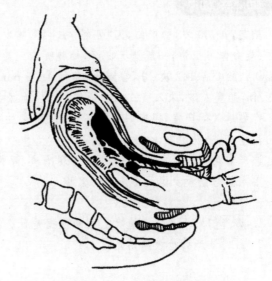

图 8-9 人工徒手剥离胎盘

（3）软产道撕裂性出血：及时准确地修补、缝合裂伤可有效地止血。

（4）凝血功能障碍所致的出血：除积极止血外，还应注意对病因的治疗，如血小板减少症、再生障碍性贫血等患者应输新鲜或成分血等，如发生弥散性血管内凝血应尽力抢救。

3. 抢救休克，防治感染　积极抢救失血性休克，产妇取休克体位，吸氧，保暖，开放静脉通道，按医嘱输血补液，观察患者的出入量。保持外阴清洁，做好会阴护理，按医嘱给予抗生素防治感染。

4. 心理护理　产妇产后出血发生时，体质虚弱，护士主动关心产妇，尽量满足产妇生理及心理方面的需要，增加其安全感，指导产妇及家属进行亲子活动。

【健康教育】

（1）指导产妇及家属加强营养，多进食富含铁、蛋白质、维生素的食物，如瘦肉、牛奶、鸡蛋、绿色蔬菜、水果等，少量多餐。

（2）指导产妇及家属适当活动，逐渐增加活动量。

（3）教会产妇及家属观察子宫复旧的方法，一旦怀疑异常，及时汇报医护人员或到医院就诊。

（4）告知产妇及家属，行宫腔手术后，如人工流产术、胎盘徒手剥离术、子宫肌瘤剔除术等，让子宫内膜较好地修复,可减少再次怀孕时胎盘因素导致的产后出血,故最好避免 2 年内再次妊娠。

【护理评价】

（1）先兆子宫破裂产妇的宫缩有所减弱。
（2）子宫破裂产妇的休克得到控制。
（3）丧子产妇的情绪略有平复,愿意进食。
（4）出院前,腹膜炎得到控制。

任务五　羊水栓塞妇女的护理

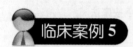

临床案例5

王某,女,30 岁,初产妇,因"停经 39^{+6} 周,阵发性腹痛 7 h"于 2012 年 12 月 10 日 10:40 入院。查体:生命体征正常,一般情况良好,心肺听诊无异常。产科检查:宫高 34 cm,腹围 100 cm,胎方位 LOA,胎心音 142 次/分,宫缩规律,每 4~5 min 规律宫缩 35~40 s。骨盆外测量正常,宫口开大 3 cm,胎膜未破,未入盆。相关检查:B 超、血尿常规、缩宫素激惹试验均无明显异常。

产妇送入待产室,因产妇宫缩不佳,静脉滴注缩宫素,专人护理,1 h 后,宫缩时破膜,同时产妇出现呛咳、呼吸困难,血压测不出。

该产妇在宫缩时自然破膜,同时出现呛咳、呼吸困难及其他休克症状。很可能发生了羊水栓塞。重点熟悉抢救步骤及特殊药物名称。

问题:

1. 该产妇发生了什么情况? 判断依据是什么?
2. 针对该产妇抢救原则是什么?

【概述】

一、概念

羊水栓塞是指在分娩过程中羊水突然进入母体血液循环引起肺栓塞、休克、弥散性血管内凝血（DIC）、肾衰竭或突发死亡等一系列严重症状的综合征。发病急,病情凶险,发生在足月分娩产妇中死亡率高达 70%~80%。也可发生在钳刮术和妊娠中期引产术中,但病情较缓和,多表现为慢性羊水栓塞,死亡率低。

二、病因

羊水中有形物质,如胎儿毳毛、角化上皮、胎脂、胎粪等进入母体血液循环,是羊水栓塞发生的必要条件。羊膜腔内压力高、胎膜破裂、宫颈或宫体损伤处有开放的静脉或血窦,是导致羊水栓塞发生的基本条件。因而羊水栓塞可见于:①宫缩过强或强直性宫缩,包括缩宫素使用不当、急产、羊膜腔内压力过高。②胎膜破裂或人工破膜后,羊膜腔穿刺或钳刮术时子宫壁损伤。③宫体或宫颈有病理性开放的血窦:胎盘早剥、前置胎盘、胎盘边缘血窦破裂、宫颈裂伤、子宫破裂、剖宫产术、多胎经产妇、高龄初产妇。④过期妊娠。

三、病理生理

羊水进入母体血液循环,阻塞肺小血管,引起机体的变态反应和凝血机制异常,导致机体发生一系列病理生理变化。

1. 肺动脉高压 形成肺动脉高压可能与下列因素有关:①羊水中的有形物质形成小栓子直接栓塞肺小血管;②羊水中的有形物质刺激肺组织产生和释放血管活性物质,使肺血管反射性痉挛。

肺动脉高压直接使右心负荷加重,导致急性右心扩张,并出现充血性右心衰竭。肺动脉高压又使左心房回心血量减少,则左心排出量明显减少,引起周围循环衰竭,使血压下降,产生一系列休克症状。

2. 过敏性休克 羊水中有形物质为致敏原,引起Ⅰ型变态反应,导致过敏性休克。

3. 弥散性血管内凝血(DIC) 羊水中的纤溶激活酶,激活纤溶系统,发生纤溶亢进。继而消耗大量凝血物质,血液由高凝状态迅速转为纤溶状态,导致全身性出血及失血性休克。

【护理评估】

一、健康史

评估发生羊水栓塞的各种诱因,如胎膜破裂、前置胎盘、胎盘早剥、宫缩过强或强直性宫缩、中期妊娠引产或钳刮及羊膜腔穿刺术等病史。

二、身心状况

(一)身体评估

羊水栓塞多发生于分娩过程中,尤其是胎儿即将娩出前或产后短时间内。典型症状主要为突发的血压下降、组织缺氧和消耗性凝血病。临床表现的发展分为三个阶段。

(1)第一阶段 表现为心肺功能衰竭和休克(急性休克期),在分娩过程中,尤其是刚破膜不久,产妇突然呛咳、气促、烦躁不安,继而出现呼吸困难、发绀、寒战、脉搏细速、心率加快、血压急剧下降、肺底部湿啰音。发病急骤者,产妇仅惊叫一声或打一个哈气或抽搐一下后,呼吸、心搏骤停,于数分钟内迅速死亡。

(2)第二阶段 主要表现为凝血功能障碍(出血期),表现为产后大出血,血不凝,身体其他部位出血,如切口渗血、针眼出血,皮肤、黏膜、胃肠或肾出血等。

(3)第三阶段 主要表现为肾衰竭(急性肾衰竭期),尿少、无尿和尿毒症征象。

症状轻重与羊水进入母体循环的量、速度及羊水中有形成分的多少有关。

(二)心理-社会评估

产妇突然危在旦夕,家属无法接受现实,表现出恐惧、情绪激动、愤怒,如果抢救无效,家属甚至当场晕倒。

三、相关检查

1. 血涂片 采集下腔静脉血,血涂片找羊水有形物质。

2. 床旁胸部X线摄片 双肺弥散性点片状浸润影,沿肺门周围分布,伴右心扩大。

3. 床旁心电图 提示右侧房室扩大。

4. 实验室检查 血浆鱼精蛋白副凝试验(3P试验)等与凝血功能障碍有关的实验室检查。

5. 尸体解剖 肉眼可见肺水肿、肺泡出血,心内血液不凝固。主要脏器如肺、胃、心、脑等血管及组织中找到羊水有形物质。

【护理诊断】

1. 气体交换受损　与肺动脉高压、肺水肿有关。
2. 组织灌注无效(周围)　与 DIC 有关。
3. 恐惧　与家属担心产妇生命安危有关。
4. 潜在并发症:DIC、右心衰竭、肾衰竭、胎儿窘迫。

【预期目标】

(1) 经积极抢救后,产妇气急、胸闷、呼吸困难症状能够改善。
(2) 经积极抢救后,产妇的血压逐渐恢复正常。
(3) 经医护人员耐心讲解及社会支持系统协助,家属情绪稳定,能接受现实。
(4) 出院前,产妇能维持体液平衡,维持最基本的生理功能。

【护理措施】

治疗原则:改善低氧血症,抗过敏、抗休克,防止 DIC 和肾衰竭,预防感染。

1. 羊水栓塞的预防

(1) 加强产前检查,注意诱发因素。

(2) 严密观察产程进展,正确掌握使用缩宫素的指征与方法。

(3) 严格掌握破膜时间,在宫缩的间歇期行人工破膜术,控制羊水流出的速度。

(4) 中期引产者,羊膜腔穿刺次数不超过 3 次,钳刮时应先刺破胎膜,使羊水流出后再钳夹胎块。

2. 羊水栓塞产妇的抢救配合

(1) 最初阶段:首先纠正缺氧;抗过敏;解除肺动脉高压;抗休克。

①吸氧:取半卧位,保持呼吸道通畅,立即面罩给氧或气管插管正压给氧,减轻肺水肿,改善脑缺氧。

②抗过敏:在改善缺氧的同时,立即遵医嘱给予大剂量糖皮质激素,如地塞米松静脉推注或氢化可的松静脉推注或滴注。

③解除肺动脉高压:遵医嘱首选盐酸罂粟碱,也可用阿托品、氨茶碱等解痉药物,改善肺血流低灌注,预防右心衰所致的呼吸循环衰竭。

④抗休克:遵医嘱给低分子右旋糖酐,补充血容量,血容量已补足而血压仍不稳者,可用多巴胺、间羟胺静脉滴注;动脉血气分析如有酸中毒,遵医嘱用 5% 碳酸氢钠,及时纠正电解质紊乱;用毛花苷丙、毒毛花苷 K 纠正心衰。监测中心静脉压,指导输液滴速及入水量。留置导尿管,观察肾功能及出血程度。

(2) DIC 阶段:早期抗凝,补充凝血因子(输新鲜血或血浆),应用肝素;晚期纤溶亢进时,用氨基己酸、氨甲苯酸等,补充纤维蛋白原 2～4 g/次,使血纤维蛋白原浓度达 1.5 g/L。留置每小时阴道流的血,动态观察用药后的凝血情况,指导用药剂量的调整。

(3) 预防肾衰竭:少尿或无尿阶段,及时应用利尿剂,预防与治疗肾衰竭。

3. 产科处理

(1) 第一产程发病,胎儿不能立即娩出者,做好剖宫产、新生儿抢救准备。

(2) 第二产程发病者,应及时助产娩出胎儿。

(3) 对无法控制的阴道流血患者,做好全子宫切除的手术准备。

4. 提供心理支持　如产妇神志清醒,应给予鼓励,使其增强信心,并相信自己的病情会得到控制。对家属的恐惧情绪表示理解和安慰,请家属到安静的室内入座,耐心回答他们的询问,并向家属讲解该病的凶险程度及抢救的方案。适当的时候允许家属陪伴,以取得家属的理解和配合。

【健康教育】

(1) 重视孕期保健,定时产前检查。

(2) 及早发现前置胎盘、过期妊娠,避免高龄初产、多次妊娠,告知羊水栓塞的危险性,如有异常及时就诊。

(3) 尽量避免人工流产。

【护理评价】

(1) 气道高敏反应症状未再加剧。

(2) 血压已不再下降。

(3) 家属情绪平复,知晓同意医护人员的抢救方案。

(4) 出院前,产妇生命体征平稳,仍需服用维持量的抗过敏药物。

(潘爱萍)

项目九 异常分娩妇女的护理

在分娩过程中,有一些潜在的异常因素,导致异常分娩,给产妇身心带来严重的影响,甚至威胁到母体及胎儿的生命。异常分娩主要包括产力异常、产道异常、胎儿异常及母亲心理因素的异常,这四个因素中,任何一个因素或多个因素相互不适应,使分娩进展受阻,称异常分娩,俗称难产。同时,在特定的条件下,难产及顺产在分娩过程中可以相互转化。因此,我们作为一名临床护士,为避免异常分娩,使产妇顺利度过分娩期,应注意向产妇和家属讲解异常分娩知识,主动地做好产妇和家属的心理辅导,为异常分娩产妇提供科学的整体护理。

【教学目标】

通过本项目的学习,学生能够达到以下目标。

一、认知领域

(一)识记

1. 能迅速说出宫缩乏力、产道异常的常见病因,协调性和不协调性宫缩乏力的宫缩特点,宫缩异常的分类,8 种产程曲线异常的定义,不协调性宫缩乏力使用缩宫剂的时间,持续性枕后位最具特征的临床表现,绝对不能试产的胎位。

2. 能正确写出异常分娩产妇的主要护理诊断,先兆子宫破裂的临床表现,4 种骨盆异常、肩先露的定义,各种骨产道异常的测量指标,常见的胎儿异常的种类。

(二)理解

1. 能用自己的语言,向产妇及家属说明协调性宫缩乏力三个产程、不协调性宫缩乏力,协调性、不协调性宫缩过强的护理原则,胎儿畸形的检测项目。

2. 能用自己的语言,向产妇及家属阐释宫缩乏力、产道异常、胎儿异常对母体及胎儿的影响,骨产道异常的概念。

3. 经过临床见习,并结合理论所学知识能提出各种产道异常产妇的护理措施、臀位助产术的护理。

(三)应用

1. 能用所学知识,向产妇和家属介绍协调性宫缩乏力第一产程的产妇改善全身功能、促进宫缩、专人看护静脉滴注缩宫素的护理措施。

2. 能用所学知识,讨论强直性宫缩与子宫痉挛性狭窄环的异同之处,跨耻征检查的判断指标和临床意义。

3. 能用所学知识,制订一份针对臀位孕妇胎位矫治训练的书面方案。

二、情感领域

(一)接受

1. 经过系统理论的学习,能回答"认知领域"里"识记"层次中的知识点。

2. 经过系统理论的学习,能向老师提出本项目中所不能理解的知识点。

(二)判断

1. 经过系统理论的学习,能评估异常分娩产妇的心理-社会问题。

2. 应用所学理论知识,给异常分娩产妇解释可预见的问题。

3. 在临床见习学习过程中,能关心产妇心理需求,主动保护好产妇的隐私。

【预习目标】

1. 了解女性生殖系统的解剖结构,正确认识产力异常、产道异常、胎儿异常产妇的发展过程。

2. 复习项目四教学目标中的"识记"层次。

3. 产力异常、产道异常、胎儿异常的临床表现,思考其护理措施。

4. 熟悉本项目的全部内容,重点注意并找到本教学目标中"识记"的全部重点知识内容。

任务一 产力异常妇女的护理

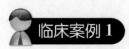 临床案例 1

初产妇,汤某,26 岁,G_2P_0,孕 39 周,规律宫缩 16.5 h。体格检查:体温 36.9 ℃,血压 120/85 mmHg,脉搏 100 次/分,呼吸 20 次/分。产科检查:宫缩 20 s,间歇 6 min,强度弱,胎位 LOA,胎心 156 次/分,妇科检查:宫颈管消失,宫口开大 1.5 cm,先露一2。最近 4 h 里,每次宫缩产妇都烦躁呼叫,口唇干燥,大汗淋漓,不愿进食饮水,每次宫缩间隙都要求听胎心音,担心胎儿会突然死亡。

该产妇已进入第一产程的潜伏期延长阶段,责任护士应该采取什么护理措施?

问题:

1. 何谓潜伏期延长?

2. 该怎样对该产妇进行护理评估?

3. 该产妇可能存在哪些护理诊断/合作性的医疗问题?

4. 该怎样对该产妇进行产程护理?

【概述】

产力是决定分娩的动力,正常有效的产力可以促使宫口扩张,胎先露下降,使产程顺利进行。相反,受到外来不良因素的影响,出现产力异常,导致难产的发生。

产力主要包括子宫收缩力、腹肌及膈肌收缩力及肛提肌的收缩力,而产力又主要以子宫收缩力为主,它贯穿整个分娩过程。在分娩过程中,如果子宫收缩力的节律性、对称性和极性出现了不正常或强度、频率发生了改变,称子宫收缩力异常,又称产力异常。

子宫收缩力异常可分子宫收缩乏力(简称宫缩乏力)及子宫收缩过强(简称宫缩过强)两大类,每类又分协调性及不协调性子宫收缩。

子宫收缩力异常的分类如下:

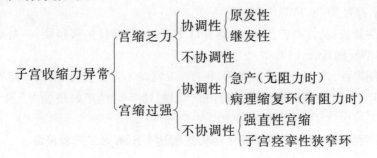

【护理评估】

一、健康史

1. 宫缩乏力　常为多种原因综合所致,主要可包括以下因素。

(1)头盆不称或胎位不正:胎儿先露部下降受阻,不能紧贴宫颈下段和宫颈内口,因此不能反射性地引起有效宫缩,是导致继发性宫缩乏力的最常见原因。

(2)子宫因素:子宫畸形及发育不良使宫缩异常,如多胎、羊水过多、巨大胎儿等可使子宫过度膨胀,从而丧失其收缩功能,出现宫缩乏力。

(3)精神因素:多见于初产妇,对分娩过度紧张、恐惧,干扰中枢神经系统功能,使大脑皮质功能紊乱,导致代谢异常,出现宫缩乏力。

(4)内分泌失调:临产后体内激素分泌紊乱,使子宫对乙酰胆碱的敏感性降低,导致宫缩乏力。

(5)药物:临产后滥用大剂量镇静剂、镇痛剂或麻醉剂,抑制正常的宫缩而出现宫缩乏力。

(6)其他:临产后进食及睡眠不足、营养不良、过早使用腹压、电解质紊乱及产妇过度疲劳等均可导致继发性宫缩乏力。

2. 宫缩过强　宫缩过强可导致子宫强直性宫缩、子宫痉挛性狭窄环及急产的发生,目前病因尚不明确,可能与以下因素有关。

(1)经产妇,软产道阻力小导致急产的发生。

(2)缩宫素使用不当,导致强直性宫缩而发生不协调性宫缩过强。

(3)产妇精神过度紧张、产程延长、胎膜早破及多次粗暴的宫腔操作,引起子宫肌痉挛导致痉挛性不协调性宫缩过强。

二、身心状况

(一)身体评估

1. 宫缩乏力

1)协调性宫缩乏力　表现为宫缩具有正常的节律性、对称性和极性的特点,但收缩力弱。宫缩时宫腔压力低,持续时间短,间歇期长而不规则,10 min 内宫缩少于 2 次。当宫缩达极性时,宫体不隆起、不变硬,用手指压宫底部肌壁仍可出现凹陷,出现产程延长或停滞。

2)不协调性宫缩乏力　宫缩失去了正常的节律性、对称性和极性的特点,因为宫缩的极性倒置,有多个兴奋点引起宫缩,表现为宫缩时,不是宫底部加强,而是中段或下段强度增加,宫缩间歇期子宫壁不能完全松弛,出现宫缩不协调。这种宫缩使产妇持续腹痛,拒按,体力消耗,烦躁不安,精神紧张,而又不能使宫口扩张,先露部下降,属无效宫缩,出现产程延长或滞产,严重时则出现水、电解质紊乱及尿潴留,甚至出现胎儿窘迫,危及母体及胎儿健康。

3)异常的产程曲线图(图 9-1)

(1)潜伏期延长:从规律宫缩到宫口扩张 3 cm,称潜伏期。此期宫口扩张缓慢,一般为 8 h,最大时限 16 h,超过 16 h,称潜伏期延长。

(2)活跃期延长:从宫口扩张 3 cm 到宫口全开,此期宫口扩张很快,一般为 4 h,最大时限 8 h,超过 8 h,称活跃期延长。

(3)活跃期停滞:产程进入活跃期后,超过 2 h 宫口不再扩张,称活跃期停滞。

(4)第二产程延长:进入第二产程后,初产妇超过 2 h,经产妇超过 1 h 未分娩,称第二产程延长。

(5)第二产程停滞:第二产程胎头下降无进展达 1 h,称第二产程停滞。

（6）胎头下降延缓：在活跃期晚期及第二产程胎头下降延缓，初产妇小于 1 cm/h，经产妇小于 2 cm/h，称胎头下降延缓。

（7）胎头下降停滞：在活跃期晚期胎头滞留不下降，超过 1 h，称胎头下降停滞。

（8）滞产：总产程超过 24 h，称滞产。

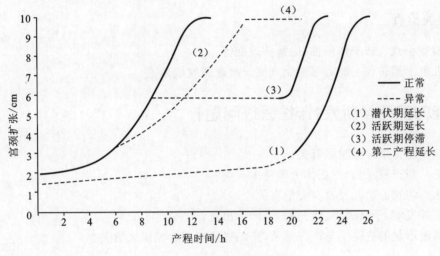

图 9-1　异常的产程曲线图

2. 宫缩过强

1）协调性宫缩过强

宫缩的特点是正常的，但宫缩过强、过频，如头盆相称，产道没有阻力，胎儿可在 3 h 内娩出，称急产。

2）不协调性宫缩过强

（1）强直性宫缩过强：宫缩失去正常的节律性、对称性及极性，呈强直性收缩，子宫上段变厚，下段拉长变薄，出现压痛，在厚与薄之间形成一环状凹陷，外观像葫芦，称"病理性缩复环"，可伴有血尿，是子宫破裂的先兆（图 9-2）。

（2）子宫痉挛性狭窄环：子宫持续收缩，呈痉挛不协调性收缩，出现局限性的环形狭窄，常缠绕于胎体最小部位，如颈部、腰部及肢体等处，环形狭窄不随宫缩而上升（图 9-3）。

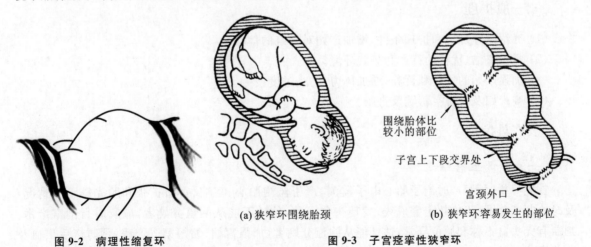

围绕胎体比较小的部位

子宫上下段交界处

宫颈外口

(a) 狭窄环围绕胎颈　　　　(b) 狭窄环容易发生的部位

图 9-2　病理性缩复环　　　　图 9-3　子宫痉挛性狭窄环

3. 对产妇和胎儿的影响

（1）产妇由于产程延长，休息不好，进食量少，精神、体力大量消耗导致出现疲劳、乏力、排尿困难等，严重则出现脱水、酸中毒、低钾血症、软产道撕裂、异常分娩、胎盘滞留、子宫破裂、生殖道瘘、生殖道感染、产后出血等。

（2）胎儿及新生儿由于产程延长，胎头及脐带受压过久使胎儿发生窘迫，发生新生儿窒息、颅内出血、新生儿产伤、骨折、感染、吸入性肺炎、死胎、死产甚至新生儿死亡等。

（二）心理-社会状况

由于产程延长，产妇及家属紧张、焦虑、恐惧，担心产妇及胎儿安危，产妇对阴道分娩丧失信心，希望尽快结束分娩。

三、相关检查

1. 实验室检查　尿酮体阳性、电解质改变等。
2. 胎儿电子监护仪　胎心可能出现变异减速或晚期减速。

【可能的护理诊断/合作性医疗问题】

1. 疼痛　与宫缩过频过强有关。
2. 疲乏　与产程延长、产妇体力消耗多有关。
3. 焦虑　与担心胎儿及自身安危有关。
4. 潜在并发症：子宫破裂、胎儿窘迫、产后出血。
5. 有体液不足的危险　与产程延长，产妇过度疲劳影响摄入有关。

【预期目标】

(1) 经处理后，宫缩暂缓，产妇能安静休息。
(2) 经过休息后，产妇疲乏减轻，体力恢复。
(3) 经过休息后，产妇情绪有所稳定，能够主动配合治疗。
(4) 经处理后，宫缩恢复正常，未发生子宫破裂、胎儿窘迫及产后出血。
(5) 产妇配合较好，能进食、进水，按指令正常呼吸，未发生水、电解质紊乱。

【护理措施】

一、一般护理

(1) 介绍医疗环境和护理条件，增加产妇对分娩的信心。
(2) 提供整洁、优良的待产和分娩环境。
(3) 加强产妇的饮食和营养，增加体力，防止过度疲劳。
(4) 嘱产妇及时排空膀胱及直肠。

二、产科护理

（一）协调性宫缩乏力

首先寻找原因，产时给予胎心电子监测，严密监测胎心、宫缩、宫口扩张和胎先露下降情况，及时绘制产程图，不能超出警戒线；发现头盆不称，估计不能从阴道分娩者，应及时行剖宫产术。判断有无头盆不称和胎位异常，估计能从阴道分娩者，加强宫缩、缩短第二产程，预防产后出血及胎儿窘迫。

1. 第一产程　改善产妇全身功能，促进宫缩，加强心理护理。

1) 改善产妇全身功能　关心和安慰产妇，消除紧张，保持体力；躁动不安的产妇，遵医嘱给予地西泮 10 mg 静脉注射或哌替啶 100 mg 肌内注射，安排安静环境，促进休息；休息后，鼓励产妇进食、进水，有利于恢复体力。

2) 促进宫缩　可采用以下方法加强宫缩。

（1）活动：宫缩不强且未破膜者，陪伴产妇在室内走动和摆动髋部，使用分娩球配合自由体位，既促进舒适，也有助于加速产程进展。

（2）灌肠：无其他异常者，初产妇宫口开大小于 3 cm，灌肠刺激宫缩。

（3）人工破膜：在宫口扩大大于或等于 2 cm 时，胎头已入盆衔接，在宫缩间歇期进行人工破膜，破膜后立即听胎心率，观察羊水色、质、量。记录人工破膜时间及观察情况。破膜后宫缩仍不规则，遵医嘱静脉滴注宫缩剂，专人护理，发现异常立刻通知医生及时处理。

（4）静脉滴注缩宫素：原则为以最小剂量获得最佳宫缩。设专人看护，先生理盐水 500 mL 静脉滴注，调节滴速为 4～5 滴/分，再加入 2.5 U 的缩宫素，摇匀。严密监测宫缩、胎儿在宫内的情况，产妇血压及产程进展情况，最快滴速不超过 40 滴/分，发现宫缩异常及胎心率异常应及时报告医生紧急处理。试产 2～4 h，产程仍无进展，胎儿出现窘迫征象，立即行剖宫产结束分娩，保证母体及胎儿安全。

2. 第二产程　无头盆不称，出现协调性宫缩乏力时，用宫缩剂加强宫缩，宫口开全，协助医生迅速结束第二产程。如胎头未衔接，又出现胎儿窘迫征象，立即行剖宫产结束分娩，保证母体及胎儿安全。

3. 第三产程　严密观察产妇生命体征，预防产后出血及产后感染。胎儿娩出后立即应用宫缩剂加强宫缩，防止产后宫缩乏力引起产后出血；胎膜破裂 12 h 或总产程超过 24 h，使用抗生素预防感染。

（二）不协调性宫缩乏力

镇静休息，调节宫缩，恢复宫缩的极性。遵医嘱酌情给予镇静剂，如哌替啶 100 mg、吗啡 10 mg 肌内注射或地西泮 10 mg 静脉推注，促使产妇充分休息，使宫缩恢复其正常的协调性，谨记在宫缩恢复协调性之前严禁应用宫缩剂。

（三）协调性宫缩过强

提早住院，做好接生及新生儿抢救准备，仔细检查软产道，及时修补，防止产伤和产后感染。

1. 缓解疼痛　遵医嘱应用宫缩抑制剂，严密观察产程，加强监护，给予产妇关心及指导，减轻产妇的焦虑。

2. 防止受伤，促进母儿健康　详细询问产妇孕产史，凡有急产病史的产妇提前 1～2 周住院待产，并提前做好接生及新生儿抢救准备，产后仔细检查软产道有无撕裂，及时修补，遵医嘱给予防止产后大出血及预防感染的药物。

（四）不协调性宫缩过强

抑制宫缩，及时行剖宫产结束分娩。

1. 强直性宫缩　一旦确诊，给予硫酸镁等宫缩抑制剂，严密观察生命体征和子宫外观，发现子宫破裂先兆症状或产道梗阻，及时行剖宫产。

2. 子宫痉挛性狭窄环　寻找原因，及时纠正、停止一切刺激，给予宫缩抑制剂及镇静剂；无效果或胎儿窘迫时及时行剖宫产结束分娩。

三、心理护理

有条件时鼓励家属参加导乐陪伴，给产妇安全感，最大程度地减缓产妇的紧张、焦虑情绪。及时告知产妇及家属检查结果及产程进展情况，增强产妇能够分娩的信心。

【健康教育】

（1）助产士指导家属帮助产妇做深呼吸、按摩及其他放松动作。

（2）让产妇明白待产过程比较持久，尽量饮水和进食，宫缩间隙时安静休息，以保存体力，不

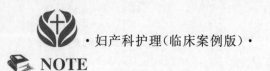
至于过于疲劳,避免产程延长而难产。

(3) 在家属和助产士指导下,可采取舒适的自由体位,以减轻宫缩和胎头压迫引起的腰骶部不适感觉。

【护理评价】

(1) 宫缩期,在助产士引导和家属帮助下能做深呼吸等放松技巧,以减轻疼痛感觉。

(2) 产妇能配合饮水和进食,宫缩期间隙不再大声呼叫,能保持安静。

(3) 家属能适时帮助产妇找到较舒适的体位,产妇的疼痛感觉和焦虑心情有所改善。

任务二 产道异常妇女的护理

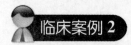

王某,29 岁,初产妇,G_1P_0,孕 38 周,体格检查:身高 140 cm,生命体征平稳,心肺无异常。产科检查:宫高 32 cm,腹围 100 cm,LOA;规律宫缩 8 h。胎头高浮,宫口开了一指尖,胎心率 146 次/分。骨盆外测量:髂棘间径 20 cm;髂嵴间径 23 cm;骶耻外径 16 cm;坐骨结节间径 6.5 cm。B 超检查显示:胎儿成熟,胎盘老化,羊水量少。

该产妇第一产程已有 8 h,宫口开了一指尖,胎头高浮;身高很矮,骨盆均小,责任护士考虑该产妇的情况是否正常。

问题:

1. 该产妇的产程曲线图属于哪个阶段?

2. 怎样对该产妇进行护理评估?

3. 怎样对该产妇进行产程护理?

【概述】

产道主要包括骨产道及软产道两大部分,女性骨盆是胎儿阴道娩出时必经的骨性通道,其大小、形态直接影响分娩是否能正常进行。在分娩过程中,产道是一个不可改变的因素,产道异常可使胎儿在娩出过程中受阻,临床以骨产道异常最为多见。

骨产道异常主要是指骨盆径线过短或形态发生异常,软产道异常多为组织结构异常或有损伤史,均可阻碍胎先露下降或娩出,导致难产。产道异常对产妇及胎儿的影响如下。

1. 对产妇的影响

(1) 骨盆入口平面狭窄影响胎先露的衔接,易发生胎位异常,导致胎儿下降受阻,继发宫缩乏力,出现产程延长及产程停滞,也可出现宫缩过强,甚至出现病理性缩复环,如未及时处理则可导致子宫破裂,严重时危及产妇生命。

(2) 中骨盆及出口平面的狭窄直接影响胎儿在宫内的内旋转,呈持续性枕后位及持续性枕横位,造成难产。由于胎头嵌顿产道时间过长,导致软产道组织水肿、坏死,继而引起生殖道瘘、产后感染、产后出血等。

(3) 软产道异常:胎头娩出困难,软产道严重撕裂而出现大出血、感染等。

2. 对胎儿及新生儿的影响 产道异常引起胎位异常,易发生胎膜早破、脐带脱垂,导致胎儿窘迫,也可因胎头长时间受压发生新生儿颅内出血、产伤及感染。

【护理评估】

一、健康史

询问产妇有无引起骨产道异常的疾病,如骨质软化、佝偻病及关节结核,是否有外伤史等,经产妇还应询问,既往分娩方式、有无难产及新生儿产伤等异常情况。

二、身心状况

(一)身体评估

1. 一般检查　测量身高,身高低于 145 cm 者应警惕均小骨盆;观察孕妇行走体态,如跛足、脊柱及髋关节畸形、尖腹或悬垂腹等,均提示可能为骨盆狭窄,难产概率较高。

2. 产科腹部检查

(1)测量宫高及腹围:初步估计胎儿体重,腹部四步触诊了解胎方位、胎产式等。

(2)跨耻征检查:判断头盆是否相称。孕妇排空膀胱,取仰卧位,两腿伸直,检查者将手放于孕妇耻骨联合上方,向骨盆方向轻轻推压浮动的胎头。如果胎头低于耻骨联合水平,则表示胎头可以入盆,头盆是相称的,称跨耻征检查阴性;如果胎头与耻骨联合在同一水平面,称跨耻征检查可疑阳性,头盆可能不相称;如果胎头明显高于耻骨联合水平,则表示头盆明显不相称,称跨耻征检查阳性(图 9-4)。正常情况下,初产妇临产 1~2 周入盆衔接,经产妇临产前开始衔接,在此之前做跨耻征检查可以判定头盆相称情况,具有一定临产意义。

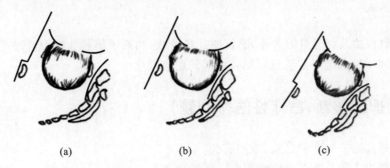

(a)　　　　　　　(b)　　　　　　　(c)

图 9-4　跨耻征检查头盆相称程度

注:(a)头盆相称;(b)头盆可能不相称;(c)头盆明显不相称。

3. 骨盆测量　骨盆异常是一条径线或多条径线过短,也可以是一个或多个平面的狭窄,常见的骨产道异常包括骨盆入口平面狭窄、中骨盆平面及出口平面狭窄及骨盆 3 个平面狭窄等。

(1)骨盆入口平面狭窄:骨盆入口平面前后径短,小于正常值 2 cm,骶耻外径小于 18 cm,入口前后径小于 10 cm,对角径小于 11.5 cm,横径正常,称扁平骨盆(图 9-5)。

(2)中骨盆平面及出口平面狭窄:骨盆壁两侧向内倾斜,坐骨结节间径及坐骨棘间径下降,坐骨结节间径小于 8 cm,坐骨棘间径小于 10 cm,耻骨弓角度小于 90°,称漏斗骨盆(图 9-6)。

(3)骨盆 3 个平面狭窄:骨盆入口平面、中骨盆平面及出口平面 3 个平面均狭窄,各平面径线均小于 2 cm 或以上,称均小骨盆(图 9-7)。多见于体格矮小、身体匀称的产妇,外观属于女性骨盆。

(4)畸形骨盆:骨盆外形已经完全失去正常的生理形态,称畸形骨盆。包括骨软化症、外伤及关节疾病所致的偏斜骨盆等(图 9-8,图 9-9,图 9-10)。

4. 软产道情况　软产道异常多见于外阴阴道、宫颈及子宫的异常。但软产道异常的难产少见,容易被忽视。

(1)外阴异常:主要表现为瘢痕、水肿,导致组织弹性缺乏、伸展性差,致使阴道口变窄,使胎

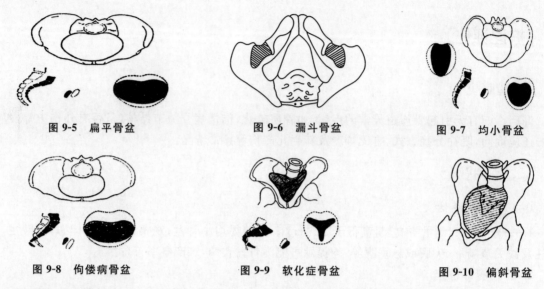

图 9-5　扁平骨盆　　　　　图 9-6　漏斗骨盆　　　　　图 9-7　均小骨盆

图 9-8　佝偻病骨盆　　　　图 9-9　软化症骨盆　　　　图 9-10　偏斜骨盆

儿头部娩出困难。

（2）阴道异常：阴道纵隔，影响胎先露下降，易发生阴道撕裂导致出血及感染。

（3）宫颈异常：宫颈外口水肿、粘连、瘢痕、肌瘤及癌变等，均可造成难产。

（二）心理-社会状况

由于产道异常导致产程延长，产妇及家属因不能预知分娩结果，担心母体及胎儿安危。对手术产的未知结果，表现出紧张、焦虑、恐惧等情绪，希望尽快结束分娩。

三、相关检查

1. B超　观察胎儿与骨盆的关系，测量胎儿各径线，判断了解胎儿能否通过产道分娩。

2. 胎心监测　胎儿电子监护仪可见宫缩后的胎心变化。

【可能的护理诊断/合作性医疗问题】

1. 有受伤的危险　与产程延长、难产有关。

2. 焦虑　与担心胎儿及自身安危有关。

3. 潜在并发症：子宫破裂、胎儿窘迫、新生儿窒息、新生儿产伤。

4. 有感染的危险　与产程延长、胎膜早破及宫腔手术操作有关。

【预期目标】

（1）经过认真的产前检查，避免难产导致的母体及胎儿伤害。

（2）经过责任护士陪伴和讲解，产妇焦虑情绪减轻，情绪稳定，能够主动配合治疗。

（3）产时严密观察，母子平安，围生儿产伤率被降到最低。

（4）通过各部门责任护士努力，产妇及新生儿体温正常，均未发生感染。

【护理措施】

明确狭窄骨盆的类型及狭窄程度，了解胎方位、胎儿大小、胎心、宫缩和宫口扩张情况、胎先露下降的程度等，并结合产妇年龄、孕产次数、既往分娩史及软产道等情况进行综合判断，根据具体情况选择合适的分娩方式，结束分娩。

一、一般护理

嘱产妇取左侧卧位,充分休息,做皮肤护理;鼓励进食、饮水;必要时静脉输液保证水、电解质的平衡。

二、产科护理

给试产的产妇应用胎心电子监护仪,观察羊水的色、量,及时绘制产程图,及时发现产程曲线异常,做好助产、剖宫产、抢救新生儿的准备,积极协助医生处理。

1. 骨盆入口平面狭窄的护理　妊娠末期及临产后胎头衔接受阻,不能正常入盆,常伴胎膜早破或胎头入盆不称(简称头盆不称),从而继发宫缩乏力,致使潜伏期及活跃期延长。

轻度头盆不称在严密产程监测下阴道试产;明显头盆不称,胎头跨耻征阳性,严禁试产,做好剖宫产手术准备。

2. 中骨盆及出口平面狭窄的护理　出口横径与后矢状径相加之和大于 15 cm,可阴道试产;如果小于 15 cm,会使已进入入口平面的胎头不能顺利转为枕前位,导致持续性枕横位及枕后位,导致活跃期或第二产程延长,甚至第二产程停滞,致使难产,做好阴道助产或剖宫产准备。

3. 均小骨盆的护理　根据头盆关系、胎儿大小、宫缩情况综合分析,决定分娩方式。如果胎儿小、产力正常和胎位正常的产妇可经阴道分娩。反之,胎儿过大则通过产道困难。

4. 软产道异常的护理　产前评估软产道异常程度对分娩的影响,协助医生做好会阴切开的准备,产后仔细检查软产道的损伤程度,及时修补。

5. 预防产后出血和感染　产时严格控制阴道检查和肛门检查次数;胎儿娩出立即应用宫缩剂,加强宫缩,防止产后出血;产后观察宫缩、恶露、会阴伤口、膀胱、生命体征等情况,及时更换会阴垫,保持会阴清洁,遵医嘱应用抗生素,预防感染。

6. 新生儿护理　胎头在产道受压过久或手术产,易导致新生儿产伤,严格按照产伤儿常规护理,严密观察新生儿生命体征变化,观察有无颅内出血及其他损伤,及时处理。

三、心理护理

为产妇及家属提供心理支持,详细讲解阴道分娩的可能性、优点,对母体及胎儿的影响,解除思想顾虑,增加产妇阴道分娩的信心;向产妇提供最佳护理,鼓励产妇说出自己的焦虑及担忧;认真解答产妇及家属提出的问题,使其了解产程进展状况,解除产妇及家属心理焦虑,以取得良好配合。

【健康教育】

(1) 告知产妇及家属,使用胎心电子监护仪能及时发现胎儿在宫腔的异常情况,助产士特别关注胎儿在宫腔的安全情况。

(2) 指导产妇的家属促进产程的技巧,缩短产程对宫内胎儿是种保护措施,希望产妇的家属能坚持做好各项减轻产妇不适的工作,以促进产程进展。

【护理评价】

(1) 经助产分娩,产妇及新生儿均未受伤。

(2) 听到新生儿第一声啼哭,产妇的焦虑完全被释放。

(3) 在医生和助产士密切观察下,整个分娩过程未发生可能的并发症。

(4) 产后 2 h 内,体温正常,未发生感染迹象。

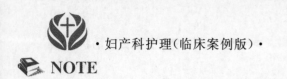

任务三　胎儿异常妇女的护理

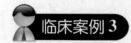临床案例 3

　　李女士,33岁,G_2P_1,孕 37^{+5} 周。体格检查:身高 160 cm,生命体征平稳,心肺未见异常。产科检查:宫高 32 cm,腹围 100 cm,宫底和耻骨联合处先露性质不明确,未入盆,胎背偏向母体右侧,在脐上右侧听诊清楚,胎心率 146 次/分。骨盆外测量:髂棘间径 24 cm;髂嵴间径 28 cm;骶耻外径 20 cm;坐骨结节间径 9 cm,坐骨棘间径 10 cm,耻骨弓角度大于 90°。孕妇急切地想知道胎儿是否有危险。

　　该胎儿为臀位的可能性较大,接近足月。要解答孕妇担心的问题,还需做什么相关检查补充该个案?

　　问题:

　　1. 考虑可能是什么胎位? 如何进一步确诊胎位?

　　2. 考虑该孕妇的分娩方式,还需什么数据?

　　3. 针对该孕妇应该制订哪些护理原则?

【概述】

　　胎儿异常也是引起难产的常见因素之一,主要包括胎位异常、胎产式异常及胎儿发育异常。胎位除约占 90% 的枕前位是正常胎位外,其余均为异常的胎位。常见的胎位异常占 6%～7%,常见于持续性枕后位、枕横位。胎产式异常常见于臀先露,占 3%～4%,是最常见的异常胎位;肩先露极其少见,占 0.1%～0.25%,但却是造成胎儿窘迫及围生儿死亡的主要原因之一,也是引起产妇子宫破裂的主要原因。胎儿发育异常多见巨大胎儿和畸形儿。胎儿异常的影响如下。

　　1. 对母体的影响　各种胎位异常导致的不良影响如下。

　　(1) 无法紧贴子宫下段及宫颈,进而不能有效地扩张宫口,产程延长,产妇极度疲乏。

　　(2) 胎儿下降受阻,继发宫缩乏力,导致产程延长及产程停滞。

　　(3) 由于胎头嵌顿,产道受压过久,导致软产道组织水肿、坏死及生殖道瘘,引起产后感染。

　　(4) 继发宫缩乏力,容易导致产后出血。

　　(5) 臀位,阴道助产牵拉过程中容易造成宫颈撕裂。

　　(6) 忽略了肩先露、畸形儿等情况,严重时发生子宫破裂,危及母体及胎儿生命。

　　2. 对胎儿及新生儿的影响　胎位异常,头盆衔接不良。

　　(1) 易发生胎膜早破、脐带脱垂导致胎儿窘迫、死胎。

　　(2) 助产抢救时易导致产伤。

　　(3) 也可因胎头长时间受压而出现新生儿颅内出血、新生儿感染,甚至新生儿死亡。

【护理评估】

一、健康史

　　详细询问产妇引起胎位异常的原因,仔细翻阅产前检查资料,如身高、胎位、胎儿大小及骨盆检查情况;了解经产妇既往分娩方式、是否出现过新生儿产伤,是否有巨大胎儿及畸形儿等家族史。

二、身心状况

(一)身体评估

胎儿异常指胎位、胎产式、胎儿发育异常。胎位异常包括持续性枕后位、枕横位及面先露,胎产式异常包括臀先露和肩先露,胎儿发育异常包括巨大胎儿和畸形儿。

1. 胎位异常

(1)持续性枕后位、枕横位直至分娩,胎头枕骨持续不能转向前方,致使胎头下降和内旋转困难,称持续性枕后位或持续性枕横位。主要表现为产程延长,胎儿枕骨持续位于母体骨盆后方,压迫直肠,在宫口尚未开全时产妇有肛门坠胀及排便感,过早使用腹压。

(2)面先露指胎儿以颏骨为指示点进入骨盆入口。临产后由于胎头极度仰伸,使胎头与胎背紧贴,无法紧贴子宫下段及宫颈;又因胎儿颜面部骨质不易变形,易导致会阴撕裂。

2. 胎产式异常

(1)臀先露:最常见的异常胎产式,指胎儿以骶骨为指示点,以臀、足、膝盖进入骨盆入口,称臀先露。分为单臀先露、单足臀先露、混合臀先露(图9-11),表现为孕妇的肋下及上腹部可触及圆而硬的胎头。

(2)肩先露:胎儿横卧在宫腔内,胎儿纵轴与母体纵轴垂直,称肩先露(图9-12)。是对母体最不利的胎位,临产后胎先露不能紧贴子宫下段及宫颈。

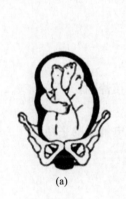
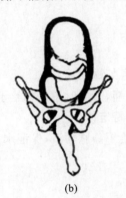
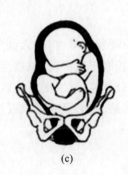
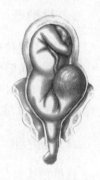

(a)　　　　　　　(b)　　　　　　　(c)

图9-11　各种臀先露　　　　　　　　　　图9-12　肩先露
注:(a)单臀先露;(b)单足臀先露;(c)混合臀先露

3. 胎儿发育异常

(1)巨大胎儿:胎儿出生体重达到或超过4000 g。多见于父母体型高大、过期妊娠、糖尿病等,表现为孕期腹部增大迅速,妊娠晚期孕妇可感觉呼吸困难、先露高浮,也有跨耻征检查阳性。

(2)畸形儿:多见于脑积水、连体、脊柱裂等,表现为胎儿体积较大,无法正常进入骨盆腔,跨耻征检查阳性。

(二)心理-社会评估

由于胎儿异常导致产程延长,产妇及家属因不能预知分娩结果、担心母体及胎儿安危,或对手术产的结果未知,所以表现得格外紧张、焦虑、恐惧等,希望能尽快结束分娩;一旦生出缺陷儿或妊娠失败,产妇及家属出现失落、沮丧、抱怨、自责情绪。

三、相关检查

1. B超检查　观察胎儿与骨盆的关系,测量胎儿各径线,估计胎儿体重,判断胎儿能否通过产道分娩;探测胎头位置、大小、形态可明确胎位及胎儿发育情况;了解胎盘功能。

2. 胎心监测　胎心电子监护仪可观察宫缩时的胎心变化。

3. 实验室检查　常规测血糖,若血糖升高,则做糖耐量试验;妊娠晚期抽羊水检查胎肺成熟度;考虑畸形儿,妊娠期检查母亲血清或羊水中的甲胎蛋白水平。

【可能的护理诊断/合作性医疗问题】

1. 有受伤的危险　与产程延长,分娩困难、软产道撕裂及新生儿窒息、产伤有关。
2. 潜在并发症:子宫破裂、胎儿窘迫、新生儿窒息、新生儿死亡。
3. 有感染的危险　与产程延长、胎膜早破、宫腔手术操作有关。
4. 恐惧　与担心胎儿发育异常及母体与胎儿安危有关。

【预期目标】

(1) 严密观察产程,及时终止妊娠,母体与胎儿平安未受伤。
(2) 严密观察产程,适时行剖宫产术,未发生子宫破裂及不良事件。
(3) 产妇体温正常,子宫复旧好,会阴伤口无异常。
(4) 产妇情绪稳定,能够主动配合治疗护理。

【护理措施】

一、一般护理

(1) 临产定期检查及时发现胎位异常,转入高危妊娠门诊。
(2) 鼓励家属陪伴产妇,按摩不适部位,减缓疼痛,必要时遵医嘱给予镇静剂。
(3) 嘱产妇绝对卧床,充分休息,取左侧卧位或特定体位。
(4) 补充营养,鼓励进食、进水,必要时遵医嘱给予静脉输液,保证水、电解质的平衡。

二、产科护理

1. 持续性枕后位、枕横位
(1) 第一产程严密观察产程及胎心,产程无明显进展或胎儿窘迫,考虑行剖宫产术结束分娩。
(2) 第二产程当胎头双顶径已达坐骨棘平面或更低时,可先徒手将胎头枕部转向前方,再行助产术。如转成枕前位有困难,则向后转成枕后位,再用产钳助产。如胎头位置较高,则行剖宫产术。
(3) 第三产程常规应用宫缩剂,以防产后出血,应用抗生素预防感染。及时修补软产道。
2. 面先露　头盆相称,宫缩好者,严密观察产程和胎心,可试产;头盆不相称,或胎心变化,则行剖宫产术结束分娩。
3. 臀先露
(1) 纠正胎位:30周前顺其自然,30周后可行胎位矫治训练,纠正胎位,膝胸卧位是纠正胎位的常用方法(图9-13)。指导孕妇膝胸卧位法,双脚分开与肩等宽,双膝跪于软垫,双臂弯曲,双肘撑于软垫,胸部贴近软垫,头偏向一侧,大腿与软垫垂直,臀部抬高超过腰骶和双肩。采取膝胸卧

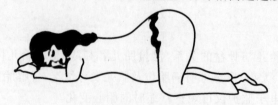

图9-13　膝胸卧位

位 2 次/天,每次约 15 min,连续 1 周后复查,如胎位无法纠正,提前入院待产,做好剖宫产准备。

(2)臀位合并骨盆狭窄、巨大胎儿、有难产分娩史、高龄、胎儿窘迫者应迅速做好剖宫产准备,及时结束分娩。

(3)臀位助产术护理:严禁灌肠,勤听胎心;胎膜破裂后立即听胎心率、抬高臀部,防止脐带脱垂;宫口开全后,协助医生做臀位牵引助产术,胎儿脐部娩出 2~3 min 后娩出胎头,最多不可超过 8 min,防止发生新生儿窒息,做好新生儿抢救准备;遵医嘱应用宫缩剂及抗生素,预防产后出血及感染。

3. 肩先露 这是对母体及胎儿最不利的胎位,也是引起子宫破裂的最常见胎位。一旦确诊提前待产,抑制宫缩,胎儿成熟后则迅速行剖宫产结束分娩。

4. 巨大胎儿 头盆相称者可试产,结合产力、产道、产妇情况综合分析,选择对母体及胎儿损伤最小的分娩方式。

5. 畸形儿 一旦确诊立即终止妊娠。

三、心理护理

为产妇及家属提供心理支持,告知产妇及家属胎儿异常在分娩期对母体及胎儿的影响,及产程进展状况,让其知晓病情,取得良好配合;鼓励产妇及家属说出自己的焦虑及担忧,认真解答产妇及家属疑虑,最大程度解除产妇及家属焦虑心理;鼓励家属陪伴产妇,减轻产妇身心不适,增加分娩信心,使产妇安全度过分娩期。

【健康教育】

(1)对于已知胎儿异常的孕妇,让孕妇一定要按期来高危门诊做产前检查,以便及时发现问题,尽早纠正。

(2)让孕妇的家属懂得用更多时间陪伴孕妇的重要性,让产妇感觉受到加倍的关爱,从而树立坚持妊娠、平安分娩的信心。

(3)让产妇及家属懂得,不论是妊娠期还是分娩期,保持正常饮水和进食有利胎儿生长发育和产程顺利进展。

【护理评价】

(1)每次孕妇的家属都能陪伴孕妇来高危门诊做产前检查,胎儿的生长发育在可控范围内。

(2)产妇有信心平安分娩。

(3)产妇体重和胎儿生长发育指标在正常范围内。

(任四兰)

项目十 异常产褥期妇女的护理

产褥期是每一个产妇身心恢复的最重要时期。然而,却有着一些潜在的疾病发生,使产妇出血、感染、抑郁导致异常产褥。异常产褥主要包括产褥感染、晚期产后出血及产褥期抑郁症,产褥感染是导致产妇死亡的主要原因之一,在缺医少药地区,产褥感染仍威胁着产妇的生命。因此,普及产前检查、分娩技能及产褥期卫生知识尤为重要。

作为一名护士,为了使异常产褥得到及时的控制,使产妇早日康复,应该在即将学习常见疾病的发生、诊断、治疗原则的同时,更要学会如何在产妇产褥期前后做好各项护理,在分娩前后讲解产褥期知识及自我护理方法,主动地做好产妇及家属的心理辅导,耐心解答产妇和家属心中的疑惑,使其学会如何在产后进行护理,减少产褥期感染的发生率。

【教学目标】

通过项目十的学习,学生能够达到以下目标。

一、认知领域

(一) 识记

1. 能迅速说出引起产褥感染、晚期产后出血、产褥期抑郁症的常见病因、常见的症状。

2. 能正确写出产褥感染、晚期产后出血、产褥期抑郁症产妇常见的心理-社会变化、治疗原则和主要的护理诊断。

(二) 理解

1. 能用自己的语言,向产妇及家属说明产褥感染、晚期产后出血、产褥期抑郁症治疗方案和治疗过程中的注意事项及用药原则。

2. 能用自己的语言,向产妇及家属阐释产褥感染、晚期产后出血、产褥期抑郁症主要临床表现及发生经过之间的相互关系。

3. 经过临床见习并结合理论所学知识,提出产褥感染、晚期产后出血、产褥期抑郁症产妇特有的心理-社会表现。

(三) 应用

1. 能用所学知识,向产妇及家属介绍产褥感染、晚期产后出血的护理措施;抗生素联合用药及术前、术后的指导;产褥期抑郁症妇女产后的护理措施,指导及观察抗抑郁药物的疗效及不良反应。

2. 能用所学知识,讨论产褥感染、晚期产后出血、产褥期抑郁症产妇自我监测及护理的重点内容及意义。

3. 能用所学知识,制订一份全面的针对产褥感染、晚期产后出血、产褥期抑郁症产妇产后康复的健康教育的书面资料。

二、动作技能领域

(一) 领悟

能完整地说出产褥期会阴擦洗护理流程及会阴擦洗所需用物准备。

（二）准备

1. 观摩老师示教后，能说出会阴擦洗护理操作程序中的主要操作步骤。

2. 在开始操作前，能说出会阴擦洗中可引起产妇不适感觉的相关动作及避免的技巧。

（三）模仿

1. 观摩老师示教后，能回教会阴擦洗操作技术的物品准备。

2. 观摩老师示教后，能回教会阴擦洗操作技术，物品正确摆放。

（四）操作

1. 每位同学经过 2 学时操作实训练习，能规范地进行会阴擦洗操作。

2. 在会阴擦洗操作考核前，能规范地、连贯地进行完整操作。

三、情感领域

（一）接受

1. 经过系统理论和技能学习，能回答"认知领域"里"识记"层次中的知识点。

2. 经过系统理论和技能学习，能向老师提出本项目中所不能理解的知识点。

（二）反应

1. 实训课时，能在模拟会阴擦洗操作时表现对产妇的爱伤观念。

2. 实训课时，能在模拟会阴擦洗操作时遵守护士职业行为道德规范，正确规范地使用护患沟通用语。

3. 在实训课和临床实习时，能有效地与产妇进行沟通，运用减轻痛苦的技能，满足产妇身心需求。

（三）判断

1. 经过系统理论和技能学习，能评估产褥感染、晚期产后出血、产褥期抑郁症产妇的社会-心理问题。

2. 应用所学理论知识，向产褥感染、晚期产后出血、产褥期抑郁症产妇解释可预见的问题。

3. 在临床见习和练习会阴擦洗护理技能时，能关心产妇心理需求，保护好产妇的隐私。

【预习目标】

1. 了解女性生殖系统的解剖结构与发生产褥期感染的关系。

2. 熟悉产褥感染、晚期产后出血、产褥期抑郁症的护理措施，思考为何采取这些护理措施？

3. 熟悉本项目的全部内容，重点注意并找到本教学目标中"识记"的全部知识。

4. 在会阴擦洗护理技术的操作过程中，应用减轻痛苦的技能，使产妇的身心需求得到满足。

任务一　产褥感染妇女的护理

临床案例 1

　　产妇何某，33 岁，G_2P_1，妊娠 35 周，因胎膜早破，保守治疗 5 天后，会阴侧切术分娩一活女婴。产妇常听祖母说"坐月子"不能经常洗澡，也不能吹风等，所以也没有特意每天去换洗衣服及会阴垫。产后 3 天出现持续高温超过 39 ℃，会阴切口红肿、疼痛及渗出脓性分泌物。产妇这几天都不敢给孩子喂奶，退烧后不知是否能继续喂奶，人工喂养费用高。相关检查：白细胞明显增高。

　　该产妇为产褥感染，重点考虑控制感染的医护措施及预防产褥感染的健康教育。

问题:

1. 该产妇究竟发生了何种情况?

2. 为什么会出现此种现象?

3. 该如何进行护理及相关健康教育,预防此情况的发生?

【概述】

产褥感染是指分娩及产褥期内生殖道受病原体的侵袭引起局部和全身的炎性变化,是目前导致产妇死亡的四大原因之一。

产褥病率是指产后 24 h 以后至产后 10 日内,口表测量体温,每 4 h 一次,连续 4 次,有 2 次体温达到或超过 38 ℃,可以是生殖道感染,也可以是泌尿系统感染、呼吸道感染及乳腺感染等。

产褥感染可以引起产褥病率,但产褥病率不一定是产褥感染所导致,所以,两者之间紧密联系又存在着一定的区别。由于产褥期产妇解剖、生理均发生巨大变化,使机体正常防御结构遭到严重破坏,加上产后身体虚弱,抵抗力明显降低等因素,使产妇在产褥期容易发生感染,导致产褥疾病的发生,加重了产妇痛苦,甚至威胁产妇生命。

一、诱发因素

一切可削弱产妇生殖道和全身防御功能的因素都能成为产褥感染的诱发因素,而分娩后软产道松弛、恶露、妊娠期性生活、分娩时的产伤等,严重影响到女性生殖道的正常防御功能,从而增加病原体入侵产妇生殖道的机会,导致产褥感染的发生。常见诱因:孕期贫血、胎膜早破、产程延长、产道损伤及过多会阴操作;营养不良、产褥期卫生不洁、产后出血、产褥期性交等。

二、病原体

有多种病原体,厌氧菌、需氧菌、真菌、大肠杆菌、葡萄球菌、厌氧链球菌、衣原体及支原体等,并且有很多非致病菌在特定的条件下也可导致产褥感染的发生。以厌氧菌为主要的致病菌。

三、感染途径

主要感染途径包括内源性及外源性两种,内源性感染由寄生在产妇生殖道及其他部位的病原体引起当机体抵抗力下降时致病;外源性感染主要是生殖道接触外界被病原体污染的衣物、用具、各种手术器械及产后卫生习惯差等。

【护理评估】

一、健康史

了解引起产褥感染的诱发因素和产妇健康史,有无营养不良、贫血及生殖道、泌尿系统的感染和糖尿病病史;了解本次妊娠的分娩方式及分娩过程,有无胎膜早破、软产道撕裂及产前、产后出血病史,妊娠及分娩并发症、合并症;了解产妇个人卫生习惯等情况。

二、身心状况

(一)身体评估

评估产妇全身状况、伤口愈合及子宫复旧情况,检查宫高、硬度及有无压痛情况,观察恶露颜色、性状、量及气味等。窥阴器检查:会阴、宫颈,了解会阴分泌物性质。双合诊检查:宫颈、子宫、双附件有无压痛及包块。根据病原体侵入部位不同,临床表现及类型各不相同。

1. 急性外阴、会阴、宫颈炎 分娩时或手术产导致会阴部损伤引起感染,主要表现为局部红肿、疼痛、伤口裂开,脓性分泌物增多。阴道裂伤的感染主要表现为会阴黏膜充血、破溃及脓性分泌物增多。宫颈损伤感染表现为宫颈充血、感染灶向深部扩展,达宫旁组织,严重时引起盆腔结缔组织炎症(图10-1,彩图7)。

2. 急性子宫内膜炎及子宫肌炎 为产褥感染最常见的病变,一般在产后 3~4 天发病,主要是病原体由胎盘剥离面入侵,侵入子宫内膜引起急性子宫内膜炎,侵入子宫肌层引起子宫肌炎。表现为发热,恶露增多,伴有臭味,下腹部疼痛及压痛,白细胞升高(图10-2,彩图8)。

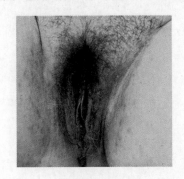

图 10-1 外阴炎

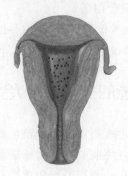

图 10-2 急性子宫内膜炎

3. 急性盆腔结缔组织炎及急性输卵管炎 病原体侵入宫旁组织,出现急性炎性反应而形成包块,同时累及输卵管。表现为寒战、高热,下腹疼痛、压痛明显,因输卵管增粗可摸到形状不规则的压痛包块,严重者累及整个盆腔,导致粘连形成"冰冻骨盆"(图10-3)。

4. 急性盆腔腹膜炎及弥漫性腹膜炎 炎症继续发展,扩散形成盆腔腹膜炎,继而发展形成弥漫性腹膜炎,治疗不彻底容易转变为慢性盆腔炎,可导致不孕症。

5. 盆腔血栓性静脉炎 一般于产后 1~2 周发病,主要表现为寒战、反复发作性高热,可持续数周。下肢血栓性静脉炎,多继发盆腔血栓性静脉炎,股静脉、腘静脉及大隐静脉多见,主要表现为弛张热,下肢持续疼痛,局部压迫时血液回流受阻,引起下肢水肿,局部皮肤发白,称"股白肿"。

6. 脓毒血症和败血症 主要表现为寒战、高热、全腹疼痛、压痛、反跳痛、肌紧张,如病灶累及膀胱及肠管则出现尿频、排尿困难、腹泻及里急后重,甚至出现全身中毒症状。急性期治疗不彻底,感染性血栓脱落进入血液循环而引起脓毒血症,发生肺、脑、肾脓肿或肺栓塞。若细菌大量进入血液循环而繁殖,形成败血症,表现为持续高热、寒战及发生感染性休克,可危及产妇生命。

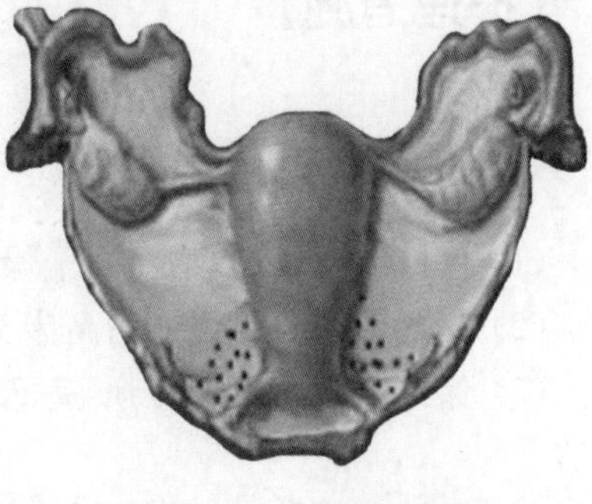

图 10-3 "冰冻骨盆"

(二)心理-社会评估

由于腹痛及会阴切口疼痛,恶露量多、脓性、有臭味,产妇出现焦虑情绪。因不能照顾新生儿而感内疚,丈夫及家庭其他亲属对产妇的态度、家庭经济状况等都会对产妇产生较大影响,继而病情进一步加重,出现持续性高热、寒战、下肢血栓性静脉炎而导致产妇及家属恐惧、焦虑。

三、相关检查

1. 实验室检查 白细胞计数明显升高,血沉加快,C 反应蛋白含量升高,电解质紊乱。

2. B 超、CT 检查 可针对炎性包块、脓肿及静脉性血栓作出定位、定性诊断。

3. 其他 分泌物细菌培养、药物敏感试验、血液及会阴分泌物细菌培养(+)。

【处理要点】

积极控制感染,纠正全身状况。

(1) 支持疗法:补充营养、纠正贫血及用药,在短时间内达到治疗效果,及时控制感染。

(2) 病灶处理:清除宫腔残留物,外阴化脓伤口行脓肿切开引流,盆腔脓肿应手术切开排脓或无菌条件下穿刺引流。

(3) 选用抗生素:根据分泌物培养、药物敏感试验,选用有效抗生素;感染严重者可选高效广谱抗生素联合用药。

(4) 血栓性静脉炎:在内科医生指导下加用抗凝药物治疗,如肝素、尿激酶等。

(5) 积极抢救感染性休克、肾衰竭等。

【可能的护理诊断/合作性医疗问题】

1. 体温过高　与生殖道创面及全身感染有关。
2. 急性疼痛　与产褥感染及伤口炎性刺激有关。
3. 焦虑　与担心疾病愈后有关。
4. 知识缺乏:缺乏产褥期相关处理知识。

【预期目标】

(1) 经积极治疗,产妇感染得到控制,体温恢复正常。

(2) 感染控制后,产妇疼痛减轻或消失。

(3) 经护士的心理支持,产妇情绪得到控制,主动配合治疗。

(4) 经护士健康教育后,产妇学会自我护理方法。

【护理措施】

一、一般护理

(1) 保持床单位、衣物清洁干燥,室内干净整洁、空气流通,保证充足的休息和睡眠。

(2) 安置产妇半卧位或抬高床头,促进恶露排出,使炎症局限,防止感染扩散。

(3) 保持良好的卫生习惯,每天温水擦浴,勤换衣物,保持会阴清洁干燥,禁止盆浴,禁止性生活。

(4) 提供高热量、高蛋白质、高维生素、易消化食物,多饮水,必要时静脉输液,保证充足的水分供应,甚至少量多次输血,以提高免疫力。

二、产科护理

1. 会阴切口护理

(1) 每次大便后,用1:5000高锰酸钾溶液或1:2000苯扎溴铵溶液冲洗或擦洗外阴,会阴切口应单独擦洗,避免污染,并保持会阴部清洁干燥。

(2) 每日检查缝合伤口,查看伤口有无渗血、红肿、硬结及分泌物异常,嘱产妇向会阴切口的对侧卧位(健侧卧位),以免压迫伤口影响愈合。

(3) 会阴水肿者,用95%酒精或50%硫酸镁湿热敷,以利于炎症消退,防止感染。

(4) 会阴切口感染化脓应提前拆线引流或扩创处理,遵医嘱使用抗生素。

2.血栓性静脉炎 发生静脉血栓时,不仅静脉内有栓子,周围组织也有炎症,因此不能盲目应用肝素治疗。考虑肺栓塞,则在血液内科医生指导下,适当应用肝素,以免栓子继续形成。发生下肢血栓性静脉炎,嘱产妇抬高患肢,给予局部热敷,以促进下肢血液循环,减轻肿胀。

3.高热护理 监测生命体征,体温超过 39 ℃,立即给予物理降温,鼓励产妇多饮水,每天不少于 2000 mL 的饮水量,保持电解质平衡。

4.喂养护理 高热阶段必须按时人工挤出乳汁,不能喂养新生儿,以保持乳汁分泌,待退热后仍能继续哺乳。每次喂养前后指导产妇保持乳房清洁,用温水擦洗乳头及乳晕;每次哺喂必须排空乳房,防止乳汁淤积,引起化脓感染。

三、病情观察

观察产妇生命体征及全身情况变化,评估发热、寒战、恶心、呕吐、腹痛及下肢肿胀症状是否减轻,观察子宫复旧、会阴切口情况,了解恶露的量、颜色、气味。

四、心理护理

向产妇及家属讲解此病的发生、发展、治疗及预后情况。对暂时停止哺乳的产妇,及时向产妇及家属解释其原因,并告知病情控制后可以继续哺乳,以消除产妇的思想顾虑。指导其家属给新生儿提供良好的照顾,同时为产妇提供充足的社会支持,消除产妇焦虑紧张情绪。

【健康教育】

(1)指导产妇注意休息,采取半卧位,以利恶露引流,保持充足的睡眠,加强营养和注意适当的运动,保持室内温度恒定,防止受凉。

(2)讲解产褥感染发病原因及疾病发展过程,产褥期禁止性生活,指导产妇清洁外阴的方法,保持会阴清洁干燥,会阴切口可用 1∶5000 的高锰酸钾溶液进行擦浴,勤换内衣内裤,及时更换会阴垫,所用物品一定要严格消毒,减少交叉感染。

(3)指导产妇自我观察及识别产褥感染发生征象,了解恶露、会阴切口、体温变化,发现异常及时就诊,预防产后感染的发生。

(4)加强营养,给予高热量、高蛋白质、高维生素饮食以增强自身抵抗力,每天饮水量不少于 2000 mL。

(5)指导产妇正确母乳喂养方法,高热期间改人工喂养,保持乳腺管通畅,退热后恢复母乳喂养。遵医嘱使用抗生素,出院后定期复查。

【护理评价】

(1)产妇出院时生命体征在正常范围内。
(2)产妇主诉产褥感染症状减轻及消失。
(3)产妇能主动与医护人员沟通交流,表达心理意愿,参与讨论,配合治疗。
(4)产妇能阐述产褥感染发生的原因及预防的措施,能进行有效的自我护理。

任务二 晚期产后出血妇女的护理

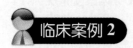
临床案例2

产妇杨某,32 岁,G_4P_0,妊娠 36 周,因胎儿窘迫产钳助产结束分娩,胎盘滞留行徒手胎盘剥离

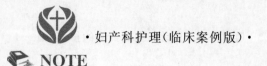

术。产后 2 周突然出现阴道大量出血,超过 500 mL。相关检查:白细胞及中性粒细胞增高,C 反应蛋白升高,血红蛋白含量降低。

该产妇发生晚期产后出血,重点考虑如何尽快止血,护士如何促进其尽快康复。

问题:

1. 该产妇究竟发生了什么情况?

2. 为什么会出现此种现象?

3. 该怎样进行护理及相关健康教育,预防此情况的发生?

【概述】

晚期产后出血主要是指分娩 24 h 后,在产褥期内发生的子宫大量出血,出血量超过 500 mL。产后 1~2 周发病最为常见,亦有迟至产后 6 周发病者,又称产褥期出血。出血量可少、可中等量,可持续出现或间断出现,也可表现为大量阴道出血伴血凝块排出,伴有感染症状。

【护理评估】

一、健康史

评估产后恶露量、颜色、气味等变化,剖宫产产妇应观察有无发热和切口疼痛症状。

1. 胎盘附着面复旧不良伴感染　分娩后,胎盘附着处的蜕膜血管内形成血栓,出血减少直至停止。如发生感染,血栓溶解脱离,血窦重新开放,导致阴道大量出血。

2. 胎盘、胎膜残留　为晚期产后出血的最常见原因。由于第三产程处理不当,导致部分胎盘及胎膜残留于宫腔内,影响宫缩,导致子宫复旧不良,甚至形成胎盘息肉,坏死脱落,引发晚期产后出血,多发生于产后 10~20 天。

3. 蜕膜残留　正常蜕膜在产后 1 周内随恶露排出体外,如出现部分蜕膜残留将影响宫缩,而发生晚期产后出血。

4. 剖宫产　剖宫产术后子宫切口裂开或感染主要因为子宫切口选择不当,导致缝合口对合不齐,引起子宫切口愈合不良,而引起晚期产后出血。

5. 其他　滋养细胞疾病、肌瘤等均可引起晚期产后出血。

二、身心状况

(一)身体评估

产妇主要表现为阴道流血量增多,出现腹痛及发热等症状,严重者可继发感染,甚至休克,危及产妇生命。病因不同,表现特点不同。

(1)胎膜残留:表现为产后持续血性恶露多,子宫复旧差,多发生于分娩后数日至 10 余日。

(2)剖宫产后出血:多发生于产后 20 余日至产褥末期,为急性大出血,严重时可发生休克。

(3)胎盘附着面复旧不全:一般于产后 10 余日出现阴道大出血。

(4)滋养细胞疾病、肌瘤:表现为不规则阴道出血。妇科检查:宫口松弛,双合诊检查可触到增大变软的子宫,伴感染,有下腹压痛。

(二)心理-社会评估

由于产后大出血导致产妇及家属紧张、焦虑和恐惧,担心产妇生命安全及身体康复情况。

三、相关检查

实验室检查:白细胞及中性粒细胞增多,C 反应蛋白含量升高;血红蛋白含量下降。

【处理要点】

(1) 明确病因,针对病因行清宫术或剖腹探查术等方法来达到迅速止血的目的。
(2) 迅速及时行清宫术,清出物必须送病理检查。
(3) 遵医嘱运用抗生素预防感染、缩宫素加强宫缩。

【可能的护理诊断/合作性医疗问题】

1. 组织灌注不足　与晚期产后大出血有关。
2. 有感染的危险　与阴道大量流血、介入操作治疗、贫血有关。
3. 恐惧　与担心自身生命安全有关。

【预期目标】

(1) 经及时医治,产妇血容量得到及时的补充。
(2) 经过正规抗感染治疗,产妇感染得到控制。
(3) 产妇情绪得到有效控制,能主动配合治疗。

【护理措施】

一、一般护理

(1) 为产妇提供宽敞舒适的休息环境,保持室内干净整洁、通风,保证充足的休息和睡眠。
(2) 保持会阴清洁卫生,勤换会阴垫。禁止盆浴,禁止性生活。
(3) 保证营养充足,食物均衡搭配,以高热量、高蛋白质、高维生素等易消化食物为主,同时增加蔬菜、水果的摄入,补充维生素及铁剂,以保证营养充足均衡,增强自身抵抗力。

二、产科护理

(1) 迅速建立静脉通道,做好快速输液、输血准备,如发现大块胎盘、胎膜残留物时,应在严格消毒及输液、输血情况下进行清宫术,清出物及时送病理检查。遵医嘱应用抗生素预防感染。
(2) 配合医生迅速抢救失血性休克,协助医生采取有效止血措施,如使用宫缩剂、按摩子宫、缝合出血伤口等。严密观察阴道流血的量。
(3) 加强会阴护理,密切观察宫缩情况及伤口愈合情况。

三、病情观察

(1) 严密观察产妇生命体征及全身情况,发现异常及时通知医生,做好抢救准备。
(2) 严密观察记录子宫复旧情况,恶露的量、颜色、气味。
(3) 观察产妇及家属精神状况,给予心理疏导。

四、症状护理

(1) 监测生命体征,严密观察会阴出血情况,鼓励产妇加强营养,以提高机体抵抗力。
(2) 严密监测恶露的量、色、气味,宫缩情况,下腹疼痛程度。
(3) 宫腔操作严格遵循无菌原则,遵医嘱正确使用有效抗生素预防感染,应用宫缩剂加强宫缩。

五、心理护理

向产妇及家属讲解此病的发生、发展、治疗及预后情况,消除产妇的思想顾虑。鼓励其家属给新生儿提供良好的照顾,同时为产妇提供充足的社会支持,关爱产妇,消除产妇焦虑紧张情绪,增加产妇安全感。

【健康教育】

(1) 指导产妇采取半卧位,以利恶露引流,有会阴切口则健侧卧位。

(2) 教会产妇自我观察识别晚期出血征象、宫缩、恶露、会阴切口等情况,及时发现异常,及时处理,预防晚期产后出血的发生。

(3) 教会产妇清洁外阴的方法,保持会阴清洁干燥,勤换内衣内裤,及时更换会阴垫,接触外阴的物品应煮沸消毒,防止交叉感染。

(4) 指导产妇正确母乳喂养方法,保持乳腺管通畅。

(5) 加强营养,以高热量、高蛋白、高维生素等易消化食物为主。

(6) 保持室内温度恒定,定期开窗通风,防止受凉。

(7) 做好妊娠期保健,恰当处理好分娩过程,可明显减少晚期产后出血的发生。

【护理评价】

(1) 产妇出院时生命体征维持在正常范围内。

(2) 住院期间,产妇未发生感染并发症。

(3) 经过护士健康教育和心理疏导,产妇能表达心理意愿,参与讨论,配合治疗。

任务三 产褥期抑郁症妇女的护理

产妇在妊娠、分娩及产褥期的心理、精神健康问题均可发生变化。虽然,妊娠及分娩不一定是造成产妇精神疾病的必然因素,但是妊娠及产后期间,产妇角色的改变均可使产妇心理及情感受到一定影响,不仅降低了产妇自身的生活质量,还造成家庭困惑及培养母子感情的失败,主要表现为心理压抑,恐惧及焦虑等。该疾病是产后非精神病性的精神综合征的最常见类型。

临床案例 3

产妇吴某,33 岁,G_3P_1,因宫缩乏力行剖宫产术,娩出一活女婴,产后 2 周内,逐渐出现情绪低落、对大多事情都感到厌烦,晚上严重失眠、痛哭流泪、乱扔乱摔东西等,一旦听到婴儿哭泣,便把婴儿紧紧抱在怀里不撒手,表现出更加紧张、恐惧,也不愿哺乳,症状逐渐加重,甚至有举刀自伤行为。家属安慰、劝说无效,导致家庭关系紧张。

该产妇可能为产褥期抑郁症,重点:如何评估产褥期抑郁症? 如何帮助该产妇及家属?

问题:

1. 该产妇究竟发生了何种情况?

2. 为什么会发生此种现象?

3. 如何对该产妇进行护理及相关健康教育,预防此情况的发生?

【概述】

产褥期抑郁症是指产妇在产褥期发生的抑郁症状,一般于分娩后 2 周内出现症状,症状可持续数月,少数也可持续 1 年以上。主要表现为焦虑、沮丧,常常失去对婴儿照料及自身生活自理的能力。

【护理评估】

一、健康史

评估时注意了解有无抑郁症、精神病等个人史及家族史;有无重大精神创伤史;本次妊娠及分娩期心理状态情况;婴儿健康状况;婚姻家庭关系;社会支持因素等。由于致病因素复杂,还要考虑到以下因素。

1. 分娩影响 产时、产后各种不良因素的刺激,如分娩并发症、滞产、难产、手术产及产前产后的疼痛等,造成一定的精神压力,使产妇感到紧张及恐惧,致使内分泌发生紊乱。

2. 内分泌因素 产后体内有些性激素发生重要变化,如孕激素、人绒毛膜促性腺激素(HCG)、雌激素及人胎盘生乳素(HPL)迅速下降,在产褥期抑郁症发病上起到了催化作用。

3. 个性特征 产妇的个性是产褥期抑郁症发生的一个重要因素。敏感、神经质、性格内向、以自我为中心、好强、固执都可诱发抑郁症。

4. 心理-社会因素 产妇个性自闭、社交能力缺乏、家庭经济状况差、丈夫及家属的不理解,对母亲角色的不适应,使产妇对分娩后的生活感到不自信,导致产褥期抑郁症。

5. 遗传因素 有精神疾病的家族史,也是导致产褥期抑郁症发生的重要因素之一。

二、身心状况

(一) 身体评估

1. 临床表现 产褥期抑郁症多在产后 2 周内发病,产后 4～6 周症状明显,病程可持续 3～6 个月,具体表现如下。

(1) 情绪变化:情绪淡漠,对全部或大多数活动明显缺乏愉悦或兴趣,心情严重压抑及沮丧,遇事皆感毫无意义或负罪感,思维力严重减退或注意力溃散,或精神运动性过度兴奋或阻滞,这种紧张、焦虑、恐惧、自闭、伤心等情绪夜间更甚。

(2) 自我评价降低:对出现在身边的人充满敌意,自暴自弃,与家庭成员关系不协调,甚至反复出现死亡想法及杀婴倾向。

(3) 对生活缺乏信心,食欲改变、体重明显下降或增加,过度疲劳或乏力,睡眠过度或严重失眠,严重时陷入昏睡及精神错乱状态。

(二) 心理-社会评估

评估产妇产后的情绪变化和心理状态,是否有孤独、自责、焦虑、负罪感;了解产妇对分娩过程的感受及体验以及对婴儿的喜恶程度;观察产妇产后的日常行为及活动,如产后自我照顾能力及照顾婴儿的能力;了解产妇的夫妻关系,与家庭其他成员的关系;产妇的社交能力与社会支持系统。

三、相关检查

采用爱丁堡产后抑郁量表(EPDS)表 10-1,对产妇的心理状态进行系统评估。

爱丁堡产后抑郁量表(EPDS):应用广泛的产后产妇自我评价量表,包括 10 项内容,根据其症状的严重程度,每项内容分 4 级评分(A、B、C、D 分别为 0、1、2、3 分)。

表 10-1　爱丁堡产后抑郁量表

评分项目	过去 7 天内			
	0 分	1 分	2 分	3 分
1. 我能看到事物有趣的一面,并笑得开心	A. 同以前一样	B. 没有以前那么多	C. 肯定比以前少	D. 完全不能
2. 我无缘无故感到焦虑和担心	A. 一点也没有	B. 极少这样	C. 有时会这样	D. 经常这样
3. 当事情出错时,我会不必要地责备自己	A. 没有这样	B. 不经常这样	C. 有时会这样	D. 大部分时候会这样
4. 我欣然期待未来的一切	A. 同以前一样	B. 没有以前那么多	C. 肯定比以前少	D. 完全不能
5. 我无缘无故感到害怕和惊慌	A. 一点也没有	B. 不经常这样	C. 有时会这样	D. 相当多的时候会这样
6. 有很多事情冲着我来使我透不过气来	A. 一直和平时一样应对得很好	B. 大部分时候和平时一样应对得很好	C. 有时候我不能和平时一样应对	D. 大多数时候我都不能应对
7. 我很不开心,甚至失眠	A. 一点也没有	B. 不经常这样	C. 有时候会这样	D. 大部分时候这样
8. 我感到难过和伤心	A. 一点也没有	B. 不经常这样	C. 相当时候会这样	D. 大部分时候这样
9. 我不开心,甚至哭泣	A. 一点也没有	B. 不经常这样	C. 有时候会这样	D. 大部分时候这样
10. 我想过要伤害自己	A. 没有这样	B. 很少这样	C. 有时候这样	D. 相当多的时候会这样

　　注:得分范围 0~30 分,10 个项目分值的总和为总分。9~13 分作为诊断标准。总分如在 12~13 者有可能患有不同程度的抑郁性疾病;≥13 分者可诊断为产褥期抑郁症,应及时采取相应干预措施。

【处理要点】

　　1. 心理治疗　主要通过心理咨询,解除产妇致病的心理因素,给予产妇加倍的关爱及照顾,尽量调整好产妇及家庭的关系,指导产妇养成良好的睡眠休息习惯。

　　2. 药物治疗　重症产褥期抑郁症产妇需住院治疗,应用抗抑郁药如帕罗西汀、氟西汀等。

【可能的护理诊断/合作性医疗问题】

　　1. 个人应对无效　与产妇的产后抑郁行为有关。

　　2. 家庭应对无效:无能性　与初次面对此情境不知所措有关。

　　3. 母亲角色冲突　与意识紊乱不愿喂奶有关。

　　4. 睡眠型态紊乱　与严重的产后情绪变化有关。

　　5. 有自杀倾向　与严重的产后心理障碍有关。

　　6. 有施行暴力伤害婴儿的危险　与严重的产后心理障碍有关。

【预期目标】

(1) 经精神科医生心理治疗后,产妇能较好地实施应对措施。

(2) 经护士的精神卫生指导,产妇家庭成员能较好地实施应对措施。

(3) 经护士的精神卫生指导,产妇学习母亲角色的转变,愿意哺乳。

(4) 经药物治疗,产妇重建睡眠型态,精神状态较好。

(5) 经药物治疗,产妇不再出现自杀的意念。

(6) 经药物治疗,产妇关心婴儿的活动,表现出母爱。

【护理措施】

一、一般护理

产后 1～6 周是产后忧郁的高发期,应该为产妇创造一个轻松和谐温馨的产后休养环境,尽早识别抑郁症倾向及心理障碍的严重程度,给予产妇相关的心理疏导,避免抑郁症状加重。指导家属合理安排饮食,提供安静的修养环境,保证充足的睡眠,促进产妇早日康复。

二、产科护理

(1) 积极开展产妇的心理卫生保健工作,了解产妇的心理状态及个性特征、既往病史及家族史,针对产妇心理状态的变化,采用不同的放松方法,提高产妇心理素质。

(2) 提供有效的心理护理,运用科学的交流技巧,认真聆听产妇的感受。同时,引导家属制造温馨气氛,增进夫妻感情、协调婆媳关系,使产妇感到家庭的温暖,帮助产妇恢复对生活的兴趣。

(3) 了解母婴、夫妻相处方式,尽可能减轻产妇照顾新生儿的压力,避免诱发产褥期抑郁的任何因素。

(4) 积极宣传男女平等的重要性,消除重男轻女的传统封建观念,消除产妇焦虑及抑郁情绪。

(5) 告知产妇,婴幼儿可能出现的一些相关问题及应对措施,及采用热线电话等求助的方法。

(6) 一旦症状不能控制,建议尽早去精神卫生防治所,以得到心理医生的专业医治。

三、病情观察

(1) 观察产妇的心理变化,及时取得家属的理解和帮助,让产妇了解生殖器官恢复状况,新生儿的生理表现及有可能出现的异常情况。

(2) 观察产妇与其家属沟通交流方式及产妇角色改变的行为方式。

(3) 观察产妇早期有无自伤或他伤的行为,采取安全防护措施,避免发生危险。

四、症状护理

对于不良行为的产妇尽量避免精神刺激,减轻生活中的压力。及时转介重症产妇去专业医疗机构诊治。

五、心理护理

倾听产妇诉说心理感受,对有焦虑症状、手术产及存在抑郁高危因素的产妇给予足够的重视,提供必要的帮助。帮助产妇适应母亲角色,指导产妇与婴儿进行交流,为婴儿提供照顾,培养产妇的自信心。发挥社会支持系统的作用,改善家庭生活环境及家庭关系。

【健康指导】

（1）做好产妇出院指导与家庭随访工作，为产妇提供良好心理咨询。

（2）支持鼓励产妇与家属进行有效沟通，保持良好的心理状态。

（3）指导产妇补充营养、加强锻炼，应对各种心理及社会压力。

（4）指导产妇使用放松技巧、保持充足的休息和睡眠。

（5）指导产妇及家属正确服用抗抑郁药物，使产妇早日康复。

【护理评价】

（1）经精神科医生心理治疗后，产妇抑郁心理消失。

（2）经护士的精神卫生指导，家属与产妇能有效沟通，重建和睦的家庭关系。

（3）经护士的精神卫生指导，产妇学会母乳喂养，婴儿体重增加。

（4）服用药物后，产妇主诉能安稳入睡。

（5）服药后，产妇、婴儿身体健康、安全，生命未受到伤害。

（6）服药后，产妇参加照顾婴儿的活动。

（任四兰）

项目十一　女性生殖系统炎症患者的护理

生殖系统炎症是妇女常见疾病,包括下生殖道的非特异性外阴炎、阴道炎、宫颈炎,上生殖道的盆腔炎性疾病。健康妇女外阴、阴道内虽有某些病原体存在,但女性生殖道的解剖、生理生化特点具有比较完善的自然防御功能,增强了机体对感染的防御能力,在微生物与阴道之间形成生态平衡,一般情况并不引起炎症。

1. **阴道正常微生物群**　阴道内正常微生物群包括:①革兰氏阳性需氧菌及厌氧菌:乳酸杆菌、棒状杆菌、非溶血性链球菌、肠球菌、表皮葡萄球菌;②革兰氏阴性需氧菌及厌氧菌:加德纳菌、大肠埃希菌、摩根菌;③专性厌氧菌:消化球菌、消化链球菌、类杆菌、梭杆菌及普雷沃菌;④支原体及假丝酵母菌。

2. **女性生殖道的自然防御功能**　①外阴:外阴皮肤为鳞状上皮,对感染有较强的抵御能力。两侧大小阴唇自然合拢,遮盖阴道口、尿道口,防止外界微生物进入。②阴道:阴道口自然闭合,阴道前后壁紧贴,减少外界微生物的侵入;阴道分泌物中的黏蛋白可形成网状的非特异性物理屏障,防止微生物侵损阴道壁上皮细胞;阴道黏膜有免疫作用;生理情况下,雌激素使阴道上皮增生变厚,并富含糖原,阴道乳酸杆菌将单糖转化为乳酸,使阴道内呈弱酸性环境(pH 值≤4.5,多为3.8~4.4),抑制其他病原体生长,称为阴道自净作用。③宫颈:宫颈内口关闭,宫颈管黏膜分泌大量的黏液形成栓子堵塞宫颈管;黏液栓内含有乳铁蛋白、溶菌酶等,可进一步消灭细菌。④子宫内膜:随着体内性激素的变化发生子宫内膜周期性出血,可及时清除宫腔感染。⑤输卵管:输卵管黏膜上皮细胞的纤毛向宫腔方向摆动,有利于阻止病原体的侵入。⑥生殖道免疫系统:生殖道黏膜含有淋巴组织,如 B 细胞、T 细胞。此外,中性粒细胞、巨噬细胞等均在局部有重要的免疫功能,发挥抗感染的作用。

3. **阴道生态平衡**　在正常阴道菌群中,以乳酸杆菌为优势菌,除维持阴道的酸性环境外,其产生的过氧化氢及其他抗微生物因子可抑制或杀灭其他细菌。同时通过竞争排斥机制阻止致病微生物黏附于阴道上皮细胞,维持阴道生态平衡。在阴道生态平衡中,雌激素、乳酸杆菌、阴道酸碱环境起重要作用。

虽然女性生殖系统在解剖、生理方面具有较强的自然防御功能,但阴道口与尿道、肛门邻近,容易受到污染;性交、分娩、各种宫腔操作,容易损伤外阴、阴道。当女性在月经期、妊娠期、分娩期、产褥期等,生殖系统的防御功能受到破坏,机体免疫力下降,易受病原体的侵蚀引起感染。

【教学目标】

通过项目十一的学习,学生能够达到如下目标。

一、认知领域

(一)识记

1. 能说出非特异性外阴炎、细菌性阴道病、萎缩性阴道炎发生的常见原因;滴虫阴道炎、外阴阴道假丝酵母菌病的传播途径;宫颈炎的分类、慢性宫颈炎的病理变化、宫颈炎的病因及转归,最常见的盆腔炎性疾病炎症部位、盆腔炎性疾病时有利于控制炎症的卧位。

2. 能正确写出坐浴的适应证;四种阴道炎典型的症状、体征、治疗原则、常用药物使用的注意事项;急性宫颈炎主要的症状、体征和治疗原则,盆腔炎性疾病常见的后遗症,慢性宫颈炎物理治疗时的护理措施。

（二）理解

1. 能用自己的语言，向患者及家属说明坐浴或阴道灌洗时选用何种性质的溶液，宫颈刮片、宫颈活组织检查、宫颈息肉病理检查等检查的目的。

2. 能用自己的语言，向患者及家属演示坐浴溶液的配置方法。

3. 能比较滴虫阴道炎、外阴阴道假丝酵母菌病、细菌性阴道病、萎缩性阴道炎，正确说出四者之间的异同点。

4. 能用自己的语言，向患者及家属解释治疗盆腔炎性疾病的抗生素配伍方案。

（三）运用

1. 能运用所学知识，向患者和家属介绍发生阴道炎的原因；慢性宫颈炎物理治疗的注意事项；盆腔炎性疾病预防措施。

2. 能运用所学知识，制订非特异性阴道炎、滴虫阴道炎、外阴阴道假丝酵母菌病、细菌性阴道病、萎缩性阴道炎的健康教育计划；阴道、宫颈用药护理的健康教育计划；盆腔炎性疾病的病因及转归的健康教育计划。

3. 能运用所学知识，小组讨论月经周期中雌孕激素的变化是如何影响阴道酸碱性进而引起某些阴道炎的发病。

二、动作技能领域

（一）领悟

能完整地说出坐浴、阴道灌洗、阴道塞药或宫颈上药的操作流程要领、物品准备。

（二）准备

1. 观摩老师示教后，能说出本项目各操作程序中的主要步骤，正确率达 80%。

2. 在开始操作前，能说出本项目各操作过程中可引起患者不适感觉的动作及避免的技巧，正确率达 90%。

（三）模仿

1. 观摩老师示教后，能回教本项目各项操作的物品准备，正确率达 90%。

2. 观摩老师示教后，能回教本项目各项操作时，合理摆放物品，正确率达 90%。

（四）操作

1. 每位学生经过 0.5 学时实训，能规范地进行坐浴护理技术、宫颈上药护理技术，正确率达 90%。

2. 每位学生经过 2 学时实训，能规范地进行阴道灌洗、阴道塞药护理技术，正确率达 80%。

3. 在考核前，本项目各项护理技术，能规范地、连贯地进行操作，正确率 98% 以上。

三、情感领域

（一）接受

1. 经过理论和技能学习，能回答"认知领域"里"识记"层次的知识点。

2. 经过理论和技能学习，能向老师提出本项目中不理解的知识点。

3. 进行分组讨论时，能积极参与讨论具体的临床案例。

（二）反应

1. 实训课时，模拟本项目各项护理技术操作中能表现爱伤观点。

2. 实训课时，模拟本项目各项护理技术操作中能遵守护士职业道德，规范使用护患沟通用语。

（三）判断

1. 经过理论和技能学习,能评估不同原因引起各种生殖道炎症患者的心理状态。

2. 在临床见习和实习本项目各项护理技术时,能关心患者心理需求,主动做好保护隐私的措施。

3. 应用所学知识,向不同生殖道炎症患者解释可预见的问题。

【预习目标】

1. 思考月经周期中雌孕激素对阴道酸碱性的影响。

2. 通读本项目各任务的全部内容,重点注意并找到教学目标中"识记"的全部知识点。

3. 实施本项目各项护理技术时,护士能给予患者减轻痛苦的操作。

4. 复习宫颈的解剖、组织结构。

5. 复习病原微生物学的相关知识,了解淋病奈瑟菌、沙眼衣原体、葡萄球菌、大肠埃希菌等病原体的致病特点。

6. 复习女性生殖系统解剖,弄清上下生殖道划分界限及组成,输卵管的解剖及组织结构。

任务一 非特异性外阴炎患者的护理

临床案例 1

患者曹某,女,32岁,1个月来反复出现外阴瘙痒、灼痛,妇科检查:外阴充血肿胀,未见结节、白斑等异常,阴道分泌物无明显异常。进一步询问得知患者最近喜欢穿紧身内裤,医生诊断为非特异性外阴炎。患者向医生询问,1月前在公共浴室洗澡时曾未穿衣裤直接坐在浴室座椅上,担心是否患上性病。

该患者反复外阴瘙痒、疼痛,检查外阴充血肿胀,阴道分泌物正常,确诊为非特异性外阴炎。责任护士重点宣教相关疾病知识及女性保健知识,解决其知识缺乏的问题。

问题:

1. 有何依据诊断患者为非特异性外阴炎?

2. 该个案可能存在哪些护理诊断/合作性医疗问题?

【概述】

非特异性外阴炎主要指外阴部皮肤和黏膜的炎症。由于外阴部暴露在外,与尿道、肛门、阴道邻近,与外界接触也多,因此外阴易发生炎症,以大、小阴唇最为多见。

外阴在阴道分泌物、月经血、恶露、尿液、粪便等刺激下若不注意清洁卫生可引起外阴不同程度炎症。其次与糖尿病患者糖尿的刺激、粪瘘患者粪便的刺激、尿瘘患者尿液长期的浸渍有关。此外,穿紧身化纤内裤、垫月经垫导致局部通透性差、局部潮湿等均可引起非特异性外阴炎。

【护理评估】

一、健康史

询问患者有无引起非特异性外阴炎发生的因素,如阴道分泌物增多,尿液、粪便的刺激,不良卫生和穿衣习惯等。

二、身心状况

（一）身体评估

患者多诉外阴部瘙痒、疼痛、肿胀、烧灼感，于性交、排尿、排便时加重。检查见局部充血、肿胀、糜烂，常有抓痕，严重者形成湿疹或溃疡。形成慢性非特异性外阴炎时患者多主诉外阴部瘙痒，局部皮肤或黏膜肥厚、粗糙、皲裂，甚至苔藓样变。

（二）心理-社会评估

了解患者对症状的反应，有无烦躁不安的心理。

三、相关检查

1. 阴道分泌物检查　查找与阴道炎有关的各种病原体。
2. 尿糖检查　排除糖尿病引发的非特异性外阴炎。
3. 肛周检查　对年轻患者及幼儿检查肛周，排除蛲虫引起的外阴部不适。

【可能的护理诊断/合作性医疗问题】

1. 舒适改变　与外阴瘙痒、疼痛、肿胀、分泌物增多等有关。
2. 焦虑　与疾病影响正常性生活及治疗效果不佳有关。
3. 皮肤完整性受损　与外阴瘙痒搔抓有关。
4. 知识缺乏：缺乏预防非特异性外阴炎发生的相关知识。

【预期目标】

（1）疗程结束后，患者舒适感明显增加。

（2）经医护人员解释，患者焦虑感减轻。

（3）经治疗，患者皮肤完整性得到保护。

（4）经健康教育后，患者懂得在公共场所保护外阴清洁的方法，紧身内裤与阴道炎发病的关系。

【护理措施】

非特异性外阴炎的治疗原则为保持局部清洁、干燥，局部应用抗生素，重视消除病因。

（1）协助查找非特异性外阴炎的原因，并对患者做好解释工作。

（2）教会患者在公共场所保护外阴清洁卫生的方法，包括浴盆、毛巾等专人专用，保持内裤、卫生用品的清洁，防止交叉感染。

（3）治疗指导。教会患者坐浴的方法，（详见本项目中"坐浴护理技术操作流程和评价指标"），5～10次为一疗程。坐浴后涂抗生素软膏或紫草油。急性期患者还可选用微波或红外线进行局部物理治疗。

【健康教育】

（1）指导患者注意外阴清洁卫生，保持局部干燥，穿宽松、柔软、纯棉内裤，每天更换，忌性生活，不宜盆浴。

（2）教会患者在公共场所,避免外阴与任何物品直接接触,减少外阴、阴道疾病的发病率。

（3）严禁搔抓局部,勿用刺激性药物或肥皂擦洗。

（4）指导糖尿病患者积极治疗糖尿病,控制血糖;粪瘘患者早日手术根除病灶。

（5）避免辛辣等刺激性食物,忌烟、酒、浓茶、咖啡。

【护理评价】

（1）患者能用适当方法止痒,受损的外阴皮肤经治疗愈合。

（2）经健康教育后,患者心情缓和。

（3）经局部治疗后,局部抓痕消退。

（4）经健康教育后,懂得区别性病与外阴炎、阴道炎的不同,学会自我防护方法,改穿全棉内裤。

【坐浴护理技术的操作流程和评价指标】

（一）目的

（1）清洁外阴:如行阴道手术、子宫切除术,术前坐浴以达到局部清洁的目的。

（2）治疗作用:改善局部血液循环,消除炎症,有利于组织修复。

（二）用物准备

无菌纱布 1 块;坐浴盆 1 个、30 cm 高的坐浴盆架 1 个;坐浴溶液 2000 mL,温度 41～43 ℃,每次 20 min,每日 2 次。根据患者病情不同配置合适的坐浴溶液。

（1）滴虫阴道炎:临床常用 1％乳酸溶液、0.1％～0.5％醋酸溶液。

（2）外阴阴道假丝酵母菌病:一般用 2％～4％碳酸氢钠溶液。

（3）萎缩性阴道炎:常用 1％乳酸或 0.1％～0.5％醋酸溶液。

（4）非特异性外阴炎、外阴阴道手术前准备:1∶5000 高锰酸钾溶液,1∶1000 苯扎溴铵溶液,0.02％聚维酮碘溶液,中成药如日舒安、洁尔阴等溶液。

（三）操作流程

坐浴护理技术的操作流程

项　目		步　骤	备　注
操作前准备	素质要求	着装整洁;仪表大方、举止端庄;语言柔和、态度和蔼	
	评估患者	核对患者信息,年龄、病情、意识等,评估心理状态、合作程度	
	告知配合	讲解目的、操作过程,取得合作,排空膀胱	
	环境准备	关闭门窗、调节室温至 24～26 ℃,请无关人员暂离	未请无关人员暂离,一票否决
	护士准备	核对医嘱,洗手、戴口罩	
	用物准备	无菌纱布 1 块,坐浴盆 1 个、30 cm 高的坐浴盆架 1 个,坐浴溶液	
操作过程	坐浴治疗	1.核对患者姓名、床号、手腕带	
		2.将坐浴盆置于坐浴架上,将配置好的溶液倒入盆内	
		3.协助患者暴露臀部,取下蹲位,将全臀和外阴部浸泡于溶液中	注意保暖
		4.持续不超过 20 min	
		5.结束后用无菌纱布吸干会阴及臀部	

项 目		步 骤	备 注
操作后处理	安置患者	协助患者穿好衣物,整理好床单位	
	物品处理	整理用物、分类处理	用物按消毒技术规范要求处理
	护理人员	洗手、脱口罩	六步洗手

(四)坐浴护理的操作评价指标

坐浴护理技术的评价指标

一级指标	二级指标	权重	评价内容	标准分	实得分	评语
操作前准备	素质要求	5	着装整洁;仪表大方、举止端庄;主动向患者问好,做自我介绍,语言柔和、态度和蔼	5		
	评估患者	10	核对患者信息	5		
			评估患者病情、意识,心理状态、合作程度	5		
	告知配合	5	讲解目的、操作过程,取得合作	4		
			排空膀胱	1		
	环境准备	3	温度适宜,关闭门窗,请无关人员暂离,保护患者隐私	3		
	护士准备	3	核对医嘱,洗手、戴口罩	3		
	用物准备	4	准备齐全,摆放有序	2		
			溶液配置温度、浓度正确	2		
操作过程	核对患者	5	核对患者姓名、床号、手腕带,无误,取得合作	5		
	放置坐浴盆	10	坐浴盆放置稳当	5		
			检查水温是否合适	5		
	浸泡	15	协助患者暴露臀部,取下蹲位	2		
			注意保暖和保护隐私	3		
			全臀和外阴部浸泡于溶液中	5		
			坐浴时间不超过 20 min	3		
			询问患者感觉,观察患者反应	2		
	吸干会阴、臀部	3	动作轻柔	3		
操作后处理	安置患者	4	协助患者穿好衣物,整理好床单位	2		
			进行健康教育,内容有针对性	2		
	物品处理	2	整理用物、分类处理	2		
	护理人员	2	洗手、脱口罩	2		
	健康教育	5	嘱患者及时表达坐浴过程中有无不适感	1		
			嘱患者注意保持外阴清洁	2		
			嘱患者浴盆、毛巾等专人专用,防止交叉感染	2		
操作评价	熟练程度	8	无菌观念强	4		
			注意节力原则,操作时间<25 min	4		
	效果评价	6	患者知晓护士告知的事项,配合操作顺利完成	3		
			护士操作过程规范、动作轻巧	1		
			关心患者,沟通有效	2		

续表

一级 指标	二级 指标	权重	评 价 内 容	标准 分	实得 分	评语
提问		10	坐浴目的、注意事项及相关知识	10		
总分		100		100		

签名 日期

（五）健康教育

（1）月经期、阴道流血者、孕妇及产后 7 天内的孕妇禁止坐浴。

（2）坐浴溶液的浓度、温度适宜，避免温度过高，造成黏膜烧伤、烫伤，过低影响治疗效果。

（3）坐浴前先将外阴及肛门周围擦洗干净。

（4）及时表达坐浴过程中有无不适感。

（5）注意保暖，防止受凉。

（六）操作评价

（1）熟练程度高，无菌观念强；注意节力原则，操作时间少于 25 min。

（2）效果评价。患者/家属知晓护士告知的事项，放、取窥阴器顺利，未夹住外阴的其他组织；护士操作过程规范、准确、稳重、安全。

任务二 阴道炎患者的护理

子任务一 滴虫阴道炎患者的护理

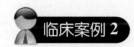临床案例 2

患者汤某，女，34 岁，已婚，因"阴道分泌物增多伴外阴瘙痒 1 周"门诊就诊。妇科检查：阴道黏膜充血水肿，在阴道后穹隆可见大量灰黄色、稀薄、泡沫状的分泌物，宫颈光滑。患者反复问医生，复发率是否很高，怎样才能彻底治愈。

给该患者做白带常规检查，验证滴虫性阴道炎的诊断。护士除了对该患者进行阴道冲洗、上药治疗外，还要关注其性伴侣的治疗。

问题：

1. 为何要关注其性伴侣的治疗？

2. 该患者存在哪些可能的护理诊断/合作性医疗问题？如何护理？

【概述】

一、病因

滴虫阴道炎是由阴道毛滴虫引起的最常见的阴道炎。滴虫能消耗、吞噬阴道上皮细胞内的糖原，并可吞噬乳酸杆菌，阻碍乳酸生成，使阴道 pH 值为 5.0～6.5，偏碱性。滴虫不仅寄生于阴道，还常侵入尿道或尿道旁腺，甚至膀胱、肾盂以及男方的包皮皱褶、尿道或前列腺中。滴虫有嗜血及耐碱的特点，因此在月经前后由于雌激素水平降低使阴道环境偏碱性，隐藏在腺体及阴道皱褶的滴虫易于在月经前后繁殖，引起炎症反复发作。

二、传播途径

1. 性交直接传播　主要的传播方式。
2. 间接传播　经公共浴池、浴盆、浴巾、游泳池、坐式便器、衣物、污染的器械及敷料等传播。

【护理评估】

一、健康史

询问既往有无阴道炎病史,复发与月经周期的关系,治疗经过及效果,了解个人卫生习惯。

二、身心状况

（一）身体评估

1. 症状　主要症状是阴道分泌物增多及外阴瘙痒,间或有灼热、疼痛、性交痛等。分泌物典型特点为灰黄色稀薄泡沫状,若合并其他细菌感染则呈脓性、黄绿色,有臭味。瘙痒部位主要为阴道口及外阴。若尿道口有感染,可有尿频、尿痛,有时可见血尿。阴道毛滴虫能吞噬精子,并能阻碍乳酸生成,影响精子在阴道内存活,可致不孕。注意询问阴道分泌物的量、性状、颜色、气味,有无伴随症状。

2. 体征　妇科检查时见阴道黏膜充血,严重者有散在出血点,甚至宫颈有出血斑点,形成“草莓样”宫颈,后穹隆有大量灰黄色稀薄泡沫状分泌物。

（二）心理-社会评估

1. 烦躁、焦虑　患者因局部瘙痒不适而烦躁;因白带多有异味而焦虑。
2. 担心　担心疾病会传染给家人,或不能彻底治愈。
3. 社会支持系统　评估性伴侣对疾病的认知程度,能否积极配合治疗。

三、相关检查

1. 悬滴法　在低倍镜下找到阴道毛滴虫即可确诊,此方法的敏感性为 60%～70%。
2. 培养法　可疑患者多次悬滴法找不到阴道毛滴虫,可送培养,准确性可达 98%。

【可能的护理诊断/合作性医疗问题】

1. 焦虑　与担心疾病传染给家人有关。
2. 个人应对无效　与瘙痒、治疗效果不佳有关。
3. 舒适改变　与阴道分泌物刺激外阴,阴道口致瘙痒、疼痛有关。
4. 组织完整性受损　与炎性分泌物刺激搔抓致局部破损有关。

【预期目标】

（1）经护士讲解后,患者懂得性伴侣同时治疗的必要性。
（2）经护士介绍后,患者能坚持正规疗程治疗直至治愈。
（3）经治疗,患者阴道分泌物转为正常,瘙痒、疼痛症状减轻。
（4）经治疗,患者外阴抓痕基本消退。

【护理措施】

1. 告知患者配合检查 取分泌物前 24～48 h 避免性交、阴道灌洗或局部用药;分泌物取出后保暖,立即送检,提高阳性检出率。

2. 全身用药的护理 初次治疗可选择甲硝唑,每日 2 次,连服 7 天,或替硝唑单次口服。服药后偶见胃肠道反应,一旦发现应停药。甲硝唑用药期间及停药 24 h 内、替硝唑用药期间及停药 72 h 内禁止饮酒。哺乳期用药不宜哺乳。

3. 阴道用药的护理 指导患者用酸性溶液坐浴或阴道冲洗,每日 1 次,连用 7～10 天为一疗程。坐浴或阴道灌洗后在阴道塞入甲硝唑泡腾片,告诉患者阴道用药的方法和注意事项。(阴道灌洗护理的操作技能见本任务,阴道上药护理的操作技能见任务三)

4. 阴道冲洗指征和禁忌证 产后 10 天、妇产科手术 2 周后的患者,若合并阴道分泌物混浊、有臭味,阴道伤口愈合不良,黏膜感染坏死等,可行低位阴道灌洗,灌洗筒的高度一般不超过床沿 30 cm。

月经期、阴道流血者、产后、人工流产术后宫颈口未闭的患者不宜行阴道灌洗,以防引起上行性感染;宫颈癌患者有活动性出血者,为防止大出血禁止灌洗,可行外阴擦洗。未婚患者可用导尿管进行阴道灌洗,不能使用窥阴器。

5. 指导性伴侣治疗 滴虫阴道炎是性行为传播疾病,性伴侣应同时进行治疗,治愈前避免无保护性交。

【健康教育】

(1) 解释、宣传滴虫阴道炎的感染途径,避免性生活紊乱和不洁性行为。

(2) 积极开展普查普治,消灭传染源,禁止滴虫患者、带虫者进入游泳池。

(3) 注意个人卫生,不与他人共用洗浴用品。

(4) 嘱患者勿用手搔抓外阴,避免破溃、感染,可用生理盐水或淡盐水棉球擦洗。

(5) 为避免重复感染,嘱患者将内裤及洗涤用的毛巾先煮沸 5～10 min,后清洗;强调性伴侣同时治疗。

【护理评价】

(1) 经过护士解释,患者能说服性伴侣同时治疗。

(2) 经过护士讲解,患者能复述提高治疗效果的自我护理方法。

(3) 经过正规治疗,自诉瘙痒疼痛症状减轻。

(4) 经过正规治疗,外阴皮肤痊愈。

【阴道灌洗护理技术的操作流程和评价指标】

(一) 目的

(1) 清洁作用:减少阴道分泌物,促进舒适。

(2) 治疗作用:促进阴道血液循环,缓解局部充血,控制、治疗炎症。

(二) 用物准备

(1) 消毒灌洗筒 1 个,橡皮管 1 根,灌洗头 1 个,输液架 1 个,弯盘 1 个,便盘 1 个,窥阴器 1 个,卵圆钳 1 把,消毒纱布。

（2）中单橡胶布 1 块、一次性中单 1 块，一次性垫巾 1 块，一次性手套一副。

（3）灌洗溶液 500～1000 mL，温度 41～43 ℃，根据不同病情配置合适的灌洗溶液（灌洗液选择同坐浴）。

（三）操作流程

阴道灌洗护理技术的操作流程

项　目		步　骤	备　注
操作前准备	素质要求	着装整洁；仪表大方、举止端庄；语言柔和、态度和蔼	
	评估患者	核对患者信息，年龄、病情、意识情况、合作程度，末次月经时间，有无阴道流血	
	告知配合	讲解目的、操作过程，需配合的动作，排空膀胱	
	环境准备	清洁、明亮、关闭门窗、调节室温至 24～26 ℃，请无关人员暂离	未请无关人员暂离，一票否决
	护士准备	洗手、戴口罩，核对医嘱	
	用物准备	1. 消毒灌洗筒 1 个，橡皮管 1 根，灌洗头 1 个，输液架 1 个，弯盘 1 个，便盘 1 个，窥阴器 1 个，卵圆钳 1 把，消毒纱布 2. 中单橡胶布 1 块、一次性中单 1 块，一次性垫巾 1 块铺于治疗床，一次性手套一副 3. 灌洗溶液 500～1000 mL，温度 41～43 ℃ 4. 灌洗筒挂在高于床沿 60～70 cm 处，排去空气	
操作过程	患者准备	1. 再次核对患者姓名、床号、手腕带，解释操作目的及配合技巧，引导患者至检查室或处置室 2. 指导患者坐在一次性垫巾上，安置膀胱截石位，充分暴露会阴，放好便盆	注意保暖、保护隐私
	灌洗阴道	1. 操作者戴一次性手套，右手持冲洗头，先用少量灌洗液冲洗外阴后，暂时关闭灌洗头开关 2. 左手分开小阴唇，将灌洗头弯头向上沿阴道侧壁缓缓插入阴道，达阴道后穹隆部（6～8 cm） 3. 打开灌洗头开关，边冲边将灌洗头围绕宫颈轻轻移动；或用窥阴器暴露宫颈后再冲洗，边冲洗，边转动窥阴器，使阴道穹隆及阴道侧壁冲洗干净 4. 当灌洗液剩下 100 mL 时，关闭灌洗头开关，退出灌洗头和取出窥阴器 5. 再次冲洗外阴部	操作中询问患者感觉，观察患者反应
操作后处理	安置患者	1. 扶患者坐于便盆上，使阴道内残留液体完全流出后躺下，取出便盆，用干纱布擦净外阴 2. 协助患者穿好衣物，下检查床 3. 护送患者回病房，整理好床单位	
	物品处理	撤去一次性垫巾，用物按消毒技术规范要求处理，垃圾分类处理，传染性敷料应焚烧	按消毒技术规范要求处理用物
	护理人员	洗手、脱口罩	六步洗手

（四）阴道灌洗护理技术的评价指标

阴道灌洗护理技术的评价指标

一级指标	二级指标	权重	评价内容	标准分	实得分	评语
操作前准备	素质要求	5	着装整洁；仪表大方、举止端庄；主动向患者问好，做自我介绍，语言柔和、态度和蔼	5		
	评估患者	10	核对患者	3		
			评估患者病情、意识情况、合作程度	3		
			了解末次月经时间，有无阴道流血	4		
	告知配合	5	讲解目的、操作过程，需配合的动作	4		
			排空膀胱	1		
	环境准备	2	温度适宜，关闭门窗，保护患者隐私	2		
	护士准备	2	核对医嘱；洗手，戴口罩	2		
	用物准备	12	准备齐全，放置合理	2		
			将中单橡胶布、一次性中单、一次性垫巾铺于治疗床	2		
			溶液配置温度、浓度正确	2		
			灌洗溶液：41~43 ℃，500~1000 mL	3		
			灌洗筒挂在高于床沿60~70 cm处，排去空气	3		
操作过程	患者准备	12	核对患者姓名、床号、手腕带	3		
			重复配合的动作	1		
			指导患者坐在一次性垫巾上	1		
			安置患者取膀胱截石位	2		
			充分暴露会阴部，放好便盆	3		
			注意保暖和保护隐私	2		
			方法及顺序正确	8		
	灌洗	17	鼓励患者继续配合	3		
			双手配合协调，动作熟练	2		
			液体分配恰当	2		
			扶患者坐于便盆上，取出便盆，擦干外阴	2		
操作后处理	安置患者	6	协助患者助穿好衣物，下检查床	2		
			护送患者回病房	2		
			整理好床单位	2		
	物品处理	2	整理治疗床，用物分类处理	2		
	护理人员	2	洗手、脱口罩	2		
健康教育		3	嘱患者及时表达冲洗过程中的不适感	2		
			嘱患者注意保持外阴清洁	1		
操作评价	熟练程度	6	无菌观念强	3		
			注意节力原则，操作时间<20 min	3		
	效果评价	6	患者知晓护士告知的事项，配合操作顺利完成	2		
			护士操作过程规范、动作轻巧	2		
			关心患者，沟通有效	2		

一级指标	二级指标	权重	评 价 内 容	标准分	实得分	评语
提问		10	阴道灌洗的目的、注意事项及相关知识	10		
总分		100		100		

签名　　　　　　　　　　　　日期

（五）健康教育

（1）保持外阴清洁，内裤、卫生用品定期用肥皂水煮沸或晒太阳。

（2）外阴不要直接接触公共场所的物品，保持外阴清洁卫生。

（3）物品和皮肤被高锰酸钾染色，可用米醋洗涤，即能退色。

（六）操作评价

（1）熟练程度高，无菌观念强；注意节力原则，操作时间少于 20 min。

（2）效果评价。患者/家属知晓护士告知的事项，放、取窥阴器顺利，未夹住外阴的其他组织；护士操作过程规范、准确、稳重、安全。

子任务二　外阴阴道假丝酵母菌病患者的护理

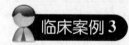临床案例3

患者包某，女，30岁，已婚，因肺炎入院治疗，应用抗生素12日，自觉外因瘙痒，阴道分泌物增多。妇科检查：阴道黏膜充血水肿，阴道内分泌物较多，呈白色稠厚豆渣样。镜检见假菌丝及芽孢。

该患者因长期使用抗生素导致菌群失调，并发阴道假丝酵母菌病，需常规阴道冲洗上药。重点区别滴虫阴道炎与阴道假丝酵母菌病的发病原因、临床表现、治疗方案。

问题：

1. 你认为诊断该患者阴道假丝酵母菌病有哪些可能的依据？

2. 针对阴道假丝酵母菌病患者有何护理措施？

【概述】

外阴阴道假丝酵母菌病（VVC），是由假丝酵母菌引起的常见外阴阴道炎症。

一、病因

假丝酵母菌适宜在阴道 pH 值为 4.0～4.7，通常在小于 4.5 的酸性环境中生长。因此常见发病诱因有妊娠、糖尿病、大量应用免疫抑制剂及广谱抗生素，其他诱因有胃肠道假丝酵母菌、含大剂量雌激素的避孕药、穿紧身化纤内裤及肥胖，后者可使会阴局部温度和湿度增加。假丝酵母菌对热的抵抗力弱，但对干燥、化学制剂、紫外线及日光抵抗力较强。

二、传播途径

1. 内源性传染　主要由阴道、口腔、肠道这3个部位的假丝酵母菌互相传染。

2. 直接传染　少部分患者通过性交直接传染。

3. 间接传染　极少患者可能通过接触污染的衣物间接传染。

三、分类

根据发生频率、临床表现、真菌种类、宿主情况等分为单纯性 VVC、复杂性 VVC，具体分类见表 11-1。

表 11-1　VVC 临床分类

项　目	单纯性 VVC	复杂性 VVC
发生频率	散发或非经常发生	复发性
临床表现	轻到中度	重度
真菌种类	白假丝酵母菌	非白假丝酵母菌
宿主情况	免疫功能正常	免疫功能低下，应用免疫抑制剂，糖尿病，妊娠

注：一年内有症状并经真菌学证实的 VVC 发作 4 次或以上，称为复发性 VVC。

【护理评估】

一、健康史

询问患者年龄、月经史、婚育史，了解是否妊娠；过去有无类似情况，疾病发生与月经周期的关系，治疗经过及效果；详细了解有无糖尿病的表现，是否长期大量使用雌激素或应用广谱抗生素；是否喜欢穿紧身化纤内裤。

二、身心状况

（一）身体评估

1. 症状　主要表现为外阴瘙痒、灼痛，严重时坐卧不宁，痛苦异常，可伴有性交痛、尿痛、尿频，部分患者阴道分泌物增多，其特征性分泌物表现为白色稠厚凝乳状或豆腐渣样。

2. 体征　若为非特异性外阴炎，外阴可见地图样红斑，水肿，常伴有抓痕。若为阴道炎，阴道黏膜充血水肿，小阴唇内侧及阴道黏膜上附有白色块状物，擦除后露出红肿黏膜面，急性期可能还见到糜烂及浅表溃疡。

根据患者症状、体征，予以评分（表 11-2），分析患者临床类型。

表 11-2　VVC 临床评分标准

评　分　项　目	1	2	3
瘙痒	偶有发作，可被忽略	能引起重视	持续发作，坐立不安
疼痛	轻	中	重
阴道黏膜充血、水肿	轻	中	重
外阴抓痕、皲裂、糜烂	/	/	有
分泌物量	较正常稍多	量多，无溢出	量多，有溢出

注：临床表现轻、中度病变为 VVC 评分<7 分，重度为 VVC 评分≥7 分。

（二）心理-社会评估

同子任务一。

三、相关检查

1. 悬滴法　在阴道分泌物中找到假丝酵母菌的芽生孢子或假菌丝即可确诊。

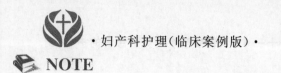

2. 培养法　临床症状可疑,但多次悬滴法检查阴性,可做培养法检查。

【可能的护理诊断/合作性医疗问题】

同子任务一。

【预期目标】

同子任务一。

【护理措施】

1. 指导患者配合检查　取分泌物进行检查,注意事项同滴虫阴道炎。

2. 消除诱因　嘱糖尿病患者查空腹血糖,积极治疗;及时停用广谱抗生素、雌激素及皮质类固醇激素等。

3. 对单纯性 VVC 患者进行用药指导　主要以局部短疗程抗真菌药物为主,选择咪康唑栓剂、克霉唑栓剂或制霉菌素栓剂放于阴道内,也可全身用药,选择氟康唑或伊曲康唑口服。

4. 对复杂性 VVC 患者进行用药指导

(1) 严重 VVC:延长治疗时间,局部用药,延长至 7～14 天;口服氟康唑 150 mg,则 72 h 后加服 1 次。症状严重者,局部应用低浓度糖皮质激素软膏或咪唑类霜剂。

(2) 复发性 VVC:抗真菌治疗分为初始治疗和维持治疗。局部的初始治疗,延长治疗时间为 7～14 天;口服氟康唑 150 mg,则第 4 天、第 7 天各加服 1 次。维持治疗,氟康唑 150 mg 或克霉唑栓剂 500 mg,每周 1 次,连用 6 个月。治疗前应做真菌培养,治疗期间定期复查,监测疗效及药物副作用,一旦发现副作用,立即停药。

(3) 妊娠合并 VVC:以局部治疗为主,在医生指导下慎用口服咪唑类药物。

5. 性伴侣治疗的指导　对有症状的男性进行假丝酵母菌的检查与治疗,预防女性重复感染。

【健康教育】

(1) 解释、宣传外阴阴道假丝酵母菌病的感染途径,与患者讨论发病的因素及治疗原则,积极配合治疗方案。

(2) 培养健康的卫生习惯,不穿化纤、紧身的内裤,保持局部清洁、干燥。

(3) 注意个人卫生,勤换内裤,不与其他人共用洗浴用品。

(4) 避免长期使用或滥用抗生素。

(5) 外阴瘙痒时勿用手搔抓,避免破溃、感染,可用生理盐水或淡盐水棉球擦洗。

(6) 为避免重复感染,嘱患者内裤及洗涤用的盆、毛巾均用开水烫洗。

【护理评价】

经过护士解释,患者能说服性伴侣去医院做相关检查。其余同子任务一。

子任务三　细菌性阴道病患者的护理

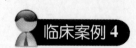临床案例 4

患者夏某,58 岁,阴道分泌物增多伴外阴瘙痒 1 周,妇科检查:外阴及阴道黏膜无充血,阴道

分泌物灰白色、稀薄、均匀一致,宫颈光滑,无充血。取阴道分泌物检查,提示线索细胞阳性。医生诊断为"细菌性阴道病"。得知诊断,患者向医生咨询,自己很注意个人卫生,也不去泡澡、游泳,丈夫多年患病卧床不起,也不会有性紊乱现象,为何还会有阴道炎;因为阴道分泌物有鱼腥味,去医院看病麻烦,所以在药房买了阴道冲洗液,每天 2 次冲洗阴道,为何症状更明显了。

该患者确诊为细菌性阴道病。重点是护士向中老年患者讲解发病原因。

问题:

1. 医生诊断细菌性阴道病的依据是什么?

2. 细菌性阴道病有何特征性表现?

3. 哪些人群会出现阴道乳杆菌减少而导致细菌性阴道病?

【概述】

细菌性阴道病是由阴道内正常菌群失调所致的一种混合感染,临床及病理特征无炎症改变。阴道内的阴道乳酸杆菌减少,导致其他细菌大量繁殖,主要有加德纳菌、动弯杆菌、普雷沃菌等厌氧菌及人型支原体大量繁殖,其中以厌氧菌居多。

【护理评估】

一、健康史

患者是否频繁阴道灌洗,是否有多个性伴侣;疾病发生情况,治疗经过及效果。

二、身心状况

（一）身体评估

1. 症状　一般无临床症状,有症状者主要表现为阴道分泌物增多,有鱼腥臭味,尤其性交后加重,可伴有轻度外阴瘙痒或烧灼感。

2. 体征　妇科检查见阴道黏膜无充血的炎症表现,分泌物特点为灰白色、均匀一致、稀薄,常黏附于阴道壁,但黏度很低,容易将分泌物从阴道壁拭去。

（二）心理-社会评估

1. 焦虑　患者因治疗效果不佳致反复发作而焦虑。

2. 担心　孕妇担心对妊娠产生不良影响。

三、相关检查

（1）白带常规检查可在高倍镜下找到大于 20％ 的线索细胞。

（2）胺臭味试验阳性。取阴道分泌物少许放在玻片上,加入 10％氢氧化钾 1～2 滴,产生烂鱼肉样腥臭气味即为胺臭味试验阳性。

（3）阴道 pH 值大于 4.5。

（4）妇科检查见到白色、匀质、稀薄的阴道分泌物。

以上 4 项检查中有 3 项阳性即可临床诊断为细菌性阴道病。

【可能的护理诊断/合作性医疗问题】

1. 舒适改变　与阴道分泌物增多、瘙痒有关。

2. 焦虑　与不明白发病原因有关。

3. 知识缺乏：缺乏预防、治疗的有关知识。

【预期目标】

（1）疗程结束后，患者阴道分泌物转为正常，瘙痒、疼痛症状消失。
（2）经护士讲解发病原因，疑虑消除。
（3）患者能叙述该病的有关知识，积极治疗。

【护理措施】

1. 用药指导　选用抗厌氧菌药物，主要有甲硝唑、克林霉素。口服药物可选择甲硝唑、克林霉素，每日2次，连用7天；或替硝唑连续服用5日。局部治疗可选择甲硝唑阴道泡腾片，每晚1粒，连用7天；或2%克林霉素软膏阴道上药，每晚1次，连用7天。
2. 性伴侣的治疗　仅对反复发作或难治性细菌性阴道病患者的性伴侣给予治疗。
3. 任何有症状的细菌性阴道病孕妇及无症状的高危孕妇（有胎膜早破、早产史）均需治疗。可选择甲硝唑或克林霉素口服，每日2次，连用7天。

【健康教育】

（1）细菌性阴道炎与其他阴道炎不同，不是外界细菌感染，主要是体内雌激素水平下降，使阴道内的阴道乳酸杆菌作用下降，阴道的酸碱度改变，阴道内正常菌群紊乱而致病。中老年人雌激素水平下降、长期使用抗生素、频繁阴道冲洗都会导致阴道内正常菌群紊乱。
（2）自我察觉阴道分泌物有鱼腥味，应该就医，不能擅自采用阴道冲洗，会加剧阴道内正常菌群紊乱。
（3）甲硝唑抑制厌氧菌生长，不影响乳酸杆菌生长，是较理想的治疗药物，但治疗支原体感染效果差。
（4）避免频繁性生活，可采用避孕套避孕。
（5）指导患者注意个人卫生，不穿化纤内裤和紧身裤，每日清洗外阴，更换内裤。
（6）治疗后无症状者不需常规随访，对症状持续或重复出现者，应告知患者复诊，接受治疗。

【护理评价】

（1）细菌性阴道炎已痊愈。
（2）患者已懂得其发病原因，不再烦恼。
（3）患者已懂得该病预防及护理措施。

子任务四　萎缩性阴道炎患者的护理

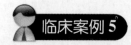 临床案例5

患者孙某，女，77岁，因稀薄、淡黄色阴道分泌物伴有外阴瘙痒1周就诊。妇科检查：外阴无明显异常，阴道呈老年样改变，阴道黏膜充血水肿，有散在小出血点，阴道分泌物较多，呈淡黄色水样，无腥臭味；宫颈光滑，无充血。患者自诉看妇科病应该是年轻人的事，这个年龄也来看病，感觉很难为情……
该患者为老年（或萎缩）性阴道炎，重点是护士向老年患者讲解发病原因，尤其应解释老年患

者可预见的烦恼。

问题：

1. 根据萎缩性阴道炎概述，解释发病原因是什么？

2. 做一系列相关检查的目的是什么？

【概述】

萎缩性阴道炎见于绝经及卵巢去势后妇女，也可见于产后闭经或药物假绝经治疗的妇女。因卵巢功能衰退，雌激素水平降低，阴道壁萎缩，黏膜变薄，上皮细胞内糖原含量减少，乳酸减少，阴道内 pH 值增高，多为 5.0~7.0，局部抵抗力降低，致病菌容易侵入繁殖引起炎症。

【护理评估】

一、健康史

了解年龄、绝经史或月经史、闭经史，个人卫生习惯；有无卵巢手术史，药物假绝经治疗史，或盆腔放射线治疗史。

二、身心状况

（一）身体评估

1. 症状　阴道分泌物增多及外阴瘙痒、灼热感。阴道分泌物稀薄，呈淡黄色，严重者呈脓血性白带，可伴有性交痛。

2. 体征　妇科检查：阴道呈老年性改变，上皮萎缩、变薄，皱襞消失；阴道黏膜充血，有小出血点，有时见浅表溃疡。若溃疡面与对侧粘连，造成阴道狭窄甚至闭锁，炎症分泌物引流不畅，形成阴道积脓或宫腔积脓。评估其他生殖器是否呈老年性改变，阴道内是否有炎症改变。

（二）心理-社会状况

1. 抵触　因涉及女性隐私部位，患者有害羞心理而不愿就诊。

2. 烦恼、焦虑　患者因阴道分泌物增多、外阴瘙痒而烦恼、焦虑。

3. 害怕　分泌物为血性，担心为恶性疾病而出现害怕心理。

三、相关检查

1. 悬滴法　可排除滴虫阴道炎、外阴阴道假丝酵母菌病。

2. 防癌检查　宫颈刮片、分段诊刮或阴道壁活检等检查，排除宫颈癌、子宫内膜癌、阴道癌等恶性肿瘤。

【可能的护理诊断/合作性医疗问题】

1. 知识缺乏：缺乏绝经后女性保健知识。

2. 舒适改变　与阴道分泌物增多、外阴瘙痒有关。

3. 焦虑　与担心绝经后出血可能患癌症有关。

【预期目标】

（1）患者获得绝经后女性保健的有关知识，懂得定期普查的重要性。

（2）疗程结束后,患者阴道分泌物恢复正常,外阴瘙痒症状消失。

（3）经护士讲解有关疾病知识后,患者焦虑消除。

【护理措施】

治疗原则:补充小剂量雌激素,增加阴道抵抗力,抑制细菌的增长繁殖。

1. 一般护理

（1）保持会阴部清洁干燥,内裤选择棉质品,勤换勤洗。

（2）加强营养、休息及体育锻炼,增强机体抵抗力。

（3）不用过热或有刺激性的清洗液清洗外阴。

2. 局部用药的护理

对因治疗:补充雌激素是萎缩性阴道炎的主要治疗方法。指导患者雌三醇软膏阴道局部涂抹的方法,每日 1~2 次,连用 14 天。抑菌治疗:酸性溶液坐浴或阴道灌洗后,局部用抗生素,如诺氟沙星 100 mg,放于阴道深部,每日 1 次,7~10 天为 1 个疗程,以抑制细菌生长。

3. 全身用药的护理

为防止阴道炎复发,对同时需要性激素替代治疗的患者,可给予替勃龙口服。

【健康教育】

（1）加强围绝经期妇女的健康教育,使其了解萎缩性阴道炎的预防措施和技巧。

（2）在医生指导下,完成雌激素疗程,有异常情况应及时来院就诊。擅自使用易出现其他并发症,擅自停止,疾病不易治愈,反而易复发。

（3）不论哪个年龄段妇女,绝经或闭经期,都不可能远离妇科疾病,都需要定期做妇科普查,尤其是中老年妇女绝经后,一旦出现不规则阴道出血,一定要去医院排除生殖系统癌症。

【护理评价】

（1）患者自诉瘙痒疼痛症状减轻。

（2）患者能叙述疾病的有关知识,认真完成疗程。

任务三　宫颈炎患者的护理

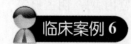

临床案例6

患者王某,33 岁,阴道分泌物反复增多 4 年,加重 1 周,性交后出血 1 天。

患者于 4 年前足月顺产娩一活女婴,恶露持续 50 天左右干净。阴道分泌物较分娩前明显增多,呈乳白色黏液状。近 1 周阴道分泌物增多,呈脓性,伴有腥臭味,昨天性交后出现少量阴道出血。平时月经规则,末次月经 2012 年 10 月 20 日,量如常,持续 4 天干净,避孕套避孕。

妇科检查:外阴阴道正常,阴道顶端有较多脓性分泌物,少许血丝;宫颈红肿,肥大,下唇糜烂样改变,触之易出血;子宫附件未扪及异常。

患者回到诊室的座位,焦虑地握着医生的手问:"不会是癌症吧?一位朋友与我年龄相同,最近刚查出宫颈癌晚期,据说就是经常夫妻生活后出血。"

该患者可能患急性宫颈炎,合并慢性宫颈炎,做分泌物细菌培养查找病原体。重点:慢性宫颈炎的病理变化、评估宫颈炎的发病原因及转归。

问题：

1. 诊断该患者的依据是什么？

2. 需进一步收集哪些资料？

3. 该患者有哪些可能的护理诊断/合作性医疗问题？

4. 针对护理诊断，应采取哪些护理措施？

【概述】

宫颈炎包括宫颈阴道部炎及宫颈管黏膜炎。临床常见的是宫颈管黏膜炎。依病程分为急性宫颈炎和慢性宫颈炎。

一、病因

急性宫颈炎主要见于感染性流产、产褥期感染、宫颈损伤和异物并发感染等，可由多种病原体引起：①淋病奈瑟菌及沙眼衣原体，是目前引起急性宫颈炎最常见的病原体，主要见于性传播疾病的高危人群；②一般化脓性细菌：葡萄球菌、链球菌、肠球菌等。

慢性宫颈炎可由急性宫颈炎迁延而来，也可由病原体持续感染所致，病原体与急性宫颈炎相似。

二、病理与临床表现

急性宫颈炎病理变化：肉眼可见宫颈红肿，宫颈管黏膜充血、水肿。光镜下见血管充血，宫颈黏膜及黏膜下组织、腺体周围大量中性粒细胞浸润，腺腔内可见脓性分泌物，分泌物可经宫颈外口流出。

慢性宫颈炎的临床表现如下。

1. 慢性宫颈管黏膜炎　宫颈管黏液及脓性分泌物，反复发作。

2. 宫颈息肉　宫颈外口突出的息肉，通常为单个，鲜红色，质软而脆，呈舌形，可有蒂，蒂宽窄不一，可有性交后出血，极少恶变。

3. 宫颈肥大　宫颈深部的腺囊肿，使宫颈呈不同程度的肥大。

4. 可有腰骶部疼痛。

【护理评估】

一、健康史

询问婚育史，了解有无感染性流产、产褥期感染、宫颈损伤或阴道异物并发感染等病史；有无阴道分泌物增多，病程时间、诊疗经过及性伴侣有无性传播疾病史。

二、身心状况

（一）身体评估

急性宫颈炎患者主要表现为阴道分泌物增多，为脓性黏液，可伴有外阴瘙痒及灼热感。若合并尿路感染，则尿频、尿急、尿痛。妇科检查：宫颈充血、水肿，黏液脓性分泌物从宫颈管流出。

慢性宫颈炎多无症状，少数患者出现阴道分泌物增多，呈淡黄色或脓性，可有性交后出血。妇科检查：可见宫颈糜烂样改变，或有黄色分泌物覆盖宫颈口，或从宫颈口流出，也可表现为宫颈息肉或宫颈肥大。

（二）心理-社会评估

1. 轻视　阴道分泌物增多不明显、息肉小、无症状等情况,患者往往不重视,拖延就诊。
2. 担心、焦虑　担心为性传播疾病会传播给家人,或被家人误会,甚至害怕疾病为恶性。
3. 强化　少数患者出现角色强化,为防止恶变,无手术适应证仍然要求手术治疗。

三、相关检查

1. 分泌物常规检测　宫颈或阴道分泌物白细胞增多。
2. 分泌物病原体检测　排除淋病及各种阴道炎。
3. 宫颈刮片、宫颈管吸片　必要时用阴道镜检查的活体组织做检查,以排除宫颈早期癌变。

【可能的护理诊断/合作性医疗问题】

1. 舒适改变　与外阴瘙痒、阴道分泌物增多有关。
2. 焦虑　与担心传播给家人、宫颈癌变有关。
3. 知识缺乏:缺乏预防、治疗宫颈炎的有关知识。

【预期目标】

（1）经治疗,患者阴道分泌物转为正常,瘙痒症状消失。
（2）经护士健康教育,患者焦虑感减轻或消失。
（3）经护士健康教育,患者能叙述宫颈炎的有关知识,认真治疗,定期复查。

【护理措施】

急性宫颈炎处理原则是及时、足量、规范使用抗生素;检出淋病奈瑟菌或沙眼衣原体,则同时治疗性伴侣。慢性宫颈炎根据局部病变不同采用不同的治疗方法。

一、药物治疗的护理

对有性传播疾病高危因素的患者(多个性伴侣,为无保护性性交),在未获得病原体检测结果之前,根据经验给予阿奇霉素或多西环素治疗。此外,针对病原体选择抗生素。

（1）单纯急性淋病奈瑟菌性宫颈炎主张大剂量、单次给药,常用药物为第三代头孢菌素,如头孢曲松钠或头孢克肟,氨基糖苷类的大观霉素。

（2）沙眼衣原体性宫颈炎可用四环素类如多西环素;红霉素类如阿奇霉素、红霉素;喹诺酮类如氧氟沙星、左氧氟沙星、莫西沙星。

（3）因淋病奈瑟菌感染常伴有沙眼衣原体感染,所以,治疗淋病奈瑟菌性宫颈炎时,联合使用抗淋病奈瑟菌和抗沙眼衣原体药物。

（4）对于合并细菌性阴道病者,需同时治疗细菌性阴道病,否则宫颈炎治疗效果不佳。

（5）宫颈如有囊肿,应先刺破,并挤出黏液后上药。

（6）应用非腐蚀性药物,应转动窥阴器,使阴道四壁均能涂擦药物。

（7）棉棍上的棉花必须捻紧,涂药时按同一方向转动,防止棉花落入阴道难以取出。

二、物理治疗的护理

对宫颈糜烂样改变伴有分泌物增多、乳头状增生或接触性出血,可给予局部物理治疗。向患者说明如下注意事项。

(1) 治疗前常规行宫颈癌的筛查。

(2) 有急性生殖道炎症先予治疗,以免炎症扩散。

(3) 治疗时间选在月经干净后 3～7 天内进行。

(4) 治疗后有阴道分泌物增多,甚至大量水样排液,术后 1～2 周脱痂时可有少许出血。

(5) 嘱患者注意外阴清洁卫生,每日清洗外阴 2 次,勤换月经垫。出血较多时及时就诊,可局部用消炎止血粉(或压迫止血)。

(6) 创面完全愈合需 4～8 周,嘱患者术后 2 个月禁盆浴、性交和阴道冲洗。

(7) 治疗后有术后出血、感染、宫颈狭窄、不孕的可能,嘱患者 2 次月经干净后复查。

三、手术治疗的护理

宫颈息肉患者行息肉摘除术,切除的息肉常规送病理检查。协助医生进行手术,准备手术物品和器械及装有 10 mL 10％甲醛溶液的标本瓶,观察术中患者的面色,关心患者的心理反应。

【健康教育】

(1) 指导患者注意个人卫生,保持会阴部清洁干燥。

(2) 指导已婚妇女定期妇科检查,发现宫颈炎症及时治疗。

(3) 增强保健意识,出现阴道分泌物增多、性交后出血、下腹不适等现象及时就诊。

(4) 进行避孕指导,指导患者减少因意外妊娠而导致的宫腔操作。

【护理评价】

(1) 遵医嘱用药后,阴道分泌物恢复正常,外阴不再瘙痒。

(2) 经过门诊护士健康教育,明白宫颈炎不是性病。

(3) 明白普查的意义,懂得治疗宫颈炎的正规治疗方案。

【阴道、宫颈上药护理技术的操作流程和评价指标】

(一) 目 的

将治疗性药物通过阴道涂抹到阴道壁或宫颈黏膜上,以治疗各种阴道或宫颈的炎症。

(二) 用物准备

(1) 中单橡胶布 1 块、一次性垫巾 1 块、一次性手套 1 副。

(2) 阴道灌洗用物 1 套、窥阴器、长镊子、消毒干棉球、消毒长棉棍、带尾线的大棉球或纱布。

(3) 药品。

(三) 操作流程

阴道、宫颈上药护理技术的操作流程

项 目		步 骤	备 注
操作前准备	素质要求	着装整洁;仪表大方、举止端庄;主动向患者问好,做自我介绍;语言柔和、态度和蔼	
	评估患者	核对、评估患者病情、意识,心理状态、合作程度	
	告知配合	讲解目的、操作过程,取得合作,排空膀胱	

续表

项 目		步 骤	备 注
操作前准备	环境准备	清洁、明亮,关闭门窗,调节室温至 24～26 ℃,请无关人员暂离	未请无关人员暂离,一票否决
	护士准备	洗手、戴口罩,核对医嘱	
	用物准备	1. 中单橡胶布 1 块、一次性垫巾 1 块、一次性手套 1 副。 2. 阴道灌洗用物 1 套、窥阴器、长镊子、消毒干棉球、消毒长棉棍、带尾线的大棉球或纱布。 3. 药品	
操作过程	核对患者	姓名、床号、手腕带,解释操作目的及配合技巧	
	安置体位	取膀胱截石位,充分暴露会阴部、臀部,保暖、保护隐私	注意保暖、保护隐私
	阴道、宫颈上药	窥阴器暴露阴道、宫颈,用消毒干棉球拭净阴道壁、宫颈、阴道后穹隆的黏液或炎性分泌物,或行阴道灌洗 阴道、宫颈上药 (1) 阴道后穹隆塞药 带一次性手套,用一手食指将药片或栓剂向阴道后壁推进,至食指完全伸入为止(可教会患者自行放置),或用卵圆钳将药物置于后穹隆处 (2) 喷雾器上药 用喷雾器将药物粉末均匀散布于炎性组织表面上 (3) 宫颈棉球上药 窥阴器充分暴露宫颈,用长镊子夹持带有尾线的大棉球浸蘸药液后,塞压至宫颈处,同时将窥阴器轻轻退出体外,然后取出镊子,将尾线露于阴道口外,并用胶布固定于阴阜侧上方 (4) 局部用药 非腐蚀性药物可用棉球或长棉棍蘸药液涂擦阴道壁或宫颈。用于治疗慢性宫颈炎患者的腐蚀性药物,上药前保护好阴道壁及正常的组织,用长棉棍蘸少许药液涂于宫颈的糜烂面,并插入宫颈管内 0.5 cm,稍后用生理盐水棉球擦去表面残留的药液,最后用干棉球吸干 取出窥阴器	
操作后处理	安置患者	协助患者坐起,穿好衣物,整理床单位,健康教育	
	物品处理	按消毒技术规范要求处理用物,垃圾分类处理,焚烧传染性敷料	
	护理人员	洗手、脱口罩、记录	六步洗手

(四)评价指标

阴道、宫颈上药护理技术的评价指标

一级指标	二级指标	权重	评价内容	标准分	实得分	评语
操作前准备	素质要求	5	着装整洁;仪表大方、举止端庄;主动向患者问好,做自我介绍;语言柔和、态度和蔼	5		
	评估患者	10	核对患者	5		
			评估患者病情、意识、心理状态、合作程度	5		
	告知配合	5	讲解目的、操作过程,取得合作	4		
			排空膀胱	1		
	环境准备	3	清洁、明亮,关闭门窗、温度适宜,请无关人员暂离	3		

续表

一级指标	二级指标	权重	评 价 内 容	标准分	实得分	评语
操作前准备	护士准备	3	洗手、戴口罩,核对医嘱	3		
	用物准备	4	准备齐全,摆放有序	2		
			一人一垫	2		
操作过程	核对患者	5	核对患者姓名、床号、手腕带,解释操作目的及配合技巧	5		
	安置体位	5	协助患者取膀胱截石位	2		
			暴露充分	2		
			注意保暖,保护隐私	1		
	暴露并擦拭阴道宫颈	7	放置窥阴器规范、熟练	2		
			暴露充分阴道、宫颈	2		
			擦拭干净阴道壁、宫颈、黏液或炎性分泌物	2		
			双手配合协调	1		
	上药	12	根据病情选择药品及上药方式恰当	3		
			药物放置到位,涂抹均匀	5		
			双手配合协调	2		
			操作中注意观察患者反应,询问患者感觉	2		
	取窥阴器	4	操作正确,患者无大声呼叫	2		
			未将药物或带尾棉球带出	2		
操作后处理	安置患者	4	协助患者坐起,穿好衣物,整理床单位	2		
			进行健康教育,内容有针对性	2		
	物品处理	2	整理用物、分类处理	2		
	护理人员	2	洗手、脱口罩、记录	2		
	健康教育	5	嘱患者及时表达不适感,用棉球上药时嘱患者及时取出	5		
操作评价	熟练程度	8	注意节力原则,操作时间<20 min	8		
	效果评价	6	患者知晓护士告知的事项,配合操作顺利完成	3		
			护士操作过程规范、动作轻巧,无菌观念强,无物品留于生殖道	2		
			关心患者,沟通有效	1		
	提问	10	阴道、宫颈上药护理的目的、注意事项及相关知识	10		
	总分	100		100		

签名 日期

（五）健康教育

（1）月经期、阴道流血者不宜阴道、宫颈上药,用药期间禁止性生活。

（2）阴道栓剂最好晚上或休息时上药,以避免起床后脱出,影响治疗效果。

（3）宫颈棉球上药者,放药完毕嘱患者于放药 12～24 h 后牵引棉球尾线自行取出。

（4）嘱患者及时表达上药过程中的不适感。

（5）放、取窥阴器时,请患者深呼吸配合。

（六）操作评价

（1）患者无痛苦表情。

(2) 患者和家属知晓护士告知的事项,积极配合。

(3) 放、取窥阴器顺利,未夹住外阴的其他组织;护士操作过程规范、准确、稳重、安全。

任务四　盆腔炎性疾病患者的护理

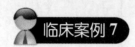 临床案例 7

　　患者吕某,女性,42岁,已婚,因下腹持续性疼痛,伴发热1 h入院。患者16天前药物流产,一周前行清宫手术。入院体检:体温38.8 ℃,脉搏92次/分,血压100/80 mmHg,呼吸22次/分,面色苍白,被动体位。下腹部压痛、反跳痛,腹肌稍紧张。妇科检查:外阴脓性分泌物,宫颈举痛阳性,后穹隆饱满,触痛阳性,宫体前位,常大,压痛明显,双附件区轻压痛。血常规:白细胞$12×10^9$/L。患者焦急询问医生:“是否清宫术时刮穿子宫了? 如果不是子宫穿孔,那就不想住院了,因家里老小都要照顾。”

　　该患者因药物流产不全感染致急性盆腔炎。

　　问题:

　　(1) 诊断该患者急性盆腔炎,最可能的依据是什么?

　　(2) 该患者有哪些可能的护理诊断/合作性医疗问题? 如何护理?

【概述】

　　盆腔炎性疾病是指女性上生殖道的一组感染性疾病,主要包括子宫内膜炎、输卵管炎、输卵管卵巢脓肿、盆腔腹膜炎。炎症局限在一个部位,也可同时累及几个部位,以输卵管炎、输卵管卵巢炎最常见。

一、病因

　　1. 高危因素　①性活动:盆腔炎性疾病多发生在性活跃期妇女,尤其是初次性交年龄小、有多个性伴侣、性交过频以及性伴侣有性传播疾病者;②下生殖道感染:如淋病奈瑟菌性宫颈炎、衣原体性宫颈炎及细菌性阴道病与盆腔炎性疾病的发生密切相关;③宫腔内手术操作后,致生殖道黏膜损伤、出血、坏死,下生殖道内源性病原体上行感染;④性卫生习惯不良:经期性交、使用不洁月经垫等均可使病原体侵入引起炎症;⑤邻近器官炎症直接蔓延;⑥盆腔炎性疾病再次急性发作。

　　2. 病原体来源　引起盆腔炎性疾病的病原体有两个来源:一是源自寄居阴道内的菌群,包括需氧菌及厌氧菌;另一个是来自外界的病原体,主要是性传播疾病的病原体,如淋病奈瑟菌、沙眼衣原体、支原体。引起盆腔炎性疾病的病原体以需氧菌、厌氧菌的混合感染多见,可伴有或不伴有性传播疾病的病原体。

　　3. 感染途径　①经淋巴系统蔓延:多见链球菌、大肠杆菌、厌氧菌病原体,经外阴、阴道、宫颈及宫体创伤处的淋巴管侵入盆腔结缔组织及内生殖器其他部分,导致产褥感染、流产后感染及放置宫内节育器后感染。②沿生殖器黏膜上行蔓延:淋病奈瑟菌、沙眼衣原体及葡萄球菌病原体,侵入外阴、阴道、宫颈、子宫内膜、输卵管黏膜面,累及卵巢及腹腔。③经血循环传播:结核菌病原体,先侵入人体的其他系统,再经血循环感染生殖器。④直接蔓延:腹腔其他脏器感染后,直接蔓延到内生殖器,如阑尾炎可引起右侧输卵管炎。

二、病理

　　1. 急性子宫内膜炎、子宫肌炎　子宫内膜充血、水肿,有炎性渗出物,严重者内膜坏死、脱落形成溃疡,炎症向深部侵入形成子宫肌炎。

2. 急性输卵管炎、输卵管积脓、输卵管卵巢脓肿 急性输卵管炎可因病原体不同的传播途径,有不同的病变特点。①病原菌通过上行性蔓延侵袭输卵管,将首先侵犯输卵管的黏膜层,输卵管黏膜充血、水肿,严重者引起输卵管管腔及伞端黏膜粘连闭锁,若有脓液积聚,则形成输卵管积脓;②病原菌通过宫颈的淋巴播散,经由子宫旁结缔组织,先侵犯输卵管外层(浆膜层),然后累及肌层,致输卵管肌壁增厚,宫腔受压变窄,但仍能保持通畅。轻者输卵管略增粗,重者输卵管明显增粗、弯曲,纤维素性脓性渗出物增多,造成与周围组织粘连。

卵巢很少单独发炎,常与发炎的输卵管伞端粘连而发生卵巢周围炎,称为输卵管卵巢炎,习称附件炎。炎症可通过卵巢排卵的破孔侵入卵巢实质形成卵巢脓肿,脓肿壁与输卵管积脓粘连并穿通,形成输卵管卵巢脓肿。

3. 急性盆腔结缔组织炎 病原体经淋巴管进入盆腔结缔组织而引起结缔组织充血、水肿。以宫旁结缔组织炎最常见。开始局部组织增厚,质地较软,边界不清,以后向两侧盆壁呈扇形浸润。

4. 急性盆腔腹膜炎 盆腔内器官发生严重感染时,常蔓延到盆腔腹膜,腹膜充血、水肿,并有含少量纤维素的渗出液,引起盆腔脏器粘连。当有大量脓性渗出液积聚于粘连的间隙内,可形成散在的小脓肿;积聚于直肠子宫陷凹处形成盆腔脓肿,较多见。脓肿可破入后方的直肠使症状突然减轻,也可冲破顶部粘连的肠管及大网膜引起弥漫性腹膜炎。

5. 败血症及脓毒血症 当病原体毒性强,数量多,患者抵抗力降低时,常发生败血症。多见于严重的产褥感染、流产合并感染。发生感染后,身体其他部位发现多处炎症病灶或脓肿,血培养阳性,为脓毒血症。

6. 盆腔炎性疾病后遗症 盆腔炎性疾病未得到及时、正确的治疗而可能发生的一系列后遗症。主要病理改变为组织破坏、广泛粘连、增生及瘢痕形成,导致盆腔结缔组织增生、变厚、输卵管阻塞、输卵管增粗、输卵管积水、输卵管卵巢囊肿。

【护理评估】

一、健康史

了解发病的高危因素,性活动史、孕产史、宫内手术史、阴道炎或宫颈炎病史、既往是否有类似病史,诊疗经过及效果。

二、身心状况

(一)身体评估

评估患者疼痛的部位、性质,有无发热、寒战、食欲缺乏、恶心、呕吐、腹胀腹泻、里急后重、尿频、尿急、尿痛等。测生命体征,了解体温、脉搏变化,观察面色、有无脓性分泌物、局部压痛、包块。

1. 症状 可因炎症轻重程度、累及范围大小不同,临床表现亦有所不同。轻者无症状或症状轻微,常见症状为下腹痛、发热、阴道分泌物增多,持续性腹痛,活动或性交后加重。严重者可有寒战、高热、头痛、食欲不振。月经期发病可出现经量增多、经期延长。脓肿破入腹腔者可伴有消化系统症状如恶心、呕吐、腹胀、腹泻等。包块压迫可引起膀胱刺激症状、直肠刺激症状等。

2. 体征 患者的体征差异较大:①宫颈黏膜或宫腔有急性炎症,轻者无异常发现,妇科检查:仅发现宫颈举痛或宫体压痛或附件区压痛;严重病例患者呈急性病容,体温升高,心率加快,腹胀,下腹部有压痛、反跳痛及肌紧张,肠鸣音减弱或消失。盆腔检查:阴道可能充血,宫颈充血、水肿、举痛明显,有大量脓性分泌物,且宫颈口流出脓性分泌物,穹隆有明显触痛,须注意是否饱满,宫体稍大,有压痛,活动受限;子宫两侧压痛明显;②单纯输卵管炎时,可触及增粗的输卵管,有明显压痛;③输卵管积脓或输卵管卵巢脓肿,可触及包块,且压痛明显;④宫旁结缔组织炎时,可扪到宫旁一侧或两侧有片状增厚,或两侧宫骶韧带高度水肿、增粗,压痛明显;⑤脓肿形成且位置较低时,可扪及后穹隆或侧穹隆有肿块且有波动感,三合诊常能协助进一步了解盆腔情况。

3.盆腔炎性疾病后遗症 以往称慢性盆腔炎,可出现:①不孕;②异位妊娠;③慢性盆腔痛,主要表现为下腹部的坠胀、疼痛及腰骶部酸痛,常在劳累、性交后及月经前后加剧;④盆腔炎性疾病反复发作。

妇科检查:不同病变部位,检查到的结果不同。可在盆腔一侧或两侧触及条索状增粗输卵管(输卵管病变)或囊性肿物(输卵管积水或输卵管卵巢囊肿),活动度差;或扪及子宫后倾固定,一侧或两侧片状增厚、压痛。

（二）心理-社会状况

1.忧虑 疾病治疗需要费用,增加家庭经济负担;住院期间不能照顾家庭。

2.烦躁 疼痛影响患者日常工作、休息,给生活带来不便。

3.求助 患者与家属迫切希望与医护人员沟通,希望能得到彻底治愈的方案,以解决疼痛。

三、相关检查

1.血常规检查 血沉增快,白细胞增多,C反应蛋白增多。

2.宫颈或阴道分泌物检查 检查是否有淋菌、沙眼衣原体、结核菌等病原体。

3.阴道后穹隆穿刺 怀疑盆腔脓肿时做此项检查。

4.B超或磁共振检查 可显示输卵管增粗、输卵管积液,有盆腔或输卵管、输卵管卵巢肿物。

【可能的护理诊断／合作性医疗问题】

1.疼痛 与炎症刺激引起下腹疼痛、尿痛、肛门坠痛有关。

2.体温升高 与炎症有关。

3.排便异常 与盆腔炎性包块压迫有关。

4.活动无耐力 与发热体弱有关。

5.睡眠型态紊乱 与疼痛、焦虑有关。

6.知识缺乏:缺乏盆腔炎预防、处理的相关知识。

7.照顾者角色困难 与生活无人照顾、担心对今后生活有影响有关。

【预期目标】

（1）使用3天抗生素后,患者炎症得到控制,疼痛症状减轻。

（2）患者住院期间,出现体温过高时能够及时发现和处理。

（3）疗程结束,患者排便恢复正常。

（4）疗程结束,患者体力逐渐恢复。

（5）患者在住院期间得到足够的睡眠。

（6）经医护人员讲解,患者懂得疾病预防、治疗的相关知识。

（7）经护士讲解,患者懂得寻求社会支持系统。

【护理措施】

治疗原则:盆腔炎性疾病主要为抗生素药物治疗,必要时手术治疗。

1. 抗生素治疗　遵医嘱使用抗生素,注意用药后反应。常用的抗生素配伍方案如下:①头孢霉素类或头孢菌素类药物如头孢西丁钠或头孢替坦二钠,加用多西环素;②克林霉素与氨基糖苷类药物联合方案:如克林霉素加庆大霉素;③青霉素类与四环素类药物联合方案:如氨苄西林/舒巴坦加多西环素;④喹诺酮类药物与甲硝唑联合方案:如氧氟沙星或左氧氟沙星,加甲硝唑。

2. 手术治疗的护理　手术治疗主要用于抗生素治疗控制不满意的输卵管卵巢脓肿或盆腔脓肿。按围手术期护理做好术前、术后的护理。

3. 中药治疗　主要为活血化瘀、清热解毒药物,如银翘解毒汤、安宫牛黄丸及紫血丹等。

4. 一般护理　帮助患者采取半卧位卧床休息;给予高热量、高蛋白质、高维生素流食或半流食,必要时补充液体,注意纠正电解质紊乱及酸碱失衡;高热时采用物理降温;尽量避免不必要的妇科检查,以免引起炎症扩散。

5. 心理护理　向患者解释及早按疗程治疗的重要性,使患者配合治疗。耐心倾听患者的主诉,解除患者及家属的顾虑。

6. 注意观察病情　每 1 h 测体温、脉搏 1 次,观察恶心、呕吐、腹痛情况,若有腹胀应行胃肠减压。

7. 盆腔炎性疾病后遗症患者的护理　应根据具体情况配合治疗方案做好相应的护理。不孕患者,建议辅助生育技术受孕。慢性盆腔痛者对症处理或给予中药、理疗等综合治疗。病情反复发作者,在抗生素治疗的基础上根据具体情况选择手术治疗。

【健康教育】

(1) 做好经期、孕期、产褥期及性生活时的清洁卫生,养成良好的个人卫生习惯。

(2) 分娩、流产及需进行宫腔操作的手术等都应到正规医院就诊。

(3) 有生殖道炎症时应及时就诊。

(4) 在盆腔炎性疾病诊断 48 h 内及时用药,将明显降低后遗症的发生率。

(5) 对于一般情况好、症状轻,能耐受口服抗生素、有随访条件的患者可在门诊治疗,指导其在 72 h 内随诊,在此期间临床症状若无好转,需进一步检查,必要时腹腔镜或手术探查。沙眼衣原体或淋病奈瑟菌感染的患者,在治疗结束后 4～6 周复查病原体。

(6) 治疗期间采取避孕措施。

【护理评价】

(1) 使用抗生素 3 天后,炎症好转,疼痛减轻。

(2) 降温方法恰当,体温降至正常范围。

(3) 治疗后,排便正常。

(4) 治疗后,能单独起床,生活自理。

(5) 治疗期间,睡眠 10 h 左右。

(6) 住院期间,懂得防治疾病的常识。

(7) 在社工帮助下,安排好家务,患者能安心治病。

(潘爱萍)

项目十二　女性生殖系统肿瘤患者的护理

女性生殖系统较常见的肿瘤有子宫肌瘤,通常是良性的肿瘤,还有恶性肿瘤如子宫内膜癌和宫颈癌,这些发生在子宫的病变,最常用的治疗方案是手术治疗,尤其是后者。其次,还有发生在卵巢的肿瘤,统称为卵巢肿瘤,一经明确诊断首选手术治疗。总之,女性生殖系统的疾病,多以手术治疗为主。

作为一名妇科临床护士,在学习常见疾病的发生、诊断、治疗原则的同时,还要学会如何在患者手术前后做好各项护理,更要有预见性地向患者和家属阐释围手术期的心理困惑,甚至难以启齿的性生活问题,如学会手术后自我护理,手术后正确的性生活方式,尽量减轻患者的身心伤痛,避免日后产生不必要的家庭矛盾。

【教学目标】

通过项目十二的学习,学生能够达到如下目标。

一、认知领域

(一)识记

1. 能迅速说出腹部手术的类型及适应证,术前、术中、术后的护理措施;子宫肌瘤的分类、常见的症状、肌瘤的5种变性,抑制子宫肌瘤生长的常用药物名称;子宫内膜癌的转移途径、常见的症状,控制子宫内膜癌的常用药物名称;宫颈癌的病因、早期临床表现,宫颈癌的筛查方法;卵巢肿瘤常见的并发症。

2. 能正确写出术前心理支持内容及术前指导相关内容;子宫肌瘤治疗原则、保守治疗方案,红色变性和肉瘤变的临床表现,妇科手术患者常见的心理-社会的变化,妇科肿瘤患者主要的护理诊断;子宫内膜癌、宫颈癌患者治疗方案。

(二)理解

1. 能用自己的语言,向患者及家属说明不同腹部手术的术前指导;子宫肌瘤可采取观察等待的方案;手术适应证、手术方案;宫腔镜检查适应证、术后自我观察要点、术后自我护理措施。

2. 能用自己的语言,向患者及家属阐释术前评估内容、术中和术后的相关护理内容;子宫肌瘤致月经过多、压迫症状、不孕、腹部肿块与子宫肌瘤分类的关系;子宫内膜癌、宫颈癌的早期表现及确诊手段;卵巢肿瘤放腹水的注意事项。

3. 经过临床见习,结合理论学习能提出妇科腹部手术患者术前特有的心理-社会表现。

(三)应用

1. 能用所学知识向患者和家属介绍术前、术后的护理措施;子宫肌瘤、子宫内膜癌的用药指导;宫颈癌术前、术后的护理措施。

2. 能用所学知识讨论术前心理支持的必要性和意义;术后泌尿系统观察的重点内容及意义。

3. 能用所学知识制订有关全子宫切除术后促进阴道残端愈合和恢复性生活方法的书面的健康教育资料及宫颈癌患者术后健康教育资料。

二、动作技能领域

（一）领悟

能完整地说出全子宫切除术当日的妇科手术前阴道擦洗技术、阴道镜检查及宫颈活组织检查配合的护理技术、宫腔镜检查及子宫内膜分段诊断性刮宫配合的护理技术要领和操作物品。

（二）准备

1. 观摩老师示教后，能说出妇科手术前阴道擦洗护理技术、宫腔镜检查及子宫内膜分段诊断性刮宫配合的护理技术、阴道镜检查及宫颈活组织检查的配合护理技术中的主要步骤，正确率达80%。

2. 在开始操作前，能说出阴道擦洗护理技术、宫腔镜检查及子宫内膜分段诊断性刮宫配合的护理技术、阴道镜检查及宫颈活组织检查的配合护理技术中可引起患者不适感觉的动作及避免的技巧，正确率达90%。

（三）模仿

1. 观摩老师示教后，能回教妇科手术前阴道擦洗护理技术、宫腔镜检查及子宫内膜分段诊断性刮宫配合的护理技术、阴道镜检查及宫颈活组织检查的配合护理技术的物品，正确率达70%。

2. 观摩老师示教后，在回教妇科手术前阴道擦洗护理技术、宫腔镜检查及子宫内膜分段诊断性刮宫的配合护理技术、阴道镜检查及宫颈活组织检查的配合护理技术时，能合理摆放物品，正确率达80%。

（四）操作

1. 每位学生经过2学时实训，能规范地进行术前准备和术后护理技术、妇科手术前阴道擦洗护理技术、宫腔镜检查及子宫内膜分段诊断性刮宫的配合护理技术、阴道镜检查及宫颈活组织检查的配合护理技术，正确率达90%。

2. 在术前准备和术后护理、妇科手术前阴道擦洗护理技术、宫腔镜检查及子宫内膜分段诊断性刮宫的配合护理技术、阴道镜检查及宫颈活组织检查的配合护理技术考核前，能规范地、连贯地进行操作，正确率98%以上。

三、情感领域

（一）接受

1. 经过理论和技能学习，能回答"认知领域"里"识记"层次的知识点。
2. 经过理论和技能学习，能向老师提出本项目中不理解的知识点。

（二）反应

1. 实训课时，在模拟各项护理技术时能表现爱伤观念。
2. 实训课时，在模拟各项护理技术时能遵守护士职业道德，规范使用护患沟通用语。

（三）判断

1. 经过理论和技能学习，能评估不同年龄段的患者切除全子宫的不同心理障碍。
2. 应用所学知识，针对妇科腹部手术患者预见性地解释不同心理障碍的应对方法。
3. 在临床见习和实习术前准备和术后护理技术、妇科手术前阴道擦洗护理技术、宫腔镜检查及子宫内膜分段诊断性刮宫的配合护理技术、阴道镜检查及宫颈活组织检查的配合护理技术时，能关心患者心理需求，主动做好保护隐私的措施。

【预习目标】

1. 复习生殖系统解剖,子宫、宫颈各层组织的名称,由内到外的组织排列;子宫、宫颈与邻近器官的关系:哪个器官在子宫前面? 子宫后面是哪个器官? 输尿管与子宫动脉、宫颈血管的位置关系,搞清楚这两个器官的解剖位置及在临床护理中有何重要意义。

2. 复习项目一任务二月经的临床表现,思考月经是怎么形成的。

3. 《外科护理(临床案例版)》教材中的"围手术期护理",腹部手术的手术前、后胃肠道护理。

4. 通读本项目的全部内容,重点注意并找到教学目标中"识记"的全部知识点。

5. 实施妇科手术前阴道擦洗护理技术、宫腔镜检查及子宫内膜分段诊断性刮宫的配合护理技术、阴道镜检查及宫颈活组织检查的配合护理技术的操作程序时,护士能满足患者的身心需求,能给予患者减轻痛苦的技能。

任务一 腹部手术患者的一般护理

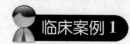
临床案例 1

患者周某,女,45 岁,近半年,月经周期紊乱,经量明显增多,未就诊。前天普查时被告知患多发性子宫肌瘤,血红蛋白 92 g/L,红细胞 2.75×10^{12}/L,普查报告建议进一步诊治。患者问医生:"是否需要手术? 如果需要手术的话,切除子宫吗? 我还不算太老吧,真的有点害怕和担心……"

该患者诊断为多发性子宫肌瘤,伴贫血,有手术治疗指征。重点学习妇产科腹部手术的适应证,各种手术切除范围,各种疾病手术治疗的时间。

问题:

1. 根据上述临床案例提供的信息,你认为患者周某是否需要手术治疗?

2. 你能告诉她,如果手术的话,通常切除哪些器官吗?

3. 你能预见她所说的"害怕和担心"的心理问题吗?

【概述】

妇科腹部手术治疗在妇产科工作中占有极其重要的地位。本节重点介绍妇产科腹部手术的类型及术前准备、术中护理和术后护理,以便护士能帮助接受妇产科腹部手术的妇女以最佳的身心状态经历整个手术过程。

妇产科腹部手术的种类有:①按手术缓急可分为择期手术、限期手术、急诊手术。②按手术范围可分为腹部探查术、全子宫切除术、次全子宫切除术、次全子宫及附件切除术、附件切除术、全子宫及附件切除术、子宫根治术、剖宫产术等。

妇产科腹部手术的适应证为:子宫及附件病变或因子宫或附件病变而不能保留子宫者,性质不明确的下腹部包块,诊断不清楚的急腹症等。

【护理评估】

一、术前身心状况

(一)一般评估

了解姓名、年龄、受教育程度、精神、心理、营养、生命体征等,了解病史、末次月经、婚育史、现

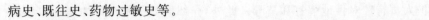

病史、既往史、药物过敏史等。

（二）身体评估

评估手术的适应证及手术野的皮肤状况，选择适当的手术方式，确定拟行手术的名称、手术的日期、麻醉方式及本次手术的目的。

（三）心理-社会评估

大部分患者由于对手术过程不了解，对手术的危险性估计过高，以至于在术前会产生不同程度的焦虑和无助的情绪，有些妇女还担心住院改变了个人生活方式或者手术会引起疼痛甚至造成生命危险等问题而恐惧手术；另外由于妇科手术的特殊性，如子宫切除或卵巢切除等，有些妇女因担心手术后会影响夫妻生活或早衰，而出现烦躁、易怒等表现，或者因为担心术后腹部瘢痕影响身体的美观而出现尴尬、自卑等情绪。护士不仅要了解患者的心理状况，还应了解其婚姻状况及支持系统，以便更好地对患者进行心理疏导和相应的护理。

二、相关检查

同《外科护理（临床案例版）》围手术期中的手术前相关检查。

三、术后身心状况

（一）身体评估

主要了解术后麻醉恢复的情况、身体各重要脏器的功能状况、伤口及引流的情况等。

（二）心理-社会评估

护士关注患者术后的情绪反应及家属的支持情况，对患者出现的不良情绪及时疏导。

【可能的护理诊断/合作性医疗问题】

1. 焦虑　与担心手术的风险有关。
2. 潜在并发症：术后感染。
3. 自我形象紊乱　与不了解手术切除后的生理变化、术后自我保健方法有关。
4. 调节障碍　与支持系统不足有关。

【预期目标】

（1）经医务人员介绍手术情况后，患者的焦虑程度有所好转。
（2）认真做好术前、术中的无菌技术，手术后没出现感染症状。
（3）经护士与患者及家属讲解和答疑，患者懂得全子宫切除后仍能维持良好的夫妻感情。
（4）经护士与社区里社工的关心，家属能关心患者的身心需求。

【护理措施】

一、术前护理措施

（一）心理护理

术前医护人员告知患者及家属，拟行手术将要切除的器官。护士能预见妇科手术患者及家属常见的难以启齿的心理问题，主动讲解切除子宫或卵巢后的常见生理变化，应对生理变化的补偿措施、自我保健、丈夫的关爱，学会手术后恢复性生活的技能。给患者提问的机会，借此让患者说出自己的感受,以便医护人员有针对性地解答和疏导。此外,介绍同类手术治疗的病友与患者及其家属沟通,能达到更好的疏导效果,最终让患者及家属能放心地接受手术治疗。

（二）术前指导

1. 皮肤准备　术前1天洗澡、换干净的病号服、修剪指甲等,以顺毛、短刮的方式进行术区剃毛备皮。虽然现在的观点大多认为不必剔除术区所有的毛发,以不影响手术操作即可。备皮时间应尽量安排在临近手术时,尽量避免刮伤皮肤,减少创面,从而减少感染机会。腹腔镜手术者,还要清洁脐窝。

2. 消化道准备　术前1日灌肠1～2次,或口服缓泻剂,术前8 h禁食,术前4 h禁饮,术日晨禁食。生殖器官癌肠道或盆腔转移者,术中可能涉及肠道,术前3日进食无渣半流质饮食,术前1日进食流质饮食,同时,遵医嘱给予肠道抗生素。术前1日晚上行清洁灌肠,直至无大便残渣。

3. 阴道准备　行全子宫切除者,防止阴道内微生物侵入盆腔,行阴道擦洗,共3次。术前2天开始用消毒液行阴道擦洗,术日晨再行宫颈、阴道消毒后,用大棉签拭干,最后涂甲紫(腹腔镜手术则免去涂甲紫)。阴道有出血或未婚者不进行阴道冲洗。

4. 膀胱准备　在手术开始前插入导尿管,并留置导尿管。

5. 其他　常规手术前准备均同《外科护理(临床案例版)》的"围手术期护理"。

二、术后护理

1. 了解本次手术情况　护士从麻醉师处了解患者手术范围和种类、麻醉方式及效果,术中的出血量、液体出入量,术中使用的药物名称和剂量。

2. 严密观察　严密观察术后的生命体征及辅料的干燥程度,每0.5～1 h观察1次,连续3次,生命体征平稳,改为每4 h 1次,至次晨医生查房。术后体温会略有增高,一般不超过38 ℃。若术后体温持续增高,则提示感染的可能。

3. 体位　全麻未清醒前的患者应专人守护,去枕平卧,头偏向一侧,且稍垫高一侧肩胸,以免误吸呕吐物,引起吸入性肺炎而窒息。硬膜外麻醉者,6～8 h内去枕平卧;蛛网膜下腔麻醉者,12 h内去枕平卧。平卧期间应注意指导患者及时活动肢体,协助患者变换体位,以免发生压疮。如病情和手术类型允许,次日采取半卧位。

4. 导尿管的护理　患者恢复自主排尿前,保持留置导尿管通畅,认真观察尿液量、色,术后尿量小于50 mL/h或为血尿,则提示可能出现输尿管或膀胱损伤,应立即汇报手术医生。一般术后24 h拔除导尿管,身体虚弱者可延长至48 h,对于根治性全子宫切除术或瘤体缩减术者,留置导尿管7天或更长,以待膀胱功能恢复。留置导尿管时,擦洗外阴,保持局部清洁;导尿管拔除后鼓励患者多喝水利尿,以尽快自行排尿,保持尿量在2000～3000 mL或以上。

5. 疼痛的护理　切口的疼痛在术后24 h内最为明显,持续而剧烈的疼痛会给患者带来焦虑、不安、失眠等不适感,也让患者不能很好地配合护理活动,因此,必要时需要药物止痛,或自控镇痛泵,目前认为镇痛泵能以最小剂量达到较好的止痛效果。同时,应于手术前教会患者一些应对策略,如放松练习、注意力分散技术等。

6. 手术后恢复体力　手术后6 h就可做床上翻身活动,可减少日后肠粘连导致的腹痛。第二天,由责任护士指导患者首次起床活动:起床前抬高床头,然后扶起坐在床沿,最后辅助患者围绕床位慢步行走。根据活动后的主诉,逐渐调整活动量和活动时间。活动前和活动后,让患者和家属懂得和体会早期起床活动并不可怕,而且对促进肠蠕动、增进食欲都有益,并有助于早日康复重返工作岗位或胜任家务活动。

7. 促进阴道残端愈合　告诉患者及家属全子宫切除后,阴道还有一个切口,比腹部切口愈合较晚;可能在术后7～10天阴道有少量粉红色流液,属于正常现象。

为促进阴道残端更好愈合,手术后至来医院复查期间,避免一些活动和腹压增高的动作(见本任务的"健康教育")。

8. 饮食护理 同外科腹部手术后患者(促进排便的食疗方法)。有贫血者参见纠正贫血的食补方法。

9. 并发症的护理 术后并发症的护理是术后护理的一个重要环节。

(1)鼓励患者进行床上翻身和腿部活动,术后第一天即可安置半坐卧位;在护士指导下学会下床和行走时减痛的技巧,防止肠粘连和盆腔静脉血栓。

(2)对于伴有呼吸系统基础性疾病者,护士应做好拍背护理,教会患者咳嗽和深呼吸时的减痛技巧,防止呼吸系统的并发症。

(3)对于老年患者,鼓励患者经常在床上活动腿部,同时使用弹力袜或弹力绷带;起床前先稍坐一会儿,再缓慢起床,防止体位性低血压。

10. 心理护理 患者因不同的疾病而行妇科手术,术后会有对于疾病预后的担心,对于生殖器官受损的担忧,对于丧失女性的生理功能(如生育或性生活)的担心等。在手术前的健康教育的基础上,护士首先观察其丈夫对患者的关心程度,及时指导丈夫护理患者的技巧,以增加患者的安全感;此外,要有耐心,允许患者有心理障碍的反复,鼓励患者叙述自己的想法和担忧,有针对性地对患者进行个体化的指导,帮他们澄清一些错误的观念,解释他们的困惑,鼓励他们重建对生活的信心。同时,鼓励患者的丈夫及家人理解患者的情绪,以更大的耐心帮助患者渡过难关。

【妇科手术前阴道擦洗护理技术操作流程和评价指标】

(一)目的

(1)针对阴道炎症患者,促进阴道血液循环,缓解局部充血。

(2)手术前两天开始做阴道擦洗,连续3次,以清洁阴道,减少阴道分泌物。

(3)阴道穹隆处涂甲紫,为术中标记切除子宫颈的部位。

(4)预防阴道内病原体在术中进入盆腔,引起感染。

(5)预防术后阴道残端炎症。

(二)用物准备

(1)治疗盘内有无菌药碗、消毒棉球、长棉签、甲紫、窥阴器、卵圆钳、手套。

(2)治疗车、大毛巾、会阴垫、弯盘、消毒擦手液。

(三)操作流程

妇科手术前阴道擦洗护理技术的操作流程

项 目		步 骤	备 注
操作前准备	素质要求	着装整洁、仪表大方、举止端庄、语言柔和、态度和蔼	
	评估患者	核对医嘱,自我介绍,核对患者信息(年龄、病情、手术方式、手术区域、皮肤状况、术前皮试、血型、意识、心理状态、合作程度等)	
	告知配合	讲解目的,腹部手术区域用肥皂擦洗,排空膀胱;放入窥阴器不适时适当做深呼吸放松腹肌	
		征得患者同意	
	环境准备	关闭门窗、调节室温、请无关人员暂离	未请无关人员暂离,一票否决
	护士准备	洗手、戴口罩、戴手套	
	用物准备	"三擦",备齐用物,放置合理,治疗床铺会阴垫	

续表

项　目		步　骤	备　注
操作过程	操作时查	核对患者姓名、床号、手腕带	
	患者准备	置围帘,患者平卧于治疗床	
		脱出近侧裤腿,盖毛巾保暖	
		安置膀胱截石位	
	放窥阴器	告知患者,放松腹壁	
		分开小阴唇,窥阴器手柄位于会阴9点钟方位,放入阴道口	未分开小阴唇或窥阴器双叶触及肛门,一票否决
		进入阴道口,窥阴器逆时钟转回90°,手柄位于会阴6点钟方位	
		推进窥阴器达阴道穹隆部,暴露宫颈	
		固定窥阴器	未固定窥阴器,一票否决
		告知不屏气	
	擦洗阴道	取消毒棉球擦洗,顺序为宫颈→阴道各穹隆→阴道侧壁→转动窥阴器90°,擦洗阴道前后壁,连续擦洗3个消毒棉球	
	标记宫颈	腹式手术,手术日晨,长棉签蘸甲紫,涂于阴道后穹隆	
	取窥阴器	告知患者,放松腹壁	
		松窥阴器固定螺丝	未放松窥阴器直接取出,一票否决
		闭合窥阴器双叶	
	观察病情	顺时针转动窥阴器90°,手柄位于会阴9点钟方位,取出窥阴器	
	操作后查	手术区域皮肤完好,无阴道流血,皮试、血型报告,对手术无抵触情绪	
		再次核对患者信息,脱手套	
操作后处理	安置患者	取下毛巾,协助穿好裤腿	
		扶患者坐起、下床	
	物品处理	整理用物、分类处理	
	护理人员	洗手、脱口罩	

（四）评价指标

妇科手术前阴道擦洗护理技术的评价指标

一级指标	二级指标	权重	评　价　内　容	标准分	实得分	评语
操作前准备	素质要求	3	着装整洁、仪表大方、举止端庄、语言柔和、态度和蔼	3		
	评估患者	5	内容、方法正确	5		
	告知配合	5	讲解目的、操作过程、不适感受及配合	4		
			征得同意	1		
	环境准备	2	符合要求	2		
	护士准备	2	洗手、戴口罩、戴手套	2		
	用物准备	5	"三擦",齐全、合理(少一物扣1分),治疗床铺会阴垫	5		

续表

一级指标	二级指标	权重	评 价 内 容	标准分	实得分	评语
操作过程	操作时查	2	核对患者姓名、床号、手腕带	2		
	患者准备	8	置围帘,患者平卧于治疗床	2		
			脱出近侧裤腿,盖毛巾保暖	2		
			安置膀胱截石位	4		
	放窥阴器	14	告知患者,放松腹壁	1		
			分开小阴唇,窥阴器手柄位于会阴9点钟方位,放入阴道口	3		
			进入阴道口,窥阴器逆时钟转回90°,手柄位于会阴6点钟方位	3		
			推进窥阴器达阴道穿隆部,暴露宫颈	4		
			固定窥阴器	2		
			告知不屏气	1		
	擦洗阴道	12	取消毒棉球擦洗,顺序为宫颈→阴道各穿隆→阴道侧壁→转动窥阴器90°,擦洗阴道前后壁,连续擦洗3个消毒棉球	12		
	标记宫颈	2	腹式手术,手术日晨,长棉签蘸甲紫,涂于阴道后穿隆	2		
	取窥阴器	6	告知患者,放松腹壁	1		
			松窥阴器固定螺丝	2		
			闭合窥阴器双叶	1		
			顺时针转动窥阴器90°,手柄位于会阴9点钟方位,取出窥阴器	2		
	观察病情	2	手术区域皮肤完好,无阴道流血,皮试、血型报告,对手术无抵触情绪	2		
	操作后查	2	核对患者信息,脱手套	2		
操作后处理	安置患者	4	取下毛巾,协助穿好裤腿	2		
			扶患者坐起、下床	2		
	物品处理	2	整理用物、分类处理	2		
	护理人员	2	洗手、脱口罩	2		
健康指导		8	用肥皂清洁脐孔至耻骨联合间的皮肤,保持这一区域皮肤的完好性	2		
			术前阴道冲洗、肠道准备的日期及要求	2		
			阴道擦洗后一旦有阴道出血,应报告手术医生和责任护士	2		
			术后阴道内可能流出甲紫,是涂在宫颈上做标记的,与手术缝合无关,无需处理	2		
操作评价	熟练程度	8	无菌概念强	4		
			注意节力原则,操作时间<25 min	4		
	效果评价	6	患者/家属知晓护士告知的事项,配合操作顺利完成	3		
			护士操作过程规范、准确、稳重、安全	3		
总分		100		100		

注:查对不严、窥阴器脱落、擦洗时未转窥阴器或严重污染者视为不及格。

签名   日期

NOTE

（五）操作评价

1. 熟练程度　无菌概念强；注意节力原则，操作时间少于 25 min。

2. 效果评价　患者/家属知晓护士告知的事项，放、取窥阴器顺利，未夹住外阴的其他组织；护士操作过程规范、准确、稳重、安全。

【健康教育】

（1）告知患者及家属，术后早期活动有利康复。自术后允许活动起，从床上活动到术后第一天起床活动，不仅可防止并发症，还能改善胃肠功能，预防或减轻腹胀，促进血液循环。

（2）手术后约 2 周可能有少量粉红色阴道流液，是阴道残端羊肠线吸收所致，无需就医。而阴道出血较多时，则需立即就医。

（3）及时控制导致腹压增高的症状，如咳嗽、便秘；避免长时间下蹲和增加腹压的动作，以免影响阴道残端伤口愈合，如 2 周内活动时避免过度使用腹肌；2 个月内避免提举重物，待体力恢复后逐步增加腹肌的力量。

（4）手术后 3 个月内避免盆浴、性生活及阴道冲洗，以免引起阴道残端感染。

（5）术后 3 个月复查，来医院复查时，若阴道残端愈合良好，经医生同意可恢复性生活、盆浴等。

（6）发现阴道流血、阴道异常分泌物、体温增高等及时就医。

（7）阴道干燥者，在医生指导下，可用阴道润滑剂以改善性生活质量。

（8）双侧卵巢切除者，一旦出现心悸或血管波动，最好检测雌激素水平。在医生指导下，补充小剂量雌激素以改善心血管症状。

【护理评价】

（1）患者安全度过手术期。

（2）患者及家属能正确面对切除内生殖器的现实。

（3）患者及家属已掌握促进术后康复的护理措施。

（4）患者术后无并发症，身心恢复健康。

任务二　子宫肌瘤患者的护理

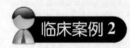 临床案例 2

妇科病区，急诊收治入院一位患者包某，45 岁，公司会计，今晕倒在单位的厕所里，被同事急送医院。

患者主诉，10 年前普查有 2 个小肌瘤，月经无明显变化。最近 3 年普查有多个肌瘤，且肌瘤较大，诊断为多发性子宫肌瘤，同时，有时晨起解尿不畅，排便也比以前困难。今年，月经越来越多，往往持续 2 周才干净，接近月经干净时，会阴垫略有臭味。今天是月经第 5 天，月经特别多，以至于在厕所里晕倒。入院体检：血压 84/40 mmHg，脉搏 116 次/分，呼吸 18 次/分，体温 37.4 ℃，脸色苍白，坐起感觉头晕……盆腔检查：见阴道内全是血块，宫颈口有不凝血液不停地流出。血常规提示：红细胞 1.97×10^{12}/L，血红蛋白 78 g/L。

患者向责任护士提问："患的是子宫的疾病，为何会出现排尿、排便困难？"责任护士解答后，又进一步说明长期患病不愿手术治疗的想法。患者认为还年轻，切除子宫后，没有月经，就成老年人了,甚至还会……责任护士试探着问:"是指不能性生活吗?"患者沉默点头,并补充说,"显得年老了,单位领导就不愿重用。"最后,责任护士又追问:"有否想过手术时的危险性,手术时和手术后的疼痛,手术后何时能重返工作岗位?"患者用期待的目光看着护士,显然这些预见性的追问是患者希望得到的信息。

该患者因月经过多晕倒、休克急诊入院。重点评估该患者属于哪种类型的子宫肌瘤,解释为何出现这些主诉症状、可能的治疗方案、手术后的生理改变及术后维持性生活方面的应对措施。

问题:

1. 关于患者出现的排尿排便困难,医学上称为什么? 为什么会出现这些伴随症状?

2. 按急需解决的健康反应的顺序,该个案可能存在哪些护理诊断/合作性的医疗问题?

3. 对于将行全子宫切除的患者,通常有哪些预见性的疑虑?

4. 采取哪种方式答复患者的困惑,能让患者安心地接受手术治疗?

【概述】

子宫肌瘤是女性生殖器官最常见的良性肿瘤,因其发病与雌激素和孕激素的高水平有关,故育龄期妇女的发病率最高。据不完全统计,约 20％发病者的年龄在 30 岁以上,而临床报道的发病率并没那么高,是因为有些患者发病是没有症状的。

一、病理

子宫肌瘤多为球形实质性包块,表面光滑,质地较子宫肌层硬,表面有假包膜覆盖。假包膜为肌瘤提供血液,当肿瘤生长迅速可出现中心性缺血,进而并发一系列变性,常见的有 5 种:玻璃样变、囊性变、红色样变、肉瘤样变和钙化。

二、分类

按肿瘤生长部位,分宫体部和宫颈部肌瘤,约 90％的子宫肌瘤发生在宫体部。

根据宫体部肌瘤与子宫肌壁的不同关系,分为肌壁间肌瘤、浆膜下肌瘤和黏膜下肌瘤 3 类。

1. 肌壁间肌瘤   肌瘤位于子宫肌层里,是最常见的一类。

2. 浆膜下肌瘤   肌瘤位于子宫浆膜层,并向子宫表面生长。

3. 黏膜下肌瘤   肌瘤位于子宫黏膜层,向宫腔内生长,相对少见些。

有时几种肌瘤同时发生在同一位患者的子宫里,称多发性子宫肌瘤。一旦肌瘤生长迅速,或形成蒂,则可能出现对肌瘤的血供不足而发生多种变性。

【护理评估】

一、健康史

患者的月经史、婚育史,有妊娠者还要追问不孕或自然流产史。患者因月经失调的就医和服药史,必要时追问服用性激素治疗的起止日期和剂量、治疗后的疗效和副作用。

特别收集尿液、大便的形态及出现改变的时间。如患者出现不规则阴道出血,则需要排除妊娠、内分泌失调、癌症的可能性。如患者已停经,仍有明显的子宫肌瘤表现,应高度重视。

二、身心状况

(一)身体评估

约有半数患者并无症状,仅在普查中发现。有症状的患者,常见的症状:月经过多或经期延长,下腹部肿块,白带增多,压迫症状,腹痛、腰酸、下腹坠胀,不孕或流产。

1. 月经过多或经期延长　子宫肌瘤最常见的症状。因肌壁间肌瘤或黏膜下肌瘤使内膜表面积增大,脱落内膜增加;此外,肌瘤压迫周围静脉,使静脉丛充血、扩张,引起月经过多;肌瘤影响宫缩,引起经期延长,继发贫血、乏力等。

2. 下腹部肿块　浆膜下肌瘤或巨大肌瘤的最常见的症状。往往肌瘤增大至比妊娠 3 个月子宫还大。

3. 白带增多　肌壁间肌瘤使宫腔增大,内膜腺体分泌增多,加之盆腔充血,致白带增多。黏膜下肌瘤一旦感染,可有脓性白带,有恶臭味。

4. 压迫症状　子宫前壁下段肌瘤向前突出压迫膀胱,表现排尿困难,或子宫后壁向外突出的肌瘤压迫直肠,表现排便困难,或腰酸、下腹坠胀。

5. 腹痛、腰酸、下腹坠胀　经期盆腔充血,腰酸、下腹坠胀加重。肌瘤红色变性时出现急性下腹痛伴呕吐、发热及局部压痛;浆膜下肌瘤蒂扭转时有急性腹痛;黏膜下肌瘤向宫颈突出时出现腹痛、腰酸。

6. 不孕或流产　黏膜下肌瘤往往导致宫腔变形而致不孕或流产。

（二）心理-社会评估

1. 否认　当普查发现子宫肌瘤时,患者往往不愿面对生殖器官的病变,而采取否认心理,多处就医,反复检查,更不愿向他人提及此事。

2. 害怕　首先,害怕得了恶性肿瘤;其次,害怕保守治疗时服用性激素导致肥胖或引发乳腺癌等。

3. 忧虑　手术切除全子宫而闭经,快速衰老,及至误传成为中性人;最为难以启齿的是担心影响家庭的性和谐;有些患者担心住院期间没人照顾家里的老人和小孩。这些手术前的心理-社会反应都是妇科患者特有的心理困惑。

手术前,还会恐惧手术时生命安危,忧虑手术后体质下降不能胜任目前的工作而失去已有的利益和职位。有些患者甚至焦虑不能支付昂贵的住院手术治疗的费用。

4. 回避　以侥幸心理等待下一次月经量减少,或认为年龄较大,快要绝经,而尽量拖延服用性激素。用工作没人接替、家里没人照顾等回避住院手术治疗。

5. 强化　少数患者出现患者角色强化的表现,无手术适应证而多次要求医生尽早手术以避免恶变。

6. 求助　上述的心理-社会反应困扰着患者,有些忧虑还不能与家人、朋友、同事坦言,迫切需要有医护人员与之沟通、指导,依赖和信任医护人员帮助其找到理想的解决方案。

三、相关检查

1. 双合诊或三合诊　可发现子宫肌瘤的存在,但是无法区别不同类型的子宫肌瘤。
2. B 超检查、内镜检查等　可协助进一步明确诊断。

【可能的护理诊断/合作性医疗问题】

1. 组织灌流不足　与月经过多有关。
2. 潜在并发症:出血性休克。
3. 活动无耐力　与长期月经过多致贫血有关。
4. 性生活型态改变　与子宫切除后缺乏保持性生活的技巧有关。
5. 焦虑　与误传子宫切除后会成为中性人有关。
6. 调节障碍　与支持系统不足有关。
7. 知识缺乏:不了解子宫切除后自我保健知识。

8. 排尿异常　与子宫肌瘤压迫膀胱有关。

9. 有感染的危险　与长期经期延长和贫血体虚有关。

【预期目标】

（1）经过性激素药物治疗，24～48 h 内，阴道出血停止，回心血量不再下降。

（2）阴道出血停止，休克危险得到控制。

（3）半年后，贫血纠正，体力可逐渐恢复。

（4）经责任护士健康教育，懂得术后正确使用阴道润滑剂维持性生活。

（5）经责任护士健康教育，明白自内而外地保持青春活力的道理。

（6）经责任护士讲解，消除对手术时、手术后的顾虑和有信心重返工作岗位。

（7）经医护人员解释，学会子宫切除后的自我保健方法。

（8）切除子宫后，恢复盆腔容量，排泄困难迎刃而解。

（9）及时治疗后，未发生感染症状。

【治疗原则】

根据患者的年龄、症状、肌瘤类型、大小及生育要求考虑治疗方案。

1. 观察等待　无症状的患者，或接近绝经期妇女，可建议观察等待。在观察期间，建议每 3～6 月随访一次，肌瘤有增长趋势，则考虑进一步治疗。

2. 药物治疗　适合症状轻，要求生育，近绝经期年龄，或全身情况不宜手术者。

（1）促性腺激素释放激素类似药：如亮丙瑞林，戈舍瑞林每月皮下注射一次。其应用指征：① 缩小肌瘤，有利妊娠；② 控制症状、纠正贫血，有利手术；③ 缩小肌瘤，降低手术风险，改善阴道手术或腹腔镜手术的指征；④ 使接近绝经期妇女提前过渡到自然绝经期，避免手术。连续用药 6 个月以上可产生绝经综合征、骨质疏松等副作用，故须限制长期用药。停药后肌瘤仍可能增大。

（2）其他药物：米非司酮，每日口服，用于术前或提前绝经的方案。可能增加子宫内膜增生的风险，不宜长期使用。

3. 手术治疗　可经腹、经阴道、经宫腔镜及腹腔镜手术切除肌瘤或子宫。手术适应证：① 月经过多，伴贫血，且药物治疗无效；② 严重腹痛、性交痛、慢性腹痛；③ 排尿困难或排便困难等压迫症状；④ 肌瘤导致不孕或反复流产；⑤ 疑似肉瘤变性。

（1）肌瘤切除术：适用于希望保留生育功能的患者。采用宫腔镜切除黏膜下肌瘤、大部分突向宫腔的肌壁间肌瘤。通过阴道手术切除突入阴道的黏膜下肌瘤。

（2）子宫切除术：适用于不希望生育或疑似恶变的患者。术前排除宫颈癌或子宫内膜癌。手术分全子宫切除和次全子宫切除。

4. 其他治疗

（1）子宫动脉栓塞术：以阻断子宫的血供，缩小肌瘤，缓解症状，可能引发卵巢功能减退，故不适用于希望生育的患者。

（2）宫腔镜子宫内膜切除术：适用于月经过多、没有生育要求，但希望保留子宫，或不能承受子宫切除术的患者。

【护理措施】

1. 心理护理　主动与患者及家属进行沟通，讲解疾病相关知识、手术目的和方法等，及时为患者及家属答疑解惑，通过连续性护理活动与患者建立良好的护患关系，为患者提供表达内心焦虑、担忧、恐惧的感受和期望的机会，帮助患者分析住院时及出院后可利用的资源及支持系统，减轻无助感。告知患者子宫肌瘤为良性肿瘤,通常不会转化为恶性,帮助患者消除顾虑,增强信心。

2. 观察等待患者的护理 每3～6个月定期复查。告知药物治疗的患者,药物的作用、服药方法、服药过程中可能出现的副反应等。如促性腺激素释放激素药物的使用不应超过6个月;米非司酮不宜长期使用。

3. 围手术期患者的护理 严密观察患者的病情,认真进行护理,遵医嘱行术前检查,其具体护理措施同腹部手术患者的护理(详见本项目任务一)。

【健康教育】

1. 早期起床 术后第一天,可行床上翻身活动。在护士指导下,处理好留置导尿袋,患者双手放于切口两侧旁,轻轻向切口中央靠拢,降低切口张力,可减少起床时切口的疼痛感,在护士协助下起床,静坐片刻,无头晕目眩,可下地行走。

2. 促进阴道残端愈合 告诉患者及家属全子宫切除后,阴道内还有一个切口,比腹部切口愈合较晚,可能在术后7～10天阴道有少量粉红色流液,属于正常现象。

3. 促进排尿 术后第一天,静脉输液结束前,夹紧留置导尿的引流管,以保持膀胱充盈,静脉输液结束后,常规拔除留置导尿管。拔除留置导尿管后,鼓励患者6 h内起床自行解尿。护士观察第一次解尿的色、质、量,无异常,则告知患者,术后的膀胱功能已恢复正常。

4. 促进排便 床上翻身、起床行走均能促进肠蠕动,术后进食同外科护理的术后饮食护理,进而促进排便。

5. 恢复性生活 详见本项目任务一。

【护理评价】

(1) 经过诊疗,24 h后经量明显减少。
(2) 经过治疗,纠正了休克。
(3) 出院前,贫血与体力情况稍有改善。
(4) 出院前,患者已懂得应对术后阴道干燥的措施。
(5) 出院前,患者能明白保持自尊的重要性。
(6) 住院期间,得到社会支持系统的帮助,安心手术,有信心重返社会。
(7) 出院前,患者已学会术后自我保健方法。
(8) 手术后,排泄功能恢复正常。
(9) 出院前,未发现感染症状。

任务三 子宫内膜癌患者的护理

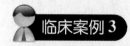临床案例3

某妇科病区,刚收治一位患者,48岁,教师,诊断为子宫内膜癌。

主诉,不规则阴道流血近4个月。既往月经规律,无痛经,经量正常。自7月份开始出现不规则阴道出血,间隔10～20天不等,每次持续5～6天,量较少,自同年10月份开始,出血量增多,持续不干净,遂到医院就诊,为进一步确诊,行分段诊断性刮宫术,术后刮出物送病检,提示:高分化子宫内膜样腺癌。术后仍有持续少量出血,随即收治入院。入院体检:血压130/86 mmHg,脉搏88次/分,呼吸18次/分,体温37.4 ℃,脸色苍白,乏力。盆腔检查:见阴道内少量血液,宫颈口有少量血液流出。入院完善相关检查后,拟行手术治疗。

术前患者表现出焦虑、担忧。责任护士鼓励其诉说自己的内心感受,得知患者主要有对疾病的担忧、对癌症的恐惧及对手术的危险性、手术时和手术后的疼痛等的顾虑。

该患者将行全子宫切除术,患者对癌症的恐惧、对手术的风险等方面有顾虑。护士应提供这方面的哪些信息,以便患者能较放心地接受手术?

问题:

1. 该个案的子宫内膜癌的医学诊断依据是什么?

2. 该个案可能存在哪些护理诊断/合作性的医疗问题?

【概述】

子宫内膜癌是女性生殖道恶性肿瘤之一,发生于子宫体的内膜层,以腺癌最常见。此病常发生于绝经后或临绝经期。其发生率占女性生殖系统恶性肿瘤的 20%～30%,是女性三大恶性肿瘤之一,并且近年来在世界范围内该病发生率呈不断上升趋势。

一、病理

显微镜下病理改变可分为四个类型。

1. 内膜样癌　最常见的病理类型,镜下见内膜腺体异常增生,上皮复层并形成筛孔状结构。

2. 腺癌伴鳞状上皮分化　腺癌组织中含有鳞状上皮成分。

3. 透明细胞癌　癌细胞呈实片状、腺管状或乳头状,其恶性程度高,易发生早期转移。

4. 浆液性腺癌　复杂的乳头样结构,异型性明显,恶性程度很高。

二、分类

子宫内膜癌多发生在子宫底部,常见于双侧子宫角附近。根据不同的组织形态和范围分为两种。

1. 弥漫型　癌变组织浸润大部分或整个子宫内膜,呈不规则菜花样突出于宫腔,色灰白或淡黄,表面出血、坏死或溃疡,较少累积肌层。晚期癌组织可扩展至宫颈管。

2. 局灶型　分散在子宫内膜其他部位,呈息肉或小菜花状,易侵犯肌层,晚期可扩散至整个宫腔。

三、转移途径

除部分特殊类型如鳞腺癌、浆液性腺癌外,大部分子宫内膜癌生长较为缓慢,病灶局限在宫腔内的时间较长。其发生扩散时,主要的扩散途径有以下三种。

1. 直接蔓延　癌组织直接沿内膜向肌层侵入,可经肌层达到输卵管、卵巢,蔓延至盆腔、大网膜等。

2. 淋巴转移　早期即可发生,主要与癌灶生长的部位有关,是最主要的转移途径。

3. 血行转移　发生于晚期患者,经血行累及各器官,以肺、肝、骨等较为常见。

【护理评估】

一、健康史

患者的年龄、体重、绝经时间、生育情况以及停经后是否接受雌激素补充治疗等病史;对于育龄妇女的患者重点询问既往的激素使用史、有无月经不调史;询问患者家属的肿瘤病史。

二、身心状况

（一）身体评估

多数患者早期并无明显症状,随着病情的发展而出现阴道流血、流液,癌组织侵犯神经而引起疼痛。

1. 阴道流血　绝经后阴道流血是子宫内膜癌的典型表现,一般量不多,呈持续性或间歇性出血。

2. 阴道流液　异常的阴道排液,阴道流出血性或浆液性分泌物,合并感染时则为脓血性液体,有恶臭。

3. 疼痛或其他　癌组织浸润周围组织,压迫神经时或侵犯宫颈导致宫腔积脓时,都可引起下腹部疼痛。晚期患者还伴有全身症状如贫血、消瘦、发热、全身衰竭等。

（二）心理-社会评估

1. 否认　当普查或其他原因检查发现子宫内膜癌时,患者往往不愿面对生殖器官的病变,而采取否认心理,多处就医,反复检查,更不愿他人提及此事。

2. 恐惧、担忧　大部分人闻癌色变,当听说子宫内膜癌时,顿时表现出对恶性肿瘤的恐惧、担忧,恐惧自己的生命将受到疾病的威胁,有些患者还考虑住院期间没人照顾、忧虑手术时生命安危、焦虑不能支付昂贵的住院手术治疗的费用,害怕化疗后脱发而无法与人交往和严重的化疗毒副作用。

3. 悲观　少数患者出现悲观、失望的情绪,觉得癌症没法治疗,对自己将来的生活已经没有希望,情绪低落。

4. 求助　上述的心理-社会反应困扰着患者,有些忧虑还不能与家人、朋友、同事坦言,迫切需要有医护人员与之沟通、指导,依赖和信任医护人员帮助其找到理想的解决方案。

三、相关检查

1. B超检查　可筛查子宫内膜癌。

2. 分段诊断性刮宫　目前最常用、最有价值的早期诊断子宫内膜癌的方法。先刮宫颈管,再刮宫腔,标本分瓶并做好标记,送病理检查。分段取出组织,可确诊子宫内膜癌,又可与宫颈管腺癌相鉴别。

3. 宫腔镜检查　直接观察宫腔内的病变情况,取可疑组织送病理检查,可确诊子宫内膜癌。

4. 细胞学检查　用宫腔吸管或宫腔刷放入宫腔,取分泌物做细胞学检查,可确诊子宫内膜癌。

5. 血清 CA125 检测　有子宫外转移病灶时,血清 CA125 值升高,可作为疗效观察的指标。

【可能的护理诊断 /合作性医疗问题】

1. 焦虑　与疾病的严重程度及住院需接受的诊治方案有关。

2. 活动无耐力　与长期不规则出血多致贫血有关。

3. 性生活型态改变　与子宫切除后缺乏保持性生活的技巧有关。

4. 自我形象紊乱　与不知掩饰化疗后脱发的方法有关。

5. 睡眠型态紊乱　与支持系统不足有关。

6. 知识缺乏:缺乏相关专业知识。

7. 有感染的危险　与不规则阴道流血和贫血体虚有关。

8. 潜在并发症:出血性休克。

【预期目标】

(1) 经责任护士讲解后,患者能在住院期间主动参与诊断性检查的全过程。

（2）手术后，贫血症状得到控制。

（3）经责任护士健康教育，懂得术后正确使用阴道润滑剂维持性生活。

（4）经责任护士指导，术前配置了满意的头部装饰物品，明白自内而外地保持青春活力的道理。

（5）经病友和护士关心，能叙述影响睡眠的因素，并说出相应的处理措施。

（6）经责任护士健康教育，学会术前呼吸控制、术后起床等活动技巧，术后早期能起床活动。

（7）住院期间，未发生感染症状。

（8）住院期间，未发生大出血症状。

【护理措施】

1. 普及防癌知识　告知妇女进入中年后每年应接受一次妇科检查，对于高危妇女如长期使用雌激素、肥胖、有肿瘤家族史、无排卵的绝经前期妇女等更应给予重点关注。如果已有绝经后阴道流血或近绝经期的持续不规则阴道流血者应及时就医。对于肥胖妇女应建议其减肥，对于有糖尿病、高血压者应积极治疗，及时控制病情。

2. 心理护理　主动与患者及家属进行沟通，将预见性的心理困惑问题，通过健康教育、个别单独咨询形式，讲解与疾病相关科普知识、心理应对措施、手术目的和方法等，及时为患者及家属答疑解惑，通过连续性护理活动与患者建立良好的护患关系，为患者提供表达内心焦虑、担忧、恐惧的感受和期望的机会，帮助患者分析住院时及出院后可利用的资源及支持系统，减轻无助感。为患者提供安静、舒适的睡眠环境，避免不必要的夜间治疗；教会患者应用放松等技巧促进睡眠，必要时给予药物帮助睡眠。

3. 治疗方案　告知患者及家属，早期以手术切除全子宫双侧附件加盆腔淋巴结为主，术后以高危因素选择辅助治疗；晚期以手术、放射治疗（简称放疗）、药物等综合治疗。

让患者及家属明白，放疗是治疗子宫内膜癌有效方法之一。早期患者采用术后放疗，降低局部复发，改善无瘤生存期。晚期患者通过放疗、手术、化学治疗（简称化疗）联合治疗，可提高疗效。

让患者及家属明白，化疗是晚期或复发患者的综合治疗措施之一。针对术后有复发高危患者行化疗，常用化疗药物：顺铂、多柔比星、紫杉醇、环磷酰胺、氟尿嘧啶等。也可与孕激素合并使用。

让患者及家属明白，还可采用孕激素治疗，主要用于晚期或复发患者，极早期且要求保留生育功能的患者。常用药物：口服醋酸甲羟孕酮，或肌内注射己酸孕酮。

4. 围手术期患者的护理　严密观察患者的病情，认真进行护理，遵医嘱行术前检查，其具体护理措施同腹部手术患者的护理（详见本项目任务一）。

5. 放疗患者的护理　放疗不仅可使术前的病灶缩小，为手术创造条件，术后还能作为子宫内膜癌最主要的辅助治疗。接受放疗者，事先应留置尿管，以保持直肠、膀胱的空虚状态，避免放射损伤。腔内留置放射源时，告知患者绝对卧床，但教会其在床上运动下肢的方法，以免长期卧床的并发症。腔内照射结束后，告知患者发现阴道出血、恶臭的流液、腹痛或腹胀、血尿等异常情况，及时告知医护人员；大剂量放疗可致不孕、阴道萎缩，用阴道扩张器配合润滑剂进行阴道扩张，每天 10 min，直到恢复正常性生活；鼓励患者逐渐恢复正常饮食及生活自理项目。

6. 化疗患者的护理　晚期患者考虑化疗者，化疗的护理措施详见项目十三任务二。

7. 激素治疗患者的护理　告诉所用药物的剂量、使用时间、疗效观察指标、可能的副作用及停药指征。孕激素治疗以高效、大剂量、长期应用为宜，使用 12 周以上方能进行疗效评定，须告知患者耐心配合，用药时可能出现水钠潴留、药物性肝炎等，但停药后会好转，坚定对治疗的信心。大剂量的他莫昔芬可抑制癌细胞有丝分裂，但用药后可出现潮热、急躁等围绝经期综合征的表现，部分患者还可出现骨髓抑制表现，使用时间过长反而会增加子宫内膜癌的风险，因此提倡与孕激素联合使用。

【宫腔镜检查配合护理技术的操作流程和评价指标】

（一）目的

宫腔镜检查是子宫内膜癌的早期诊断方法之一。宫腔镜检查配合护理技术的目的是更好地配合手术医师进行宫腔镜检查；确诊绝经前及绝经后异常子宫出血的病变性质。

（二）用物准备

1. 治疗盘内　无菌药碗、消毒棉球、窥阴器、卵圆钳、手套等。
2. 治疗车　大毛巾、会阴垫、弯盘、消毒擦手液。
3. 其他　抢救车、吸痰器、氧气、一氧化二氮（又称笑气）、宫腔镜手术包、显示器、彩色成像系统、膨宫液体、冷光源、操作台、专用手术床等。

（三）操作流程

宫腔镜检查配合护理技术的操作流程

项　目		步　骤	备　注
操作前准备	素质要求	着装整洁；仪表大方、举止端庄；语言柔和、态度和蔼	
	评估患者	核对医嘱，自我介绍、核对患者信息（年龄、病情、意识、心理状态、合作程度）	
	告知配合	讲解目的，术前排空膀胱，放入窥阴器不适时适当做深呼吸放松腹肌，讲解腹胀的术前用药	
		征得同意	
	环境准备	关闭门窗、调节室温、请无关人员暂离	未请无关人员暂离，一票否决
	护士准备	洗手、戴口罩、戴手套	
	用物准备	严格无菌操作，准备膨宫液体及静脉输液用品，术前用药；在治疗床上铺会阴垫	
操作过程	操作时查	核对患者姓名、床号、手腕带	
	患者准备	进入手术室，安置患者平卧于治疗床	
		脱出近侧裤腿，盖毛巾保暖	
		安置膀胱截石位	
	建立静脉通道	严格无菌操作，选择合适的血管	
	打开手术包	检查无菌宫腔镜手术包无破损、不潮湿、在有效期内	
		宫腔镜手术包内消毒指示卡符合标准色	未检查，一票否决
		宫腔镜手术包内手术用品齐全	
	取出宫腔镜	用无菌持物钳协助医师取出宫腔镜，用无菌生理盐水全面冲洗宫腔镜	
	打开电源开关	依次打开宫腔镜配套设备电源开关，将膨宫液压力设为18～22 kPa	
	连接宫腔镜各管道	严格无菌操作	
		用75%酒精、无菌纱布擦拭宫腔镜各连接管道	未擦拭，一票否决
		协助医师套上无菌镜套并连接各管道	
	病情观察和心理疏导	严密观察输液液体和膨宫液体	
		注意子宫穿孔、出血及人流综合征的症状	
		告知患者手术开始及术中的主要步骤，缓解其紧张情绪	
	操作后查	再次核对患者信息	

续表

项 目		步 骤	备 注
操作后处理	安置患者	取下毛巾,协助穿好裤腿	
		扶患者坐起、下床,协助患者回病室休息	
	物品处理	整理用物、分类处理	
	护理人员	脱手套、洗手、脱口罩	

（四）评价指标

宫腔镜检查配合护理技术的评价指标

一级指标	二级指标	权重	评 价 内 容	标准分	实得分	评语
操作前准备	素质要求	3	着装整洁;仪表大方、举止端庄;语言柔和、态度和蔼	3		
	评估患者	5	内容、方法正确	5		
	告知配合	5	讲解目的、适应证、操作过程、不适感受及配合	4		
			征得同意	1		
	环境准备	2	符合要求	2		
	护士准备	2	洗手、戴口罩、戴手套	2		
	用物准备	5	齐全各种药液、放置合理,治疗床铺会阴垫	5		
操作过程	操作时查	2	核对患者姓名、床号、手腕带	2		
	患者准备	8	进入手术室,安置患者平卧于治疗床	2		
			脱出近侧裤腿,盖毛巾保暖	2		
			安置膀胱截石位	4		
	建立静脉通道	2	严格无菌操作,选择合适的血管	2		
	打开手术包	10	检查无菌宫腔镜手术包无破损、不潮湿、在有效期内	2		
			宫腔镜手术包内消毒指示卡符合标准色	4		
			宫腔镜手术包内手术用品齐全	4		
	取出宫腔镜	4	用无菌持物钳协助医师取出宫腔镜 用无菌生理盐水全面冲洗宫腔镜	4		
	打开电源开关	4	依次打开宫腔镜配套设备电源开关 将膨宫液压力设为 18~22 kPa	4		
	连接宫腔镜各管道	8	严格无菌操作	2		
			用75%酒精、无菌纱布擦拭宫腔镜各连接管道	3		
			协助医师套上无菌镜套并连接各管道	3		
	病情观察和心理疏导	8	严密观察输液液体和膨宫液体	3		
			注意子宫穿孔、出血及人流综合征的症状	3		
			告知患者手术开始及术中的主要步骤,缓解其紧张情绪	2		
	操作后查	2	再次核对患者信息	2		
操作后处理	安置患者	4	取下毛巾,协助穿好裤腿	2		
			扶患者坐起、下床,协助患者回病室休息	2		
	物品处理	2	整理用物、分类处理	2		
	护理人员	2	脱手套、洗手、脱口罩	2		

续表

一级指标	二级指标	权重	评价内容	标准分	实得分	评语
健康指导		8	操作时臀部抬高后略有不适,仍需保持体位,配合检查	2		
			术后 2～7 天内阴道可能有少量血性分泌物,若出血量增加,及时告知医生或护士	2		
			术后保持会阴部清洁	2		
			术后 2 周内禁止性生活、盆浴,以防感染	2		
操作评价	熟练程度	8	无菌概念强	4		
			注意节力原则,操作时间少于 25 min	4		
	效果评价	6	患者/家属知晓护士告知的事项,配合操作顺利完成	3		
			护士操作过程规范、准确、稳重、安全	3		
总分		100		100		

注:查对不严、没擦拭各连接管道、各管道连接不稳固、管道落地均视为不及格。

签名　　　　　　　　　　　　　日期

（五）操作评价

1. 熟练程度　无菌概念强;注意节力原则。

2. 效果评价　患者/家属知晓护士告知的事项,严格无菌操作,未发生管道松动或脱落;护士操作过程规范、准确、稳重、安全。

【子宫内膜分段诊断性刮宫配合护理技术的操作流程和评价指标】

（一）目的

子宫内膜分段诊断性刮宫术是子宫内膜癌的确诊方法。子宫内膜分段诊断性刮宫配合的护理技术的目的是配合手术医师进行子宫内膜分段诊断性刮宫;查找绝经前及绝经后子宫异常出血的原因。

（二）用物准备

1. 治疗盘内　无菌药碗、消毒棉球、窥阴器、卵圆钳、冲洗头、子宫探针、宫颈钳、宫颈扩展器、刮匙、碘酒、酒精、10％的甲醛溶液手套等。

2. 治疗车　大毛巾、会阴垫、弯盘、消毒擦手液。

3. 其他　抢救车、吸痰器、氧气、一氧化二氮(又称笑气)、操作台、专用手术床标本瓶等。

（三）操作流程

子宫内膜分段诊断性刮宫配合护理技术的操作流程

项　目		步　骤	备　注
操作前准备	素质要求	着装整洁;仪表大方、举止端庄;语言柔和、态度和蔼	
	评估患者	核对医嘱,自我介绍、核对患者信息(年龄、病情、意识、心理状态、合作程度)	
	告知配合	讲解目的,术前排空膀胱,放入窥阴器不适时适当做深呼吸放松腹肌,讲解手术的主要步骤	
		征得患者同意	
	环境准备	关闭门窗、调节室温、请无关人员暂离	未请无关人员暂离,一票否决
	护士准备	洗手、戴口罩、戴手套	
	用物准备	准备治疗盘、刮宫包,按需准备多个标本瓶,特别注明放入活检组织的部位;在治疗床铺会阴垫	

续表

项 目		步 骤	备 注
操作过程	操作时查	核对患者姓名、床号、手腕带	
	患者准备	进入手术室,安置患者平卧于治疗床	
		脱出近侧裤腿,盖毛巾保暖	
		安置膀胱截石位	
	打开刮宫包	检查刮宫包无破损、不潮湿、在有效期内	
		刮宫包内消毒指示卡符合标准色	未检查,一票否决
		刮宫包内手术用品齐全	
	取出用物	按使用先后顺序排列好用物	
	收集标本	按分段取出活组织部位,分别放入不同标注的标本瓶内	标本放错标本瓶,一票否决
	病情观察和心理疏导	严密观察患者的生命体征及意识状态	
		告知患者手术开始及术中的主要步骤,缓解其紧张情绪	
	操作后查	再次核对患者信息	
操作后处理	安置患者	取下毛巾,协助穿好裤腿	
		扶患者坐起、下床,协助患者回病室休息	
	物品处理	整理用物、分类处理	
	护理人员	脱手套、洗手、脱口罩	

（四）评价指标

子宫内膜分段诊刮配合护理技术的评价指标

一级指标	二级指标	权重	评 价 内 容	标准分	实得分	评语
操作前准备	素质要求	3	着装整洁;仪表大方、举止端庄;语言柔和、态度和蔼	3		
	评估患者	5	内容、方法正确	5		
	告知配合	5	讲解目的、操作过程、不适感受及配合	4		
			征得患者同意	1		
	环境准备	2	符合要求	2		
	护士准备	2	洗手、戴口罩、戴手套	2		
	用物准备	5	物品齐全、放置合理,标本瓶标注正确,在治疗床铺会阴垫	5		
操作过程	操作时查	2	核对患者姓名、床号、手腕带	2		
	患者准备	8	进入手术室,安置患者平卧于治疗床	2		
			脱出近侧裤腿,盖毛巾保暖	2		
			安置膀胱截石位	4		
	打开刮宫包	10	检查刮宫包无破损、不潮湿、在有效期内	3		
			刮宫包内消毒指示卡符合标准色	3		
			刮宫包内手术用品齐全	4		
	取出用物	6	按使用先后顺序排列好用物	6		
	收集标本	14	按分段取出活组织部位,分别放入对应标注的标本瓶内	14		
	病情观察和心理疏导	6	严密观察患者的生命体征及意识状态	2		
			告知患者手术开始及术中的主要步骤,缓解其紧张情绪	4		
	操作后查	2	再次核对患者信息	2		

续表

一级指标	二级指标	权重	评 价 内 容	标准分	实得分	评语
操作后处理	安置患者	4	取下毛巾,协助穿好裤腿	2		
			扶患者坐起、下床,协助患者回病室休息	2		
	物品处理	2	整理用物、分类处理	2		
	护理人员	2	脱手套、洗手、脱口罩	2		
	健康指导	8	配合做好输液、配血的准备	2		
			术前有阴道出血者,按医嘱使用抗生素预防感染	2		
			术后 2 周内禁性生活及盆浴,以防感染	2		
			出现术后出血多、加剧性腹痛、发热等不适,立即急诊就医	2		
操作评价	熟练程度	8	无菌概念强	4		
			注意节力原则,操作时间少于 25 min	4		
	效果评价	6	患者/家属知晓护士告知的事项,配合操作顺利完成	3		
			护士操作过程规范、准确、稳重、安全	3		
总分		100		100		

注:查对不严、未按要求准备标本瓶、活组织放错标本瓶、标本瓶遗失均视为不及格。

签名　　　　　　　　　　　　　日期

（五）操作评价

1. 熟练程度　无菌概念强;注意节力原则,操作时间少于 25 min。

2. 效果评价　患者/家属知晓护士告知的事项,正确备齐标本瓶,活检组织准确放入对应的标本瓶,按时送检;护士操作过程规范、准确、稳重、安全。

【健康教育】

（1）手术后恢复体力,让患者和家属懂得适当卧床休息和按医嘱使用抗生素,有利于早日康复重返工作岗位或胜任家务活动。

（2）如术后有纱球压迫止血,则 24 h 后可自行取出。

（3）饮食调整参见纠正贫血的食补方法。

（4）恢复性生活,约手术后 3 个月,来医院复查,若阴道残端切口愈合良好,告知患者可恢复性生活。

（5）如需做宫腔镜检查,应该在月经干净后 3~7 天进行。妊娠期不应检查,以免造成流产,急性炎症时、病变活动期或已确诊为子宫内膜癌者均不应做此项检查。

（6）瘢痕子宫、哺乳期、绝经后及患恶性肿瘤者,如需做分段诊断性刮宫术,做刮宫前应查清子宫位置并仔细操作,以防子宫穿孔的发生。注意术后的阴道出血、子宫穿孔、感染等并发症。

【护理评价】

（1）患者在诊疗过程中积极配合。

（2）患者可利用自身资源和支持系统。

（3）患者出院时能叙述相关指导内容。

任务四 宫颈癌患者的护理

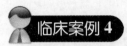 **临床案例 4**

妇科病区,患者唐某,50岁,收银员,诊断为宫颈癌。结婚时年龄19岁,20岁初产,因宫颈性难产,徒手扩宫后行产钳分娩一女婴,以后人流术4次。

患者主诉三月前无明显诱因出现不规则阴道流血,量少,伴下腹痛,无腹部坠胀,白带增多,有异味,腰部酸痛,无畏寒、发热、尿急、尿痛、排尿困难等,初起症状较轻,未予重视,之后症状逐渐明显,体重下降3~4 kg,遂来院就诊。体检:血压124/84 mmHg,脉搏86次/分,呼吸12次/分,体温37.4 ℃,盆腔检查:宫颈肥大,呈菜花状,质地硬,有接触性出血。触及宫体左侧宫旁增厚,附件区未触及异常,无压痛。宫颈活组织检查:鳞状细胞癌Ⅱ级。

患者得知病情后,心理负担重;最担心别人背后议论她私生活不检点才患病,担心手术时的危险性、手术时和手术后的疼痛,也担心手术后何时能重返工作岗位等。

针对这样的患者,护士应给予哪些预见性的心理支持引导患者应对这些心理问题?

问题:

1. 宫颈癌有哪些发病因素?

2. 该个案可能存在哪些护理诊断/合作性的医疗问题?

3. 护士应给予哪些预见性的知识引导患者正确对待心理问题?

【概述】

宫颈癌是女性妇科恶性肿瘤中最常见的一类,严重威胁到妇女的生命健康,是由宫颈鳞状上皮及柱状上皮在致癌因素作用下发生过度增生所致的肿瘤病变。好发于50~55岁的妇女,近年来,由于女性自我保健意识的增强及开展的定期普查,宫颈癌的发病率和死亡率已明显下降。

一、病因

宫颈癌的病因目前尚未完全清楚,但是其发病与下列因素有关。

1. 生育状况 流行病学资料表明,早婚、早育、多产、慢性宫颈炎症及性生活紊乱者宫颈癌的发病率较高。

2. 病毒感染 通过性传播的某些病毒如人乳头瘤病毒、单纯疱疹病毒Ⅱ型、人巨细胞病毒等也可与宫颈癌的发病有关。

3. 其他 与阴茎癌、前列腺癌的高危男子有性接触史的妇女易患宫颈癌,另外宫颈癌还与经济状况、种族、地理环境等因素有关。

二、病理

宫颈癌好发于宫颈外口鳞-柱状上皮交接部,及原始鳞-柱状上皮交界处所形成的移行区。在移行区形成的过程中,未分化的化生鳞状上皮代谢活跃,在人乳头瘤病毒的刺激时,可发生细胞异常增生、分化不良、排列紊乱,细胞核异常、有丝分裂增加等病理改变;按癌组织的发生发展过程把宫颈癌分为不典型增生(癌前病变)、原位癌、浸润癌三个阶段,其中前两者又合称为宫颈上皮内瘤变。宫颈癌中鳞癌占75%~80%,其中外生型最常见,而腺癌占20%~25%,以黏液腺癌最常见。

三、转移途径

主要为直接蔓延和淋巴转移,血行转移较少见。

1. 直接蔓延　最常见,癌组织直接蔓延至阴道黏膜,病灶向两侧扩散到宫旁组织、盆壁、输尿管和直肠,形成膀胱阴道瘘或直肠阴道瘘。

2. 淋巴转移　也是主要的转移途径,癌组织局部浸润后,侵入淋巴管,随淋巴液到各局部淋巴结,并在淋巴管内扩散。

3. 血行转移　发生于晚期患者,极少见,多转移至肝、肺和骨骼。

四、临床分期

采用国际妇产科联盟(FIGO,2009 年)的临床分期标准,见表 12-1。

表 12-1　宫颈癌临床分期

Ⅰ 期	癌灶局限于宫颈(包括累及宫体)
Ⅰ A	肉眼未见癌灶,仅在显微镜下可见浸润癌 间质浸润深度<5 mm,宽度≤7 mm
Ⅰ A1	间质浸润深度≤3 mm,宽度≤7 mm
Ⅰ A2	间质浸润深度>3 mm 且<5 mm,宽度≤7 mm
Ⅰ B	临床可见癌灶局限于宫颈,或显微镜下可见病变>Ⅰ A
Ⅰ B1	临床可见癌灶≤4 cm
Ⅰ B2	临床可见癌灶>4 cm
Ⅱ 期	病灶超过子宫,但未达到盆壁,或未达到阴道下 1/3
Ⅱ A	肿瘤侵犯阴道上 2/3,无明显的宫旁浸润
Ⅱ A1	临床可见癌灶≤4 cm
Ⅱ A2	临床可见癌灶>4 cm
Ⅱ B	有明显宫旁浸润,但未达盆壁
Ⅲ 期	肿瘤扩散盆壁,累及阴道下 1/3,导致肾盂积水或无功能肾
Ⅲ A	肿瘤累及阴道下 1/3,但未达到盆壁
Ⅲ B	肿瘤已达到盆壁,或有肾盂积水或无功能肾
Ⅳ 期	肿瘤扩散超出真骨盆,或浸润膀胱黏膜或直肠黏膜
Ⅳ A	肿瘤扩散邻近的盆腔器官
Ⅳ B	有远处转移

【护理评估】

一、健康史

患者的年龄、婚育史、性生活史、有无和高危男子的性接触史,平素有无月经异常、接触性阴道出血,既往有无慢性宫颈炎,家族中有无肿瘤病史等。

二、身心状况

（一）身体评估

1. **症状** 患者早期常无症状，与慢性宫颈炎难以区别，有时甚至见于宫颈光滑的患者，往往容易被漏诊或误诊。出现症状者主要表现为早期接触性阴道出血，患者自述性交后或双合诊检查后阴道少量出血，随着病情的进展，逐步表现为不规则阴道流血，且出血量逐渐增多，时间延长。阴道流血之后，多发生阴道排液，色白或呈血性，稀薄如水或呈米泔样，味臭，继发感染时可出现大量脓血性分泌物或米汤样恶臭白带。疾病发展到晚期，癌组织侵犯周围神经时，可出现疼痛，侵犯盆腔时，可出现输尿管阻塞、肾盂积水。癌灶末期，表现为恶病质。

2. **体征** 早期体征不明显，宫颈光滑或与慢性宫颈炎类似，随着病情的进展，不同类型可出现不同的局部表现。外生型多表现为息肉样或乳突样的赘生物，继而可形成菜花状，质脆，触之易出血。内生型多表现为宫颈肥大、质硬、宫颈管膨大，而宫颈表面可似慢性宫颈炎。晚期患者在癌组织坏死脱落以后，宫颈表面可形成溃疡或空洞，伴有恶臭。

（二）心理-社会评估

1. **否认** 当普查或其他原因检查发现宫颈癌时，患者往往不愿面对生殖器官的病变，而采取否认心理，多处就医，反复检查，更不愿他人提及此事。

2. **恐惧、担忧** 大部分人闻癌色变，当听说宫颈癌时，顿时表现出对恶性肿瘤的恐惧、担忧，恐惧自己的生命将受到疾病的威胁，有些患者还考虑住院期间没人照顾，忧虑手术时生命安危，焦虑不能支付昂贵的住院手术治疗的费用；甚至听说与性病有关而深感无处辩解的绝望。

3. **悲观** 少数患者出现悲观、失望的情绪，觉得癌症没法治疗，对自己将来的生活感觉没有希望，情绪低落。

4. **求助** 上述的心理-社会反应困扰着患者，有些忧虑还不能与家人、朋友、同事坦言，迫切需要有医护人员与之沟通、指导，依赖和信任医护人员帮助其找到理想的解决方案。

三、相关检查

1. **宫颈刮片细胞学检查** 目前最常用的普查宫颈癌的方法。宫颈刮片检查后，涂片进行巴氏染色，结果分为5级。Ⅰ级为正常；Ⅱ级为炎症；Ⅲ级为可疑癌；Ⅳ级为高度可疑癌；Ⅴ级为癌细胞阳性。涂片显示Ⅱ级的应抗感染治疗后，重复涂片进一步检查；Ⅲ级及以上者需进一步检查以明确诊断。

1991年国际癌症协会对宫颈或阴道细胞学的诊断报告正式采用TBS分类法，TBS描述性诊断，主要包括以下内容。

1）良性细胞学改变

（1）感染了原虫、滴虫或阿米巴原虫的阴道炎：①球杆菌占优势，提示细菌性阴道病；②杆菌形态，提示放线菌感染；③衣原体感染，建议临床进一步证实；④其他，真菌形态提示假丝酵母菌感染，或真菌样菌形态提示纤毛菌；病毒形态提示疱疹病毒感染，或提示巨细胞病毒感染，或提示人乳头瘤病毒，建议临床进一步证实。

（2）反应性细胞学改变：①细胞对炎症的反应性改变；②细胞对损伤（活组织检查、激光等治疗）的反应性改变；③细胞对放疗和化疗的反应性改变；④宫内节育器引起上皮细胞的反应性改变；⑤萎缩性阴道炎；⑥激素治疗的反应性改变；⑦其他，前3种情况下亦可呈现修复细胞或不典型修复细胞。

2）鳞状上皮细胞异常 ①不典型鳞状细胞：包括无明显诊断意义的不典型鳞状细胞和不典型鳞状细胞，不排除高度鳞状上皮细胞内病变；②低度鳞状上皮细胞内病变；③高度鳞状上皮细胞内病变包括宫颈上皮内瘤变Ⅱ、Ⅲ级和原位癌；④鳞状细胞癌：角化型鳞癌、非角化型鳞癌、小细胞型鳞癌。

3）腺上皮细胞改变　①不典型腺上皮细胞：包括宫颈管细胞和子宫内膜细胞。②腺原位癌。③腺癌：来源于宫颈管、子宫内膜或子宫外。

4）其他恶性肿瘤。

2. 阴道镜检查　宫颈刮片细胞学检查Ⅲ级及以上、人乳头状瘤病毒阳性、可疑阴道上皮内瘤变、可疑阴道和宫颈病变、阴道或宫颈病变治疗后复查等，均应行阴道镜检查。除了低倍镜观察之外，还可采用碘试验、醋酸白试验。绿色滤光镜方法，观察宫颈、阴道和外阴上的血管形态和上皮结构，可协助确定病变部位，帮助活检定位。

（1）碘试验：正常宫颈、阴道上皮富含糖原，涂碘液后着色，呈现棕色或深褐色，而宫颈管内的柱状上皮、宫颈糜烂部位、瘢痕部位及异常鳞状上皮处无糖原，涂碘液后，不着色，称碘试验阴性。在碘试验不着色局部观察和切取活组织，送病理检查。

（2）醋酸白试验：上皮内癌变者，细胞含蛋白质较多，涂醋酸白溶液后蛋白质凝固，上皮变白，有助诊断上皮内癌。

3. 宫颈活体组织检查　确诊宫颈癌最可靠的方法。宫颈有明显病灶者，可直接在此处取材，若无明显病灶区时，可在宫颈鳞-柱状上皮的交界处 3、6、9、12 点处分别取活体组织，或在阴道镜下做碘试验取可疑部位，送检。

4. 宫颈锥切活检　适用细胞学检查多次阳性而活检阴性者，或需排除宫颈上皮内瘤变Ⅱ、Ⅲ级者，或微小浸润癌需了解病灶的深度和宽度者，采用冷刀、高频电刀宫颈环切术（LEEP）或电凝刀锥切病变组织及周围全部正常组织，锥切不仅是一种诊断手段，还是一种必要的治疗手段。

【可能的护理诊断/合作性医疗问题】

1. 焦虑　与疾病的严重程度及住院、需接受的诊治方案有关。
2. 恐惧　与害怕别人知晓其病情有关。
3. 忧虑　与担心术后能否胜任原来工作有关。
4. 疼痛　与晚期癌组织浸润有关。
5. 知识缺乏：缺乏术后、放疗后相关专业知识。

【预期目标】

（1）患者能在住院期间主动参与并接受诊断、检查、治疗的全过程。
（2）经责任护士健康教育，患者懂得发病因素，能坦然地面对疾病。
（3）经责任护士讲解，消除对手术后的顾虑和有信心重返工作岗位。
（4）经责任护士讲解，懂得"三阶梯止痛法"。
（5）出院时，患者能恢复排尿功能。
（6）患者能适应术后的生活方式。

【护理措施】

1. 普及防癌知识，筛查癌前病变　宫颈癌是容易被早期发现的，是可以预防的。护理人员应进行健康宣教，鼓励妇女定期妇科检查，特别是有性生活的女性，妇科检查可常规行宫颈刮片细胞学检查，以提前发现宫颈是否异常，便于提前进行治疗，防患于未然。

2. 心理护理　主动与患者及家属进行沟通，讲解疾病相关知识、手术目的和方法等，及时为患者及家属答疑解惑，通过连续性护理活动与患者建立良好的护患关系，为患者提供表达内心焦虑、担忧、恐惧等感受的机会，帮助患者分析住院时及出院后可利用的资源及支持系统，减轻无助感。为患者提供安静、舒适的睡眠环境，避免不必要的夜间治疗；教会患者应用放松等技巧促进睡眠,必要时给予药物帮助睡眠。

3. 晚期肿瘤患者的止痛护理可分为药物止痛和非药物镇痛两方面。对于晚期肿瘤患者,为了消除疼痛,药物成瘾之虑则放在次要地位。

1) 药物止痛 世界卫生组织推荐的"三阶梯止痛法",是根据患者不同程度的疼痛,选用由弱到强的止痛药,按阶梯逐级增加,给予不同药物的止痛方案。一级止痛,应用非鸦片类药物,其代表药是阿司匹林、对乙酰氨基酚;二级止痛,使用非鸦片类药物不能解除疼痛时,加入弱阿片类药物,其代表药是可待因、右旋丙氧芬等;三级止痛,以上联合用药仍不能解除疼痛时,可使用强鸦片类药物,如吗啡、哌替啶等。对每一阶梯均可根据患者的情况加用辅助药物,辅助药物可改善患者症状,与止痛药物联合使用可取得更好的止痛效果。

给予止痛药的途径有口服、舌下含服,肌内、皮下、静脉、硬膜外、蛛网膜下腔注射,外周神经封闭,灌肠等方式。止痛药最佳给药时间是在疼痛发生之前,一般先用口服止痛药,或者有规律地按时给予止痛药,由小剂量逐渐增加,直到能控制疼痛为止,下一次给药应在前一剂量药物消失之前给予,才可连续不断地解除疼痛。

2) 非药物镇痛

(1) 心理护理:首先对患者的疼痛要给予同情和理解,进行心理安慰、鼓励,使其从精神上摆脱恐惧感,有效配合治疗。鼓励患者说出自己的痛苦,及时准确地了解患者疼痛的特点、部位、诱发因素,迅速采取有效措施,减少患者痛苦。与患者建立良好的关系,增强患者的信任感。热忱关怀并尊重患者,耐心倾听患者的倾诉;与医生的意见保持一致,细心做好解释工作。

(2) 音乐疗法:音乐直接影响患者情绪,优美婉转的乐曲对人体各系统均产生良好的生理效应。可以给有音乐爱好的癌症患者在睡前或饭后播放相应的乐曲。

(3) 加强基础护理:积极采取措施改善营养状况,鼓励患者进食高蛋白、高维生素、清淡、易消化饮食。注意食物色、香、味及温度,避免辛辣食物。餐前适当控制其疼痛和恶心,营造舒适的就餐环境,鼓励进食,做好饮食指导。由于疼痛的折磨,患者大多采取被动卧位,丧失了生活自理能力。因此,加强各项基础护理,注意患者皮肤、口腔、呼吸系统、泌尿生殖系统等的护理,促进患者的舒适,尽量创造一个安静、无痛苦的环境,从而提高患者对疼痛的耐受性。

(4) 患者家属的护理:患者病情恶化,直接影响家属的言谈举止及情绪,及时和家属交谈与沟通,提醒其做好充分的思想准备,保持良好的情绪,对患者的一些失控行为给予同情和理解,并指导家属做好一些生活护理;护理人员尽可能提供方便,解决患者提出的合理要求。在癌症患者弥留之际,及时通告单位和亲友,并配合做好各种善后工作。

4. 围手术期患者的护理 严密观察患者的病情,认真进行护理,遵医嘱行术前检查,其具体护理措施同腹部手术患者的护理(详见本项目任务一)。

5. 放疗患者的护理 与子宫内膜癌患者相同(详见本项目任务三)。

【宫颈活组织检查配合护理技术的操作流程和评价指标】

(一) 目的

宫颈活组织检查是确诊宫颈癌的方法。宫颈活组织检查配合护理技术的目的是配合手术医生进行宫颈活组织检查;明确诊断阴道异常出血或接触性阴道出血、久治不愈的宫颈糜烂、慢性特异性炎症的病变性质。

(二) 用物准备

1. 治疗盘内 常规妇科检查器械、宫颈活组织钳、宫颈小刮匙、盛有10%甲醛液的标本瓶、纱布、止血粉、带尾纱球、无菌药碗、消毒棉球、窥阴器、卵圆钳、手套。

2. 治疗车 大毛巾、会阴垫、弯盘、消毒擦手液。

3. 其他 抢救车、吸痰器、操作台、专用手术床等。

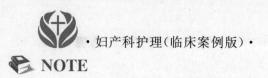
（三）操作流程

宫颈活组织检查配合护理技术的操作流程

项 目		步 骤	备 注
操作前准备	素质要求	着装整洁；仪表大方、举止端庄；语言柔和、态度和蔼	
	评估患者	核对医嘱，自我介绍、核对患者信息（年龄、病情、意识、心理状态、合作程度）	
	告知配合	讲解目的，术前排空膀胱，放入窥阴器不适时适当做深呼吸放松腹肌	
		征得同意	
	环境准备	关闭门窗、调节室温、请无关人员暂离	未请无关人员暂离，一票否决
	护士准备	洗手、戴口罩、戴手套	
	用物准备	"三擦"，备齐用物、放置合理，治疗床铺会阴垫	
操作过程	操作时查	核对患者姓名、床号、手腕带	
	患者准备	进入手术室，安置患者平卧于治疗床	
		脱出近侧裤腿，盖毛巾保暖	
		安置膀胱截石位	
	打开手术包	检查手术包无破损、不潮湿、在有效期内	未检查，一票否决
		手术包内消毒指示卡符合标准色	
		手术包内手术用品齐全	
	操作配合	熟练传递器械，避免术者接触或跨越手术区	污染器械，一票否决
		医生取出的组织立即分别装入标本瓶内，待送病理检查	
		配合医生用明胶海绵1~2片，纱布2~3块置于阴道内，阴道口留纱布末端	
	病情观察和心理疏导	观察术中的鳞状上皮、柱状上皮及转化区的形态、颜色、是否充血等病情	
		告知患者手术开始等信息，缓解其紧张情绪	
	操作后查	再次核对患者信息，脱手套	
操作后处理	安置患者	取下毛巾，协助穿好裤腿	
		扶患者坐起、下床，协助患者回观察室休息	
	物品处理	整理用物、分类处理	
	护理人员	洗手、脱口罩	

（四）评价指标

宫颈活组织检查配合护理技术的评价指标

一级指标	二级指标	权重	评 价 内 容	标准分	实得分	评语
操作前准备	素质要求	3	着装整洁;仪表大方、举止端庄;语言柔和、态度和蔼	3		
	评估患者	5	内容、方法正确	5		
	告知配合	5	讲解目的、操作过程、不适感受及配合	4		
			征得同意	1		
	环境准备	2	符合要求	2		
	护士准备	2	洗手、戴口罩、戴手套	2		
	用物准备	5	"三擦",物品齐全、放置合理(少一物扣1分),治疗床铺会阴垫	5		
操作过程	操作时查	2	核对患者姓名、床号、手腕带	2		
	患者准备	12	进入手术室,安置患者平卧于治疗床	3		
			脱出近侧裤腿,盖毛巾保暖	3		
			安置膀胱截石位	6		
	打开手术包	10	检查手术包无破损、不潮湿、在有效期内	3		
			手术包内消毒指示卡符合标准色	3		
			手术包内手术用品齐全	4		
	操作配合	14	熟练传递器械,避免术者接触或跨越手术区	4		
			医生取出的组织立即分别装入标本瓶内,待送病理检查	5		
			配合医生用明胶海绵1～2片,纱布2～3块置于阴道内,阴道口留纱布末端	5		
	病情观察和心理疏导	4	观察术中的鳞状上皮、柱状上皮及转化区的形态、颜色、是否充血等病情	2		
			告知患者手术开始等信息,缓解其紧张情绪	2		
	操作后查	2	再次核对患者信息,脱手套	2		
操作后过程	安置患者	8	取下毛巾,协助穿好裤腿	4		
			扶患者坐起、下床,协助患者回观察室休息	4		
	物品处理	2	整理用物、分类处理	2		
	护理人员	2	洗手、脱口罩	2		
	健康指导	8	嘱患者术后24 h以后必须自行或来院取出阴道填塞纱布	2		
			纱布取出后几日内可有少量阴道出血,若出血量增多,超过月经量应及时就诊	2		
			使用抗生素,禁服活血药物	2		
			术后禁性生活和盆浴4周,1个月后就医复查宫颈情况	2		
操作评价	熟练程度	8	无菌概念强	4		
			注意节力原则,操作时间少于25 min	4		
	效果评价	6	患者/家属知晓护士告知的事项,配合操作顺利完成	3		
			护士操作过程规范、准确、稳重、安全	3		
总分		100		100		

注:取出组织未及时放入标本瓶或严重污染者视为不及格。

签名　　　　　　　　　　　　　　日期

（五）操作评价

1. 熟练程度　无菌概念强；注意节力原则。

2. 效果评价　患者/家属知晓护士告知的事项，放、取窥阴器顺利，未夹住外阴的其他组织；护士操作过程规范、准确、稳重、安全。

【阴道镜检查配合护理技术的操作流程和评价指标】

（一）目的

（1）阴道异常出血或接触性阴道出血患者，久治不愈的宫颈糜烂，慢性特异性炎症，阴道病变，尖锐湿疣等疾病的明确诊断。

（2）对可疑部位定位活检，提高宫颈疾病的确诊率。

（3）配合手术医生完成阴道镜检查。

（二）用物准备

（1）治疗盘内：常规妇科检查器械，窥阴器，宫颈活组织钳，宫颈小刮匙，纱布钳，拉钩，纱球，卵圆钳，棉签，手套，3%醋酸溶液和复方碘溶液。

（2）治疗车：大毛巾，会阴垫，弯盘，消毒擦手液。

（三）操作流程

阴道镜检查配合护理技术的操作流程

项　　目		步　　骤	备　　注
操作前准备	素质要求	着装整洁；仪表大方、举止端庄；语言柔和、态度和蔼	
	评估患者	核对医嘱，自我介绍、核对患者信息（年龄、病情、意识、心理状态、合作程度）	
	告知配合	讲解目的，术前排空膀胱，放入窥阴器不适时适当做深呼吸放松腹肌	
		征得同意	
	环境准备	关闭门窗、调节室温、请无关人员暂离	未请无关人员暂离，一票否决
	护士准备	洗手、戴口罩、戴手套	
	用物准备	阴道镜处于运作状态，备齐用物、放置合理，治疗床铺会阴垫	
操作过程	操作时查	核对患者姓名、床号、手腕带	
	患者准备	进入检查室，患者平卧于治疗床	
		脱出近侧裤腿，盖毛巾保暖	
		安置膀胱截石位	
	打开阴道镜	连接电源，打开阴道镜	
		检查手术包无破损、不潮湿、在有效期内	未检查，一票否决
		手术包内消毒指示卡符合标准色	
		手术包内手术用品齐全	
	操作配合	打开光源，协助医生对焦阴道镜	
		协助医生进行阴道镜检查：①去除分泌物；②大号长棉签蘸3%的醋酸溶液湿润上皮，轻放宫颈处30 s；③将棉签移开后观察病变；④上皮变白，为上皮内癌	
		（碘试验步骤同上，不着色为病变部位）	
		协助医生完成记录治疗过程	
	病情观察和心理疏导	观察检查中病情，告知患者检查开始和结束时间，缓解其紧张情绪	
	操作后查	再次核对患者信息，脱手套	

续表

项 目		步 骤	备 注
操作后处理	安置患者	配合医生取出窥阴器	
		取下毛巾,协助穿好裤腿	
		扶患者坐起、下床,协助患者回观察室休息	
	物品处理	整理用物、分类处理	
	护理人员	洗手、脱口罩	

（四）评价指标

阴道镜检查配合护理技术的评价指标

一级指标	二级指标	权重	评 价 内 容	标准分	实得分	评语
操作前准备	素质要求	3	着装整洁;仪表大方、举止端庄;语言柔和、态度和蔼	3		
	评估患者	5	内容、方法正确	5		
	告知配合	5	讲解目的、操作过程、不适感受及配合	4		
			征得同意	1		
	环境准备	2	符合要求	2		
	护士准备	2	洗手、戴口罩、戴手套	2		
	用物准备	5	备好阴道镜,"三擦",齐全、合理(少一物扣1分),治疗床铺会阴垫	5		
操作过程	操作时查	2	核对患者姓名、床号、手腕带	2		
	患者准备	8	进入检查室,患者平卧于治疗床	2		
			脱出近侧裤腿,盖毛巾保暖	2		
			安置膀胱截石位	4		
	打开阴道镜	12	连接电源,打开阴道镜	2		
			检查手术包无破损、不潮湿、在有效期内	3		
			手术包内消毒指示卡符合标准色	3		
			手术包内手术用品齐全	4		
	操作配合	14	打开光源,协助医生对焦阴道镜	2		
			协助医生进行阴道镜检查:①去除分泌物;②大号长棉签蘸3%的醋酸溶液湿润上皮,轻放宫颈处30 s;③将棉签移开后观察病变;④上皮变白,为上皮内癌 (碘试验步骤同上,不着色为病变部位)	10		
			协助医生完成记录治疗过程	2		
	病情观察和心理疏导	4	观察检查中病情,告知患者检查开始和结束时间,缓解其紧张情绪	4		
	操作后查	2	再次核对患者信息,脱手套	2		
操作后处理	安置患者	10	配合医生取出窥阴器	2		
			取下毛巾,协助穿好裤腿	4		
			扶患者坐起、下床,协助患者回病室休息	4		
	物品处理	2	整理用物、分类处理	2		
	护理人员	2	洗手、脱口罩	2		

续表

一级 指标	二级 指标	权重	评价内容	标准 分	实得 分	评语
健康指导		8	检查前 24 h 内不宜阴道冲洗、阴道上药、性生活	2		
			阴道上药者,停药 3 天后再行阴道镜检查	2		
			查阴道各器官时,有不适感,引导患者放松、转移注意力	2		
			检查后保持外阴清洁干燥,如阴道出血多,则来医院就诊	2		
操作 评价	熟练程度	8	无菌概念强	4		
			注意节力原则,操作时间少于 25 min	4		
	效果评价	6	患者/家属知晓护士告知的事项,配合操作顺利完成	3		
			护士操作过程规范、准确、稳重、安全	3		
总分		100		100		

注:查对不严、未准备 3% 醋酸溶液和复方碘溶液、严重污染者均视为不及格。

签名　　　　　　　　　　　　　　　　　　日期

（五）操作评价

1. 熟练程度　无菌概念强;注意节力原则。

2. 效果评价　患者/家属知晓护士告知的事项,放、取窥阴器顺利,未夹住外阴的其他组织;护士操作过程规范、准确、稳重、安全。

【健康教育】

（1）大力宣传与宫颈癌发病有关的高危因素,通过健康宣教,改变个人行为,告知妇女避免首次性生活年龄过小,首产年龄过小;避免多个性伴侣,性生活时使用避孕套,以防止性传播疾病的发生,若怀疑染病,应及时就医;避免与高危男子的性接触;远离吸烟。

（2）30 岁以上的妇女妇科体检时,应常规接受宫颈刮片检查,一般妇女每 1～2 年检查一次,有异常者应及时处理。

（3）鼓励患者摄入足够的营养,维持体重,纠正不良的饮食习惯。

（4）术后注意保持外阴清洁,避免重体力劳动,避免腹压过高,保持大便通畅。

（5）护士应注意帮助患者重塑自我,提供有关术后的生活方式指导,鼓励其参加社交活动,或恢复日常工作。性生活是否恢复应根据复查结果而定,多倾听患者的顾虑和想法,及时提供帮助。告知患者术后定期随访,第 1 年内,出院后第 1 个月首次随访,以后每 2～3 个月复查 1 次;第 2 年,每 3～6 个月复查 1 次;第 3～5 年,每半年复查 1 次;第 6 年开始,每年 1 次。

（6）宫颈活组织检查,一般应在月经后 3～7 天最适合,月经来潮者不宜。检查后保持外阴清洁,避免重体力劳动,避免腹压过高,保持大便通畅,1 个月后就医复查其宫颈情况。

（7）阴道镜检查,选择在月经干净后 3～4 天为宜。有严重炎症时,应先行抗感染治疗,待炎症控制后再行阴道镜检查;绝经后妇女由于宫颈萎缩,可先补充雌激素后再行阴道镜检查。

【护理评价】

（1）患者在诊疗过程中积极配合。

（2）出院时患者的排尿功能得以恢复。

（3）患者能自述出院后的个人康复指导内容。

|任务五　卵巢肿瘤患者的护理|

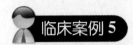
临床案例 **5**

某妇科病区,刚收治一位患者,36 岁,诊断卵巢肿瘤,小学老师。

患者因下腹痛,发现盆腔包块 3 天入院。该患者平素月经规律,无痛经,3 天前无明显诱因感下腹部持续性疼痛,较剧烈,并伴肛门坠痛明显,未见阴道流血,无腹泻,无尿频、血尿。当地医院就诊,以"卵巢肿瘤"收入院。妇科检查:外阴已婚已产式,阴道畅,宫颈轻度糜烂,子宫前位,大小正常,宫体左后方触及大小约 8 cm×6 cm×6 cm 大小的囊性肿物,边界清楚,活动良好,压痛明显。辅助检查:阴道彩超提示子宫前位,子宫后方可见一非囊性包块,壁薄,边界清楚,大小约 8.0 cm×5.3 cm×4.8 cm,内含强回声带,边界及内部未见明显血流信号,其右侧可见少许卵巢组织,盆腔未见游离液体。

患者非常担心此包块是恶性,认为自己年龄还轻,若恶性肿瘤须切除子宫及附件后,没有月经,就成了老年人,甚至还会……责任护士试探着问,"是指不能性生活吗?"患者沉默点头,并补充说,"显得年老了,单位领导就不愿重用;我上有老下有小都需要我照顾,如果住院手术,家里的一切都乱了,真不知如何安排老老小小……"最后,责任护士又追问:"有否想过手术时的危险性、手术时和手术后的疼痛? 手术后何时能重返工作岗位?"患者说:"这些都是一位患者顾虑的问题,希望您能提供这方面的信息,以便我能较放心地接受手术。"

该年轻患者得知患了恶性肿瘤,心理反应较强烈;重点是护士给予心理支持,让患者安心接受治疗。

问题:

1. 该个案可能存在哪些护理诊断/合作性的医疗问题?

2. 责任护士能给予哪些心理支持?

【概述】

卵巢肿瘤是妇科常见肿瘤,有良、恶性之分,可发生在任何年龄。由于其结构的复杂性,卵巢肿瘤可表现为不同的性质和形态,它是对女性生殖系统威胁最大的肿瘤,其死亡率居女性恶性肿瘤之首。由于该病早期缺乏完善的诊断和鉴别方法,故一旦发现已是疾病的中晚期,治疗效果较差。并且卵巢癌手术治疗时,手术范围大,治疗手段复杂,往往对患者造成生理、心理的极大损害。

一、组织学分类

卵巢组织体积虽小,其组织结构的复杂性却居全身各器官之首。卵巢肿瘤的类别也非常之多,根据卵巢组织的分类,仅摘取部分内容见表 12-2。

表 12-2　卵巢肿瘤组织学分类(部分内容)

1. 卵巢上皮肿瘤(良性、交界性、恶性)
1)浆液性肿瘤
2)黏液性肿瘤,宫颈样型及肠型
3)子宫内膜样肿瘤,包括变异型及鳞状分化
4)透明细胞瘤

续表

5)移行细胞肿瘤	
6)鳞状细胞肿瘤	
7)混合性上皮性肿瘤	
8)未分化和未分类肿瘤	
2.性索-间质肿瘤	
1)颗粒细胞-间质细胞肿瘤	
(1)颗粒细胞瘤	
(2)卵泡膜细胞瘤-纤维瘤	
a.卵泡膜细胞瘤	
b.纤维瘤	
2)支持细胞-间质细胞肿瘤(睾丸母细胞瘤)	
3)混合性或未分类的性索-间质肿瘤	
4)类固醇细胞肿瘤	
3.生殖细胞肿瘤	
1)无性细胞瘤	
2)卵黄囊瘤	
3)胚胎性癌	
4)多胚瘤	
5)非妊娠性绒毛膜癌	
6)畸胎瘤	
(1)未成熟型	
(2)成熟型	
a.实性	
b.囊性(包括皮样囊肿、皮样囊肿恶变)	
(3)单胚性和高度特异性	
a.卵巢甲状腺肿	
b.类癌	
7)混合型	
4.转移性肿瘤	

(1)上皮性肿瘤:占原发性卵巢肿瘤的50%～70%,其恶性肿瘤占卵巢恶性肿瘤的85%～90%,多见于中老年妇女。

(2)性索-间质肿瘤:约占卵巢肿瘤的5%。因常有内分泌功能,又称功能性卵巢肿瘤。

(3)生殖细胞肿瘤:占卵巢原发性肿瘤的20%～40%,好发于儿童及青少年。

(4)转移性肿瘤:占卵巢恶性肿瘤的5%～10%,原发部位多为胃肠道、乳腺及其他生殖器官。

二、卵巢恶性肿瘤的分期

卵巢恶性肿瘤的临床分期多采用国际妇产科联盟(FIGO)的手术病理分期,详见表12-3。

表 12-3　卵巢癌的分期系统及相应的 TNM(FIGO,2014 年,部分内容)

Ⅰ	肿瘤局限于卵巢	T_1
Ⅰ$_A$	肿瘤局限于一侧卵巢(未累及包膜),卵巢表面没有肿瘤,腹水或腹腔冲洗液中没有恶性细胞	T_{1a}
Ⅰ$_B$	肿瘤局限于双侧卵巢(未累及包膜),卵巢表面没有肿瘤,腹水或腹腔冲洗液中没有恶性细胞	T_{1b}
Ⅰ$_C$	肿瘤局限于一侧或双侧卵巢,有如下情况之一:	T_{1c}
Ⅰ$_{C1}$	术中手术导致肿瘤破裂	
Ⅰ$_{C2}$	术前肿瘤包膜破裂,或者卵巢表面出现肿瘤	
Ⅰ$_{C3}$	腹水或腹腔冲洗液中出现恶性细胞	
Ⅱ	肿瘤累及一侧或双侧卵巢,伴有盆腔蔓延(在骨盆缘以下)或腹膜癌	T_2
Ⅱ A	肿瘤蔓延至和(或)种植于子宫和(或)输卵管和(或)卵巢	T_{2a}
Ⅱ B	肿瘤蔓延至盆腔的其他腹膜内组织	T_{2b}
Ⅲ	肿瘤累及一侧或双侧卵巢,或原发性腹膜癌,伴有细胞学或组织学确认的盆腔外腹膜播散,和(或)转移至腹膜后淋巴结	T_3
Ⅲ A	转移至腹膜后淋巴结,伴有或不伴有骨盆外腹膜的微小转移	$T_1,T_2,T_{3a}N_1$
Ⅲ$_{A1}$	仅有腹膜后淋巴结阳性(细胞学或组织学确认)	$T_{3a}/T_{3a}N_1$
Ⅲ$_{A1}$(ⅰ)	转移灶最大直径≤10 mm(注意是肿瘤直径而非淋巴结直径)	$T_{3a}/T_{3a}N_1$
Ⅲ$_{A1}$(ⅱ)	转移灶最大直径>10 mm	$T_{3b}/T_{3b}N_1$
Ⅲ$_{A2}$	骨盆外(骨盆缘之上)累及腹膜的微小转移,伴有或不伴有腹膜后淋巴结阳性	$T_{3c}/T_{3c}N_1$
Ⅲ B	骨盆缘外累及腹膜的大块转移,最大直径≤2 cm,伴有或不伴有腹膜后淋巴结阳性	任何 T,任何 N
Ⅲ C	骨盆缘外累及腹膜的大块转移,最大直径>2 cm,伴有或不伴有腹膜后淋巴结阳性(注 1)	M_1
Ⅳ	腹腔之外的远处转移 Ⅳ$_A$:胸水细胞学阳性 Ⅳ$_B$:转移至腹腔外器官(包括腹股沟淋巴结和腹腔外淋巴结)(注 2)	$T_{3c}/T_{3c}N_1$

注1:包括肿瘤蔓延至肝脏和脾脏包膜,但不包括脏器实质的受累。

注2:脏器实质转移属于Ⅳ$_B$期。

三、卵巢恶性肿瘤的转移途径

直接蔓延、腹腔种植是卵巢恶性肿瘤主要的转移方式。癌细胞通过此转移方式直接侵犯包膜,并累及邻近器官,广泛种植于腹膜及大网膜表面。疾病晚期,盆腔及腹主动脉的淋巴转移也是重要的转移途径。血行转移较少见,终末期可经此转移到肝及肺。

四、临床表现

1. 症状　良性肿瘤发展较缓慢,早期瘤体较小,患者常无症状,腹部无法扪及,月经一般正常。当肿瘤体积增大后,最常见的症状有腹胀、下腹部压迫感,因压迫而造成的尿路症状和胃肠道症状,腹部可扪及肿块。

恶性肿瘤患者早期多无自觉症状,当表现出症状时病情往往已进入晚期。由于肿瘤迅速生长,短期内即可出现腹胀、腹部肿块及腹水。患者病情的轻重取决于肿瘤的位置、大小、对邻近器官的侵犯程度、有无并发症及肿瘤本身的组织类型等。当肿瘤发生周围组织浸润或压迫神经时,可引起局部疼痛的发生。晚期患者呈明显恶病质表现。

2. 体征 早期肿瘤小时,不易被发现。随着病情紧张,肿瘤长大到中等大小,即可在盆腔检查时触及子宫一侧或双侧包块,表面光滑或高低不平,活动或固定不动。

五、常见并发症

1. 蒂扭转 常见的妇科急腹症。多发生于瘤蒂较长、大小中等、活动度好,且重心偏向一侧的肿瘤。蒂扭转常发生在患者突然改变体位、妊娠期或产褥期子宫位置发生变化时。一旦发生蒂扭转,会出现突然的一侧下腹部剧烈疼痛,常伴有恶心、呕吐甚至休克。一经确诊,应立即手术治疗。

2. 破裂 卵巢肿瘤发生破裂分为自发性和外伤性两类。自发性破裂常由于恶性肿瘤生长迅速,浸润性生长穿破囊壁所致;外伤性破裂多是由于重击、挤压、性交、分娩、妇科检查及穿刺所致;发生破裂后,症状轻者仅感轻微腹痛,症状重者可感剧烈腹痛,并伴恶心、呕吐,发生腹腔内出血、腹膜炎和休克。一经发现,及时手术。

3. 感染 此并发症较少见。多继发于蒂扭转或破裂,也可来源于临近器官感染。表现为高热、腹痛、腹部压痛、肌紧张、白细胞增高等征象。

4. 恶变 肿瘤迅速生长,尤其双侧发生时,应考虑恶变的可能性。多见于年龄较大的妇女。

【护理评估】

一、健康史

询问患者月经史、生育史,有无服用性激素药物史,了解有无家族史,收集与该病有关的高危因素。

二、身心状况

(一)身体评估

早期常无明显症状和体征,故早期诊断困难,患者多是在妇科检查时偶然发现。随着病情的进展,肿瘤的增大可出现压迫症状及营养消耗、食欲减退、腹水、疼痛、恶病质等恶性肿瘤的表现。当出现并发症时,将伴有相应的临床症状和体征。

(二)心理-社会评估

1. 否认 当普查或其他原因检查发现卵巢肿瘤时,患者往往不愿面对生殖器官的病变,而采取否认心理,多处就医,反复检查,更不愿他人提及此事。

2. 恐惧、担忧 大部分人闻癌色变,当听说卵巢恶性肿瘤时,顿时表现出恐惧、担忧,恐惧自己的生命将受到疾病的威胁,有些患者还考虑住院期间没人照顾,忧虑手术时生命安危,焦虑不能支付昂贵的住院手术治疗的费用。

3. 悲观 少数患者出现悲观、失望的情绪,觉得癌症没法治疗,对自己将来的生活感觉已经没有希望,情绪低落。

4. 求助 上述的心理-社会反应困扰着患者,有些忧虑还不能与家人、朋友、同事坦言,迫切需要有医护人员与之沟通、指导,依赖和信任医护人员帮助其找到理想的解决方案。

三、相关检查

1. B超检查 诊断卵巢肿瘤的主要手段,可了解肿瘤的大小、部位、形态及性质,并能鉴别腹水和结核性包裹性积液。

2. 肿瘤标志物检查 肿瘤标记物能反映肿瘤存在、发生或病情进展及肿瘤细胞特征。包括血清 CA125、血清甲胎蛋白(AFP)、HCG、性激素等。

3. 腹腔镜检查　可直接探视肿瘤情况,观察盆腔、腹腔情况。在可疑部位多点活检,并抽吸腹水行细胞学检查,以协助诊断。

4. 影像学检查　MRI 能显示肿块与周围组织关系;CT 能判断周围转移;X 线检查,能确诊畸胎瘤。

5. 细胞学检查　手术切除组织、抽取液体送细胞学检查,能明确卵巢肿瘤的病变性质。

【可能的护理诊断/合作性医疗问题】

1. 焦虑　与疾病的严重程度及住院、需接受的诊治方案有关。
2. 睡眠型态紊乱　与支持系统不足有关。
3. 恐惧　与生命受到威胁有关。
4. 自我形象紊乱　与害怕化疗后脱发有关。
5. 知识缺乏:缺乏相关专业知识。
6. 营养失调:低于机体需要量与癌灶对机体的慢性消耗、化疗、手术有关。

【预期目标】

(1) 经医护人员讲解后,患者能在住院期间主动参与诊断性检查的全过程。

(2) 经责任护士联系,单位领导、同事、亲人能更多地陪伴患者,患者能说出相应改善睡眠的措施。

(3) 经责任护士介绍,患者与病友建立好友群,情绪逐渐稳定,积极配合治疗。

(4) 经责任护士讲解,消除对手术时、手术后的顾虑和有信心重返工作岗位。

(5) 经责任护士讲解,于手术前购买发套、圆帽、眉笔、睫毛膏等化妆品。

(6) 经责任护士健康教育,明白自内而外地保持青春活力的道理。

(7) 经责任护士健康教育,懂得摄入充足均衡营养是提高疗效的措施之一。

【护理措施】

1. 治疗原则　手术为主,化疗或放疗为辅。确诊卵巢肿瘤,达到手术指征,尽快手术,术中病理检查,确诊恶性肿瘤,根据肿瘤组织学检查,术后使用化疗或放疗。肿瘤特别大,或附近器官转移,可先化疗,待肿瘤缩小,再手术切除肿瘤,术后化疗或放疗。定期随访见本"护理措施 7"。

2. 心理护理　主动与患者及家属进行沟通,讲解疾病相关知识,手术目的和方法等,及时为患者及家属答疑解惑,通过连续性护理活动与患者建立良好的护患关系,与病友建立良好的关系,为患者提供表达内心焦虑、担忧、恐惧的感受和期望的机会,帮助患者分析住院时及出院后可利用的资源及支持系统,减轻无助感。为患者提供安静、舒适的睡眠环境,避免不必要的夜间治疗;教会患者应用放松等技巧促进睡眠,必要时给予药物帮助睡眠。

3. 放腹水的护理配合　配合医生做好腹腔穿刺的准备,协助医生进行操作。放腹水的过程中,严密观察患者的生命体征、腹水的性质及出现的不良反应;一次放腹水的量不宜过多,一般在3000 mL 左右,以免腹压骤降而引起虚脱,放腹水的速度不宜过快,放完后腹带包扎腹部。

4. 围手术期患者的护理　严密观察患者的病情,认真进行护理,遵医嘱行术前检查,其具体护理措施同腹部手术患者的一般护理(详见本项目任务一)。

5. 放疗患者的护理　肿瘤的类型不同,对放疗的敏感性也不同。无性细胞瘤对放疗的敏感性高,即使大量转移,也可通过放疗治愈。晚期患者也可考虑放疗。

6. 化疗患者的护理　手术前化疗能减少病灶,为中晚期患者争取手术切除病灶的机会;手术后化疗是杀灭残留癌细胞、控制复发、延长生存期的主要辅导治疗。化疗护理,详见项目十三任务二。

7. 出院宣教　卵巢癌容易复发,出院前与患者及家属共同制订康复计划,并给予指导,帮助做好长期随访和监测,一般术后 1 年内,每 3 月复查 1 次;术后第 2 年,每 4～6 个月复查 1 次;术后第 5 年,每年复查 1 次。随访内容包括症状、体征、全身(含乳房)及盆腔检查、B 超检查、血清 CA125 或 AFP 或 HCG,如肿瘤标志物检查提示复发,则选择 MRI、CT 或 PET。

【健康教育】

(1)普及防癌知识,告知妇女进入中年后每年应接受一次妇科检查,加强预防保健意识,饮食上多摄入高蛋白、富含维生素的食物,减少高胆固醇食物的摄入。

(2)卵巢癌筛查,目前认为血清 CA125、盆腔 B 超检查和盆腔检查联合方案较好。

(3)正确处理卵巢包块,一旦出现卵巢囊肿增大的病情(直径＞8 cm),实性肿块,处于青春期和绝经后期,正在口服避孕药,持续 2 个月,应及早做腹腔镜,确诊卵巢囊肿的性质。

(4)高危人群的筛查,每半年接受 1 次检查,以排除卵巢肿瘤。

【护理评价】

(1)患者在诊疗过程中积极配合,且能同病友交流。

(2)患者有较好的睡眠。

(3)患者能自述造成压力、引起焦虑的原因,有信心提高生存质量。

(4)患者已学会毛发脱落后的化妆,敢于恢复患病前的人际交往。

(5)患者能用积极的方式应对当前的健康问题。

(6)患者及家属合作克服化疗药物的治疗反应,合理饮食,维持体重。

(唐　虹)

项目十三　妊娠滋养细胞疾病患者的护理

妊娠滋养细胞疾病是一组来源于胎盘绒毛滋养细胞的疾病,主要包括葡萄胎、侵蚀性葡萄胎和绒毛膜癌,其共同特征为滋养层细胞异常增生。在临床上,由于侵蚀性葡萄胎和绒癌的临床表现、诊断和处理原则等方面基本相同,故将这两者合称为妊娠滋养细胞肿瘤。

【教学目标】

通过项目十三的学习,学生能够达到如下目标。

一、认知领域

（一）识记

1. 能说出葡萄胎常见的症状、体征,常用的检查方法及确诊后的处理原则,葡萄胎患者预防性化疗的适应证,葡萄胎患者清宫术后定期随访的目的及内容;侵蚀性葡萄胎、绒毛膜癌原发病灶的症状、体征,常见的转移部位及临床表现,常用的检查方法及确诊后的处理原则。

2. 能正确写出葡萄胎患者清宫手术的护理措施;患者出现肺、阴道、脑转移时的主要护理措施;化疗的注意事项、可能发生的副作用及防治副作用的护理措施。

（二）理解

1. 能用自己的语言,向患者及家属解释葡萄胎与正常妊娠的区别。

2. 能用自己的语言,向患者及家属解释绒毛膜促性腺激素、B超检查的目的和临床意义。

3. 比较侵蚀性葡萄胎、绒毛膜癌两者的区别。

（三）应用

1. 能运用所学知识,向患者及家属介绍清宫手术过程,化疗、手术、放疗的目的及可能达到的治疗效果,使患者、家属能够配合治疗。

2. 能运用所学知识,指导葡萄胎患者定期随访;及时发现患者转移灶症状、化疗的副作用。

3. 能运用护理程序,对侵蚀性葡萄胎、绒毛膜癌患者实施整体护理。

二、情感领域

（一）接受

1. 经过理论学习,能回答"认知领域"里"识记"层次的知识点。

2. 经过理论学习,能向老师提出本项目中不理解的知识点。

3. 在模拟个案护理中能参与个案护理计划的制订。

（二）反应

1. 对个案进行护理时能表现爱伤观念。

2. 对个案进行护理时能遵守护士职业道德,规范使用护患沟通用语。

（三）判断

1. 经过理论学习,能评估患者拒绝承认不同于正常妊娠的心理反应、对化疗效果的不确定性及化疗副作用的心理障碍。

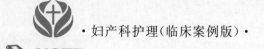
2. 应用所学知识,给预防性化疗、全子宫切除、不同化疗患者解释可预见的问题。

【预习目标】

1. 复习项目三任务一"正常妊娠"的部分内容,知道正常妊娠时受精卵形成、胎儿发育过程。通过网络或参考书查阅何为滋养细胞、正常妊娠滋养层细胞的变化规律;基础课程中学过的关于化学药物的种类、副作用等相关知识。

2. 通读本项目各任务的全部内容,重点注意并找到"教学目标"中"识记"的全部知识点。

任务一　葡萄胎患者的护理

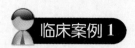

患者,女,28岁。停经3个月,因阴道流血就诊。护理体检:体温36.4 ℃,脉搏78次/分,血压120/70 mmHg。妇科检查:阴道畅,有少量血液,呈咖啡色,子宫大小如孕4个月。血 β-HCG 测定为16万 U/L;B超示子宫腔未见孕囊,充满弥漫光点。医生诊断:葡萄胎。建议行清宫术。

但患者怀疑医生诊断,认为除有阴道流血外,其怀孕后一切症状和体征与其他妊娠妇女没有区别,不愿意行清宫手术。

该患者诊断明确,但不愿接受治疗方案。重点:责任护士还需收集哪些情况,以明确患者不愿行清宫术的其他原因,从而有针对性给予讲解,使患者安心接受治疗?

问题:

1. 除所获得的病史资料,还需进一步询问患者哪些情况?

2. 目前患者主要存在哪些护理问题? 应采取哪些护理措施?

3. 患者入院后,责任护士该如何做好清宫术前准备工作及术中护理配合?

【概述】

葡萄胎是妊娠后胎盘绒毛滋养细胞增生、间质水肿,形成大小不一的水泡,水泡间借蒂相连成串,形似葡萄得名。又称水泡状胎块,是一种滋养细胞的良性病变,葡萄胎可分为完全性葡萄胎与部分性葡萄胎两种。

完全性葡萄胎为全部胎盘绒毛变性,肿胀呈葡萄样无正常绒毛,无胚胎及胎儿附属物。更易发生远处转移,成为滋养细胞肿瘤。

部分性葡萄胎为胎盘的部分绒毛变性,肿胀呈葡萄样,有胚胎或胎儿组织存在。相对不易发生远处转移。因此本任务着重于完全性葡萄胎患者的护理。

一、病因

研究发现完全性葡萄胎的发生与营养状况、年龄、感染、受精卵异常、细胞遗传异常等因素有关。饮食中缺乏维生素 A 及其前体胡萝卜素和动物脂肪者发生葡萄胎的概率显著升高;年龄小于20岁及大于35岁妊娠妇女的发病率显著高于其他年龄段,可能与该年龄段容易发生异常受精有关;有关报道认为葡萄胎发生与病毒感染有关;完全性葡萄胎的染色体核型为二倍体,均来自父系。另外,既往葡萄胎史也是高危因素。

二、病理

葡萄胎病变局限于宫腔内,不侵入肌层,也不发生远处转移。

完全性葡萄胎大体检查：水泡状物大小不一，其间有纤维素相连，常混有血块蜕膜组织，水泡状物占满整个宫腔，无胎儿及其附属物。镜下变化：胚胎或胎儿组织缺失，弥漫性滋养细胞增生，绒毛水肿，种植部位滋养细胞呈显著的异型性。

部分性葡萄胎大体检查：部分绒毛呈水泡状，合并胚胎或胎儿。镜下变化：见胚胎或胎儿组织，局限性滋养细胞增生，绒毛水肿程度不同，绒毛呈显著的扇贝样轮廓，间质内见滋养细胞包涵体，种植部位滋养细胞呈轻度异型性。

【护理评估】

一、健康史

询问患者既往月经史、婚育史及避孕措施，此次妊娠的反应，有无剧烈呕吐和阴道流血等。注意详细询问阴道流血的量、性质、时间，是否伴有水泡状物排出。

二、身心状况

（一）身体评估

1. 症状

（1）停经后阴道流血：最常见的症状，80％葡萄胎患者往往先有 8～12 周停经史，继之发生不规则阴道流血，开始量少，以后渐增多，且常反复大出血，有时随出血自然排出水泡样组织。流血时间长又未及时治疗者，可导致贫血及感染。

（2）妊娠呕吐：出现妊娠呕吐较正常妊娠早，持续时间长且症状严重，若未及时纠正可导致水电解质平衡紊乱。

（3）子痫前期征象：妊娠 24 周前即可发生高血压、水肿、蛋白尿。

（4）甲状腺功能亢进：可出现心动过速、皮肤潮湿、震颤，血清 T3、T4 水平增高等轻度甲状腺功能亢进征象。

（5）腹痛：因葡萄胎增长过速、子宫过度快速扩张可致阵发性下腹隐痛，常发生在阴道流血之前。若发生卵巢黄素化囊肿扭转或破裂，可出现急腹痛。

2. 体征

（1）子宫异常增大、变软：子宫大于停经月份，质地变软，HCG 水平异常升高。少数患者可因水泡退行性变致子宫小于停经月份。超过妊娠 20 周时，仍扪不到胎体，无胎心音。

（2）卵巢黄素化囊肿：常为双侧，囊肿大的如胎头或更大，外观光滑，多房性，囊壁薄，囊液清亮或琥珀色，储有大量 HCG，使葡萄胎排出后血或尿中 HCG 不立即转阴。黄素化囊肿常在葡萄胎排出后 2～4 个月自行消退。

（二）心理-社会评估

葡萄胎发生不规则阴道流血时，部分患者会误认为是流产而行保胎治疗，当治疗效果不好或明确诊断后，患者及家属常感不安，担忧此次妊娠的结局及今后是否能正常生育孩子，并表现出对清宫手术的恐惧。

对葡萄胎疾病一知半解者，对于化疗更是恐惧，担忧其已转为恶性疾病。

患者及家属不愿在随访过程采取避孕措施。

三、相关检查

1. 超声检查　B超检查是诊断葡萄胎的可靠和敏感的辅助检查。完全性葡萄胎在宫腔内充满密集状或短条状回声，呈"落雪状"图像，水泡较大时则呈"蜂窝状"。无妊娠囊，也无胎儿结构及胎心搏动征。

2. HCG 测定　血清 HCG 测定是诊断葡萄胎的另一项重要辅助检查。完全性葡萄胎时血清 HCG 常明显高于正常孕周的相应值,常在 10 万 U/L 以上。少数患者因绒毛退行性变,HCG 升高不明显。

【可能的护理诊断 /合作性医疗问题】

1. 焦虑　与担心清宫手术及预后有关。
2. 功能障碍性悲哀　与分娩期望得不到满足及担心将来妊娠有关。
3. 营养失调:低于机体需要量　与反复阴道流血、呕吐、摄入不足有关。
4. 潜在并发症:贫血、出血性休克　与病程中出血或清宫手术中大出血有关。
5. 有感染的危险　与反复阴道流血、贫血造成免疫力下降有关。
6. 知识缺乏:缺乏有关妊娠滋养细胞疾病治疗及随访的知识。

【预期目标】

(1) 经门诊护士讲解,患者能掌握减轻焦虑的技能,积极配合清宫手术。
(2) 经门诊护士健康教育,患者及家属能接受葡萄胎的结局。
(3) 经责任护士讲解,患者及家属能说出营养不良的原因,并列举应对措施。
(4) 经医护人员共同努力,患者的感染征象得到预防和控制。
(5) 经责任护士健康教育,患者能陈述随访的重要性及方法。

【护理措施】

治疗原则:一经确诊,及时行清宫术,清除宫腔内容物。

1. 心理护理　向患者及家属解释疾病的相关知识和清宫术治疗过程,纠正患者对疾病的错误认识,鼓励患者表达悲伤情绪。向患者介绍治疗效果好的病例,以解除顾虑,增强信心。

2. 病情监测　严密观察患者腹痛及阴道流血情况,注意阴道排出物内有无水泡状组织并保留会阴垫,以便准确估计出血量。发现阴道大出血时,应立即报告医生,及时测量血压、脉搏、呼吸,并做好急诊手术准备。留晨尿或抽血做 HCG 测定,协助判断病情及预测预后。

3. 清宫手术的护理　由于葡萄胎清宫时出血较多,子宫大而软,容易穿孔。清宫前建立静脉通路,配血备用,准备好缩宫素、抢救药品和物品。出血多时可在吸宫后使用缩宫素。宫体小于妊娠 12 周可以一次刮净,宫体大于妊娠 12 周或术中感到一次刮净有困难时,可于 1 周后行第二次清宫。每次清宫后均应取贴近宫壁种植部位、新鲜无坏死的组织送病理检查。

4. 子宫或附件切除术的护理　黄素化囊肿发生急性扭转出现坏死时需手术切除该侧附件。对子宫切除或附件切除患者做好围手术期的护理。

5. 预防性化疗　非常规处理方法。对有下列高危因素和随访困难的完全性葡萄胎患者需行预防性化疗:①年龄大于 40 岁;②葡萄胎清宫前血 β-HCG 值异常升高;清宫后 HCG 下降缓慢或始终处于高值;③宫体明显大于相应孕周或子宫短期内迅速增大;④卵巢黄素化囊肿直径大于 6 cm;⑤滋养细胞高度增生或伴有不典型增生;⑥出现可疑的转移病灶。化疗患者的护理,详见本项目任务二。

【健康教育】

1. 休息与营养　卧床休息,适当活动,保证充足的睡眠时间和质量,提高机体免疫力。鼓励患者进高蛋白、高热量、富含维生素 A、易消化饮食,对不能进食或进食不足者,应遵医嘱从静脉补充营养。

2. **防止感染** 保持外阴清洁,每次清宫术后禁止性生活及盆浴 1 个月。

3. **随访** 向患者及家属宣传定期随访可早期发现滋养细胞肿瘤的知识,以便及时治疗。

(1)随访计划:葡萄胎清宫术后每周一次,直至 HCG 连续 3 次阴性;然后每月一次,持续 6 个月;然后每 2 个月一次,共 6 个月;自第一次阴性后,共计 1 年。

(2)随访内容:①血、尿 HCG 定期测定;②健康史询问,有无不规则阴道流血、咳嗽、咯血及其他转移灶症状;③妇科检查,注意阴道流血、阴道壁紫蓝色转移结节、子宫大小、黄素化囊肿是否缩小或消失;④其他辅助检查,必要时可选择盆腔 B 超、X 线胸片或 CT 检查等。

4. **避孕** 告知患者随访期间应坚持避孕 1 年。避孕方法可采用避孕套或口服避孕药,不宜选用宫内节育器,以免混淆子宫出血的原因或造成子宫穿孔。

5. **再次妊娠** ①HCG 成对数下降至阴性后半年,可再次妊娠;②HCG 下降缓慢者,延长避孕时间;妊娠后做 B 超检查和检测 HCG,以排除葡萄胎复发的可能。再次妊娠,成功分娩者,产后加强 HCG 随访至正常。

【护理评价】

(1)清宫术后患者的焦虑程度有所缓解。

(2)住院期间,得到健康教育知识,患者和家属懂得疾病结局,有信心康复后再妊娠。

(3)出院前,贫血得到控制,懂得合理营养对机体康复的重要性,营养失调可望得到纠正。

(4)术前做好充分准备,清宫术中未发生大出血。

(5)清宫术后阴道出血停止,加强会阴护理,未发生感染。

(6)经过责任护士讲解,患者和家属都落实了出院的随访计划。

┃ 任务二　妊娠滋养细胞肿瘤患者的护理 ┃

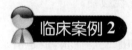 临床案例 2

患者,女,29 岁,平素月经规则。

4 个月前因葡萄胎行清宫手术,清除组织送病理检查为葡萄胎。现阴道少量出血 21 天,伴咳嗽 10 天。无发热,无胸痛,今来院就诊。

查体:体温 37.1 ℃,脉搏 80 次/分,呼吸 20 次/分,血压 110/80 mmHg。一般情况好,心肺腹部检查未及异常。妇检:外阴(一),阴道少量血迹,子宫增大如妊娠 2 月大小,质软。尿 HCG 测定(+)。B 超检查:子宫壁见强光点与暗区相间的蜂窝样病灶。

此时,患者惊慌失措,浑身颤抖,不停地问护士:"这个尿 HCG 测定是否会搞错?本地哪个医院治疗恶性葡萄胎是最好的?我还能活多久?……"

针对该患者病史,首先排除妊娠,再排除侵蚀性葡萄胎。明确诊断后护士重点为患者讲解目前的病情,治疗方案,当前我国的治愈率等,以及一些预见性的心理疑虑,以帮助和支持患者尽早适应本次患病的角色,配合治疗。

问题:

1. 该患者可能的诊断是什么?诊断依据?

2. 此患者还需做哪些检查?

3. 进一步检查结果支持初步诊断,患者的治疗原则是什么?

4. 如何护理?

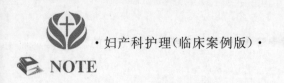

【概述】

侵蚀性葡萄胎是指葡萄胎组织侵入子宫肌层局部或有远处转移,引起组织破坏。侵蚀性葡萄胎全部继发于葡萄胎,恶性程度一般不高,多数仅造成局部侵犯,预后较好。

绒毛膜癌(以下简称绒癌)是继发于正常或异常妊娠后的滋养细胞肿瘤,其中50%发生于葡萄胎妊娠之后,25%继发于自然流产,20%发生于正常分娩后,5%发生于早产和异位妊娠之后。绒癌具有高度恶性,早期即通过血行转移至全身,破坏组织和器官,引起出血坏死。已发生转移的病例,治愈率可达70%,甚至治愈后可正常怀孕。

【护理评估】

一、健康史

了解患者是否有阴道不规则流血病史。如是葡萄胎患者,详细询问第一次刮宫病史,包括刮宫时间、水泡大小、刮出物的量及病理检查结果;以后刮宫次数及刮宫后阴道流血情况;收集血、尿 HCG 随访的资料;询问生殖道、肺、脑等转移症状的主诉,有无化疗史及化疗的药物、剂量、疗程、疗效、用药后的机体反应情况。

二、身心状况

(一)身体评估

1. 无转移滋养细胞肿瘤　大多数继发于葡萄胎妊娠。

(1)阴道出血:在葡萄胎排空、流产、足月产后,有持续的不规则阴道流血;或月经正常一段时间后又出现阴道出血。

(2)子宫复旧不全:葡萄胎排空 4～6 周后,子宫未恢复到正常大小,质地偏软。

(3)持续黄素化囊肿:葡萄胎排空后,囊肿持续存在。

(4)腹痛:子宫病灶穿破浆膜层、黄素化囊肿发生扭转或破裂时可引起急性腹痛。

(5)假孕症状:乳房增大,乳头及乳晕着色,外阴、阴道、宫颈着色等。

2. 转移性滋养细胞肿瘤　多见于非葡萄胎妊娠后,可同时出现转移灶和原发灶症状,但也有不少患者原发灶消失,仅表现为转移灶症状。由于滋养细胞的生长特点之一是破坏血管,所以各转移部位症状的共同特点是局部出血。

(1)肺转移:最常见,典型表现为胸痛、咳嗽、咯血及呼吸困难。可因肺动脉滋养细胞瘤栓形成,造成急性肺梗死,出现肺动脉高压、急性肺功能衰竭及右心衰竭。

(2)阴道转移:仅次于肺,转移灶常位于阴道前壁及穹隆,呈紫蓝色结节,破溃后引起阴道大出血。

(3)脑转移:主要死因,典型病例出现突然跌倒、失明、失语、头痛、呕吐、抽搐、偏瘫、昏迷,病情进一步加重时,可因脑疝而突然死亡。

(4)其他部位转移:如脾、肾、膀胱、消化道、骨等,症状视转移部位而异。

(二)心理-社会评估

患者常常需要多次化疗,因医疗费用多,表现出焦虑不安;化疗副反应重,难以承受,同时担心疾病预后不佳而悲观绝望;对手术患者,常因子宫切除造成无法生育而绝望。评估患者的支持系统,良好的支持系统如丈夫和家人的理解、帮助有助于患者的心理适应。

三、相关检查

1. 血清 HCG 测定　主要诊断依据。在葡萄胎清除 9 周后、足月产、流产或异位妊娠 4 周后

HCG 仍持续高水平或一度下降至正常又迅速升高,临床已排除葡萄胎或妊娠物残留、再次妊娠,可诊断为妊娠滋养细胞肿瘤。

2. B 超检查　诊断子宫原发病灶最常用的方法。

3. X 线胸片　常规检查,转移灶的典型表现为棉球状或团块状阴影。

4. CT 和核磁共振检查　CT 对肺部较小的病灶和脑、肝等部位的转移灶有较高的诊断价值;对 X 线胸片阴性者,应常规检查胸部 CT;对 X 线胸片或胸部 CT 阳性者,常规 CT 检查脑、肝。核磁共振主要诊断脑、腹腔和盆腔的病灶。

5. 组织学诊断　在子宫肌层或转移灶中见到绒毛或退化的绒毛阴影,诊断为侵蚀性葡萄胎;未见绒毛结构,仅见大量滋养细胞浸润和坏死出血,则诊断为绒癌。

6. 其他检查　血细胞、血小板计数,肝、肾功能等。

【可能的护理诊断/合作性医疗问题】

1. 角色紊乱　与患者较长时间住院和接受化疗有关。

2. 有感染的危险　与反复阴道流血、化疗使机体抵抗力降低有关。

3. 潜在并发症:肺转移、阴道转移、脑转移。

4. 恐惧　与疾病性质为恶性及需接受化学药物治疗有关。

【预期目标】

(1) 经过责任护士的心理支持,患者能较好地适应角色的改变。

(2) 经过医护人员的努力,住院期间未发生感染。

(3) 经过积极治疗,未发生病灶转移/能较好地控制转移病灶。

(4) 经过责任护士和丈夫的心理支持,患者能主动参与治疗护理活动。

【护理措施】

治疗原则:化疗为主,手术、放疗为辅的综合治疗。

1. 心理护理　主动与患者交谈,鼓励其表达悲伤情绪,向患者及家属介绍疾病的有关知识,特别说明化疗的作用及可能出现的副反应,列举治疗成功病例,以减轻其焦虑与恐惧,增强其战胜疾病的信心。

2. 病情观察　多巡视病房,严密观察患者腹痛、阴道流血、咳嗽、咯血,突然跌倒、失明、失语、头痛、呕吐、抽搐等情况,发现异常,立即报告医生,并配合进行抢救。

3. 转移病灶护理

(1) 肺转移患者的护理:①嘱患者卧床休息,遵医嘱积极化疗;②呼吸困难者予半坐卧位、酌情吸氧;③大咯血者取头低患侧卧位,保持呼吸道通畅,轻拍背部,排出积血;④迅速通知医生,配合医生止血、抗休克治疗;⑤协助患者拍摄胸片,监测肺部转移病灶的变化。

(2) 阴道转移患者的护理:①遵医嘱应用化疗,以便结节尽快消失;②密切观察转移结节有无破溃出血,未破溃的患者应以卧床休息为主,禁止做不必要的检查和窥阴器检查,严禁行阴道冲洗,活动时勿用力过猛过重;③病灶破溃出血时,用纱条填塞阴道压迫止血,纱条须在 24~48 h 内取出,取出时必须做好输血、输液、抢救准备。如出血未止可再行填塞,记录填塞和取出纱条的时间和数量。密切观察生命体征,按医嘱用抗生素预防感染。

(3) 脑转移患者的护理:①嘱患者卧床休息,起床时应有人陪伴,防止跌倒造成意外损伤;②严密观察病情变化,记录液体出入量,每天的总入量应限制在 2000~3000 mL,预防各种并发症的发生;③配合医生实施各项对症性诊疗措施,颅内压增高明显者,给予脱水剂。

4. 化疗患者的护理

1)用药注意事项

(1)准确称量体重,以便正确计算和调整化学药物的剂量,通常在每个疗程的用药前和用药中各称体重1次。要求在早上、空腹、排空大小便后进行测量,酌情减去衣服重量。

(2)现用现配化疗药液,常温下不超过1 h。对放线菌素D、顺铂等需避光的药物,使用过程中用避光输液器或黑布包裹。

(3)合理使用静脉血管,并注意保护。从远端开始,有计划地选择血管,用生理盐水的先作静脉穿刺用,确认进入静脉,再注入化疗药物。一旦怀疑或发现药物外渗应重新穿刺,但局部刺激性较强的药物如氮芥、长春新碱、放线菌素D等需立即停止滴入,用生理盐水皮下注射加以稀释,并局部冷敷,以后用金黄散外敷,以减轻局部疼痛、肿胀、坏死。化疗结束前用生理盐水冲管,以降低穿刺部位静脉内的残留浓度,起到保护血管的作用。

(4)腹腔内注入化疗药物,嘱患者变动体位,以便药物与更多的肿瘤接触,促进疗效。

(5)动脉插管者应绝对卧床休息,保持通畅并控制滴速,拔管后用沙袋压迫24~48 h,防穿刺部位出血。

2)病情监测 抗癌药物除杀死癌细胞外,也会影响到一些细胞的生理功能,导致副作用的发生。因此在病情监测时注意相关部位的功能损害情况。①密切注意有无牙龈出血、鼻出血、皮下淤斑、阴道活动性出血等倾向;②注意体温变化,重视免疫抑制而引起的继发感染征象;③观察有无腹痛、腹泻、食欲减退、恶心、呕吐、口腔黏膜变红、疼痛等反应;④观察有无上腹疼痛、恶心、腹泻等肝脏损害的表现;⑤观察有无尿频、尿急、血尿等膀胱炎症状;⑥监测患者有无肢体麻木、肌肉软弱等神经系统副反应。

3)药物副反应的护理

(1)骨髓造血功能抑制的护理:化疗最常发生骨髓造血功能破坏。绝大部分首先引起白细胞减少,其次是血小板功能的破坏与数目的降低,红细胞减少很少见。白细胞下降多在停药5~7日后出现。血小板下降稍晚于白细胞,下降速度快,但恢复较快。①白细胞减少的护理:保持环境清洁,定时通风,限制探视,当白细胞低于$3.0×10^9/L$时应与医生联系考虑停药,白细胞低于$1.0×10^9/L$时要实行保护性隔离,禁止带菌者入室,净化空气。随时注意患者血象变化,给予营养支持、卫生指导,严格无菌操作,必要时给予抗生素和升白细胞药物。②血小板降低的护理:出现牙龈出血、鼻衄、血尿等症状时,应预防大出血发生。

(2)消化道副作用的护理:①恶心、呕吐护理:一般用药后2~3日开始出现恶心、呕吐,停药后逐渐恢复。给予患者心理疏导,饮食指导,如少量多餐、选择在用餐前或用餐后1 h喝水,进餐时细嚼慢咽,选择尽可能清淡的食物,避免甜食或油炸、油腻的食物。在化疗前后给予镇静、止吐药物,如安定、胃复安、枢复灵等,必要时通过静脉输注营养。②口腔溃疡护理:多数在用药后出现,保持口腔清洁,预防口腔炎症。发现口腔黏膜充血疼痛,可局部喷西瓜霜等粉剂;如有黏膜溃疡,需做溃疡面分泌物培养,根据药敏试验结果选用抗生素和维生素B_{12}溶液混合涂于溃疡面促进愈合;使用软毛牙刷刷牙或用清洁水漱口,进食前、后用消毒溶液漱口(避免使用含有较多酒精或盐分的市售漱口水)。给予温凉的流食或软食,避免刺激性食物。如因口腔溃疡疼痛难以进食,可在进食前15 min予0.03%丁卡因涂敷溃疡面,进食后漱口并用锡类散、冰硼散等局部涂抹。鼓励患者进食,促进咽部活动,减少咽部溃疡引起的充血、水肿、结痂。③腹痛、腹泻护理:记录大便的色、质、量,化疗中若出现严重的腹泻,遵医嘱立即停止化疗,收集标本送细菌培养。指导饮食,勿进食油炸、油腻、辛辣的食物,不宜摄取高纤饮食,如全麦面包、麦片、坚果等,可摄取白面包、白米饭、香蕉、煮过的无皮水果、无皮的鸡肉等低纤饮食。疑似伪膜性肠炎者,及时床边隔离。

(3)脱发的护理:解释脱发的原因,说明化疗停止后头发能再生,消除患者的顾虑。指导患者在开始化疗之前准备好合适的假发、头巾、帽子、丝巾、眉笔、假睫毛等,在脱发期间,戴假发、头巾或帽子保护头皮,画眉毛、贴睫毛,保持原来的容貌,以保持自尊心;使用宽齿、软质的梳子,轻柔地梳理头发。

（4）内脏损害的护理：常见肝、肾、心、肺的损害，定期检查其功能，严密监护其功能受损时的症状及体征，及时汇报医生，采取相应措施。

4）手术治疗患者的护理　按妇科手术前、术后护理常规实施护理。

【健康教育】

（1）嘱患者注意休息，避免劳累，有转移灶症状出现时应卧床休息，病情缓解后再适当活动。向患者及家属阐明营养对疾病治疗和康复的重要性，鼓励患者进高蛋白、高热量、高维生素、易消化饮食，营造良好进食环境，做好口腔护理，对不能进食或进食不足者，应遵医嘱从静脉补充营养。注意外阴清洁卫生，防止感染，节制性生活，做好避孕指导。

（2）向患者及家属宣传随访的重要性，随访时间、内容及注意事项，以引起重视，能够坚持随访。第 1 次随访在出院后 3 个月，以后每 6 个月 1 次直至 3 年，3 年后每年 1 次直至 5 年，5 年后每 2 年 1 次。随访内容同葡萄胎。

（3）随访期间，严格避孕，至少在停止化疗后一年后可妊娠。

【护理评价】

（1）患者能积极配合治疗和护理，树立战胜疾病的信心。

（2）患者在治疗期间，未发生感染症状。

（3）患者在治疗期间，未发现转移病灶。

（4）患者获得疾病及化疗相关知识，能够进行自我护理。

（潘爱萍）

项目十四 女性生殖系统内分泌疾病患者的护理

女性生殖系统的内分泌疾病是妇科常见病,主要表现为月经失调、原发性痛经、绝经综合征等。由于内分泌疾病关系到女性生殖器官,许多患者难以启齿,担心早衰或丧失生育能力,害怕受到歧视,担心影响家庭生活甚至性生活,因此,妇科内分泌疾病的患者在就诊时会出现多种心理问题。作为一名妇科临床护士,除了学会疾病的发生、诊断、治疗原则外,还要分析患者的心理特点,制订相应的护理措施,尽量减轻患者的身心伤痛。

【教学目标】

通过项目十四的学习,学生能够达到如下目标。

一、认知领域

(一)识记

1. 能迅速说出功能失调性子宫出血(简称功血)、痛经的分类,绝经、绝经综合征的概念,功血、原发性痛经、绝经综合征常见的症状、原发性痛经的疼痛特点、相关的辅助检查,常用的止血、调整周期、痛经止痛、改善自主神经功能紊乱的药物名称。

2. 能正确写出无排卵性功血和排卵性功血、绝经综合征的治疗原则和保守治疗方案,无排卵性功血和排卵性功血的临床表现,痛经患者的身体评估,功血、痛经、绝经综合征患者常用的护理诊断,性激素替代治疗的适应证和绝对禁忌证。

(二)理解

1. 能用自己的语言,向患者及家属说明不同类型的功血、痛经治疗方案和药物止血方案,缓解痛经的知识。

2. 能用自己的语言,向患者及家属阐释阴道不规则出血、周期缩短、经期延长与功血分类的关系;阐释痛经的发病机制。

3. 经过临床见习,结合理论学习能提出功血、痛经、绝经综合征患者特有的心理-社会表现。

(三)应用

1. 能用所学知识,向患者和家属讲解功血、痛经、绝经综合征的护理措施;性激素、吲哚美辛等止痛药物的用药指导。

2. 能用所学知识,制订一份功血患者健康教育的书面资料、缓解痛经的饮食及生活习惯宣教资料、绝经综合征妇女保健的书面材料。

3. 能用所学知识,讨论痛经患者改善痛经症状的应对措施。

二、情感领域

(一)接受

1. 经过理论和技能学习,能回答"认知领域"里"识记"层次的知识点。

2. 经过理论和技能学习,能向老师提出本项目中不理解的知识点。

(二)反应

健康指导时,向功血、痛经、绝经综合征患者宣教疾病护理知识时,能遵守护士职业道德,规范使用护患沟通用语。

（三）判断

1. 经过理论和技能学习，能评估功血、痛经、绝经综合征患者接受性激素治疗时的不同心理障碍。

2. 应用所学知识，给因功血接受性激素治疗而产生不同心理障碍的患者、痛经患者解释可预见的问题。

【预习目标】

1. 复习项目一任务二中的月经的临床表现，思考月经是怎么形成的；复习子宫的解剖及生理特点、女性一生各阶段的生理特点。

2. 复习项目一任务二中的月经周期的调节涉及的器官、系统及调节过程。

3. 复习项目一任务二中的性激素的生理功能。

4. 通过互联网查找，总结月经期的注意事项。

5. 通读本项目的全部内容，重点注意并找到"教学目标"中"识记"的全部知识点。

任务一 功能失调性子宫出血患者的护理

临床案例 1

患者何某，女，22 岁，因"不规则阴道流血 10 天"就诊。患者初潮年龄 14 岁，月经周期 15～90 天，经期 7 天，量中等。半年前曾因经量过多在当地医院就医，药物治疗后好转。10 天前月经来潮，第一天量少，第二天月经量增多，伴血块，为既往经量的 2 倍，每日用卫生巾 10 多片，偶伴乏力，无晕厥、腹痛、腹胀等不适。妇科检查：外阴已婚未产式，阴道畅通，见中量暗红色血液，宫颈光滑、正常大小、无举痛。子宫前位、正常大小、质地中等、活动无压痛，双侧附件区未见异常。

面对医生与护士，患者还说出了自己的顾虑："自己的疾病对生育会不会造成影响？吃激素会不会有什么副作用？在网上查到用激素可能让身材走形、脸上长斑，这些都是真的吗？"

该患者为功能失调性子宫出血，月经量明显增加，重点评估其病因，明确诊断、治疗方案及发生疾病后的心理反应，做好有预见性的心理支持，从而帮助患者尽早康复。

问题：

1. 在确诊前，还需做哪些相关检查？

2. 门诊护士针对这个案例，如何做好预见性的心理支持？

3. 针对这个案例，可实施哪些护理措施？

【概述】

功能失调性子宫出血是由于调节生殖的神经内分泌机制失常，引起的异常子宫出血，但全身及内外生殖器官无明显器质性病变。分排卵性和无排卵性两类，可发生于月经初潮至绝经期间的任何年龄。

一、无排卵性功血

无排卵性功血好发于青春期和围绝经期的女性。由于生理特点或病理因素的影响，出现月经紊乱。

1. **青春期**　由于下丘脑-垂体-卵巢轴调节功能未完善,使得大脑对雌激素的正反馈反应异常,不能诱导排卵的黄体生成素形成峰值,卵泡发育到一定程度闭锁,导致无排卵。

2. **围绝经期**　由于卵巢功能衰退,对卵泡刺激素反应降低,造成雌激素分泌量锐减,对垂体的负反馈变弱,造成排卵障碍,最终发生无排卵。

3. **生育期**　由于内外环境的某种刺激,如应激、流产、手术或疾病等引起短暂阶段的无排卵。亦可由于多囊卵巢综合征、肥胖等疾病引起长期持续无排卵。

无排卵性功血由于不排卵,不产生和分泌孕激素,子宫内膜只受到单一雌激素影响,发生撤退性出血或突破性出血,表现为月经周期紊乱、经期长短不一、出血量时多时少,甚至大出血,出血期常无下腹疼痛或不适。

二、排卵性功血

排卵性功血好发于生育期女性。

1. **黄体功能不足**　由于神经内分泌功能紊乱,导致卵泡期的卵泡刺激素缺乏,卵泡发育缓慢,使雌激素分泌减少;黄体生成素峰值不高,使黄体发育不全,孕激素分泌不足,导致内膜分泌反应不良。表现为月经周期缩短、月经频发。患者可能不易受孕或受孕后流产概率增加。

2. **黄体萎缩不全(子宫内膜不规则脱落)**　因下丘脑-垂体功能或黄体功能异常,导致黄体萎缩过程延长,出现子宫内膜不规则脱落。表现为月经周期正常、经期延长、经量增多。

【护理评估】

一、健康史

(1) 询问年龄、体重、婚姻状况等个人基本信息。

(2) 询问本次发病的相关情况:发病时间、持续时间、治疗经过、用药情况及效果、伴随症状。了解有无诱发本次疾病的相关因素,如情绪紧张、营养失调、情感创伤、体重骤变、生活环境变化等。

(3) 询问月经史、婚育史、避孕措施,尤其要询问既往有无停经、月经紊乱的病史,了解用药情况及身体对药物的反应。

(4) 询问既往病史,了解有无引起月经失调的全身或生殖系统的相关疾病,有无高血压、代谢性疾病、血液系统疾病等。

二、身心状况

(一) 身体评估

1. **症状方面**　主要表现为阴道不规则出血,特别是经期的长短、经量的多少及经血的性质等方面。常见的子宫出血方式有:①月经过多:周期规律,但经期延长(>7天),经量过多(>80 mL)。②经量过多:周期不规律,经期延长(>7天),经量过多(>80 mL)。③月经频发:周期缩短。

2. **体征方面**　观察精神和营养状态,有无肥胖、贫血、出血点、黄疸和其他病态。体格检查淋巴结、甲状腺、乳房发育情况,进行腹部触诊。

(二) 心理-社会评估

患者因异常的子宫出血形成较大的心理压力,青春期患者常因害羞或其他顾虑,围绝经期患者常因担心疾病与肿瘤有关,生育期患者常因担心影响生育而产生焦虑、恐惧的心理。

三、相关检查

排除器质性病变,了解卵巢排卵功能。

1. 诊断性刮宫

(1) 无排卵性功血者,于月经前3～7天或月经来潮6 h内刮宫,以确定排卵或黄体功能。无排卵性功血患者的子宫内膜病理检查可见增生期变化或增生期过长,而无分泌期表现。

(2) 黄体萎缩不全者,于月经期第5～6天进行。黄体功能不足患者的子宫内膜病理检查呈现分泌不良的表现;黄体萎缩不全患者(如在月经期第5～6天刮宫),子宫内膜病理检查可见分泌期与增生期并存。

(3) 不规则出血者,可随时进行刮宫。

2. 宫腔镜检查　在宫腔镜的直视下放大宫腔情况,选择高危病变区取组织,排除宫腔内病变,如子宫内膜癌、子宫黏膜下肌瘤等。

3. 基础体温测定　机体在安静状态下的体温。排卵周期中孕激素的分泌作用于体温中枢,使得排卵后的体温上升0.3～0.5 ℃,呈双相型体温(图14-1),无排卵的周期呈单相型体温(图14-2)。

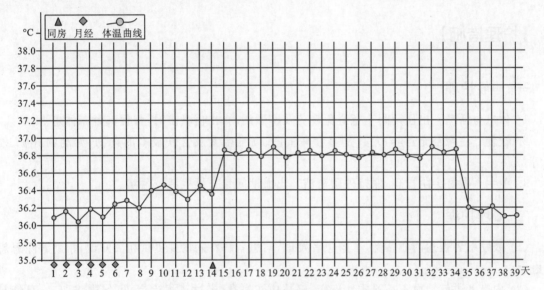

图14-1　双相型体温

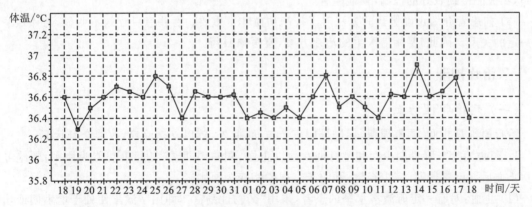

图14-2　单相型体温

4. 宫颈黏液结晶检查　经前出现羊齿植物叶状结晶,而没有椭圆形结晶,提示周期无排卵。

5. 阴道脱落细胞涂片检查　无排卵者表现出受中、高度雌激素影响。

6. 性激素测定　测定血清中性激素的水平,了解有无排卵及黄体功能。

【可能的护理诊断/合作性医疗问题】

1. 组织灌注量不足　与月经过多有关。

2. 疲乏　与子宫异常出血导致的继发性贫血有关。

3. 焦虑　与担心疾病性质及疾病预后有关。

4. 有感染的危险　与子宫不规则出血引起严重贫血、机体抵抗力下降有关。

5. 知识缺乏：缺乏疾病相关知识及正确服药的方法。

【预期目标】

（1）经过正规治疗，功血得到控制，患者能够完成日常活动。

（2）经责任护士讲解，患者懂得饮食调节及做好日常会阴护理的方法。

（3）经责任护士健康教育，患者懂得功血的性质及其不会影响今后生育，解除思想顾虑。

（4）经过正规治疗和积极预防，患者未发生感染。

（5）经责任护士讲解，患者懂得服药依从性的重要性及不遵医嘱的危害，配合正确用药。

【护理措施】

一、一般护理

1. 休息与活动　出血期间注意避免疲劳及剧烈活动，出血量多时，督促其卧床休息。

2. 饮食　注意补充营养，尤其是多食高蛋白、高维生素及含铁较多的食物，如动物肝脏、瘦肉等。

3. 卫生　做好会阴护理，保持外阴清洁。出血期间禁止性生活及盆浴。

二、心理护理

（1）鼓励患者表达内心感受，了解患者疑虑，向患者解释病情并提供相关知识，帮助解除思想顾虑。

（2）向患者讲解功血不是器质性病变，仅是功能失常，经过正规治疗，可促进排卵，一旦恢复排卵，功血能得到较好的控制，就能生育。

（3）向患者介绍正确服药的方法对于控制功血非常重要。有些患者疗效不明显，与讳疾忌医有一定的关系。因此，要相信医生的治疗方案，遵医嘱服药。

三、治疗护理

（一）无排卵性功血

治疗原则是止血、调整周期、促进排卵三个方面，此外，辅以支持治疗，改善全身状况。

1. 药物治疗　青春期少女和生育期女性以止血、调整周期、恢复卵巢功能为原则；围绝经期妇女止血后以调整周期、减少经量、预防子宫内膜病变为原则。

（1）止血：对有一定雌激素水平的患者，采用"药物性刮宫"，即用孕激素使处于增生期或增生期过长的子宫内膜转化为分泌期，停药后会出现撤药性出血。对于青春期功血的患者用大剂量雌激素短期内修复创面。对于围绝经期功血的患者用三合激素（黄体酮、雌二醇、睾酮）肌内注射。

（2）调整月经周期：常用雌、孕激素序贯疗法（人工周期），治疗时间一般为 3 个周期；也可雌、孕激素合并使用。

（3）促进排卵：适用于青春期功血和育龄期功血尤其不孕者，常用氯米芬（CC）、人绒毛膜促性腺激素（HCG）、尿促性素（HMG）和促性腺激素释放激素（GnRH）。

2. 手术治疗

（1）诊断性刮宫：对围绝经期患者常规刮宫，最好在宫腔镜下行分段诊断性刮宫，即可明确诊断,又可达到止血的目的。

(2) 子宫切除术:对年龄超过40岁,病理诊断为子宫内膜复杂型增生期过长,甚至发展为子宫内膜不典型增生时,可行子宫切除术。

(3) 子宫内膜切除术:对年龄超过40岁的顽固性功血或有子宫切除术禁忌证者,可通过电凝或激光行子宫内膜去除术。

(二) 排卵性出血

1. 黄体功能不足　以促进卵泡发育,刺激黄体功能及替代黄体功能为原则。

2. 子宫内膜不规则脱落　以调节下丘脑-垂体-卵巢轴的反馈功能,使黄体及时萎缩为原则。

四、用药护理

(1) 遵医嘱用药,不得随意漏服、停服。

(2) 止血后开始药物减量,3天减量一次,首次减量不超过原剂量的三分之一,直至维持量。

(3) 按服药后发生撤退性出血的时间,确定维持量的服用时间。

(4) 使用促排卵药治疗时,监测基础体温,以便观察卵泡发育过程。

(5) 使用大剂量雌激素时,宜在睡前服用,长期用药者,注意监测肝功能。

(6) 使用雄激素时,每月总量不超过300 mg,以免男性化,青春期妇女避免使用。

【健康教育】

(1) 让患者认识到,增强治疗依从性对于控制本疾病复发的重要性。

(2) 向患者及家属耐心讲解本疾病与不孕症没有必然的因果关系,但对于不孕症夫妇要加强各不孕症因素的排查,积极治疗。

(3) 向患者阐释肥胖与性激素失调的关系,引导患者说出肥胖的原因,与患者一起制订控制体重的计划。

【护理评价】

(1) 止血后,控制贫血,通过健康教育,患者活动耐受力有所提高。

(2) 通过健康教育,患者及家属已学会合理饮食的食谱及保持会阴清洁干燥的方法。

(3) 患者遵医嘱正确服用性激素,消除先前对激素药物的误解。

(4) 患者治疗期间未发生感染。

(5) 通过责任护士讲解,患者及家属懂得正确用药的方法和意义。

|任务二　痛经患者的护理|

临床案例 2

患者唐某,女,17岁,因月经期下腹部剧烈疼痛1年就诊,自述经期疼痛难忍,每次需服用止痛药物缓解,平时月经规律,量中等,颜色暗红。现在对每次月经来潮心存恐惧,还调侃自己下辈子一定不做女人了,太痛苦。行生殖器官B超检查,未见异常。

该患者确诊为原发性痛经,重点:需及时给予有效措施缓解疼痛和细致讲解病因、病理,以缓解其心理恐惧。

问题：

1. 这位青春期女性可能是什么疾病？诊断依据是什么？
2. 需要给予哪些护理措施？

【概述】

痛经是指经期或月经前后，出现下腹部痉挛性疼痛，伴有全身不适，严重影响工作或日常生活者。分原发性和继发性两种。经详细妇科临床检查未能发现盆腔器官有明显异常者，称原发性痛经，也称功能性痛经。继发性痛经则指因生殖器官有明显病变(如子宫内膜异位症、盆腔炎、肿瘤等)导致的痛经。此处只叙述原发性痛经。

原发性痛经多见于青春期女性，多在月经初潮后 1~2 年内发病。其原因可能与月经期子宫内膜释放前列腺素引起子宫过度痉挛有关，同时还受到内分泌、遗传、免疫、精神等因素的影响。

【护理评估】

一、病史

详细了解患者年龄、月经史、婚育史等，询问诱发痛经的可能因素、伴随症状、疼痛与月经的关系，疼痛发生的部位、时间、性质，缓解疼痛的方法。

二、身心状况

（一）身体评估

1. 症状　原发性痛经的主要症状是下腹痛。月经期下腹坠胀疼痛或痉挛痛，最早出现于经前 12 h，行经第 1 天最剧烈，2~3 天后可缓解。疼痛可放射到外阴、腰骶部，伴恶心、呕吐、乏力、面色苍白、四肢厥冷。

2. 妇科检查　生殖器官无器质性病变。

（二）心理-社会评估

由于痛经引起下腹胀痛或腰骶部酸痛的感觉，甚至出现恶心、呕吐等严重症状，患者往往有意识或无意识地怨恨自己是女性，认为有月经是"痛苦"、"倒霉"的，甚至出现神经质的性格。表现为经期的恐惧、焦虑、紧张、抑郁等情绪变化。

三、相关检查

可通过 B 超检查、必要时腹腔镜检查排除生殖器官器质性病变。

【可能的护理诊断/合作性医疗问题】

1. 急性疼痛　与月经期子宫痉挛性收缩引起的疼痛、伴随症状有关。
2. 恐惧　与长期反复疼痛造成精神紧张有关。

【预期目标】

（1）患者的疼痛症状缓解。

（2）患者月经来潮前及经期无精神、神经方面的表现。

【护理措施】

一、一般护理

1. 休息与活动　生活规律,保证充分睡眠。适当参加体育锻炼,增强体质。
2. 饮食　营养合理,经期避免生冷、辛辣刺激类食物。
3. 保暖　注意保暖,经期避免冷水洗头、洗澡。

二、症状护理

1. 热敷下腹部,饮用热茶或热汤。
2. 药物止痛
(1) 前列腺素合成抑制剂如吲哚美辛(消炎痛)、布洛芬等。
(2) 解痉药如阿托品等。
(3) 中药如延胡索、香附等。
(4) 口服避孕药,有避孕要求的妇女可服用,通过抑制排卵,减少子宫内膜释放前列腺素。

三、心理护理

向患者讲解有关痛经的相关知识、缓解疼痛的方法,解除思想顾虑,确保患者经期精神平顺,保持情绪稳定。

【健康教育】

(1) 月经期的保健常识,如月经期清洁卫生、禁止性交,月经期保暖、预防感冒,合理饮食和睡眠。

(2) 加强精神心理护理,认可患者的主诉,但耐心讲解月经期的各种生理不适不是器质性病变,不会影响生育功能。一旦痛经影响正常学习、工作和日常生活,必要时采用非麻醉性镇痛治疗,或按压"子宫、内分泌、神门"耳穴,或小腹部局部热敷,也可取俯卧位,以促进经血排出、缓解疼痛。

(3) 分散注意力,如全身放松,与知己朋友交谈,欣赏喜爱的歌舞表演,进行轻松的户外活动等。

【护理评价】

(1) 患者疼痛症状减轻,能说出缓解疼痛的应对方法。
(2) 面对痛经,患者情绪放松,能正确看待经期的表现。

任务三　绝经综合征患者的护理

临床案例3

患者汪女士,49岁,衣着考究,容貌端庄。家人身体都很健康,她本人每年参加体检,没有异常,但是她却走进了妇科内分泌门诊。面对妇科内分泌专家,她说出了自己的不适。

"月经已经近半年没来,上两次相隔都是三个月。不时出现身体发热,尤其面颊、手心、脚心、后背,阵发性出汗,有时候心跳加快。没有性欲,偶尔性交觉得干涩疼痛。经常心烦,控制不住情绪,对同事和家人发火,然后又非常后悔,感觉自己性格变了。经常觉得悲观,什么都不想干,认为自己一生很失败,没什么希望。"

说到这里,她流下了眼泪,不停地擦拭,"医生,我觉得我活着没用,经常想死了算了。"

该女士是绝经综合征,因雌激素水平下降所致的典型症状。可检测性激素佐证。考虑激素替代疗法减轻症状。护士除讲解疾病知识外,更要注重心理护理,鼓励患者调整心态、正视现实、充实生活,平稳地渡过这段困难时期。

问题:

1. 汪女士怎么了？需要进行哪些方面的检查？

2. 应给予哪些护理措施？

【概述】

绝经是每个女性生命进程中必然要发生的一个生理过程,是指月经完全停止 1 年以上。绝经提示着卵巢功能的衰退,生殖功能的终止。

围绝经期(习称更年期)是指围绕妇女绝经前后的一段时期。多发生于 45～55 岁。

绝经综合征(习称围绝经期综合征)指妇女绝经前后出现性激素波动或减少所致的一系列以自主神经系统功能紊乱为主,伴有神经心理症状的一组症候群。主要表现为月经紊乱、面部潮红潮热、精神神经症状、心血管症状等。发病因素主要有内分泌因素(卵巢功能衰退,雌激素水平下降)、神经递质因素、种族因素、遗传因素等。

【护理评估】

一、病史

询问患者年龄、月经史、生育史,有无卵巢切除或盆腔放射治疗,有无其他内分泌系统疾病,了解患者的文化水平及性格特征。

二、身心状况

(一)身体评估

1. 月经改变　评估月经紊乱的表现,包括子宫不规则出血、月经稀发(月经周期超过 35 天)、月经频发(月经周期短于 21 天)、闭经等。

2. 评估与雌激素下降相关的征象。

(1)潮红、潮热:围绝经期最常见且典型的症状,自感颈部、面部发红、发热,伴有出汗,持续 1～3 min。夜间或应激状态易促发,影响情绪、工作、睡眠,患者感到异常痛苦。人工绝经者发生率更高。

(2)精神神经症状:患者可出现情绪不稳定、易激动、性格变化、记忆力减退、脾气暴躁、失眠多梦等表现。

(3)泌尿生殖道症状:由于雌激素减少,阴道干燥,性交痛,易发生老年性阴道炎;排尿困难,尿频、尿急、尿失禁,常伴有张力性尿失禁,易反复发作膀胱炎。

(4)骨质疏松:由于激素下降引起骨质疏松,出现腰背部疼痛、身材变矮,严重者发生骨折。

(5)心血管症状:绝经后妇女动脉粥样硬化、心肌缺血、心肌梗死、高血压、脑出血的发生率随年龄增大而增加。

(6)皮肤及毛发的变化:皮肤皱纹增多加深,色素沉着,出现斑点;阴毛、腋毛有不同程度的减少。

（二）心理-社会评估

围绝经期妇女由于个人因素、家庭因素和社会因素的变化，如自身容貌与健康的改变、子女长大离家自立、父母年老或去世等引起忧虑、多疑、孤独等情绪。

三、相关检查

通过血常规、心电图、尿常规、宫颈刮片、诊断性刮宫、B超等一系列检查了解病情。

【可能的护理诊断/合作性医疗问题】

1. 焦虑　与不适应围绝经期内分泌变化、家庭或社会环境改变等有关。
2. 知识缺乏：缺乏性激素治疗知识。
3. 有感染的危险　与生殖道抵抗力下降有关。

【预期目标】

（1）经过医护人员的健康教育，患者能够正视自己的变化，积极参与社会活动。
（2）经过医护人员的讲解，患者能够正确理解使用性激素的意义，配合治疗。
（3）经过医护人员的健康教育和正规治疗，患者未发生尿道炎、阴道炎、膀胱炎等。

【护理措施】

一、一般护理

1. 休息与活动　合理安排工作与生活，劳逸结合，适当参加体育活动促进血液循环，参加社交活动，放松心情，延缓老化的速度。
2. 饮食　合理营养，适当摄取钙质和维生素D，以减少因雌激素水平降低而致的骨质疏松。平时饮食以低盐、低脂、高蛋白、高维生素为原则。
3. 注意卫生　注意外阴部清洁干燥，勤换内衣、内裤，避免皮肤及泌尿、生殖系统感染。

二、心理护理

1. 情绪疏导　通过交谈，使患者意识到绝经是妇女生命进程中的自然现象，应以平和的心态去面对，保持乐观、积极向上的心态。
2. 培养广泛兴趣，转移注意力　鼓励患者参与中老年社会文娱活动，如广场舞、太极拳、秧歌、书法、合唱等，转移注意力，消除不良情绪。

三、症状护理

1. 潮红、潮热　给予谷维素缓解。
2. 月经失调　予以性激素止血，调整周期。
3. 性激素替代治疗　了解患者有无激素替代的适应证、禁忌证，帮助患者了解用药目的、药物剂量及副反应。
（1）适应证：主要包括因雌激素缺乏所致的老年性阴道炎、泌尿系统感染、潮红、潮热及精神症状，预防存在高危因素的骨质疏松症等。
（2）禁忌证：妊娠、原因不明的子宫出血、已知或可疑乳腺癌和性激素依赖性恶性肿瘤、血栓性静脉炎、严重肝肾功能不全者。慎用者：子宫肌瘤、子宫内膜异位症、严重高血压、糖尿病、癫痫等患者。

（3）药物选择：尽量选用天然性激素，以雌三醇和雌二醇间日给药最为安全有效。注意剂量个体化，以取最小有效量为佳。常用的国产的尼尔雌醇，可有效地控制潮热、多汗、阴道干燥和尿路感染。常用的国外的有妊马雌酮、微粒化 17-β 雌二醇和 7-甲异炔诺酮。

（4）用药途径：选择不同制剂经不同途径使用。口服用药的优点是血药浓度稳定。雌激素有助于调整血脂构成，增加对心血管系统有益的高密度脂蛋白，降低对心血管系统不利的低密度脂蛋白。口服用药方便，为目前性激素替代治疗主要的途径，以片剂为主。经阴道给药有霜、片、栓、硅胶环等制剂，局部作用强，能迅速改善老年性阴道炎症状，也有利于预防老年妇女泌尿系统反复感染的情况。

（5）药物副作用：雌激素剂量过大时可引起乳房胀痛、白带多、阴道流血、头疼、水肿或色素沉着等；孕激素副作用包括抑郁、易怒、乳腺痛和水肿；雄激素有发生高血脂、动脉粥样硬化、血栓栓塞性疾病的危险，大量应用可能出现体重增加、多毛及痤疮。

【健康教育】

（1）加强围绝经期保健知识的宣传。
（2）建立良好的护患关系，耐心解答患者的各种疑问，消除患者的恐惧和焦虑。
（3）定期健康体检，积极防治围绝经期常见病、多发病。

【护理评价】

（1）患者能恢复社交活动，情绪波动有所控制和改善。
（2）患者能够说出应对围绝经期各种症状的缓解方法及正确用药和预防的方法。
（3）患者懂得一旦生殖泌尿系统感染应立即就诊。

（刘德芬）

项目十五　不孕症妇女的护理

近年来,不孕症发病率在我国呈现上升的趋势,同时,生育又被看做是妇女功能和家庭职能的一部分,故不孕症不仅影响妇女的身心健康,还会影响家庭,乃至社会的稳定。因此,鼓励患者积极检查治疗不孕症,为不孕症夫妇提供个体化的治疗和护理是非常必要的。

【教学目标】

通过项目十五的学习,学生能够达到如下目标。

一、认知领域

（一）识记

1. 能迅速说出不孕症、辅助生殖技术的定义。

2. 能正确写出不孕症夫妇常见的病因、常用的护理诊断,女性做各项诊断性检查后的自我护理的措施;卵巢过度刺激综合征并发症的护理措施。

（二）理解

1. 能用自己的语言,向患者及家属说明提高受孕的技巧和辅助生殖技术的优点。

2. 能用自己的语言,向患者及家属阐释不孕症相关辅助检查方法和实施辅助生殖技术的必要性。

3. 经过临床见习,结合理论学习能提出不孕症夫妇、实施辅助生殖技术患者的心理-社会表现。

（三）应用

1. 能用所学知识,向患者及家属介绍不孕症的分类和辅助生殖技术的种类。

2. 能用所学知识,讨论不孕症患者根据不同病因进行个体治疗的重要性及选择适当的辅助生殖技术方式。

3. 能用所学知识,制订一份适合不孕症患者、实施辅助生殖技术患者的心理护理方案。

二、情感领域

（一）接受

1. 经过理论和技能学习,能回答"认知领域"里"识记"层次的知识点。

2. 经过理论和技能学习,能向老师提出本项目中不理解的知识点。

（二）反应

向不孕症夫妇解释和健康指导时,能遵守护士职业道德,规范使用护患沟通用语。

（三）判断

1. 经过理论和技能学习,能评估不孕症夫妇接受辅助生殖技术时的不同心理障碍。

2. 应用所学知识,给不同心理障碍的不孕症夫妇解释可预见的问题。

【预习目标】

1. 复习生殖系统解剖、妊娠生理相关知识。

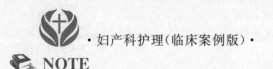
2.通读本项目的全部内容,重点注意并找到"教学目标"中"识记"的全部知识点。

任务一 不孕症妇女的护理

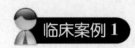

患者何某,29岁,已婚,G_2P_0。患者2007年、2009年由于计划外妊娠,均在本地医院行人工流产术,术后月经恢复正常,周期为28~30天,经期为4~5天,无痛经,白带正常。2009年至2011年期间,采用避孕套避孕,2011年至今未避孕,未孕。现有生育要求,来院就诊。生命体征正常、体格检查正常。妇科检查:外阴阴道无异常,宫颈口圆形,宫体正常大小无压痛,双侧附件未见异常。输卵管通液检查提示双侧输卵管不通,遂行输卵管造影术显示双侧输卵管伞端积水。

责任护士进一步评估患者的心理-社会状况,发现患者心情抑郁,整日愁容不展,害怕别人询问怀孕相关事情,感觉自己无能。询问其家庭情况时,患者诉说婆婆催促的很紧,自己也盼望着早点怀孕,只是不知道输卵管积水是否真的不能怀孕,很担心。希望进一步了解治疗方法,尽快怀孕。患者丈夫也询问责任护士,"如输卵管不通,是不是不能怀孕了? 现在有'试管婴儿'技术了,我们是否就能有孩子了?"

该患者因输卵管积水致继发性不孕,同时也因缺乏相关的疾病知识而焦虑万分。责任护士需加强疾病知识宣教,缓解患者焦虑,介绍目前治疗不孕症的医学信息。

问题:

1.请给该患者夫妇写出护理诊断。

2.针对患者夫妇的护理诊断,写出相应的护理措施。

【概述】

女性未采取任何避孕措施,性生活正常至少12个月而未孕,称不孕症。因男性因素则称不育症。不孕症分为原发性和继发性两大类,既往从未有过妊娠史,无避孕而从未妊娠者,称原发性不孕症;既往有过妊娠史,而后无避孕连续12个月未孕者,称继发性不孕症。

一、病因

不孕症病因可能有女性因素、男性因素或男女双方因素。

(一)女性不孕原因

1. **输卵管因素** 引起不孕症的最常见因素,任何影响输卵管功能的病变均可导致不孕。

(1)输卵管炎症:衣原体、淋菌、结核菌等引起的感染,产后继发感染,阑尾炎或术后导致输卵管伞端闭锁或黏膜遭到破坏致粘连、堵塞。

(2)输卵管先天发育异常:输卵管肌层薄、细长弯曲、纤毛运动及管壁蠕动丧失。

2. **排卵障碍** 各种原因导致的卵巢功能紊乱所致。

(1)卵巢病变:先天性卵巢发育不良、多囊卵巢综合征、卵巢功能早衰、功能性卵巢肿瘤、卵巢子宫内膜异位症等。

(2)下丘脑-垂体-卵巢轴功能紊乱:下丘脑性无排卵、垂体功能障碍、希恩综合征。

(3)全身性因素:年龄、营养不良、压力、肥胖、甲状腺功能亢进、肾上腺功能异常、药物副作用等。

(4)其他:过度吸烟、酗酒、吸毒者可伤及卵细胞,引起不孕。

3. **子宫因素** 子宫先天性畸形、子宫黏膜下肌瘤、非特异性子宫内膜炎、子宫内膜多发息肉、宫腔粘连等导致不孕。

4. 宫颈因素　当体内雌激素水平低下或宫颈管出现炎症时,宫颈黏液的性质和量发生改变,影响精子的活力和进入宫颈的数量;宫颈息肉、宫颈肌瘤、宫颈狭窄等均导致精子通过障碍而致不孕。

5. 阴道因素　先天性无阴道、阴道横膈、处女膜闭锁及各种原因引起的阴道病变,或粘连瘢痕性狭窄都可能影响性交,并阻碍精子进入阴道;阴道炎症严重时,大量炎性细胞消耗精液中的能量物质,降低精子活力,缩短其生存时间,导致不孕。

6. 免疫因素　女性血清中存在透明带自身抗体,与透明带反应后阻止精子进入卵子而不能受精。

（二）男性不育原因

男方不育原因主要有生精障碍与输精障碍。

1. 生精或排精异常　长期处于高温、过度肥胖、过度营养不良及维生素缺乏、过度疲劳、过度酗酒及吸烟、慢性消耗性疾病、慢性中毒、腮腺炎并发睾丸炎、睾丸结核及精索静脉曲张等影响精子的产生或发育;先天性睾丸发育不全症、双侧隐睾不能产生精子;过度紧张、焦虑者可发生阳痿、早泄,影响受孕;外生殖器外伤史影响射精功能。

2. 性功能异常　外生殖器发育不良或勃起障碍、不射精、逆行射精等,使精子不能正常射入阴道内,均可造成男性不育。

3. 免疫因素　男性体内产生对抗自身精子的抗体,破坏精子,使射出的精子产生自身凝集而不能穿过宫颈黏液,从而导致不孕。

4. 内分泌功能紊乱　下丘脑-垂体-睾丸轴功能紊乱、甲状腺及肾上腺功能障碍等可导致不孕。

（三）男女双方原因

缺乏性生活基本知识;男女双方急切盼望怀孕,造成精神心理异常;女性体内产生自身抗体,阻止精子卵子结合或导致受精卵不能着床。

（四）不明原因不孕

经过不孕症的详细检查,依靠现今检查方法尚未明确的不孕症病因。

二、处理原则

针对不孕症的病因进行处理,根据具体情况选择辅助生殖技术。

【护理评估】

一、健康史

询问男方既往有无影响不育症的原因。

询问女方年龄、生长发育史、生育史、同居时间、性生活状况、避孕状况、家族史、手术史等。重点是月经情况,包括初潮年龄、经期、月经周期、经量及月经期有无伴随症状;有无盆腔炎、宫颈炎、阴道炎及慢性疾病史;对于继发不孕者,需了解以往分娩、流产经过,有无感染及大出血病史。

询问夫妇双方结婚年龄、婚育史、性生活情况等,是否两地分居,所采用的避孕措施与持续时间等。

二、身心状况

（一）身体评估

若患有结核病,可有长期低热、消瘦,月经量减少或者闭经;排卵异常者多有月经不规则、月経量少、肥胖多毛、泌乳、原发性闭经等；盆腔炎症、子宫内膜异位症均增加不孕症的发病率；有无其他全身性疾病；妇科检查时注意内、外生殖器的发育及有无畸形；附件区有无增厚、压痛、包块，盆腔有无包块；第二性征的发育情况。

男方除做全身检查外，重点检查外生殖器发育情况及有无病变。

（二）心理-社会评估

由于受传统思想的长期影响，生育被看做是妇女基本的社会职能之一。不孕妇女承受着家庭歧视、社会压力，经常不被理解，常会出现不同程度的心理障碍，会经历震惊、否认、愤怒、内疚、孤独、悲伤、解脱等情绪，甚至个别严重者丧失生活的勇气。男性也是封建思想的受害者，往往更不愿承认不育症的事实，因此，更不愿主动、坚持正规的不育症治疗。与女性相比，男性的心理障碍更隐匿；与男性相比，女性更容易显露心理问题。因此，不论男性或女性，严重者均可导致自我形象紊乱和有个人尊严受损的危险，所以，需要一起评估其心理-社会状况。

三、辅助检查

（一）男方检查

1. 体格检查　包括全身检查和局部生殖器官检查。

2. 精液常规检查　正常精液量为 2～6 mL，平均 3～4 mL，当小于 1.5 mL 时为异常；pH 值为 7.0～7.8；室温下放置 5～30 min 内完全液化；精子总量大于 8000 万/mL，小于 2000 万/mL 者为异常；活动数大于 50%，小于 35% 为异常；正常形态精子占 66%～88%；异常精子数小于 20%，大于 50% 者为异常。

（二）女方检查

1. 体格检查　体格发育及营养状况。

2. 特殊检查

（1）卵巢功能检查：基础体温测定，B超动态监测卵泡的发育及有无排卵，宫颈黏液结晶状态，阴道脱落细胞涂片，月经来潮前或行经 6 h 内子宫内膜组织活检，女性性激素检测，以了解有无排卵以及黄体功能状态。

（2）输卵管通畅试验：排卵、黄体功能良好者，应行输卵管通畅试验。常用的方法有输卵管通液术、子宫输卵管造影术及 B超下输卵管过氧化氢溶液通液术。子宫输卵管造影术可进一步明确输卵管阻塞部位及严重程度。新型的光纤显微输卵管镜能直视整条输卵管的解剖结构改变、黏膜的粘连和损坏，并可进行活检和分离粘连，可显著改善输卵管不孕的诊治效果。

（3）宫腔镜检查：可较清楚地了解子宫腔内情况，如内膜情况、宫腔粘连、黏膜下肌瘤、内膜息肉及各种子宫畸形等。

（4）腹腔镜检查：可直接观察子宫外、卵巢、输卵管有无病变或粘连，并可结合输卵管通液术，在直视下确定输卵管通畅与否，分离粘连，必要时在病变处取活组织检查。

（5）性交后精子穿透力试验：当夫妇双方经上述检查未发现异常时进行此项检查。试验前 3 天禁止性交，避免阴道用药或冲洗，并选择在预测的排卵期性交，受试者在性交后 2～8 h 后受检。先取阴道后穹隆液检查有无活动精子，若有，说明性交成功；然后用长细镊子或细导管伸入宫颈管内取宫颈黏液涂片检查，若每高倍镜视野有 20 个活动精子即为正常。若精子穿透力差或精子不活动，应高度怀疑有免疫问题。若患者宫颈管有炎症、宫颈黏液有白细胞时，不宜进行此项检查。

（6）宫颈黏液、精子相合试验：在预测的排卵期，在玻片上先放一滴新鲜液化的精液，再取宫颈黏液一滴放在精液旁边，两者相距 2～3 mm，轻摇玻片使两滴液体相互接近，然后置于光镜下，观察精子的穿透力。若精子穿过黏液并继续向前运动，则证明精子活力和宫颈黏液性状正常，宫颈黏液中无抗精子抗体存在。

（7）免疫检查：需判断免疫性不孕的因素是男方的自身抗体因素还是女方的抗精子抗体因素，进行精子抗原、抗精子抗体、抗子宫内膜抗体等检查。

四、治疗原则

充分估计女性卵巢的生理年龄，尽量采取自然、安全、合理的方案进行病因治疗，拟定治疗方案时就针对该不孕症夫妇的合理性、有效性和性能价格比与不孕症夫妇共同确认。

【可能的护理诊断/合作性问题】

1. 知识缺乏：缺乏解剖知识和性、生殖知识；缺乏性交的技巧。
2. 自尊紊乱　与传统封建观点有关。
3. 社交孤立　与长期受家庭歧视、自卑心理、不愿与他人沟通有关。
4. 焦虑　与不孕症治疗过程中繁杂的检查、治疗无效有关。

【预期目标】

（1）夫妇都能掌握生育知识和技巧。
（2）妇女可以正确评价自我能力，懂得不孕症的医学常识。
（3）妇女学会自我控制的方法，积极寻求科学的治疗方法。
（4）妇女能表达对不孕的感受，与主治医生共同查找治疗无效的原因。

【护理措施】

1. 一般护理　在不孕症夫妇接受治疗前，概要性地讲解受孕的机制、不孕的原因、治疗注意事项及配合方法，可能出现的药物副反应及处理方法，防止患者出现恐慌与害怕。告知患者推测排卵的方法、掌握性交的适当时间及次数等。

2. 对症护理

（1）教会不孕症夫妇提高受孕的技巧：帮助不孕症夫妇减少因沟通不畅引起的误解；保持健康状态，注重营养、增强体质、减轻压力、戒烟、戒毒、不酗酒；在性交前、中、后不要使用阴道润滑剂或进行阴道灌洗；不要在性交后立即如厕，应卧床并抬高臀部，持续 $20\sim30$ min，以利精子进入宫颈；女性自我观察白带拉丝度延长阶段（围排卵期），在此期适当增加性交次数。

（2）诊疗护理：向女性解释诊断性检查可能引起的不适。子宫输卵管碘油造影可能引起腹部痉挛感，术后持续 $1\sim2$ h，可在当天或第 2 天正常工作而不遗留后遗症；腹腔镜手术后 $1\sim2$ h 可能感到一侧或双侧肩部疼痛，遵医嘱给予可待因或可待因类药物予以止痛；子宫内膜活检后可能引起下腹部的不适感，如痉挛、阴道流血。所有检查后，保持外阴清洁，2 周内禁止性生活和盆浴。

（3）用药护理：教会妇女在月经周期遵医嘱正确按时按量服药；告知妇女药物的作用及副作用；提醒妇女及时报告药物的不良反应，如乏力、头晕、恶心、呕吐、体重增加、过敏性皮炎等；指导妇女在怀孕后立即停药。

3. 协助选择人工辅助生殖技术　在不孕症诊治过程中，妇女往往对治疗方案忧虑不决，医护人员要帮助不孕症夫妇了解各种辅助生殖技术的优缺点及其适应证。

4. 心理护理　护理人员耐心倾听不孕症夫妇的感受，表示理解，分担患者的挫折、失落、沮丧等，给予患者心理支持和疏导，让患者正确地对待生活和生育问题，缓解消极情绪，鼓励患者从其他方面找到自身价值。对于盼子心切、精神高度紧张者，更应注意放松心情，以平淡心情对待怀孕机会，可避免排卵异常而影响受孕。当多种治疗措施的效果不佳时，护理人员及时讲解停止治疗或继续治疗的利弊，不论其做出何种选择，护理人员都应给予尊重并提供支持。

【健康教育】

养成良好的生活习惯,戒烟、限酒、避免吸毒;加强体育锻炼,增强体质,增进健康;远离噪声、高热及缺氧的环境,避免接触射线和有毒物质;注意营养搭配,防止出现营养不良或营养过剩;保持稳定的情绪,避免精神紧张;注意月经期保健,预防生殖道炎症;积极治疗慢性疾病,尤其是结核病;学会推算易受孕的日期,选择最佳的受孕时机。

【护理评价】

(1) 不孕症夫妇表示已学会正确的怀孕知识和技巧。
(2) 不孕症夫妇显示出良好的应对不孕症的态度。
(3) 不孕症夫妇的社交活动比以往更多。
(4) 妇女能表达出自己对不孕症的感受,包括正性和负性的。

任务二　辅助生殖技术及护理

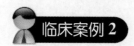 临床案例 2

患者杜某,30岁,已婚,G_1P_0。3年前行人工流产术,术后未避孕,未孕3年。于当地医院行输卵管造影术,提示双侧输卵管堵塞,遂建议其夫妇行辅助生殖技术——体外受精与胚胎移植。

责任护士在进一步询问病史时,发现患者情绪低落,唉声叹气,不愿与人交流。

患者双侧输卵管堵塞可做辅助生殖技术——体外受精与胚胎移植,责任护士应在术前多与患者交流,找出情绪低落的原因。有针对性地做好心理护理。

问题:

1. 为何建议该患者行辅助生殖技术——体外受精与胚胎移植?
2. 针对个案,制订合适的护理措施。

【概述】

辅助生殖技术是以治疗不孕症夫妇达到生育目的的技术,是生育调节的主要组成部分。包括人工授精、体外受精与胚胎移植、卵细胞质内单精子注射及其他衍生技术等。

一、人工授精

人工授精是将精子通过非性交方式放入女性生殖道内,使其受孕的一种技术。包括使用丈夫精液人工授精和用供精者精液授精。按国家法规,目前精子来源一律由卫生部认定的人类精子库提供和管理。

目前临床上较常用的人工授精方法为宫腔内人工授精:将精液洗涤处理后去除精浆,取0.3～0.5 mL精子悬浮液,在女方排卵期间通过导管经宫颈管注入宫腔内授精。

适用于卵子、精子正常,生殖道结构正常,至少一条输卵管通畅的不孕症夫妇。

二、体外受精与胚胎移植

体外受精与胚胎移植技术是从女性卵巢内取出卵子,在体外与精子受精并培养一个阶段,再将发育到一定时期的胚胎移植到宫腔内,使其着床发育成胎儿的全过程,俗称"试管婴儿"。1978年7月25日,英国学者 Steptoe 和 Edwards 采用该技术诞生了世界第一例试管婴儿。1988年在北京诞生我国第一例试管婴儿。

适用于输卵管因素、排卵异常、宫颈因素、原因不明且治疗无效、子宫内膜异位症、男性因素等不孕症夫妇。

三、卵细胞质内单精子注射

卵细胞质内单精子注射是取出卵子,将精子直接注射到卵细胞质内,达到卵子受精和卵裂的过程,再移植到宫腔内,胚胎在宫腔内继续生长发育。1992年比利时 Palermo 等报道第一例运用该技术诞生的婴儿。

适用于重度少、弱、畸形精子症的男性的不育症及体外受精和胚胎移植失败者。

四、胚胎植入前遗传学诊断

1990年首先应用该技术,从体外受精第3日胚胎或第5日囊胚中取出卵裂球或部分滋养细胞做细胞和分子学遗传检测,去除含致病基因的胚胎,将正常基因的胚胎植入宫腔内,得到健康后代。该技术已将产前诊断提前到胚胎期,有效地提高优生优育率,避免妊娠中期才发现不良胎儿导致对母亲的伤害。

五、主要步骤

药物促进与监测卵泡发育,B超介导下取卵,配子体外受精和胚胎体外培养,胚胎移植宫腔内和黄体支持。

六、常见并发症

1. 卵巢过度刺激综合征　在接受促排卵药物的患者中,卵巢过度刺激综合征的发生率约占20%。其原因与多个卵泡发育,血清雌二醇过高,导致血管通透性增加和血流动力学的病理生理改变有关。轻者仅表现为腹胀、卵巢增大;重者表现为腹部膨隆、大量腹水、胸腔积液,导致血液浓缩、重要脏器血栓形成、肝肾功能损害、电解质紊乱等严重并发症。

2. 卵巢反应不足　与卵巢过度刺激相反,卵巢反应不足表现为卵巢在诱发超排卵下卵泡发育不良,卵泡数量、大小或生长速率不能达到药物的要求。主要表现为治疗周期应用尿促性腺激素 25～45 支,但直径达到 14 mm 的卵泡数量<3 个,血雌二醇水平<500 pg/mL。

3. 多胎妊娠　容易出现妊娠期高血压疾病、羊水过多、重度贫血、胎膜早破、流产、早产等,从而增加围生儿的病死率。同时,多胎妊娠需要增加产科和新生儿科的监护,家庭的医疗开支增大,使孕产妇及其配偶的家庭的情感和精神压力过大,容易让人陷入沮丧。

4. 自然流产　体外受精与胚胎移植的流产率可达 25%～30%,可能与以下因素有关:女方的年龄偏大,其卵细胞的染色体畸变率较高;多胎妊娠;诱发超排卵后的内分泌激素环境对胚胎发育的影响;黄体功能不全及胚胎自身发育异常等。

【护理措施】

1. 详细询问健康史　包括年龄、超排卵治疗情况、既往治疗不孕症时的并发症,其症状、发展以及严重程度。必须询问:腹部症状、胸部症状、消化道症状、尿量、体重,并检查四肢有无凹陷性水肿。

2. 了解常做的相关检查的报告:血常规、凝血酶原时间、血电解质、肝功能、肾功能、阴道超声波检查。如果有气促、胸痛或胸部体检异常,行胸部摄片;如有呼吸系统症状,必须查血氧饱和度。

3. 严密观察　中、重度卵巢过度刺激综合征,收治入院,每4h测量1次生命体征,记录出入量,每天测量体重和腹围,每天监测血细胞比容、白细胞计数、血电解质、肾功能。防止继发严重的并发症,如卵巢破裂或蒂扭转、肝功能损害、肾功能损害,甚至衰竭、血栓形成、成人呼吸窘迫综合征等。

4. 配合治疗　遵医嘱对中、重度卵巢过度刺激综合征住院患者静脉滴注白蛋白、低分子右旋糖酐、前列腺素拮抗剂。对卵巢反应不足的患者遵医嘱使用尿促性腺激素,合用生长激素或生长激素释放激素,然后再使用诱发超排卵的治疗。

5. 积极采取预防措施

（1）预防卵巢过度刺激综合征:注意超排卵药物应用的个体化原则,严密监测卵泡的发育,根据卵泡数量,适时减少或终止使用尿促性腺激素及人绒毛膜促性腺激素,提前取卵。按医嘱于取卵日给予白蛋白静脉滴注,必要时可以放弃该周期。取卵后行体外受精,但不行胚胎移植而是将早期胚胎冷冻保存,待自然周期再行胚胎移植。

（2）预防卵巢反应不足:增加外源性卵泡刺激素的剂量,提前使用尿促性腺激素等。

（3）预防自然流产:合理用药;避免多胎妊娠;充分改善黄体功能;移植前进行胚胎染色体分析,防止异常胚胎的种植;预防相关疾病。

【健康教育】

（1）实施辅助生殖技术前,向不孕症夫妇讲解国家规定的多胎妊娠"选择性胚胎减灭术",使其知情同意,一旦发生多胎妊娠,择日进行选择性胚胎减灭术。

（2）移植成功,一般在注射黄体酮之后3~7天,可能出现腹胀痛、恶心、呕吐、口渴、尿少等症状而无法进食。建议孕妇以补液为主,同时先进食高蛋白、容易消化的食物,如小米粥、豆浆、牛奶、冬瓜排骨汤、鸡蛋、鱼虾等,多吃利尿的水果蔬菜等,以后逐渐再恢复到正常饮食。饮食以高蛋白、清淡为好,注意营养丰富均衡。

（3）孕妇注意多休息,适量活动,以防止增大的卵巢扭转,如果发现腹胀、尿少,不要紧张,应及时到医院就诊。

（4）双胎妊娠,则加强产前检查的监护,临近足月,提前住院观察,尽早终止妊娠。

【护理评价】

（1）不孕症夫妇明白辅助生殖的各项适应证和禁忌证。

（2）经过主治医生的讲解,不孕症夫妇能选择合适的辅助生殖方法。

（3）不孕症夫妇能按期接受治疗和检查。

（4）治疗期间未发生并发症。

（张艳慧）

项目十六　女性生殖系统其他疾病患者的护理

　　阴道手术在妇科应用比较广泛,因其解剖特点及手术时涉及身体隐私部位,具有较强的特殊性。作为一名妇产科护士,我们需要了解阴道手术的种类,掌握术前准备、术后护理的内容,对比其与腹部手术的不同。本项目中,我们还需要学习子宫内膜异位症、子宫脱垂两个常见疾病,学会更好地应用护理程序,为阴道手术患者提供整体护理。

【教学目标】

通过项目十六的学习,学生能够达到如下目标。

一、认知领域

(一)识记

1. 能迅速说出增加腹压的动作;子宫内膜异位症的定义及常见的病灶部位;子宫脱垂的定义。

2. 能正确写出阴道手术后禁止半卧位和术后应半卧位的手术患者类型,避免尿路感染、拔出尿管后尿潴留的措施;子宫内膜异位症的主要症状、治疗原则;子宫脱垂的分度。

(二)理解

1. 能用自己的语言,向患者及家属说明阴道手术术前、术后护理的重要性;不同部位子宫内膜异位症的临床特点;子宫脱垂的病因。

2. 能用自己的语言,向患者及家属阐释阴道术后排气后肠蠕动受到抑制的原因;子宫内膜异位症药物治疗的机理和基本的适应证;子宫脱垂对患者心理的影响。

3. 经过临床见习,结合理论学习能提出子宫内膜异位症的护理诊断、特有的心理-社会反应;子宫脱垂患者的护理诊断。

(三)应用

1. 能用所学知识,向患者及家属介绍阴道手术术前、术后护理措施,和子宫脱垂手术术前、术后护理措施。

2. 能用所学知识,讨论不同手术方式的适应证;子宫内膜异位症不同的手术治疗的适应证;子宫脱垂手术治疗的适应证。

3. 能用所学知识,为阴道手术患者制订书面的健康教育资料;为子宫内膜异位症患者制订说明激素治疗的副作用及注意事项的资料;为子宫脱垂患者制订说明使用子宫托的方法和注意事项的资料。

4. 能用所学知识,向妊娠妇女及家属介绍子宫脱垂手术术前、术后护理措施。

二、动作技能领域

(一)领悟

能完整地说出子宫托的使用方法。

(二)准备

1. 观摩老师示教后,能说出子宫托护理技能操作程序中的主要步骤,正确率达90%。

2. 在开始操作前,能说出子宫托护理技能操作程序容易出错的步骤,正确率达95%。

（三）模仿

观摩老师示教后,能回教子宫托放置与取出方法,正确率达95%。

（四）操作

1. 每位学生经过2个学时实训,能规范地进行护理操作,正确率达90%。

2. 考核时,能规范地、连贯地进行操作,正确率98%以上。

三、情感领域

（一）接受

1. 经过理论和技能学习,能回答"认知领域"里"识记"层次的知识点。

2. 经过理论和技能学习,能向老师提出本任务中不理解的知识点。

（二）反应

1. 实训课时,在进行子宫托使用时表现出对患者的关爱。

2. 实训课时,在进行子宫托护理技能操作时能遵守护士职业道德,规范使用护患沟通用语。

（三）判断

1. 经过理论和技能学习,能评估阴道手术、子宫内膜异位症患者的心理特点。

2. 应用所学知识,给予阴道手术、子宫内膜异位症患者、子宫脱垂患者恰当的护理措施。

3. 在临床见习和实习护理技能时,能关心阴道手术、子宫内膜异位症、子宫脱垂患者的心理需求,并能进行心理疏导。

【预习目标】

1. 复习生殖器官解剖及生理特点,月经、子宫内膜生理变化相关知识;子宫位置及韧带、骨盆底的相关知识。

2. 通读本项目的全部内容,重点注意并找到"教学目标"中"识记"的全部知识点。

任务一　阴道手术患者的一般护理

临床案例 1

患者蔡某,45岁。因宫颈肌瘤,拟3日后行阴式子宫切除术。患者表现出紧张、焦虑,夜间总是不能入睡,入睡后也容易惊醒。"有没有办法帮助入睡?"她询问责任护士,"手术时会不会很疼? 子宫切除后我会不会就彻底老了? 行阴道手术后阴道被缝死了吗? 变得不是女人了吗?"

该患者担心手术时疼痛,担忧阴道手术对女性生殖器官的影响,这些心理负担影响了睡眠。责任护士应有针对性地宣教,缓解紧张、焦虑情绪,帮助患者入睡,保证较好的身心和体质状况接受手术。

问题:

1. 根据上述案例,写出两个主要的护理诊断。

2. 简述该手术的术前准备。

【概述】

阴道手术指阴道局部或经阴道的手术,如阴道前后壁修补术、尿瘘修补术、阴道成形术、陈旧性会阴裂伤修补术及阴式子宫切除术、子宫黏膜下肌瘤、宫颈肌瘤摘除术等。

【护理评估】

一、健康史

观察患者的生命体征、营养状况、全身重要脏器的功能、阴道手术的身心承受能力,如需纠正的基础性疾病的指标达到正常水平,迫切需要解决疾病所造成的心理障碍等。如月经来潮,通知医生暂停手术。

二、身心状况

(一)身体评估

疾病不同,手术部位不同。重点评估相应的局部皮肤、黏膜的完整性;相应局部是否有活动性出血、血肿;评估局部疼痛的程度、导致疼痛的相关因素;局部病灶使用药物史。

(二)心理-社会评估

阴道手术患者常因担心手术损伤其身体的完整性,手术切口瘢痕可能影响以后的性生活而焦虑,又由于手术部位是身体的隐私部位,也会增加患者的心理负担。同时,也要评估患者家属的心理状况,以便更好地安慰患者,配合治疗和护理过程。

三、相关检查

(1) 血、尿、便三大常规及心、肺、肝、肾等全身重要脏器功能检查。

(2) 凝血功能检查。

(3) 传染病病原微生物检查。

【可能的护理诊断/合作性问题】

1. 焦虑 与担心今后夫妻感情有关。
2. 疼痛 与会阴部神经末梢丰富致切口更疼痛有关。

【预期目标】

(1) 经过主治医生的解释,夫妇双方理解手术后的解剖结构,不再焦虑今后的家庭生活。

(2) 能听从责任护士的建议,配合必要的护理措施,有效减缓术后的疼痛。

【护理措施】

1. 术前护理

(1) 术前指导:为患者介绍疾病的相关知识、手术的名称与过程,术前准备的内容、目的、方法及主动配合的技巧等;讲解阴道手术过程中常采取的体位与术后维持相应体位的重要性,以利于术后切口的愈合;告知患者阴道清洁的方法、重要性及拆线时间等;指导患者术前进行床上大小便练习,使其习惯于床上使用便器;教会患者床上进行肢体功能锻炼的方法和正确的咳嗽、咳痰的方法,以预防术后并发症。

(2) 皮肤准备:术前注意个人清洁卫生,每日常规清洗外阴。术前1天皮肤准备,备皮范围上至耻骨联合上10 cm,下至会阴部及肛周,两侧达大腿内侧上1/3处。备皮后用温水洗净,拭干皮肤。

(3) 肠道准备:由于解剖位置关系,阴道与肛门邻近,术中排便易污染手术视野,术后较早排便污染切口。因此,术前3天进无渣饮食,按医嘱给予肠道抗生素,常用庆大霉素口服,每日3次,每次8万U。每日肥皂水洗肠1次或20%甘露醇250 mL加等量水口服。大型手术,需于术前1天禁食,给予静脉补液。手术前日晚及术晨行清洁灌肠。

(4) 阴道准备:术前3天开始阴道准备,一般行阴道冲洗或坐浴,每日1~2次,常用1:5000高锰酸钾或0.2%碘伏或1:1000苯扎溴铵溶液等。术晨用消毒液行阴道消毒,特别注意阴道穹隆,消毒后用大棉球拭干,必要时涂亚甲蓝或1%甲紫做标记。

(5) 膀胱准备:患者手术前不留置尿管,嘱其排空膀胱,手术室提供无菌导尿管,备手术结束后使用。

(6) 特殊用物准备:根据不同的手术做好特殊用物准备,包括软垫、支托、阴道模型、丁字带、绷带等。

其他术前准备同妇科腹部手术术前准备。

2. 术后护理

(1) 体位:根据不同手术采取相应的体位。子宫脱垂及阴道前后壁膨出行阴道前后壁修补或盆底修补术后的患者,应采取平卧位,禁止半卧位,以降低外阴阴道张力,促进切口愈合;处女膜闭锁和有子宫但先天性无阴道者,术后以半卧位为宜,有利于经血的排出。

(2) 切口护理:因阴道肌肉组织较少、切口张力大,故不宜愈合。阴道内留置纱条压迫止血,需在术后12~24 h内取出,放入和取出纱条时双人核对数量,并记录。有引流的患者要保持引流管通畅,严密观察引流物的量及性质,定时更换引流袋。

(3) 尿管护理:阴道手术后保留尿管时间较长,一般需留置2~10天。保持尿管的通畅,观察尿色、尿量,特别是尿瘘修补术的患者,一旦发现尿液异常,需及时查找原因并予以处理。长期留置尿管者可给予膀胱冲洗,以免尿路感染。拔尿管前需训练患者的膀胱功能,拔除后嘱患者尽早排尿,观察患者自行排尿情况。如有排尿困难,给予诱导、热敷等措施帮助排尿,必要时重新留置尿管。

(4) 肠道护理:为防止大便对切口的污染,及排便时对切口的牵拉,应控制首次排便的时间,以利于切口的愈合,防止感染。故在患者排气后抑制肠蠕动,常用药物有鸦片酊5 mL,加水至100 mL口服,每次10 mL,每日3次。术后第5天给予缓泻剂,使大便软化,避免排便困难而影响手术切口的愈合。

(5) 避免增加腹压:向患者解释增加腹压会影响切口的愈合,应避免腹压增加的动作,如长时间下蹲、用力排便、咳嗽、大笑等。

(6) 减轻疼痛:会阴部神经末梢丰富,对疼痛特别敏感。在正确评估患者疼痛的基础上,针对其个体差异,采用不同的方法缓解疼痛,如保持病房安静、诊疗操作集中,勿过多打扰患者、保证充分休息,分散注意力、更换体位减轻切口的张力、遵医嘱及时给予足量镇痛药或应用自控镇痛泵等,同时观察用药后的止痛效果。

【健康教育】

行外阴部手术后,患者切口局部愈合较慢。

(1) 嘱患者出院后继续保持外阴部的清洁、干燥,防止感染。

(2) 一般休息3个月,禁止性生活及盆浴,避免重体力劳动及增加腹压,逐渐增加活动量。

(3) 出院1个月后到门诊检查术后恢复情况。

(4) 术后3个月再次到门诊复查,经医生检查确定阴道残端切口完全愈合,方可恢复性生活。如有病情变化应及时就诊。

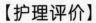

【护理评价】

（1）经责任护士术前健康教育后,患者及家属明白手术切除部位,术后不完全影响性生活,不再为此而焦虑。

（2）患者及家属积极配合治疗护理,术后疼痛逐渐缓解。

（3）出院前,未发生可能的并发症。

（4）患者及家属能复述术后的随访日期、要求。

任务二 子宫内膜异位症患者的护理

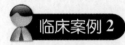

临床案例 2

患者经某,女性,22岁,未婚。渐进性痛经5年。初潮15岁,月经周期28天,经期4天,经期第1天腹痛严重,影响学习、生活,需服用止痛药,经期结束后缓解。本次入院行手术治疗,体格检查:体温36.1 ℃,脉搏74次/分,呼吸18次/分,血压106/70 mmHg,一般情况良好,全身淋巴结未见肿大,心肺未见异常,腹软,无压痛,移动性浊音(一)。妇科检查:外阴正常。肛查:子宫前倾位,正常大小,质地中等,活动可,子宫后方可触及6 cm×5 cm×4 cm囊性肿物,与子宫后壁粘连,活动差,无压痛,左附件未及。辅助检查:B超提示右侧卵巢囊肿。

责任护士进行护理评估时发现,由于患者受经期腹痛的长期困扰,学习成绩下降,情绪特别不稳定,焦虑、担忧,夜查房时偶见独自哭泣的情况。她询问责任护士:"是不是做完手术自己就没有卵巢了? 就不再是女孩子了?"希望责任护士为其讲解此病的发病原因、有哪些治疗方法、效果如何,以便其更好地接受治疗。

该患者从未与医护人员有沟通交流,故缺乏与本病相关知识(包括发病原因、治疗方法、疗效等),为将要手术治疗而焦虑、担忧。责任护士除了就患者疑虑而详细讲解之外,还应主动就预见性问题做好解释,让患者安心接受手术治疗。

问题:

1. 请根据经某主诉及检查结果,考虑可能的医学诊断及诊断依据。

2. 请根据经某主诉,按轻重缓急排序,写出护理诊断。

3. 请根据护理诊断,制订护理措施。

【概述】

子宫内膜异位症(简称内异症)是指具有生长功能的子宫内膜组织,出现在宫体以外的部位。最多见的病变部位是卵巢(约占80%),其次为子宫浆膜层、输卵管、乙状结肠、腹膜脏层,阴道直肠隔亦常见。异位子宫内膜组织还可出现在身体的其他部位,如脐、膀胱、肾、输尿管、肺、胸膜、乳腺、淋巴结,甚至在手、臂、大腿等处。

本病虽为良性病变,却具有增生、侵袭、浸润、转移以及复发等恶性表现,是育龄女性常见的疾病之一。

内异症是激素依赖性疾病,在自然绝经、人工绝经后异位内膜的病灶将逐渐萎缩;妊娠或使用性激素抑制卵巢功能,也能暂时控制疾病的发展。

一、病因

目前,病因尚未完全阐明,有多种学说:①子宫内膜种植学说;②淋巴及静脉播散学说;③体

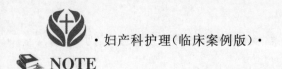
腔上皮化生学说；④诱导学说；⑤免疫调节学说；⑥遗传学说等。

二、病理

1. 大体病理　基本病理变化为子宫内膜随卵巢激素变化而发生周期性出血，导致周围纤维组织增生和囊肿、粘连，出现紫褐色斑点或者小泡，最后发展为大小不等的实质性瘢痕结节或囊肿。

2. 镜下病理　出现子宫内膜上皮、内膜腺体、内膜间质及出血等典型特征。镜检时能找到内膜间质细胞即确诊本病。

【护理评估】

一、健康史

询问患者年龄、月经史、婚育史、家族史，有无宫腔手术史，如清宫术、人工流产术、输卵管通液等相关病史。

二、身心状况

(一) 身体评估

1. 痛经　继发性、进行性加重的痛经是内异症的典型症状。于经前1~2天开始，经期第1天疼痛最剧烈，以后逐渐减轻，严重者月经干净仍未消失。疼痛多位于下腹部、腰骶部和盆腔正中，放射至阴道、会阴、肛门或大腿部。疼痛程度与病灶大小不一定成正比，粘连严重的卵巢异位肿瘤，患者可能并无疼痛，而盆腔内小的散在病灶却可引起难以忍受的疼痛。

2. 月经过多　经量增多、经期延长或经前期点滴出血，可能是内膜增厚引起，多伴有卵巢功能障碍。

3. 不孕　内异症患者不孕症的发病率高达40%左右，多数患者的输卵管并无阻塞，而是输卵管与周围组织粘连致蠕动受限导致不孕，少数患者因输卵管壁呈结节状增厚、子宫位置后倾固定或卵巢功能失调引起不孕。

4. 性交不适　多见于直肠子宫陷凹、阴道直肠隔的内异症患者，因局部粘连使子宫后倾固定，性交时引起疼痛。

5. 其他　肠道内异症可出现腹痛、腹泻、便秘或周期性少量便血，严重者出现肠梗阻；膀胱内异症常在经期出现尿痛和尿频；手术瘢痕内异症常在剖宫产或会阴侧切术后数月至数年出现周期性瘢痕处疼痛及肿块。

典型的体征是子宫后倾固定，直肠子宫陷凹、宫骶韧带或子宫后壁下段等部位扪及触痛性结节；可在子宫的一侧或双侧附件处扪及与子宫相连的囊性偏实、不活动包块，有压痛。有时在阴道后穹隆可见紫褐色小结节或包块，触痛明显。

(二) 心理-社会评估

由于痛经呈进行性加重，影响生活、工作和学习，患者常表现为焦虑、烦躁甚至经前期恐惧心理，对疾病的治疗缺乏信心；尚未生育的患者更担心影响生育；药物治疗的患者担心药物副作用；手术治疗患者担心手术后复发。

三、相关检查

1. 影像学检查　B超检查是诊断卵巢异位囊肿和膀胱、直肠内异症的重要方法。盆腔CT、MRI对盆腔内膜异位症有诊断价值，但费用昂贵，不作为初诊的方法。

2. 腹腔镜检查　目前公认的诊断内异症的最可靠方法。腹腔镜下见到大体病理所述典型病灶或可疑病变,取活组织检查即可确诊。

3. CA125 值测定　CA125 值可升高,作为监测内异症患者治疗疗效的指标。

四、治疗原则

治疗目的是缩减和去除病灶,减轻和控制疼痛,治疗和促进生育,预防和减少复发。根据患者年龄、症状、病变部位和范围、对生育的要求等选择不同的治疗原则,强调个体化治疗。

(一)药物治疗

1. 口服避孕药　最早用于治疗内异症的激素类药物,其目的是降低垂体促性腺激素水平,直接作用于子宫内膜和异位的内膜,使内膜萎缩和经量减少。长期连续服用造成类妊娠的人工闭经,称假孕疗法。临床常用低剂量高效孕激素和炔雌醇复合制剂,用法为每日 1 片,连用 6～9 个月,适用于轻度内异症患者。

2. 孕激素　治疗内异症的首选药物,如代表性药物甲羟孕酮,每日 30 mg,连续应用 6 个月。

3. 达那唑　适用于轻、中度内异症痛经明显的患者。月经第 1 日开始口服 200 mg,每日 2～3 次,持续用药 6 个月。若痛经不缓解或未闭经,可加至每日 4 次。

(二)手术治疗

适用于药物治疗后症状不缓解、局部病变加剧或生育功能未恢复者、较大的卵巢内膜异位囊肿者。腹腔镜是首选的手术方法,根据手术范围不同,可分为保留生育功能、保留卵巢功能和根治性手术 3 类。

【可能的护理诊断/合作性问题】

1. 恐惧　与进行性痛经加剧有关。
2. 焦虑　与月经改变、担心丧失生育能力有关。
3. 疼痛　与异内症致盆腔粘连有关。
4. 自我形象紊乱　与手术切除子宫有关。

【预期目标】

(1) 经过医护人员的讲解,患者懂得发病机制,恐惧感有所缓解。
(2) 经过责任护士讲解,患者能表达疼痛带来的心理问题。
(3) 经过责任护士讲解,患者服药依从性增加,痛经有所缓解。
(4) 经过责任护士讲解,患者恢复自信,能安心接受手术治疗。

【护理措施】

一、一般护理

告知患者在经期注意休息、保暖、增加营养、保持心情愉快。经期避免吃刺激性食物,如酸、冷、辣等食物。可局部热敷、腰腹部按摩、俯卧位促进经血排出以缓解疼痛。经期应勤换内衣及会阴垫,以保证外阴清洁。

二、治疗护理

(一)药物护理

1. 孕激素　告知患者孕激素治疗中可能出现低热、恶心、乏力、潮热、食欲减退、闭经等现象,应坚持服药,不可擅自中途停药或减少剂量,否则可能出现子宫出血,也会造成月经失调。服药期间若出现少许出血,可按医嘱加大剂量;出现闭经是正常现象,疗效会更好,不能因此而停药。

2. 达那唑　用药后可有恶心、体重增加、乳房缩小、痤疮、皮脂增加、多毛、头痛、潮热、性欲减退、阴道萎缩、肌痛性痉挛、情绪不稳定等表现,但其发生率低,症状多不严重,患者一般能耐受。此外,达那唑大部分在肝内代谢,已有肝功能损害者不宜服用;也不宜用于高血压、心力衰竭、肾功能不全等患者。

3. 观察药物疗效,疼痛有无减轻,月经紊乱等情况;有无药物副作用出现,如有异常情况立即报告医生。

（二）手术护理

1. 术前护理　根据所采取的手术方式配合医生做好术前准备,如术前的皮肤准备,怀疑有深部病变时,还需肠道准备。

2. 术后护理　经腹壁手术者,为减轻术后切口张力,协助患者取半坐卧位,切口较大者绝对卧床休息 3~4 天。经会阴部手术者,术后防止大便干燥,保持切口处皮肤清洁与干燥,便后给予会阴冲洗以防切口感染。

3. 观察疼痛有无进行性加重,有无伴随肛门坠胀感。观察术后伤口是否愈合。

三、心理护理

由于患者患病后往往身心痛苦,严重影响了工作和生活,应告知患者本病是良性疾病,通过治疗,许多症状可以缓解,从而减轻患者的压力,使其树立信心。鼓励患者参与治疗方案的讨论,了解相关的疾病知识及手术相关知识,与患者共同寻求最佳治疗方案。

【健康教育】

1. 防止经血逆流　指导患者经期尽量避免过度或过强运动,俯卧位纠正后倾子宫,促进经血流出顺畅,以防经血倒流。避免经期性交、游泳或宫腔内操作。

2. 适龄孕育和药物避孕　告知患者妊娠和服用避孕药可以延缓子宫内膜异位症的发生、发展。

3. 保健指导　①对实施保留生育功能手术的患者,应指导其术后半年至 1 年内受孕,同时,积极治疗生殖器官炎症,特别是慢性子宫内膜炎;给予计划生育的宣传指导,避免多次妊娠、多次流产及清宫、多次分娩及损伤;②对实施切除子宫保留卵巢的患者,指导术后服用孕激素 3~6 个月;勿滥用激素类药物,必须在医生的指导下使用。

【护理评价】

（1）获得内异症相关知识,患者表示不再那么恐惧。

（2）患者能以平缓的语气表达痛经时的感受。

（3）患者表示绝对服从医嘱治疗。

（4）懂得内异症易复发的特征,表示必要时能接受手术治疗。

任务三　子宫脱垂患者的护理

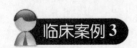

患者卞某,女性,68 岁。阴道内异物感 3 个月,2 天前异物脱出阴道口。患者 3 个月前无明

显诱因出现阴道异物感,近 2 天发现阴道异物感加重并脱出阴道口外,行走不便,无发热,二便正常。既往史:高血压病史 10 年,否认肝炎、结核等传染病史。体格检查:体温 36.2 ℃,脉搏 80 次/分,呼吸 20 次/分,血压 150/90 mmHg,一般状态良好,营养中等,神志清醒,查体合作,心肺听诊无异常,腹部平软,无压痛及反跳痛,肝脾未触及,其余正常。妇科检查:外阴见部分子宫脱垂在外,阴道前壁脱垂,无溃烂,子宫和双附件正常。

患者焦急地询问责任护士:"阴道内异物到底是什么? 为什么别人没有这样的情况?"她的儿女工作繁忙,怕影响孩子工作,希望可以保守治疗。"如果做手术,会采用什么样的手术方式? 术后怎么样进行自我保健?"患者问。

该患者子宫脱垂致行走不便,责任护士重点宣教病因、恰当的治疗方式和术后保健知识。解除患者顾虑。

问题:

1. 请给出该患者医学诊断的诊断依据。

2. 请给出护理诊断。

3. 请制订经阴道全子宫切除术后的护理措施。

【概述】

子宫脱垂是指子宫从正常位置沿阴道下降,宫颈外口达坐骨棘水平以下,甚至子宫全部脱出于阴道口外(图 16-1),常伴有阴道前后壁膨出。

图 16-1 子宫脱垂

一、病因

1. 分娩损伤 最主要的病因。分娩过程中,特别是阴道助产或第二产程延长者,盆底肌、筋膜以及子宫韧带均过度拉伸、张力降低,甚至断裂,而分娩结束后未进行修补或修补不佳,导致支持子宫的筋膜及韧带不能恢复。

2. 产褥期早期体力劳动 分娩以后支持子宫的筋膜、韧带一般需要 42 天才能恢复。而未复旧的子宫轴与阴道纵轴平行,一旦产妇产后过早参加体力劳动,尤其是重体力劳动,导致腹压增大,过高的腹压将子宫推向阴道,出现脱垂。

3. 长期腹压增加 如长期慢性咳嗽、习惯性便秘、经常重体力劳动以及腹腔的大肿瘤、腹水等,均可使腹压增加,使子宫下移,脱出。

4. 盆底组织发育不良或退行性变 子宫脱垂偶见于未产妇或处女,多系先天性盆底组织发育不良或营养不良所致,常伴有其他脏器下垂。绝经后妇女雌激素水平低下,盆底组织缺乏弹性,萎缩、退化而薄弱,也可引起子宫脱垂或加重脱垂程度。

二、临床分度

以患者平卧用力向下屏气时子宫下降的程度,将子宫脱垂分为三度(图 16-2)。

Ⅰ度:轻型为宫颈外口距离处女膜缘小于 4 cm,未达处女膜缘;重型为宫颈已达处女膜缘,未超出处女膜缘,检查时在阴道口见到宫颈。

Ⅱ度:轻型为宫颈已脱出阴道口,但宫体仍在阴道内;重型为宫颈和部分宫体已脱出阴道口。

Ⅲ度:宫颈和宫体全部脱出阴道口。

【护理评估】

一、健康史

了解分娩经过,有无产程延长、阴道助产及盆底组织撕裂等;评估有无慢性咳嗽、习惯性便

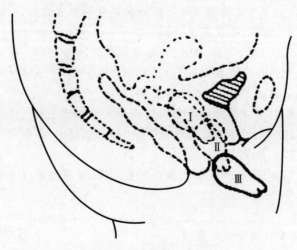

图 16-2　子宫脱垂分度

秘、盆腹腔肿瘤等。

二、身心状况

了解有无下腹部坠胀、腰痛,有无肿物从阴道脱出,是否有大小便困难,尤其是习惯性便秘,是否在用力下蹲、腹压增高时上述症状加重,卧床休息时减轻。

(一)身体评估

1. 症状　Ⅰ度子宫脱垂患者多无自觉症状,Ⅱ、Ⅲ度患者身体会出现以下症状。

(1)下坠感及腰骶酸痛:为下垂子宫对韧带的牵拉,盆腔充血所致。久站、久蹲、走路、重体力劳动后加重,休息后减轻。

(2)肿物自阴道脱出:走路、下蹲、用力排便时,阴道有肿物脱出。起初平卧时肿物可变小或消失,严重时休息后也不能回缩,通常需要用手才能将肿物还纳回阴道。

(3)排便异常:由于膀胱、尿道的膨出,出现排尿困难、尿潴留或压力性尿失禁,日久继发尿路感染。习惯性便秘、排便困难,可合并直肠膨出。

2. 体征　妇科检查时患者向下用力屏气,可见子宫脱出,还可合并膀胱、直肠膨出。

(二)心理-社会评估

了解子宫脱垂对患者造成的心理问题,社会、家庭支持的方式及程度。

长期子宫脱垂的并发症,导致患者对治疗失去信心,情绪低落、焦虑等;患者家属也因性生活需求长期无法得到满足而沮丧,甚至报怨。患者认为此疾病隐私性较强,不愿让单位领导知道,从而经常被领导认为不配合一些体力劳动较强的工作,心中极其忧郁。期盼着手术后能尽早康复,能够完成所有的工作任务,得到单位领导的认可。

三、相关检查

1. 压力性尿失禁检查　让患者先憋尿,取膀胱截石位,嘱患者咳嗽,观察有无尿液溢出,如有,检查者戴无菌手套后,用食指、中指分别置于尿道口两侧,稍加压后再嘱患者咳嗽,如能控制尿液外溢,则证明是压力性尿失禁(图 16-3)。

2. 实验室检查　合并感染者,血常规可见白细胞数目增加。

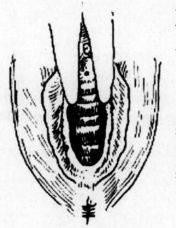

图 16-3　压力性尿失禁检查方法

四、治疗原则

无症状者不需要治疗,有症状者以安全、简单、有效为原则。

（一）非手术治疗

1. 支持治疗　加强营养，增强体质，注意休息，避免重体力劳动；积极治疗习惯性便秘、慢性咳嗽及盆腹腔肿瘤等疾病；加强盆底肌肉的锻炼。

2. 子宫托治疗　子宫托是一种古老而有效的保守治疗方法，适用于不同程度的子宫脱垂及阴道前后壁膨出者，现常用的有环形的支撑型子宫托和填充型子宫托 2 种（图 16-4）。Ⅲ度子宫脱垂伴盆底肌肉明显萎缩以及宫颈、阴道壁有炎症、溃疡者不宜使用。

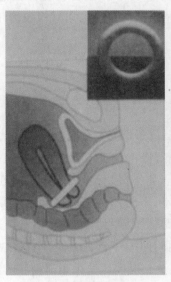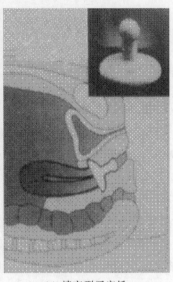

(a) 支撑型子宫托　　　　　　(a) 填充型子宫托

图 16-4　子宫托

（二）手术治疗

适用于非手术治疗无效，或Ⅱ、Ⅲ度子宫脱垂者。可根据患者的年龄、全身状况及生育要求分别采用阴道前后壁修补术、阴道前后壁修补术加主韧带缩短、宫颈部分切除术、经阴道全子宫切除术、阴道纵隔形成术、阴道及子宫韧带悬吊术等。

【可能的护理诊断/合作性医疗问题】

1. 疼痛　与子宫下垂牵拉韧带及宫颈、阴道溃疡有关。
2. 焦虑　与子宫脱垂影响正常生活有关。
3. 尿潴留　与脱垂的子宫压迫膀胱有关。
4. 压力性尿失禁　与膀胱膨出、尿道膨出有关。
5. 便秘　与直肠膨出有关。

【预期目标】

（1）经过对症治疗，疼痛有所缓解。
（2）经责任护士健康教育后，能表达焦虑的原因，并能有效应对，焦虑程度减轻。
（3）经正确使用子宫托，尿潴留症状有所好转。
（4）经正确使用子宫托并进行盆底肌锻炼，压力性尿失禁有所控制。
（5）经正确使用子宫托及养成按时排便习惯，便秘得到较好的改善。

【护理措施】

一、一般护理

改善患者一般情况,嘱卧床休息,加强营养,增强体质;每日清洗外阴,保持外阴清洁,勤换洗内裤;保持大便通畅,必要时给予缓泻剂;尿潴留者给予导尿处理,防止尿路感染;教会患者做盆底肌的缩肛运动,每日 3 次,每次 5～10 min,以增强肌肉张力。同时积极治疗原发病,如慢性咳嗽、习惯性便秘等。

二、治疗护理

(一)使用填充型子宫托的护理

在医生指导下选择大小合适的型号。①放托:放置填充型子宫托前嘱患者排尽大小便,洗净双手,放置时患者蹲下,两腿分开,一手持子宫托柄,将托盘面倾斜位放入阴道,将托柄边向内推,边向前边旋转,直至托盘达子宫颈,然后屏气,使子宫下降,托盘紧紧地吸附在宫颈上。②取托:取子宫托时,手指捏住托柄,上、下、左、右轻轻摇动,等负压消失后再向后外方牵拉,子宫托可自阴道内滑出。③注意事项:放置前阴道应有一定雌激素水平。绝经后妇女可选用阴道雌激素霜剂,放托前 4～6 周开始使用,并在放托过程中坚持使用;子宫托大小适宜,以放置后既不脱出又无不适症状为宜;子宫托应避免放置时间过久,以免长时间压迫生殖道而致其糜烂、溃疡,甚至坏死,导致生殖道瘘。应每天站立前放入阴道,卧床前取出,消毒后备用;保持阴道清洁,经期和妊娠期停止使用;使用子宫托后,应分别在第 1、3、6 个月时到医院检查一次,以后每 3～6 个月到医院检查一次。

(二)手术患者的护理

1. 术前护理　术前 5 天开始进行阴道准备,Ⅰ度子宫脱垂可采用 1∶5000 的高锰酸钾溶液或 0.2% 的碘伏溶液,每日坐浴 2 次;Ⅱ度、Ⅲ度子宫脱垂的患者,特别是有溃疡者,应行阴道冲洗,冲洗液的温度在 41～43 ℃为宜,以免局部发生烫伤。冲洗后,在溃疡局部涂 40% 紫草油或含抗生素的软膏,以防感染;戴无菌手套将脱垂的子宫还纳于阴道内,患者床上平卧半小时;用清洁的卫生带或丁字带支托下移的子宫,避免子宫与内裤摩擦,减少异常分泌物;积极治疗局部炎症,按医嘱使用抗生素及局部涂抹雌激素软膏。

2. 术后护理　术后除按一般外阴、阴道手术患者护理外,应卧床休息 7～10 天;留置导尿管 10～14 天;避免增加腹压的动作,如下蹲、咳嗽等;使用缓泻剂预防习惯性便秘;每日行外阴擦洗 3 次,注意观察阴道分泌物的性状;遵医嘱应用抗生素预防感染。

三、心理护理

护理人员理解患者心情和主诉,多与患者沟通,了解患者的身心痛苦,针对其心理特点做好心理疏导;解释有关子宫脱垂发病原因、治疗方法及预后,解除患者的自卑心理;指导家属关心、理解患者,使患者对疾病的治疗充满信心。

【健康教育】

术后一般休息 3 个月,禁止盆浴及性生活;出院后 1 个月到医院复查伤口愈合情况;出院 3 个月后再到门诊复查,医生确认完全恢复后方可有性生活;术后半年内避免重体力劳动。

【护理评价】

（1）患者学会保守治疗的自我护理方法，疼痛减轻或消失。

（2）患者能说出减轻焦虑的方法，并能积极应用，心情开朗很多。

（3）患者不再为尿潴留而苦恼。

（4）学会盆底肌缩肛运动，压力性尿失禁明显改善。

（5）习惯性便秘有所改善。

（张艳慧）

项目十七　计划生育夫妇的护理

计划生育是我国基本国策,是指采用科学方法有计划地生育子女,达到科学控制人口的目的。

计划生育工作的具体内容包括:①晚婚,按国家法定年龄推迟3年以上结婚,即女性23周岁、男性25周岁结婚;②晚育,按国家法定年龄推迟3年以上生育,即女性24周岁、男性26周岁生育;③节育,国家在提倡一对夫妇生育一个孩子的基础上,2016年1月1日起正式实施全面二胎政策,育龄夫妇以避孕为主,结合绝育及避孕失败的补救措施达到短期避孕或长期不生育的目的;④优生优育,为提高人口素质,降低出生缺陷率,通过加强宣传、普及知识达到优生优育目的。

作为一名妇产科临床护士,了解我国的计划生育政策,能够对广大育龄期家庭(本项目主要针对妇女)进行科学避孕方法的指导及避孕失败补救措施的自我护理,运用所学知识对育龄期妇女进行生殖健康教育。

【教学目标】

通过项目十七的学习,学生能够达到如下目标。

一、认知领域

(一)识记

1. 能迅速说出计划生育的定义,工具避孕和避孕药的种类,工具避孕和药物避孕原理,避孕方法、常用避孕药的名称,终止妊娠方法的种类,最常用的中期妊娠引产术的药物名称。

2. 能正确写出避孕方法的原则,宫内节育器放置术,药物避孕的适应证与禁忌证,宫内节育器放置后和药物避孕的副反应及并发症,人工流产及引产的适应孕周,终止妊娠的适应证及禁忌证,人工流产术的并发症,选择工具避孕、药物避孕妇女和人工流产及引产妇女常用的护理诊断,宫内节育器放置术前的准备、放置后的定期复查计划。

(二)理解

1. 能用自己的语言,向育龄期有避孕要求的妇女说明不同避孕方法的适应证及禁忌证,不同避孕药物的服药方法及注意事项,宫内节育器、男用安全套等工具避孕的使用方法及注意事项,安全套的概念,不同孕周终止妊娠的手术方式、手术适应证、手术禁忌证。

2. 经过临床见习,结合理论学习能提出育龄期妇女选择避孕方法,宫内节育器放置术及取出术术前、药物避孕、药物流产及人工流产术前所表现出的心理-社会特征。

(三)应用

1. 能用所学知识,向育龄期家庭介绍宫内节育器放置术的日期,男用安全套的使用方法,药物避孕的护理措施,各类避孕药的用药指导,药物流产后、人工流产术后的护理措施,米非司酮、米索前列醇的用药指导。

2. 制订一份书面的介绍育龄期妇女避孕常识、宫内节育器避孕方法、服用避孕药物、"科学避孕、远离人流",避免人工流产近期及远期并发症的健康教育资料。

3. 能用所学知识,讨论宫内节育器的并发症及对应的护理措施,人工流产术后生殖系统观察的重点内容及意义,终止妊娠方法术后的注意事项。

二、动作技能领域

(一)领悟

能完整地说出宫内节育器放置术的操作流程、所需物品,药物流产的护理流程、手术流产的护理流程及手术流产所需物品。

(二)准备

1. 观摩老师示教后,能说出各项操作程序中的主要步骤,正确率达80%。

2. 在开始操作前,能说出各项操作程序可引起患者不适感觉的动作及避免的技巧,正确率达90%。

(三)模仿

1. 观摩老师示教后,能回教宫内节育器放置术、手术流产护理技术的物品,正确率达70%。

2. 观摩老师示教后,能回教宫内节育器放置术、手术流产护理技术物品的正确摆放,正确率达60%。

(四)操作

1. 每位学生经过2学时实训,能规范地进行宫内节育器放置术护理技术、手术流产护理技术,正确率达90%。

2. 宫内节育器放置术、手术流产技能考核前,能规范地、连贯地进行操作,正确率98%以上。

三、情感领域

(一)接受

1. 经过理论和技能学习,能回答"认知领域"里"识记"层次的知识点。

2. 经过理论和技能学习,能向老师提出本任务中不理解的知识点。

(二)反应

1. 实训课时,在模拟的宫内节育器放置术、手术流产过程中表现爱伤观念,能遵守护士职业道德,规范使用护患沟通用语。

2. 健康指导过程中,能根据女性的心理变化,规范合理地进行人际沟通,遵守护士职业道德。

(三)判断

1. 经过理论和技能学习,能评估不同年龄、不同生育要求、不同的身体状况的妇女所适合的避孕方法,放置宫内节育器致并发症的原因,对避孕药物副反应、接受药物流产的心理障碍和人工流产综合反应的预防措施。

2. 应用所学知识,向不同心理障碍的害怕节育器放置后出现副反应及并发症、接受药物流产和手术流产妇女解释可预见的问题。

3. 在临床见习和实习宫内节育器放置术技能、避孕方法健康指导、手术流产时,能关心患者心理需求,主动做好保护隐私的措施。

【预习目标】

1. 项目一、任务二中卵巢的周期性变化;女性每个周期中排卵的时间;月经周期的调节过程;雌、孕激素周期性的变化特点;孕激素生理作用,尤其是孕激素对妊娠的作用。

2. 项目一、任务一子宫的大小、位置及形态;子宫与邻近器官的位置关系。

3. 项目二、任务一妇科检查的要求及流程,包括膀胱的准备、体位要求、窥阴器的放置术。

4. 会阴擦洗的消毒范围及顺序。

5. 宫内节育器放置术的操作程序、药物避孕健康指导，手术流产中实施该护理技术时妇女的身心需求和护士能给患者减轻痛苦的技能。

6. 通读本项目各任务的全部内容，重点注意并找到教学目标中"识记"的全部知识点。

任务一　生育及避孕方法的选择及指导

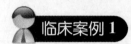
临床案例1

文女士，30岁，中学老师。正常分娩后3个月，母乳喂养，月经尚未复潮，排除早孕，无肝肾疾病史。她知道哺乳期不宜药物避孕，故到门诊咨询合适的避孕措施，向责任护士询问能否采用宫内节育器避孕和放置后对哺乳是否有影响。

现代知识女性对避孕知识略有所知，但面对自己却心里没底了。因此，责任护士应向文女士分析放置宫内节育器对哺乳的影响，及告知其自我保健的方法。

问题：

1. 为何哺乳期妇女不宜采用药物避孕？

2. 哺乳期妇女较适合采用哪种避孕方式？

【概述】

在不影响身心健康及正常性生活的条件下，运用科学的方法，使妇女暂不受孕，称为避孕。避孕方法有很多，主要包括药物避孕、工具避孕和其他避孕方法，是开展计划生育工作的重要内容，医护人员应根据每个家庭对生育及避孕方法的要求，进行合理指导。

【护理评估】

一、健康史

通过了解妇女现病史、既往史、生育史、月经史等，初步判断有无各种避孕方法的禁忌证。如处于哺乳期妇女不宜采用药物避孕，伴有子宫畸形、月经异常妇女不宜采用宫内节育器者等。

二、身心状况

（一）身体评估

通过检查对妇女的身体状况进行全面评估，如有无全身急慢性疾病、肝肾功能不全等。通过妇科检查，了解子宫有无畸形、大小、位置、有无脱垂；了解阴道黏膜、宫颈糜烂程度，有无产道裂伤；白带性状、量等。了解有无妇科各种炎症、肿瘤、宫颈管过松等影响避孕方法的疾病。

（二）心理-社会评估

现代妇女对不同的避孕方法多少有所知晓，故而存在着不同的顾虑，如药物避孕所带来的副反应（体重增加、色素沉着影响容貌），顾虑肿瘤发生率增高，使用安全套影响性快感等。

三、相关检查

（1）肝、肾功能。

（2）B超检查生殖器官形态、大小、位置等情况。

（3）白带常规检查或细菌培养。

（4）血常规、出凝血时间等。

【可能的护理诊断/合作性医疗问题】

1. 焦虑　与担心避孕失败或各种副反应有关。

2. 知识缺乏　与缺乏避孕方法的相关知识有关。

【预期目标】

（1）经护士讲解，育龄期妇女家庭成员能说出计划生育的相关内容及避孕的种类。

（2）经护士的健康教育，能保持正常心态，减轻焦虑、积极配合。

【护理措施】

1. 指导选择合理的避孕方法　根据每对夫妇具体情况指导选择最佳方法。①新婚夫妇，计划近期不生育，可选用男用安全套，必要时加用紧急避孕方法；②已有子女无生育要求的夫妇，可选择宫内节育器；③哺乳期妇女可选用宫内节育器或男用安全套；④已有子女、未绝经、月经过多的妇女可选用避孕药物、男用安全套、安全期避孕；有慢性疾病的妇女可选用男用安全套、安全期避孕。

2. 减轻疼痛　宫内节育器引起的疼痛可及时就医，复查节育器大小与子宫大小是否相符，指导服用解痉药物或抗炎药物。

【健康教育】

（1）保持外阴部清洁，可每天清洗外阴，使用消毒会阴垫。

（2）计划生育需要夫妇两人共同实施，协商两人愿意接受的避孕方法，才能持之以恒，达到最好的避孕效果。

【护理评价】

（1）育龄期家庭成员能知晓计划生育的内容及避孕的种类。

（2）育龄期妇女能根据自身情况选择合适的避孕方法。

任务二　工具避孕的选择及指导

临床案例 2

罗某，34岁，月经周期正常，生育史：G_3P_1，2次人工流产史。本次就诊患者想选择适合她的避孕方法，尤其是她听说"上环"的效果挺好，没有任何不适，所以询问"上环"的相关事宜，并表达出也想采用这种方法的意愿。但患者特别强调在分娩过程中发生过严重的宫颈裂伤，经妇科检查，发现宫口松弛。

该育龄期妇女,愿意采取避孕措施,责任护士对她的身心状况进行评估后,向她讲解较适合她的避孕方法。

问题:

1. 请判断她是否适合宫内节育器避孕?

2. 宫口松弛可选择哪种较适合的宫内节育器?

3. 宫内节育器避孕有哪些术前护理?

4. 放置宫内节育器需给予哪些健康教育?

【概述】

工具避孕是利用器具防止精子进入阴道或改变宫腔内环境,以达到避孕目的的避孕方法。目前我国常用的避孕工具有宫内节育器、阴茎套等。

(一)宫内节育器(IUD)

宫内节育器(图17-1)是一种相对安全、有效、简便、经济的节育方法,目前已成为我国育龄期妇女的主要避孕措施。

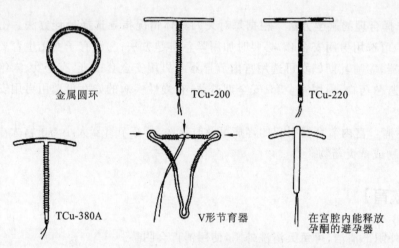

金属圆环　　TCu-200　　TCu-220

TCu-380A　　V形节育器　　在宫腔内能释放孕酮的避孕器

图 17-1　宫内节育器种类

1. 种类　第一代是惰性宫内节育器,由不锈钢、塑料或硅胶等惰性材料制成。第二代是有支架的活性宫内节育器,内含活性物质如金属、激素、药物及磁性物质等,以提高避孕效果。第三代是无支架的活性宫内节育器,内含的活性物质基本同第二代,减少脱落和月经过多的副反应,也适用于宫颈口松弛者。

(1) 带铜宫内节育器:目前我国应用最广的避孕工具。①带铜 T 形宫内节育器(TCu-IUD):按宫腔形态设计,以塑料为支架,在纵杆或横臂上套以铜管,放置时间可达 15 年。按铜圈暴露于宫腔的面积不同分为 TCu-200、TCu-220、TCu-380A 等。其中 TCu-200 应用广泛。②带铜 V 形宫内节育器(VCu-IUD):简称 V 形环,是我国常用的宫内节育器之一,由不锈钢作支架,外套硅橡胶管。其带器妊娠率、脱落率较低,但出血较常见,故因症取出率较高。

(2) 药物缓释宫内节育器:目前使用的有左炔诺孕酮 IUD,以中等量(20 μg/d)释放左炔诺孕酮,有效期大约 5 年,其特点为脱落率、带器妊娠率低,不增加月经量。主要副反应为闭经、点滴状出血等。

(3) 无支架活性宫内节育器:20 世纪 80 年代发明这种宫内节育器,其特点:①尾丝柔软,附加吲哚美辛,以改善放置后的月经过多症状,也可减轻有痛经史者的痛经程度;②无支架、柔软可弯曲,适合不同大小和形态的子宫;③手术线顶端有一小线结,放置时用特制放置器,将线结植入子宫肌层,固定宫内节育器;④固定式放置方式,较好地解决了宫内节育器脱落问题,可放置 10

年；适合宫颈口松弛或有裂伤者、子宫腔直径大于 9 cm 者、劳动强度较大者，甚至哺乳期妇女。

2. 避孕原理　目前认为宫内节育器放置后，子宫内膜受到异物刺激，宫腔内环境发生改变，导致子宫内膜表层的无菌性炎症刺激。不同材质的宫内节育器引发的组织反应也不尽相同，多是通过毒胚杀精和干扰受精卵着床而起到避孕的作用。

3. 宫内节育器放置术

(1) 适应证：①凡已婚育龄妇女自愿要求以 IUD 避孕，且无禁忌证者均可；②无相对禁忌证，要求紧急避孕或继续以 IUD 避孕者。

(2) 禁忌证：①生殖器官急、慢性炎症；②月经过频、经量过多或不规则阴道流血；③人工流产、分娩或剖宫产后有妊娠物残留或感染可能者；④妊娠或可疑妊娠者；⑤宫颈内口过松、重度陈旧性宫颈裂伤或子宫脱垂者，除无支架活性宫内节育器外；⑥生殖器官肿瘤、子宫畸形者；⑦严重的各种疾病的急性期；⑧有铜过敏史者，禁止放置含铜 IUD。

(3) 放置时间：①月经干净后 3～7 天无性交者；②人工流产术后宫腔深度＜10 cm 可立即放置；③产后满 42 天恶露已净；④剖宫产后 6 个月；⑤已排除早期妊娠的哺乳期妇女；⑥自然流产、中期妊娠引产，转经后子宫恢复正常者。

(4) 节育器大小选择：目前常用的 T 形 IUD 按其横臂宽度(mm)分为 26、28、30 号 3 种。宫腔深度≤7 cm 者用 26 号，宫腔深度＞7 cm 者用 28 号。

(5) 术前准备：向受术者介绍手术步骤，消除其思想顾虑，取得合作，受术者体温测试正常后，排空膀胱。

4. 宫内节育器取出术

(1) 适应证：①放置期限已到或绝经 1 年者；②因不良反应严重或出现并发症经治疗无效者；③带器妊娠者；④选择其他避孕措施或绝育者；⑤计划再生育者。

(2) 取器时间：①月经干净后 3～7 天；②出血多者可随时取出，同时需行诊断性刮宫，刮出物送病理检查，排除内膜病变；③带器妊娠者，可于人工流产术时取出。

5. 宫内节育器的副反应

(1) 出血：常发生于宫内节育器放置术后 6 个月左右，尤其前 3 个月内较常见，表现为月经过多、经期延长或周期中点滴出血等。

(2) 腰酸腹胀：主要与节育器和宫腔大小及形态不适应引起子宫过度收缩有关，轻者不需要处理，重者可休息、予以解痉药，甚至更换节育器种类。

6. 宫内节育器放置的并发症

(1) 子宫穿孔：常见原因是手术者操作技术不熟练、操作粗暴，术前对子宫位置、大小判断不正确，特别是哺乳期子宫壁软，易发生穿孔。视情况不同而采取相应的处理措施。

(2) 感染：多因术中无菌操作不严；原有生殖道炎症未经治愈，通过节育器尾丝导致上行感染导致。一旦发生感染，应积极使用抗生素治疗，并取出节育器。

(3) 节育器异位：常因操作过于粗暴损伤子宫壁引起，可移位于子宫肌壁间或盆腔内。哺乳期子宫壁薄且软，极易发生子宫穿孔、节育器异位。

(4) 节育器脱落：常见于放置时未将节育器送至宫底部，节育器与宫腔大小或形态不符、宫颈内口松弛、月经量过多、劳动强度过大等。多发生在放置节育器后第 1 年，尤其是头 3 个月的月经期，与经血一起排出，不易被察觉。

(5) 带器妊娠：多见于节育器嵌顿或异位；节育器小于宫腔，子宫收缩使其下移至宫腔下段，使避孕失败；双子宫仅一侧宫腔放置节育器，而另一侧妊娠。

(6) 节育器嵌顿或断裂：多由于所选节育器过大导致放置时损伤宫壁，或放置时间过长，绝经后取节育器者，致部分器体嵌入子宫肌壁或发生断裂。一经确诊应立即取出。

(二) 安全套

安全套分男用和女用两种，均能阻止精子或携带病原微生物精液进入妇女的体内，阻碍受孕

NOTE

和有效阻断性传播性疾病的传染,保护妇女的生殖健康。目前,国内较少使用女用安全套,本任务主要介绍男用安全套,也称阴茎套(图 17-2),可使射出的精液排在阴茎套内,精子不能进入宫腔,达到避孕的目的。

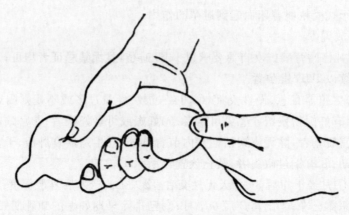

图 17-2　男用安全套

使用男用安全套应选择合适阴茎套型号,不宜过大或过小。性交时如发现阴茎套有破孔、滑脱,应立即采取以下措施:①女方站立使精液流出体外,阴道内涂避孕膏或在食指上缠纱布蘸温肥皂水伸入阴道内将精液洗出;②立即服用探亲避孕药。

【护理评估】

一、健康史

询问其年龄、婚育史、月经史、末次月经干净的时间、既往史等。

二、身心状况

(一)身体评估

全身检查及妇科检查,确定无工具避孕的禁忌证,如生殖器畸形、疾病等。

(二)心理-社会评估

评估夫妇两人对工具避孕的了解程度,如担心节育器引发的副反应对人体的影响,甚至对今后生育的影响;又如出血、腰酸腹胀,颜面部出现的色素斑能否消退,是否会发胖等。丈夫担心使用后影响性交的愉悦感,也害怕导致阳痿等。

三、相关检查

(1)白带常规检查或细菌培养。

(2)放置宫内节育器者检查:①肝、肾功能;②B超检查生殖器官形态、大小、位置等情况;③血常规和出凝血时间等。

【可能的护理诊断/合作性医疗问题】

1. 个人应对无效　与未寻求医护人员指导选择合适避孕方法有关。
2. 焦虑　与缺乏工具避孕常识及使用方法有关。
3. 知识缺乏:缺乏应对工具避孕不良反应及并发症的措施。
4. 有感染的危险　与手术不规范操作或术后会阴卫生差有关。

【预期目标】

（1）通过社区护士讲解，育龄期夫妇获得有关工具避孕的知识，能选择合适的避孕方法。

（2）通过与社区护士沟通，避孕者焦虑程度减轻，主动选择避孕措施，并能与医护人员合作。

（3）参加社区妇女保健知识活动，学会科学避孕知识和技能。

（4）在卫生医疗机构放置宫内节育器，避孕者术后未出现相关并发症。

【护理措施】

1. 术前准备工作充分　包括受术者身体准备、心理准备、用物准备等。

（1）用图谱和文字，向受术者介绍置、取宫内节育器手术的简要过程及注意事项，消除其紧张情绪。

（2）测量受术者体温，嘱其排空膀胱，安置膀胱截石位，指导其配合手术。

2. 术中和术后护理

（1）严格执行无菌操作规范和流程，术中观察受术者有无腹痛及其他不适。

（2）俯卧数小时，无腹痛及大量阴道出血，即可回家休养。如出现严重腹痛、发热、出血多，需来医院就诊。

【健康教育】

（1）宫内节育器放置术、取出术均可在门诊进行操作，受术者术后稍作休息及观察，无异常情况可返回家中休养；出现严重腹痛、阴道出血时间长或量增多者需及时就医。

（2）放置宫内节育器术后，休息3天，1周内避免重体力劳动，2周内禁止性交及盆浴。

（3）3个月内，一旦在行经期发现节育器脱落的可疑物，及时由医护人员排除节育器脱落的可能。

（4）部分妇女术后可出现少量阴道出血及下腹不适，轻者无须治疗，若情况严重时，应及时就诊。

（5）告知妇女及其配偶，放置宫内节育器不是绝对避孕的及节育器脱落或带器受孕的并发症。为提高避孕率，月经过多者或有规则月经周期者，一旦月经过期超过10天，立即检测受孕指标，排除妊娠。

（6）定期复查，放置宫内节育器后1个月、3个月、半年各复查一次。以后每半年复查一次，通过B超、X线透视或探环仪，检查节育器在宫腔内的位置，尽早发现问题，尽早处理，避免带器妊娠。

（7）为避免意外妊娠，教会安全套的使用方法；教会避孕药物的服用方法，以及如何观察副反应，指导应对的一般措施。

（8）告知免费领取安全套的地点、时间，保证能领取到高质量的安全套。

【护理评价】

（1）育龄期夫妇懂得寻求科学的计划生育的途径。

（2）育龄期夫妇消除对避孕的焦虑，主动落实避孕措施。

（3）育龄期夫妇能正确讲述有关工具避孕的相关知识。

（4）宫内节育器放置术过程顺利，未出现并发症。

|任务三 药物避孕的选择及指导|

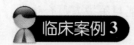 **临床案例 3**

尹女士,29 岁,已婚,育有一女。三个月前曾采用宫内节育器避孕,术后出现经量过多,腰腹部酸胀感明显,经观察后无好转,随后取出宫内节育器。现咨询其他的避孕方法,尤其是药物避孕,会不会增加子宫内膜癌、卵巢癌的风险,对以后生育二胎是否有不良后果等。

该女士考虑改用药物避孕,责任护士需详细讲解药物避孕的适应证,排除禁忌证(尤其与雌激素相关疾病)。

问题:

1. 选择药物避孕,还需要做什么检查?

2. 该采用什么形式的健康指导?

3. 为了让她安心接受药物避孕方法,责任护士应如何解答该女士的提问?

【概述】

国内应用的避孕药为人工合成的甾体激素避孕药(故又称激素避孕),甾体激素避孕药其成分是雌激素和孕激素,具有安全、有效、经济、简便等特点,成为我国育龄期妇女采用的主要避孕措施之一。

一、避孕原理

1. 抑制排卵 药物反馈抑制下丘脑释放促性腺激素释放激素,从而抑制垂体分泌卵泡刺激素和黄体生成素,同时直接影响垂体对促性腺激素释放激素的反应,不能形成排卵前的黄体生成素高峰,故不发生排卵。

2. 阻碍受精 孕激素影响宫颈黏液的性状,如分泌量减少、黏稠度增加,从而不利于精子的通过。

3. 改变子宫内膜形态与功能 由于药物中孕激素的作用,使子宫内膜增殖变化受到抑制,提早发生内分泌期变化,子宫内膜分泌不良,不利于受精卵的着床。

4. 改变输卵管的功能 在雌、孕激素的作用下,输卵管上皮纤毛功能、肌层节段运动和输卵管液体分泌均受影响,改变受精卵在输卵管内正常运送,从而干扰受精卵着床。

二、甾体激素避孕药对人体的影响

目前我国的药物避孕制剂,基本都是甾体激素,长期使用甾体激素避孕,对人体有一定的影响,尤其对有基础疾病的妇女。主要有以下 5 种影响。

1. 对机体代谢的影响 长期使用对部分妇女的胰岛功能有一定影响,出现糖耐量改变,停药后可恢复。对脂类代谢的影响,使甘油三酯升高;对低密度脂蛋白升高者,可使动脉硬化,对心血管不利。对年龄较大的吸烟者、有心血管基础疾病者,不宜长期使用甾体激素避孕药。

2. 对心血管系统的影响 影响机体代谢,从而增加卒中、心肌梗死的发病率。但对年轻、不吸烟、无高血压史、使用本药物期间血压不改变者,发生心血管疾病的风险明显降低。

3. 对凝血功能的影响 我国采用的低剂量甾体激素避孕药,并不会增加血栓性疾病的发病率。

4. 对肿瘤的影响 复方口服避孕药中的孕激素,可降低子宫内膜癌的发病率。长期使用复方口服避孕药还可降低卵巢癌的风险。长期使用甾体激素避孕药是否增加乳腺癌的风险,目前仍无明确定论。

5. 对子代的影响　因我国采用低剂量甾体激素避孕药,停药后即可妊娠,不影响子代的生长和发育。有证据显示,停止使用复方口服避孕药,不会增加胎儿的致畸率。长效避孕药所含激素成分和剂量不同于短效避孕药,故需停药半年后,才能妊娠。

三、适应证

生育年龄的健康妇女均可使用。

四、禁忌证

1. 急、慢性肝炎或肾炎。
2. 严重心血管疾病、血液病或血栓性疾病。
3. 内分泌疾病如糖尿病、甲亢。
4. 子宫肌瘤、乳房肿块、恶性肿瘤等与雌激素依赖性的疾病。
5. 月经过少、月经稀发或年龄大于 35 岁的吸烟者。
6. 哺乳期妇女、产后未满半年或月经未来潮者。
7. 精神病、生活不能自理者。
8. 反复发作的严重偏头痛者。

【护理评估】

一、健康史

询问拟采用药物避孕的妇女年龄、婚育史、月经史,既往采用过何种避孕方法,以决定是否适合药物避孕。

二、身心状况

（一）身体评估

通过全身系统的体格检查及妇科检查,以排除药物避孕的禁忌证。

（二）心理-社会评估

评估育龄期家庭夫妇对药物避孕知识的了解程度及其态度,是否自愿接受药物避孕,是否存在对使用药物避孕影响健康的顾虑,如担心服药后体重增加、色素沉着、对今后生育的影响等。

三、相关检查

（1）肝功能、肾功能检查。
（2）出凝血时间。
（3）必要时,B超检查、心电图和内分泌系统检查。

【可能的护理诊断/合作性医疗问题】

1. 知识缺乏:缺乏药物避孕的相关知识。
2. 焦虑　与药物副反应及避孕失败有关。
3. 个人应对无效　与错误服药致肝功能受损有关。

【预期目标】

(1) 经过责任护士讲解,不再出现少服或漏服药的现象。

(2) 经过医生讲解药物知识,避孕者不再害怕药物副反应。

(3) 经过责任护士讲解,学会正确的服药方法,并能让不良反应降到最低程度。

【护理措施】

1. 指导妇女服用避孕药

1) 短效口服避孕药　从月经周期第 5 天起,每晚 1 片,连服 22 天不间断,若漏服须于次晨补服,以免发生突破性出血或避孕失败。停药后 2～3 天可发生撤药性出血,相当于月经来潮,然后于月经第 5 天开始服用下一周期药物。

2) 长效避孕药　在月经来潮第 5 天服第 1 片,5 天后加服 1 片,以后按第 1 次服药日期每月服 1 片,服用 1 次可避孕 1 个月。

3) 探亲避孕药　适用于短期探亲夫妇,或意外性生活的紧急避孕。

(1) 炔诺酮:探亲时间在 14 天以内,于性交当晚及以后每晚口服 1 片,若已服 14 天而探亲期未满,可改用口服避孕药 1 号或 2 号至探亲结束。

(2) 甲地孕酮:性交前 8 h 服 1 片,当晚再服 1 片,以后每晚服 1 片,直到探亲结束次晨加服 1 片。

(3) 炔诺孕酮探亲避孕片:性交前 1～2 天开始服用,方法同炔诺酮。

(4) 53 号抗孕片(又称事后探亲片):性交后立即服 1 片,次晨加服 1 片。以后每天性交后服 1 片,每月不少于 12 片。若探亲结束时还未服完 12 片,则仍需每天服用 1 片,直至服满 12 片为止。多用于性生活的紧急避孕。

4) 长效避孕针　首次于月经周期的第 5 天和第 12 天各肌内注射 1 支,以后在每次月经周期的第 10～12 天肌内注射 1 支,于用药后 12～16 天月经来潮。每月肌内注射 1 次,避孕效果可达1 个月。

5) 缓释避孕药　将避孕药(主要是孕激素)与具备缓慢释放性能的剂型,在体内以持续恒定的微量释放,起长效避孕作用。

(1) 皮下埋植剂:将避孕药做成硅胶囊,埋于前臂皮下,药物缓慢而恒定地释放,产生避孕作用。于月经周期的第 7 天,在局麻下用特制套管针将胶囊呈扇形埋入上臂内侧皮下,避孕时间为 5 年。

(2) 缓释阴道避孕环:通过载体携带避孕药,制成环状放入阴道,阴道黏膜上皮直接吸收药物,产生避孕作用。于月经干净后自行放入阴道后穹隆或套在宫颈上,避孕时间为 1 年。

(3) 微球和微囊避孕针:把高分子聚合物与避孕药混合或包裹制成微球或微囊,将其注入皮下,缓慢释放避孕药,以达到避孕目的。皮下注射微球或微囊避孕针,一次注药,避孕时间为 3 个月。

2. 药物副反应的护理措施

1) 类早孕反应　轻症无需处理,数天后可减轻或消失;重者可服用维生素 C 100 mg、维生素 B_6 20 mg 及山莨菪碱 10 mg,每天 3 次,连服一周。

2) 月经改变

(1) 突破性出血:若服药前半周期出血,多与雌激素量不足有关,每晚加服炔雌醇 1 片,直至服完 22 天为止;若服药的后半周期出血,多与孕激素量不足有关,可每晚增服避孕药 1/2～1 片,同服至 22 天;如出血相当于月经量,应停药,待出血第 5 天再开始下一周期用药。

(2) 闭经:与药物对下丘脑-垂体轴抑制过度有关,应停用避孕药改用雌激素替代治疗。

（3）体重增加、色素沉着：少数妇女服药后，出现体重增加、颜面部淡褐色色素沉着，停药后多数能自然消退。

3. 心理护理　针对不同的妇女做好细致的解释工作，消除思想顾虑，使其树立信心，乐于接受和配合。

【健康教育】

（1）强调按时服药的重要性，避免漏服。

（2）嘱妇女妥善放置药物，因药片的有效成分在糖衣上，避孕药应存放于阴凉干燥处，受潮或脱落后不宜再使用，否则将影响避孕效果。同时注意放在不被幼儿取到的地方，防止发生误服。

（3）服药期间禁用利福平、巴比妥等药物，可降低血中避孕药物水平，影响避孕效果。

【护理评价】

（1）育龄期避孕妇女能正确讲解药物避孕方法，在避孕期间无计划外受孕。

（2）避孕者用积极的态度应对副反应，并能正确运用对策。

（3）避孕者能够按时按剂量服药，未发生不良反应。

任务四　终止妊娠方法的选择及指导

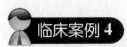

临床案例 4

患者，柳某，21岁，未婚。现停经56天，强烈要求服药终止妊娠，医生询问为什么要一定选择药物流产，她低头不语，经再三询问，她说出实情，"已有五次人工流产史，听说多次人工流产对子宫不好，会把子宫壁刮薄……"。医生好心提醒，"为什么那么不爱惜自己，做那么多次流产？"患者再次沉默不语。请回答刘女士的要求能否被满足？理由是什么？

该患者要求药物终止妊娠，医生评估其药物流产适应证的各项指标，责任护士向其讲解药物终止妊娠的适应证和禁忌证，最大限度地保护妇女的生殖健康及宣教避孕知识，以防下次意外怀孕。

问题：

1. 药物终止妊娠的适应证和禁忌证是什么？

2. 该患者可选择哪种终止妊娠的方法？

3. 该患者应选择哪种避孕方法较合适？

【概述】

人工终止妊娠是避孕失败的补救措施，应根据妊娠月份的大小采用不同的方法。目前常用的终止妊娠的方法包括药物流产、人工流产、药物引产、水囊引产及剖宫取胎等。

一、药物流产

通过非手术方式终止早孕的一种避孕失败的补救措施。特点为痛苦小、安全、简便、高效、副反应少或轻等。目前临床上常用的药物为米非司酮配伍米索前列醇。

米非司酮是一种合成类固醇，阻断孕酮活性，当蜕膜坏死，释放内源性前列腺素而使宫颈软化,子宫收缩,排出妊娠物,达到终止妊娠的作用。米索前列醇是前列腺素的衍生物,兴奋子宫肌,扩张和软化宫颈,协同米非司酮发生作用。米索前列醇阴道给药的效果大于口服给药的3倍。

（一）适应证

(1) 适用于停经 7 周内,正常宫内妊娠的健康妇女。

(2) 剖宫产术后 6 个月内、哺乳期、近期有人工流产史、人工流产术高危因素者等。

（二）禁忌证

1. 米非司酮　肝肾功能不全、心血管疾病、肾上腺疾病,与甾体激素依赖性肿瘤,糖尿病,血液系统疾病等病史。

2. 前列腺素类药物　二尖瓣狭窄、低血压、高血压、贫血、青光眼、胃肠功能紊乱、癫痫、哮喘、过敏体质,长期服用抗结核、抗癫痫、抗抑郁、前列腺素生物合成抑制剂、巴比妥类药物,吸烟、嗜酒、带器妊娠、宫外孕、妊娠呕吐等。

（三）用药方法

米非司酮 25 mg,每天 2 次,连用 3 天,于第 4 天早晨口服米索前列醇 600 μg,一次顿服。

（四）副反应及并发症

1. 消化道症状　轻度的腹痛、胃痛、乏力、恶心、呕吐、头痛、腹泻。

2. 子宫收缩痛　排出妊娠产物所致,严重者可用药物止痛。

3. 出血　流产后阴道出血时间一般持续 10 天至 2 周,有的可达 1~2 个月。孕囊排出后出血时间较长或有突然阴道大量出血,需急诊刮宫,必要时输血抢救。

4. 感染　如出现感染症状,应抗感染治疗。

二、人工流产术

人工流产术是指妊娠 14 周以内,通过人工方法(包括负压吸引术和钳刮术)终止妊娠的手术。适用于疾病、防止先天性畸形儿出生及遗传病等原因。

（一）适应证

(1) 妊娠 14 周以内避孕失败,自愿终止妊娠,无禁忌证者。

(2) 因各种疾病不能继续妊娠者。

（二）禁忌证

(1) 各种疾病的急性期,慢性传染病急性发作期或严重的全身性疾病。

(2) 生殖器官急性炎症。

(3) 全身情况不佳,如妊娠剧吐致酮尿症尚未纠正者。

(4) 术前 2 次体温达到或超过 37.5 ℃以上者。

（三）术前准备

(1) 物品及手术室准备。

(2) 患者准备:排空膀胱,取膀胱截石位,常规外阴、阴道消毒,铺巾,作双合诊检查,查清子宫大小、位置及附件情况。

（四）手术操作

1. 负压吸引术　适于妊娠 6~10 周者。

(1) 消毒宫颈:使用窥阴器将宫颈暴露,再次消毒宫颈及阴道。

(2) 探宫腔、扩宫颈:用宫颈钳钳夹子宫颈前唇(或后唇),用探针顺子宫屈向探测宫腔深度。以执笔式手法持宫颈扩张器按子宫屈向扩张,顶端超过宫颈管内口即可,自 4 号起逐步扩张至大于所用吸管半个号或 1 个号。

(3) 吸刮:连接吸管,试吸无误后,将吸管顺子宫屈向插入宫腔,按顺时针方向吸宫腔 1~2

周,最大负压不得超过 79.8 kPa。当感觉宫壁粗糙、宫腔缩小、出现少量血性泡沫时,表示已吸干净,将橡皮管折叠后退出吸管。用小刮匙轻轻绕宫腔刮一周,特别注意两侧宫角及宫底部。将吸刮物清洗过滤,仔细检查有无绒毛及胚胎组织,未见绒毛者送检。

2. 钳刮术 适于妊娠 11~14 周者,术前 24 h 需软化及扩张宫颈。

(1) 消毒宫颈:同负压吸引术。

(2) 探测宫腔:妊娠 11~12 周者,宫腔深 11~13 cm;妊娠 13~14 周者,宫腔深 13~15 cm。

(3) 扩张宫颈管:其操作方法同负压吸引术。于术前 24 h 常规消毒后,用无菌导尿管插入宫颈管内或手术前 3~4 h 在阴道后穹隆部放置前列腺素栓剂。

(4) 用有齿钳逐步钳出胎儿组织,余同负压吸引术。

(五) 并发症及防治

1. 人工流产综合反应 多因受术者心理紧张及术中对宫颈的机械性牵拉刺激所致。在术中或术后表现为心动过缓、心律不齐、血压下降、面色苍白、冷汗、头晕、胸闷甚至抽搐、晕厥等迷走神经兴奋症状,多数可在停止手术后逐渐恢复。预防措施有术前进行心理支持,解除思想顾虑,术中操作轻柔,吸宫的压力不可过大等。反应严重者静脉注射阿托品 0.5~1 mg 可有效控制症状。

2. 子宫穿孔 严重的并发症。主要与术者操作技术不熟练及受术者子宫特殊情况如哺乳期子宫极软,剖宫产后瘢痕子宫,子宫位置过度倾曲或有畸形等。疑有穿孔者应立即停止手术。穿孔小、无脏器损伤或内出血,手术已完成,用子宫收缩剂和抗生素,进行保守治疗。密切观察受术者腹痛情况、出血情况及生命体征。穿孔大、疑有内出血或脏器损伤者,应立即剖腹探查。

3. 吸宫不全 多因术者操作技术不熟练或子宫位置异常导致,B 超有助于诊断。表现为人工流产术后 10 天仍有较多阴道出血,或阴道出血停止后又出现阴道出血。如出血多,应立即刮宫。出血不多可先用抗生素,然后再刮宫。

4. 术后感染 多因手术消毒不完善,发生不全流产致长时间出血,受术者不执行医嘱,过早性交或盆浴引起,最初表现为急性子宫内膜炎,进而可发展为盆腔炎、腹膜炎甚至败血症。感染者卧床休息,给予支持疗法,及时抗感染处理。

5. 漏吸 手术时未吸出胚胎及胎盘绒毛而导致继续妊娠或胚胎停止发育,称为漏吸,B 超可协助诊断。确诊后应复查子宫位置、大小及形态,重新探查宫腔,再次行负压吸引术。

6. 术中出血 妊娠月份较大,子宫较大,出现子宫收缩不良引起出血量多。应迅速钳取或吸取胎盘及胎体,同时给予缩宫素加强子宫收缩。

7. 羊水栓塞 偶可发生于钳刮术,为宫颈损伤、胎盘剥离使血窦开放,羊水进入孕妇的血液。但妊娠早、中期时羊水含细胞等有形物极少,即使并发羊水栓塞,其症状及严重性不如晚期妊娠发病凶猛。此时应积极给予抢救,如给氧、解痉、抗过敏、抗休克等处理。

8. 宫颈、宫腔粘连 因多次吸宫或刮宫,子宫内膜与宫颈管受到损伤,导致局部或全部组织粘连,表现为人工流产术后闭经或经量过少、继发性不孕等。宫腔镜或输卵管碘油造影协助诊断。确诊后可行宫颈粘连分离术、宫腔放置节育器,改善宫颈、宫腔粘连。

三、中期妊娠引产术

中期妊娠引产包括药物(如乳酸依沙吖啶、前列腺素、天花粉等)引产和手术引产(水囊引产、剖腹取胚)。其中乳酸依沙吖啶引产最常用。

(一) 依沙吖啶(利凡诺)引产

依沙吖啶是乳酸依沙吖啶的衍生物,对多种革兰氏阳性及阴性细菌具有很强的杀灭作用,也能刺激子宫平滑肌兴奋、内源性前列腺素升高导致宫缩,胎儿因药物中毒死亡。依沙吖啶引产简便,成功率高,但易发生胎盘胎膜残留,故在胎盘及胎体排出后需清理宫腔。

1. 适应证 妊娠 15~24 周,因严重疾病或胚胎异常不宜继续妊娠者。

2. 禁忌证

(1) 急、慢性肝、肾疾病。

(2) 各种急性感染性疾病、慢性疾病急性发作期及生殖器官急性炎症。

(3) 剖宫产术或肌瘤挖除术后 2 年内。

3. 用药剂量　安全用药量 100 mg/次。其反应量 120 mg,中毒量为 500 mg。

4. 术前准备

(1) 患者准备:解除思想顾虑,排空膀胱,取膀胱截石位,消毒外阴。

(2) 主要物品准备:穿刺包、无菌手套,选择注射用水或羊水稀释依沙吖啶,忌用生理盐水以免发生药物沉淀。

5. 手术步骤

(1) 安置体位:排空膀胱,取仰卧位。

(2) 选择穿刺点:选在宫底与耻骨联合中点、腹中线偏一侧 1 cm 处或在胎儿肢体侧、囊性感最明显处,需避开胎盘附着处。必要时可在 B 超下定位。

(3) 皮肤消毒:以穿刺点为中心,常规消毒腹部皮肤,铺无菌洞巾。

(4) 羊膜腔穿刺:用 20～21 号腰椎穿刺针,经腹壁垂直刺入至羊膜腔。在穿透腹壁及子宫壁时可有落空感,再继续进针 0.5～1 cm。一手固定针头,一手拔出针芯,用 5 mL 注射器抽吸见羊水,则穿刺成功。

(5) 注入药液:换上含 50～100 mg 依沙吖啶的注射器,回抽有羊水后,缓慢注入药物。注毕,拔出穿刺针,无菌纱布压迫数分钟,胶布固定即可。

6. 并发症及防治

(1) 全身反应:偶有在 24～48 h 内体温升高者,可在短时间内恢复。

(2) 产后出血:大约 80% 的患者有出血,但不超过 100 mL。目前多主张胎盘排出后即行清宫术。

(3) 胎盘、胎膜残留:疑有胎盘、胎膜残留者,可行清宫术,防止出血及感染。

(4) 感染:发生率较低,一旦发现感染征象,立即处理。

（二）水囊引产

将无菌水囊置于子宫壁与胎膜之间,向水囊内注入适量生理盐水,利用机械刺激,诱发子宫收缩,使胎儿及附属物排出。术中须注意无菌操作,预防感染。

1. 适应证　同依沙吖啶引产。适用于因肝、肾疾病不宜采用依沙吖啶引产的患者。

2. 禁忌证

(1) 急性生殖器官炎症,如阴道炎、宫颈炎、盆腔炎等。

(2) 瘢痕子宫。

(3) 妊娠期有反复流血史者。

(4) 急性病或慢性病急性发作期。

(5) 术前 2 次体温达到或超过 37.5 ℃。

3. 物品准备

水囊引产包,50 mL 注射器 1 具,备好的水囊 2 个(1 个备用),无菌手套 1 副,无菌生理盐水等。

4. 手术步骤

(1) 患者排空膀胱,取膀胱截石位,外阴、阴道常规消毒、铺巾。

(2) 用窥阴器暴露宫颈,消毒宫颈、阴道,宫颈钳夹持宫颈前唇并稍向外牵拉。

(3) 水囊头涂消毒润滑剂,用卵圆钳夹持水囊顶端,经宫颈管插入宫腔内的胎膜与宫壁之间,避开胎盘,将整个水囊放入。

(4) 用注射器向囊内缓慢注入无菌生理盐水。根据妊娠月份决定注入水量,一般按每个妊娠月 100 mL 计算,最多不超过 600 mL。注液完毕,折叠导尿管末端,扎紧以防漏水,再用无菌纱布包裹置于阴道后穹隆部。

(5)取下宫颈钳及窥阴器,护送患者回病房休息。

【护理评估】

一、健康史

询问患者年龄、现病史、月经史、生育史、停经时间、停经后有无早孕反应、阴道流血、胎动等。既往是否有急慢性肾炎、肝炎或严重的心脏病、高血压、血液病等。

二、身心状况

(一)身体评估

测量体温,全身系统体格检查。检查宫底高度,是否与妊娠月份相符,能否听到胎心音。B超确定羊水量及胎盘位置。

(二)心理-社会评估

了解孕妇恐惧反应及其程度。

三、相关检查

血常规、出凝血时间、血小板计数、尿常规、肝功能等。

【可能的护理诊断/合作性医疗问题】

1. 恐惧   与可能的手术疼痛及并发症有关。
2. 知识缺乏:缺乏终止妊娠的相关知识。
3. 有感染的危险   与宫腔内操作有关。

【预期目标】

(1)经责任护士讲解后,患者恐惧感减轻。
(2)经医生讲解后,患者获得终止妊娠方法的相关知识。
(3)术后未发生感染征象。

【护理措施】

一、知情选择

向患者及配偶讲解终止妊娠方法的作用原理、特点、效果、适应证和禁忌证、施术的时机、途径、注意事项、并发症及处理原则,得到患者及配偶的知情同意。

二、心理护理

护士尊重、关心患者,认真听取患者的倾诉,耐心地解答问题,介绍手术经过及注意事项,消除心理顾虑。

三、手术配合

术中陪伴在患者床边,指导患者均匀地深呼吸,以减轻因手术牵引组织导致的不适感,鼓励患者与医生配合,尽快完成手术。

术后收集妊娠产物,仔细观察是否有绒毛组织,或胎儿是否畸形等,必要时将妊娠产物送病理检查。

【健康教育】

(1) 告知接受人工流产患者,术后在观察室静卧 1 h,期间观察腹痛及阴道出血状况。

(2) 告知行人工流产患者及丈夫,术后 1 个月内禁止性交及盆浴,以防上行感染。

(3) 负压吸引人工流产者,术后休息 3 周;中期引产者术后休息 4 周。

(4) 保持外阴清洁卫生,预防感染。

(5) 对患者及配偶讲解,多次刮宫术或宫腔内操作对妇女生殖器官多有损害,应该采取更好的适合夫妇双方的安全可靠的避孕措施,以保护妇女生殖健康。

【护理评价】

(1) 患者能正确复述终止妊娠手术的护理知识。

(2) 患者自诉疼痛轻微,感觉良好。

(3) 患者术后无并发症。

(刘德芬)

复习思考题

项目一 女性生殖系统解剖与生理

一、单项选择题

1. 关于骨盆的组成,正确的是( )。

A. 骶骨、尾骨、髋骨　　　　　B. 骶骨、尾骨及左右两块髋骨　　　C. 骶尾骨、坐骨、耻骨

D. 髂骨、耻骨、坐骨　　　　　E. 骶尾及左右两块髂骨

2. 不属于女性外生殖器的是( )。

A. 阴道　　　　B. 大阴唇　　　　C. 阴道前庭　　　　D. 阴阜　　　　E. 阴蒂

3. 不属于女性内生殖器的是( )。

A. 阴道　　　　B. 子宫　　　　C. 直肠　　　　D. 卵巢　　　　E. 输卵管

4. 关于子宫峡部的陈述,错误的是( )。

A. 指宫体与宫颈间最狭窄的部分　　　　B. 子宫峡部的上端为解剖学内口

C. 子宫峡部的下端为组织学内口　　　　D. 在非孕期长约 1 cm

E. 妊娠足月拉长达 4～5 cm

5. 不属于女性生殖器的邻近器官的是( )。

A. 膀胱　　　　B. 乙状结肠　　　　C. 阑尾　　　　D. 输尿管　　　　E. 直肠

6. 关于成年妇女的子宫,错误的是( )。

A. 子宫重约 50 g　　　　B. 长 7～8 cm　　　　C. 宽 4～5 cm

D. 厚 2～3 cm　　　　E. 宫腔容量约 50 mL

7. 保持子宫前倾位置的主要韧带是( )。

A. 卵巢固有韧带　　　　B. 骶韧带　　　　C. 圆韧带

D. 主韧带　　　　E. 骨盆漏斗韧带

8. 关于阴道的描述,最正确的是( )。

A. 黏膜受性激素影响不大　　　　B. 阴道有腺体

C. 黏膜为单层柱状上皮　　　　D. 阴道前后壁相贴

E. 阴道后壁比前壁短

9. 卵巢的表层是( )。

A. 腹膜　　　　B. 髓质　　　　C. 单层立方上皮

D. 皮质　　　　E. 结缔组织

10. 关于阴道前庭的陈述,错误的是( )。

A. 位于两侧小阴唇之间　　　　B. 含有前庭球和前庭大腺

C. 含有阴道外口和肛门口　　　　D. 还含有处女膜

E. 尿道外口也在此区域

11. 女性青春期开始的重要标志是( )。

A. 音调变高　　　　B. 乳房丰满　　　　C. 皮下脂肪增多

D. 阴毛、腋毛生成   E. 月经初潮

12. 下列不属于卵巢周期性变化特点的是（   ）。

A. 临近青春期原始卵泡开始发育

B. 卵泡内膜细胞在排卵后变为卵泡膜黄体细胞

C. 排卵后 7～8 天黄体发育达高峰

D. 卵子受精后，黄体继续发育成妊娠黄体

E. 黄体寿命一般为 16～18 天

13. 关于月经的描述，正确的是（   ）。

A. 月经血可凝固，多伴有小血块

B. 月经是因子宫内膜从基底膜脱落而形成

C. 月经来潮表明卵巢有排卵，且未发生受精和受精卵着床

D. 月经周期的长短主要与卵泡期有关

E. 正常月经量 30～50 mL

14. 关于月经期健康教育的内容，错误的是（   ）。

A. 应保持外阴清洁   B. 每日阴道冲洗一次   C. 用干净卫生巾

D. 经期可照常工作   E. 避免寒冷刺激

15. 使子宫内膜产生分泌期变化的是（   ）。

A. 孕激素   B. 雌激素   C. 雄激素   D. 卵泡刺激素   E. 黄体生成素

16. 宫颈黏液涂片干燥后，镜下可见典型羊齿状结晶，表明此时出现的激素是（   ）。

A. 雌激素   B. 孕激素   C. 卵泡刺激素   D. 催乳素   E. 黄体生成素

17. 具有雌、孕激素协同作用的反应是（   ）。

A. 子宫收缩   B. 输卵管蠕动   C. 宫颈黏液稀薄

D. 乳房发育   E. 子宫内膜呈增殖期变化

18. 雌、孕激素对下丘脑及脑垂体前叶的反馈是（   ）。

A. 雌激素——正反馈，孕激素——负反馈

B. 雌激素——负反馈，孕激素——正反馈

C. 雌激素——负反馈，孕激素——负反馈

D. 雌激素——负反馈，孕激素——正、负反馈

E. 雌激素——正、负反馈，孕激素——负反馈

19. 患者季某，已婚，月经规律，于月经周期第 18 天取子宫内膜检查所见：子宫内膜增厚，腺体增大，分泌糖原，间质高度疏松、水肿，螺旋小动脉更加增生、弯曲。该内膜为（   ）。

A. 分泌期   B. 增生期   C. 分泌早期   D. 月经前期   E. 月经期

20. 患者毛某，27 岁，宫颈黏液分泌减少，而且变得稠厚，提示体内出现的激素是（   ）。

A. 人绒毛膜促性腺激素   B. 催乳素   C. 雌激素

D. 孕激素   E. 雄激素

二、填空题

1. 在左侧图片中填写子宫峡部、解剖学内口和组织学内口的位置。

2. 胎儿自然分娩骨性通道称（   ），其大小、形状与分娩有密切关系。

3. 成人子宫长（   ）cm、宽（   ）cm、厚（   ）cm，容量为（   ）mL。

4. 输卵管由内向外分为（   ）、（   ）、（   ）和（   ）四部分。

5. 女性内生殖器官包括（   ）、（   ）、（   ）

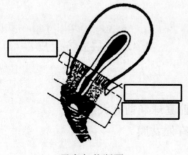

子宫矢状断面

及（　　　）。

6. 子宫韧带共有（　　　）对,是指（　　　）、（　　　）、（　　　）及（　　　）。

7. 卵巢呈灰白色,成年女子的卵巢大小为（　　　）cm×（　　　）cm×（　　　）cm。

8. 固定宫颈,防止子宫下垂的子宫韧带是（　　　）。

9. 卵巢分泌（　　　）激素、（　　　）激素和少量（　　　）激素。

10. 卵巢是女性的性腺,其功能是（　　　）和（　　　）。

11. 排卵常发生在下次月经来潮前（　　　）天左右。

12. 子宫内膜在卵巢激素下发生周期性变化,排卵前主要受（　　　）影响,内膜呈（　　　）期变化,排卵后主要受（　　　）影响,内膜呈（　　　）期变化。

三、简答题

1. 女性一生各阶段有哪些分期?

2. 月经含有哪些成分?

3. 简述卵巢的周期性变化。

4. 简述月经周期的调节。

四、案例分析题

1. 张某,女性,45岁,已婚,因多发性子宫肌瘤10多年,药物保守治疗疗效不明显,且贫血更严重,收治入院,考虑行次全子宫切除术。手术前,患者向周围患者和医护人员提及最好不要手术治疗,担心手术的安全性等;家属对切除子宫深有顾虑,向周围的患者了解手术切除子宫后是否能下地行走。

责任护士与患者和家属单独会谈,才得知患者真正的顾虑是不知道手术将切除哪些女性器官,手术后盆腔空了,其他的器官会移到什么地方去等。

(1) 有哪些器官属于女性生殖器官?

(2) 盆腔里还有哪些其他器官?

(3) 手术后盆腔其他器官的位置在哪里?

2. 王某,女性,14岁。12岁月经初潮,此后月经周期为40～60天,经期为4～5天,末次月经是2014年3月18日,平时经量正常,色暗红,无痛经,白带正常。

母亲带其来医院咨询,询问孩子的月经不是28～30天,是否正常,是否需要治疗。女孩认为来月经是一件麻烦事,并且在月经来潮前及月经期会出现心情烦躁、小腹及腰骶部下坠感。

(1) 该女孩需要治疗吗?

(2) 为该女孩制订健康教育的内容应该有哪些重点知识?

项目二　女性生殖系统的护理程序

一、单项选择题

1. 一名16岁少女,无性生活史,因痛经半年就诊,欲了解内生殖器官的情况,较为合适的检查方法是（　　　）。

A. 腹部视诊　　　B. 双合诊　　　C. 窥阴器放置

D. 三合诊　　　E. 直肠-腹部诊

2. 关于双合诊检查的描述,不正确的是（　　　）。

A. 双合诊是盆腔检查的主要方法

B. 检查之前需排空膀胱

C. 在正常情况下可清楚地触到输卵管

D. 一手进入阴道,另一手按压下腹部,双手配合进行

E. 在正常情况下偶可触到卵巢

3. 妇科检查应注意的事项,描述正确的是(　　　)。

A. 月经期可常规进行盆腔检查

B. 在做盆腔检查时,臀垫不必每人一换

C. 男医生对已婚者检查时,可无需他人陪伴

D. 被患者污染的器械必须严格消毒以防交叉感染

E. 对肥胖妇女检查困难时,可让其屏气用力

4. 针对一名婚后 3 年不孕的患者,采集病史资料时应详细询问(　　　)。

A. 个人史　　　　　　　　B. 家族史　　　　　　　　C. 月经史及婚育史

D. 生活习惯　　　　　　　E. 既往史

5. 当已婚妇女需进一步了解盆腔后壁病情时,最常选择的是(　　　)。

A. 三合诊　　　　　　　　B. 肛门检查　　　　　　　C. 双合诊

D. 直肠-腹部诊　　　　　　E. B 超

6. 下列护理诊断的组成部分,不包括(　　　)。

A. 健康问题　　B. 诊断依据　　C. 相关因素　　D. 名称　　E. 定义

7. 护理诊断是针对患者的(　　　)。

A. 疾病的病理过程　　　　　B. 疾病发生原因　　　　　C. 疾病临床诊断

D. 现存或潜在的健康问题　　E. 疾病的临床治疗方法

8. 护理程序的第二步是(　　　)。

A. 护理评估　　B. 护理诊断　　C. 预期目标　　D. 护理措施　　E. 护理评价

9. 下列不属于护理诊断的是(　　　)。

A. 营养失调　　　　　　　　B. 活动无耐力　　　　　　C. 自我形象紊乱

D. 长期自尊低下　　　　　　E. 担心医药费太贵

10. 下列关于预期目标的说法,不正确的是(　　　)。

A. 预期目标是指护理活动的结果

B. 预期目标是患者的行为,也是护士的行为

C. 目标的陈述应切实可行,在患者能力范围内

D. 一个护理诊断只能有一个预期目标

E. 目标应注意与医嘱一致

11. 护理措施是护士帮助服务对象实现预期目标的具体的(　　　)。

A. 决策过程　　B. 实施方法　　C. 诊断过程　　D. 诊断方法　　E. 工作成果

12. 护理评价的目的不包括下列哪项?(　　　)

A. 为了解护理对象对健康问题的反应

B. 可了解护理对象目前的健康状态

C. 了解实施措施后护理对象的需要是否被满足

D. 为科学制订下一轮护理计划提供依据

E. 不能改进护理服务内容和方法

二、填空题

1. 盆腔检查又称(　　　　　),其中最主要的检查方法为(　　　　　)。

2. 三合诊是指(　　　　)、(　　　　)、(　　　　　　)三个部位的联合检查。

3. 盆腔检查方法及步骤,主要包括(　　　　)检查、(　　　　)检查、(　　　　　)检查、(　　　　)检查、(　　　　)诊。

4. 护理诊断三段式陈述法的构成要素:(　　　　)、(　　　　)、(　　　　)。

5. 护理诊断的分类包括(　　　　)、(　　　　)、(　　　　)、(　　　　)。

6. 根据健康反应轻、重、缓、急,将护理诊断排序为(　　　　)问题、(　　　　)问题、(　　　　)问题。

7. 预期目标分为（   ）和（   ）。

8. 预期目标的陈述为（   ）＋（   ）＋（   ）标准＋（   ）状语＋评价时间。

9. 护理措施分为（   ）、（   ）、（   ）三类。

10. 评价预期目标是否实现由三种情况判定，包括（   ）、（   ）、（   ）。

11. 对健康问题评估后做出的评价结论包括（   ）、（   ）、（   ）、（   ）四种可能。

三、简答题

1. 妇科检查前的基本要求。

2. 简述护理诊断的类型。

3. 制订预期目标的注意事项。

4. 制订护理措施的注意事项。

5. 护理评价的过程。

四、问答题

1. 在采集女性生育史的过程中，列举要询问的详细内容。

2. 护理诊断的书写注意事项。

五、案例分析题

1. 王某，女性，49岁，个体户。已停经1年，2014年4月12日因"不明原因阴道出血3天，出血自行停止，昨天开始又出现阴道出血，出血量增多"入院。

作为接诊护士，在询问月经史的过程中，主要采集哪些方面的资料？

2. 苏某，女性，30岁，已婚。停经45天，下腹部轻度疼痛，阴道少量出血，尿HCG阳性，收入院。确诊为异位妊娠（宫外孕），给予急诊手术治疗。

查体时躯体不能舒缓地伸展，当有触痛时，患者大声尖叫，试图拒绝阴道检查。当得知异位妊娠需做急诊手术时，不停叹息家里没钱，不要手术治疗。当得知本次妊娠不会有孩子时，哭叫着要见丈夫，不要手术，要保住孩子。

（1）请针对此患者的病情使用PSE公式作出护理诊断，按首优顺序排列。

（2）根据上述案例的护理诊断，写出相应的预期目标。

（3）根据上述案例的护理诊断、预期目标，制订对应的护理措施。

项目三　妊娠期妇女的护理

一、单项选择题

1. 下列关于妊娠期妇女循环系统改变的叙述，错误的是（   ）。

A. 妊娠晚期心脏向左、上移位　　　　B. 心脏容量到妊娠末期增加10%

C. 妊娠晚期心率增加10～15次/分　　D. 妊娠20～28周血容量增加达高峰

E. 妊娠期血红蛋白含量常轻度降低

2. 关于妊娠期子宫变化，错误的是（   ）。

A. 妊娠期子宫峡部变长，逐渐形成宫下段　　B. 妊娠后期大多数子宫右旋

C. 妊娠晚期子宫血流量受体位影响　　D. 妊娠10周子宫底出盆腔

E. 妊娠12～14周后子宫有不规则的收缩

3. 最适宜的受精卵着床部位是（   ）。

A. 子宫下段　　B. 子宫腔底部　　C. 子宫腔侧壁　　D. 子宫角　　E. 宫颈管

4. 不属于胎儿附属物的是（   ）。

A. 胎盘　　　B. 胎膜　　　C. 羊水　　　D. 蜕膜　　　E. 脐带

5. 下列关于早期妊娠诊断的叙述,正确的是(　　)。

A. 子宫增大变软是确定早孕最可靠的依据

B. 平时月经规律,月经过期 10 天疑为妊娠

C. 停经 6 周左右都会有"早孕反应"

D. 停经,黄体酮试验阴性,疑为宫内妊娠

E. 阴道呈深红色,可能是早孕

6. 确定早孕最可靠的相关检查是(　　)。

A. 妇科检查　　　　　　　　　　　　　　B. 测尿雌二醇值

C. 阴道脱落细胞学检查　　　　　　　　　D. 放射免疫法测血 β-HCG

E. B 超检查

7. 孕妇开始自觉胎动的时间是妊娠(　　)。

A. 12～14 周　　B. 18～20 周　　C. 22～24 周　　D. 25～26 周　　E. 27 周以上

8. 妊娠中晚期,正常胎心率的范围是(　　)。

A. 100～140 次/分　　　　　B. 110～140 次/分　　　　　C. 120～160 次/分

D. 120～150 次/分　　　　　E. 130～170 次/分

9. 头先露中最常见的是(　　)。

A. 面先露　　　B. 复合先露　　　C. 额先露　　　D. 前囟先露　　　E. 枕先露

10. 一孕妇产前检查提示胎背位于母体腹部左侧,胎心位于左上腹,宫底可触及浮球感,耻骨联合处触及宽而软的胎体,她的胎方位是(　　)。

A. ROA　　　B. RSA　　　C. LOT　　　D. LOP　　　E. LSA

11. 26 岁女性,既往月经规律,停经 50 天,近 1 周晨起呕吐、厌油腻、乏力。最可能的诊断是(　　)。

A. 继发性闭经　B. 早期妊娠　　C. 病毒性感冒　D. 急性胃炎　　E. 病毒性肝炎

12. 目前国内统一采用的围生期范围是从妊娠满(　　)。

A. 20 周至产后 1 周　　　　　B. 20 周至产后 4 周　　　　　C. 28 周至产后 1 周

D. 28 周至产后 2 周　　　　　E. 28 周至产后 4 周

13. 根据末次月经推算预产期,孕妇林某末次月经 2016-2-3,她的预产期是(　　)。

A. 2016-11-8　　B. 2016-11-9　　C. 2016-11-10　　D. 2016-11-11　　E. 2016-11-12

14. 下列有关检查胎位的四步触诊法的叙述,错误的是(　　)。

A. 用以了解子宫的大小、胎先露、胎方位

B. 第一步双手置于宫底了解宫底高度,区别胎头或胎臀

C. 第二步双手分别置于腹部两侧,辨别胎背方向

D. 第三步双手置于耻骨联合上方,辨别胎先露是头还是臀

E. 第四步双手插入骨盆入口,进一步检查先露部,确定入盆程度

15. 妊娠晚期监测胎儿宫内情况,不包括(　　)。

A. 测定宫底高度及腹围、胎动计数、胎心监测

B. B 超测胎头双顶径、胎方位及胎盘位置、胎盘成熟度等

C. 通过 B 超检查或自测胎动计数

D. 用胎儿监护仪观察并记录胎心率的动态变化

E. 定期测量孕妇体重、血压、尿蛋白等

16. 有关胎动计数,正确的是(　　)。

A. ＞30 次/12 h 为正常　　　　　　　　　B. ＞20 次/12 h 为正常

C. ＞10 次/12 h 为正常　　　　　　　　　D. ＞10 次/24 h 为正常

E. ＞20 次/24 h 为正常

17. 下列有关胎儿电子监护的叙述错误的是(　　)。

A. 胎心率加速是胎儿宫内窘迫的表现

B. 胎心率一过性变化是判断胎儿安危的重要指标

C. 胎心率减速是随宫缩出现的短暂性胎心率减慢

D. 散发的、短暂的胎心率加速对胎儿无害

E. 胎心率加速是宫缩后胎心率基线暂时增加 15 次/分以上,持续>15 s

18. 孕妇为接受新生命的来临,通常经历一系列的心理调适,下列不正确的陈述是( )。

A. 孕妇的心情由早期的惊讶到接受　　　　B. 积极学习育儿知识确保母儿平安

C. 逐渐认可胎儿是家庭成员之一　　　　　D. 依赖长辈照顾适应妊娠期反应

E. 愿意与有分娩经历的同事讨论妊娠期不适

19. 不属于孕妇需增加的营养要素的是( )。

A. 盐分　　　　B. 维生素 D　　　C. 蛋白质　　　D. 碳水化合物　　E. 纤维素

20. 拉梅兹分娩法,不包括( )。

A. 盘腿坐法　　　　　　　B. 廓清式呼吸　　　　　　　C. 意志控制的呼吸

D. 放松技巧　　　　　　　E. 画线按摩法

(21~22 题共用题干)

刘女士,30 岁,G_1P_0,妊娠中期,安排孕妇及家属参加孕妇学校授课。

21. 其中讲授妊娠中期的健康教育,不包括的内容是( )。

A. 孕妇常见的异常症状　　　　　　　　B. 衣着宽松不穿高跟鞋

C. 孕妇须在医生指导下用药　　　　　　D. 禁止盆浴

E. 临产的先兆症状

22. 关于胎教的知识,正确的陈述是( )。

A. 越早实施效果越好　　　　　　　　　B. 轻抚摸腹部与胎儿建立触觉沟通

C. 有音响和嗅觉 2 种胎教方法　　　　　D. 音响胎教选择低频率音乐

E. 最好是父母亲经常与宝宝对话

二、名词解释

1. 妊娠

2. 黑加征

3. 高危妊娠

4. 缩宫素激惹试验

5. 仰卧位低血压综合征

三、简答题

1. 简述胎盘的功能。

2. 简述妊娠早期的相关检查方法。

3. 简述宫缩时胎心率减速的类型。

4. 简述孕妇需特别注意补充的维生素和矿物质种类。

5. 简述产前运动的八个项目名称。

四、问答题

1. 试述羊水的功能。

2. 妊娠期为何易发生缺铁性贫血?

3. 试述妊娠中晚期孕妇左侧卧位的原理。

4. 妊娠晚期需准备哪些分娩物品?

5. 产前运动有哪些注意事项?

五、案例分析题

1. 江某,女性,26 岁。主诉:末次月经为 2014 年 9 月 6 日,停经 42 天,自测尿妊娠试验(十)。当她得知自己怀孕后,一直处于惊讶和欣喜的状态,希望可以做进一步的检查,了解胚胎发育情

况,并且希望了解妊娠的过程。

你是她的责任护士,向她重点讲解受孕和胎儿发育过程。

2. 马某,女性,36岁。主诉:月经过期20天,末次月经为2014年3月6日,已准备生育,想知道是否怀孕。体格检查:无异常。妇科检查:外阴已婚未产型;阴道畅;宫颈光滑,紫蓝色;子宫略增大,质柔软;双附件未见异常。相关检查:尿妊娠试验(+)。

责任护士告知她已怀孕,处于妊娠早期。马某面露惊讶、不敢相信的神情,然后,与丈夫通话,得知丈夫非常高兴,她也表现得很兴奋。紧接着,陷入了沉思,咨询责任护士"20天的胚胎有多大""预产期是哪天"等一系列问题。

(1)告诉该孕妇,她的胎儿的胎龄是几天?

(2)该孕妇的预产期是哪天?如何计算?

3. 宋某,女性,30岁。主诉:停经7周,恶心、呕吐1周。现病史:平时月经周期30天,经期5~6天,量中等,无痛经,末次月经为2014年8月6日,1周前无明显诱因出现恶心、呕吐、疲倦、嗜睡,晨起恶心、呕吐加重。体格检查:无异常。妇科检查:外阴已婚未产型;阴道畅;宫颈光滑,紫蓝色;子宫增大如孕40天大小;双附件未及异常。相关检查:尿妊娠试验(+),B超检查提示孕囊发育正常。

责任护士告知她已怀孕,处于妊娠早期。宋某开始表现出惊讶、不敢相信,但之后积极与其丈夫进行了沟通,获得了丈夫的支持。随后询问责任护士,恶心、呕吐使她很不舒服,能不能吃些止吐的药物;如果想知道孩子的发育是否正常,还需要做什么样的检查。

问题:

(1)该孕妇是否需要服用止吐药?

(2)孕妇和家属应该做好哪些生理、心理-社会方面的准备,迎接新生儿的降临?

4. 周某,女,29岁。主诉:停经31^{+5}周,腰背痛10天,下肢疼挛5天。预产期:2014年7月28日。妊娠期的产前筛查:未见异常。体格检查:均无异常。产科检查:宫高30 cm,腹围92 cm,胎心率145次/分,胎位LOA,无宫缩。骨盆外测量:髂棘间径24 cm,髂嵴间径26 cm,骶耻外径20 cm,坐骨结节间径10 cm。骨盆内测量:未查。

孕妇告诉责任护士自己不能长时行走和保持坐位,否则腰背酸痛更严重,不能忍受,最近5天夜间出现多次小腿痉挛现象,疼痛异常。为此,情绪有些低落,询问责任护士,是否分娩后这些症状会消失,如果继续加重,能否提前行剖宫产术把孩子生出来。因为小腿痉挛严重地影响了她的睡眠,腰背酸痛又导致她不能长时在室外活动,所以她觉得怀孕真是一件痛苦的事情,没有想到会出现这么多问题。

(1)如何处理该孕妇诉说的孕期症状?

(2)责任护士如何做针对性的健康指导和心理指导?

项目四　分娩期妇女的护理

一、单项选择题

1. 下列不属于软产道的是(　　)。

A. 宫体　　　　B. 子宫下段　　　C. 阴道　　　　D. 宫颈　　　　E. 盆底组织

2. 形成子宫下段的部位是(　　)。

A. 子宫底　　　B. 子宫角　　　　C. 宫体　　　　D. 子宫峡部　　　E. 宫颈外口

3. 下列诊断临产最可靠是(　　)。

A. 假阵缩　　　B. 胎先露下降　　C. 见红　　　　D. 规律宫缩　　　E. 胎膜破裂

4. 在分娩过程中,判断胎先露下降的标志是(　　)。

A. 入口平面　　　　　　　　　B. 坐骨结节水平　　　　　　　C. 坐骨棘水平

D. 宫颈外口　　　　　　　　　　E. 阴道外口

5. 宫颈口开全的直径是(　　　)。

A. 4 cm　　　　B. 6 cm　　　　C. 8 cm　　　　D. 10 cm　　　　E. 12 cm

6. 下列不是 Apgar 评分的项目是(　　　)。

A. 血压　　　　B. 呼吸　　　　C. 喉反射　　　　D. 心跳　　　　E. 皮肤颜色

7. 胎盘剥离征象,不妥当的是(　　　)。

A. 阴道少量流血

B. 按压耻骨联合上方,宫体上升脐带不回缩

C. 阴道口外露脐带自行向下延长

D. 宫底升高,偏于一侧

E. 宫底下降,呈球形

8. 初产妇第二产程不能超过(　　　)。

A. 1 h　　　　B. 2 h　　　　C. 3 h　　　　D. 4 h　　　　E. 5 h

9. 标志着胎先露下降至坐骨棘水平下 2 cm,记录为(　　　)。

A. "0"　　　　B. "−1"　　　　C. "−2"　　　　D. "+1"　　　　E. "+2"

10. 下列不是第二产程临床表现的是(　　　)。

A. 宫缩　　　　　　　　　　B. 宫颈口开大　　　　　　　　　　C. 胎儿娩出

D. 胎头着冠　　　　　　　　E. 胎头拨露

11. 徐女士,初产妇,孕 39 周,在家里有阵发性腹痛 8 h,宫缩持续的时间为 40 s,间歇 3 min,宫口开大 5 cm,你认为目前最恰当的处理是首先(　　　)。

A. 注射镇静剂抑制宫缩　　　　B. 行清洁灌肠后收住院　　　　C. 收住院待产

D. 用电子监护仪监测胎心　　　E. 行人工破膜

(12~14 题共用备选项)

A. 双顶径　　　B. 枕额径　　　C. 枕下前囟径　　D. 枕颏径　　　E. 枕上前囟径

12. 胎头俯屈后通过产道的胎头径线是(　　　　　)。

13. 胎头最大的横径是(　　　　　)。

14. 衔接时胎头的径线是(　　　　　)。

二、填空题

1. 决定分娩的四要素由(　　　　)、(　　　　)、(　　　　)、(　　　　)构成。

2. 正常子宫收缩力具有(　　　　)、(　　　　)、(　　　　)、(　　　　)等特点。

3. 真骨盆的三个主要平面是(　　　　)平面、(　　　　)平面、(　　　　)平面。

三、名词解释

1. 胎头拨露

2. 胎头着冠

四、简答题

1. 列出分娩机制中发生动作的名称。

2. 简述产程图各阶段的定义。

3. 列表新生儿 Apgar 评分法的内容及不同总分的意义。

4. 临产的诊断依据是什么?

5. 产程的分期及其正常值是什么?

五、案例分析题

1. 汪某,孕妇,28 岁,第一胎,孕 39^{+2} 周,阴道见红 20 h,腹阵痛 4 h 入院。末次月经 2013 年 11 月 15 日,预产期 2014 年 8 月 22 日。体格检查:无异常。产科检查:宫高 32 cm,腹围 100 cm,LOA,宫缩 40 s,间歇 5~6 min,中等强度。妇科检查:宫口开大 1 cm,先露−1,胎膜未破。骨盆内测量各径线正常,骨盆外测量各径线正常。入院后产妇一直询问是否能正常分娩,害怕分娩时

发生意外。"胎儿检查结果怎样？宫缩痛还会加剧吗？什么时候能生出孩子？"

（1）判断是否临产？如临产，为第几产程？

（2）用 PSE 公式列举 2 个主要的护理诊断，并根据轻重缓急排序。

（3）针对所列护理诊断提出护理措施。

2. 万某，女，28 岁，已婚。主诉：妊娠 38^{+5} 周，今晨 5 时许，自觉下腹隐痛不适，3 h 前因疼痛加重，伴少量血性分泌物，无流液。故由丈夫护送入院。

现病史：平素月经规律，末次月经 2014 年 10 月 6 日，预产期 2015 年 7 月 13 日。停经数天后，自验尿妊娠试验阳性，11 月底出现恶心欲呕等早孕反应，妊娠 4 个多月后自感胎动至今。自确定妊娠后按期产检，常规 B 超检查和胎心电子监测，均未发现异常。

既往体健，否认心、脑、肾等疾病，否认病毒性肝炎等传染病及遗传病史。

体格检查：生命体征均正常，身高 160 cm，体重 68 kg。双下肢Ⅰ度水肿，各系统检查均正常。宫缩时痛苦面容，抓紧衣服，呻吟，由丈夫扶入待产室。

孕妇抓住助产士的手，不停追问没到预产期，孩子是否能存活。

（1）根据所获得的病史资料，还需要进一步询问孕妇哪些情况？

（2）进入第一产程后，应如何为产妇进行入院处理？目前主要存在哪些护理诊断及有哪些对应的护理措施？

（3）进入第二产程，可能的护理诊断及护理措施是什么？

（4）进入第三产程，胎儿娩出后，宫底降至脐平，可能的护理诊断及护理措施是什么？

项目五　正常产褥期妇女的护理

一、单项选择题

1. 正常产褥期时间为产后（　　）。

A. 2 周　　　　　B. 3 周　　　　　C. 6 周　　　　　D. 4 周　　　　　E. 8 周

2. 产后胎盘附着面的子宫内膜，完全修复是在产后（　　）。

A. 2 周　　　　　B. 3 周　　　　　C. 6 周　　　　　D. 4 周　　　　　E. 8 周

3. 产后最早可行坐浴的日期是（　　）。

A. 2 天　　　　　B. 5 天　　　　　C. 7 天　　　　　D. 9 天　　　　　E. 11 天

4. 产后宫底下降至盆腔是产后第（　　）。

A. 6 天　　　　　B. 10 天　　　　　C. 15 天　　　　　D. 6 周　　　　　E. 3 周

5. 为产妇擦洗会阴前评估时，护士不戴口罩是为了（　　）。

A. 正确评估恶露气味　　　　　　　　　B. 避免操作时太闷热

C. 方便核对床号、姓名　　　　　　　　D. 更好地观察恶露颜色

E. 保持与产妇近距离接触

6. 擦洗会阴的护理质量评价，规定一票否决的是（　　）。

A. 操作时没戴手套　　　　B. 消毒溶液量太多　　　　C. 操作时没戴口罩

D. 擦洗后臀部有血迹　　　　E. 擦洗后没做健康教育

7. 关于恶露的生理特点，正确的陈述是（　　）。

A. 阴道排出含有血液、坏死蜕膜、上皮组织及黏液等，持续 4～6 周

B. 血性恶露色泽红、量多，约持续 10 天

C. 浆液性恶露色泽较白，量最多，约持续 3 天

D. 白色恶露黏稠、色泽略黄，持续 3～7 天

E. 正常恶露没有气味，含有血块

8. 对产后尿潴留产妇而言，处理不正确的是（　　）。

A. 鼓励产妇下床自行解尿　　　B. 诱导排尿　　　　　　　　C. 肌内注射新斯的明

D. 导尿　　　　　　　　　　　E. 遵医嘱给利尿药

9. 关于会阴侧切术后护理,错误的是(　　)。

A. 嘱产妇取健侧卧位　　　　　B. 便后擦洗会阴　　　　　　C. 密切观察伤口情况

D. 切口流脓应延期拆线　　　　E. 切口肿痛可湿热敷

10. 产后检查时间为产后(　　)。

A. 2周　　　　B. 3周　　　　C. 6周　　　　D. 4周　　　　E. 8周

11. 母乳喂养的哺乳姿势,不正确的是(　　)。

A. 摇篮式　　　B. 橄榄球式　　　C. 交叉式　　　D. 侧卧式　　　E. 俯卧式

12. 母乳喂养的优点,不正确的是(　　)。

A. 母乳是新生儿最理想最合理的天然营养食品来源

B. 母乳可以增加新生儿的抵抗力及免疫力

C. 通过母乳喂养,可促进母子感情的发展

D. 母乳的营养达不到新生儿生长发育所需全部营养

E. 母乳喂养的妇女,乳腺癌和卵巢癌的发病率较低

13. 不宜喂奶的产妇应予以退奶,不正确的方法是(　　)。

A. 尽早退乳,限制汤类食物　　　　　　　B. 停止吸吮及挤奶

C. 采用雌激素、生麦芽、溴隐亭退乳　　　D. 佩戴紧身乳罩,避免刺激乳头

E. 退奶时出现乳房胀痛,让新生儿少量吸吮

14. 足月新生儿是指胎龄满37周,但不足(　　)。

A. 42周　　　B. 41周　　　C. 40周　　　D. 39周　　　E. 38周

15. 正常新生儿出现生理性体重下降,一般不超过(　　)。

A. 20%　　　B. 10%　　　C. 30%　　　D. 15%　　　E. 40%

16. 正常新生儿出现生理性黄疸的消失时间是(　　)。

A. 10~14天　　B. 2~3天　　C. 5~7天　　D. 15~20天　　E. 48 h

17. 给新生儿接种卡介苗应在产后(　　)。

A. 12~24 h　　B. 36~48 h　　C. 2~8 h　　D. 48~72 h　　E. 24~36 h

18. 给新生儿第一次接种乙肝疫苗时间应在产后(　　)。

A. 2 h内　　B. 24 h内　　C. 48 h内　　D. 72 h内　　E. 96 h内

19. 纪某,初产妇,29岁,足月顺产。产后3天发现会阴侧切切口出现红肿、疼痛。给予局部湿热敷,宜选择(　　)。

A. 1:2000 苯扎溴铵溶液　　　B. 1:5000 高锰酸钾溶液　　　C. 2%碳酸氢钠

D. 5%碘伏　　　　　　　　　E. 50%硫酸镁

20. 杨某,经产妇,36岁,足月顺产一女婴,产后第2天,责任护士小范要进行新生儿抚触,操作前进行护理评估时向产妇讲解目的、意义,不包括(　　)。

A. 有利于食物的有效吸收　　　B. 有利于皮肤清洁卫生　　　C. 改善新生儿的睡眠

D. 促进新生儿神经系统功能发育　　E. 减少新生儿哭闹

21. 洪某,初产妇,26岁,足月妊娠,行会阴侧切分娩,产后第1天,产妇学着给新生儿含接乳头,不恰当的是(　　)。

A. 将乳头对着新生儿鼻尖　　　　　　　B. 用乳头触碰新生儿的嘴唇

C. 抱紧新生儿使其贴近乳房　　　　　　D. 极力将乳头塞进新生儿口里

E. 新生儿含接大部分乳晕

22. 唐某,33岁,经产妇,足月顺产第2天,体温超过37.5 ℃,伴下腹阵痛,子宫脐下二指,无压痛,会阴伤口干燥,无红肿及压痛,恶露无异常,双乳肿胀,有硬结,该产妇最可能发生腹痛的原因是(　　)。

A. 产后子宫内膜炎症　　　　B. 宫颈炎症　　　　　　　　C. 产后尿潴留

D. 产后宫缩痛　　　　　　　E. 乳腺炎

（23～24题共用题干）

钱某，初产妇，27岁，足月顺产第3天，连续2天体温超过37.5℃，子宫脐下二指，无压痛，会阴伤口干燥，无红肿及压痛，恶露颜色暗红，有血腥味，无臭味，双乳肿胀，有硬结。

23. 该产妇目前最可能是（　　　　）。

A. 会阴伤口感染　　　　　　B. 子宫内膜炎　　　　　　　C. 阴道炎

D. 化脓性乳腺炎　　　　　　E. 急性乳腺炎

24. 目前最好的处理方法是（　　　　）。

A. 应用抗生素　B. 注射退烧药　C. 会阴擦洗　　D. 加强监测　　E. 鼓励哺乳

二、填空题

1. 产后7天的乳汁，色淡黄，浑浊，量少，含丰富的蛋白质、矿物质、胡萝卜素、抗体，极易消化，此乳汁称（　　　　）。

2. 产妇的心理变化可分三个阶段，第一阶段称（　　　　）期，产后1～3天；第二阶段为（　　　　）期，3～14天；第三阶段，产后2～4周，称（　　　　）期。

3. 乳头皲裂时哺乳的顺序：先（　　　　）侧，后（　　　　）侧。

4. 母乳喂养正确的哺乳姿势有（　　　　）式、（　　　　）式、（　　　　）式、（　　　　）式和（　　　　）式。

5. 新生儿的卡介苗的接种部位在（　　　　）上臂三角肌下缘偏外侧。

6. 给新生儿进行乙肝疫苗接种，接种部位是（　　　　）上臂三角肌外侧，第一次接种后，告诉家长在出生后（　　　　）进行第二次接种，第三次的接种时间是出生后（　　　　）。

三、简答题

1. 简述足月新生儿的定义。

2. 产妇出现乳头凹陷该怎样处理？

3. 什么叫新生儿生理性黄疸？

4. 产后健身操的目的是什么？

5. 新生儿抚触的健康教育是什么？

四、问答题

1. 恶露可分为哪几种类型？有什么特点？

2. 怎样进行会阴护理？

3. 什么样的哺乳方法是正确的？

4. 怎样进行新生儿脐部的护理？

5. 预防产后出血有什么护理措施？

五、案例分析题

1. 张某，31岁，自然分娩活婴。产后一周，在家人的陪同下，怀着初为人母的喜悦及惴惴不安的心情来到妇幼保健院咨询：为什么她产后一周了，近段时间阴道流出很多的血块，还有点气味，小肚子有点胀痛，乳房胀得难受，还有一些小硬结，乳头在喂奶时疼痛，这种情况是否正常。奶奶跟她说：要好好"坐月子"一个月，否则会落下病根，要求她一个月内不能洗澡，不能洗头，不能吃辛辣、生冷食物，她感觉不可思议，也很茫然。

（1）按急需解决的健康反应的顺序，该个案可能存在哪些护理诊断/合作性医疗问题？

（2）针对该产妇如何进行产后护理，使其顺利度过产褥期？

2. 姜某，31岁，初产妇，产后一周，在家人的陪同下，怀着初为人母的喜悦及惴惴不安的心情来到妇幼保健院咨询：我的宝宝已经一周了，为何在喂奶过程中总是容易出现呛咳、溢乳，宝宝头上还长出了很多脏脏的头皮，我担心有细菌，想去抠掉，但又感觉有点害怕不敢弄，我感觉不可思议也很茫然。

(1) 按急需解决的健康反应的顺序,该个案可能存在哪些护理诊断?

(2) 如何指导该产妇进行新生儿的护理?

项目六 妊娠期并发症妇女的护理

一、单项选择题

1. 孕妇姚某,28 岁。停经 56 天后,阴道流血 3 天,血量增多 1 天,伴腹痛、下坠感。妇科检查子宫增大,如孕 50 多天大小,软,宫口开一指,尿妊娠试验(+),应首先考虑为(   )。

A. 先兆流产   B. 难免流产   C. 不全流产   D. 稽留流产   E. 宫外孕

2. 孕妇曹某,32 岁,已婚。停经 60 天,阴道少量流血 2 日,伴右下腹部隐痛入院。妇科检查:阴道少量流血,宫口闭合,子宫如两个月妊娠大小,妇检未触及异常,最可能发生的是(   )。

A. 流产合并感染   B. 难免流产   C. 先兆流产

D. 不全流产   E. 稽留流产

3. 异位妊娠经常发生的部位是(   )。

A. 卵巢   B. 宫颈   C. 腹腔   D. 输卵管   E. 阔韧带

4. 异位妊娠患者主要的症状是(   )。

A. 腹痛   B. 阴道流血   C. 停经   D. 晕厥与休克   E. 腹部包块

5. 妊娠满 28 周到不满 37 周之间的分娩者,称为(   )。

A. 足月产   B. 早产   C. 流产   D. 过期产   E. 难产

6. 预防早产的护理措施,正确的是(   )。

A. 仍可以从事重体力劳动

B. 为避免奔波劳累,可少去医院做产前检查

C. 妊娠满 24~28 周的孕妇行宫颈环扎术

D. 指导孕妇注意卫生,可以盆浴

E. 加强孕妇营养及高危孕妇的管理

7. 过期妊娠指尚未分娩者,妊娠达到或超过(   )。

A. 40 周   B. 41 周   C. 42 周   D. 43 周   E. 44 周

8. 确诊前置胎盘的相关检查是(   )。

A. 阴道检查   B. 肛门检查   C. B 超检查   D. X 线检查   E. 血液检查

9. 关于前置胎盘的临床表现,描写错误的是(   )。

A. 妊娠晚期或临产前出现无诱因下无痛性反复阴道出血

B. 子宫软,无压痛

C. 触诊腹部,子宫硬如板

D. 可在耻骨联合上方闻及胎盘杂音

E. 常因胎先露高浮而并发胎位异常

10. 前置胎盘孕妇进行产科检查时,描述错误的是(   )。

A. 子宫软   B. 胎先露高浮   C. 子宫无压痛

D. 子宫大小与妊娠月份一致   E. 宫颈举痛明显

11. 孕妇宋某,36 岁,妊娠 35^{+3} 周,并发妊娠期高血压疾病,因突然发生持续性腹痛伴阴道少量流血,来院急诊。此时首先考虑是(   )。

A. 先兆早产   B. 先兆临产   C. 晚期流产   D. 前置胎盘   E. 胎盘早剥

12. 孕妇唐某,G_3P_1,妊娠 36^{+1} 周,突然出现腹痛,阴道流血较多,急诊入院,拟诊断为胎盘早剥,胎心率 120 次/分。此时首要的护理措施是(   )。

A. 仔细询问病史   B. 建立静脉通道

C. 做好急诊剖宫产的准备　　　　　　　　D. 做好阴道检查的准备

E. 做超声检查的准备

13. 孕妇姚某,妊娠 37^{+4} 周,突然感到剧烈腹痛,伴少量阴道流血。检查:血压 86/50 mmHg,脉搏 116 次/分,呼吸 16 次/分,脸色苍白。子宫比妊娠 40 周略大,硬如木板、有压痛。胎心率 90 次/分,胎位不清,考虑胎盘早剥,如不及时终止妊娠,可能出现母子生命危险,但不包括(　　　)。

A. DIC　　　　　B. 胎儿窒息　　　　C. 产后出血　　　　D. 早产　　　　E. 急性肾衰竭

14. 妊娠期高血压疾病的基本病理改变是(　　　)。

A. 全身小动脉痉挛　　　　　　B. 高血压　　　　　　C. 水肿

D. 蛋白尿　　　　　　E. 血容量增加

15. 孕妇高某,36 岁,G$_1$P$_0$,妊娠 35 周,因妊娠期高血压疾病,遵医嘱用硫酸镁治疗。护士在治疗过程中发现膝腱反射消失,呼吸浅、慢,12 次/分,护士除立即停药外,应给予(　　　)。

A. 5%葡萄糖溶液解毒　　　　　　　　　　B. 注射山莨菪碱解毒

C. 50%葡萄糖溶液解毒　　　　　　　　　　D. 10%葡萄糖酸钙溶液解毒

E. 低分子右旋糖酐解毒

16. 孕妇夏某,28 岁,G$_1$P$_0$,妊娠 37 周,因妊娠期高血压疾病住院治疗。主诉因担心药物影响胎儿生长发育,但又怕如果不用药治疗会使病情加重,威胁胎儿安全,心里很矛盾。此时,首要的护理措施是(　　　)。

A. 监测血压变化,每天 2～4 次　　B. 休息,以左侧卧位为宜　　C. 观察症状

D. 观察有无并发症　　　　　E. 心理护理

17. 为预防子痫发作采取以下护理措施,不妥当的是(　　　)。

A. 嘱孕妇绝对卧床休息,以左侧卧位为宜　　　B. 保持病房光线充足

C. 尽量安排单人病房,保持环境安静　　　　　D. 医疗护理操作集中进行

E. 监测神志及生命体征变化

18. 有关妊娠期肝内胆汁淤积症的说法,错误的是(　　　)。

A. 临床上是以瘙痒、黄疸为特征

B. 遗传因素决定孕妇的易患性

C. 有明显的地域和种族差异

D. 雌激素是导致妊娠期肝内胆汁淤积症的唯一因素

E. 冬季发病率增高是非遗传因素

19. 羊水过多是指妊娠期间羊水量超过(　　　)。

A. 800 mL　　　B. 1000 mL　　　C. 1200 mL　　　D. 1500 mL　　　E. 2000 mL

20. 为羊水过多孕妇放羊水时,一次放羊水量不应该超过(　　　)。

A. 1500 mL　　　B. 1200 mL　　　C. 1000 mL　　　D. 800 mL　　　E. 500 mL

21. 羊水过少是指妊娠晚期羊水量少于(　　　)。

A. 200 mL　　　B. 300 mL　　　C. 500 mL　　　D. 600 mL　　　E. 700 mL

22. 孕妇田某,29 岁,G$_1$P$_0$,妊娠 20 周,产前检查时腹部触及多个小肢体,考虑多胎妊娠。使用简便、损害少,又能明确诊断的检查方法是(　　　)。

A. 腹部 B 超检查　　　　　　B. 胎心监护　　　　　　C. 腹部 X 线检查

D. 腹部 MRI 检查　　　　　　E. 腹部 CT 检查

23. 巨大胎儿是指胎儿体重超过(　　　)。

A. 2000 g　　　B. 2500 g　　　C. 3000 g　　　D. 3500 g　　　E. 4000 g

24. 处理巨大胎儿的措施,错误的是(　　　)。

A. 注意孕妇有无糖尿病病史

B. 宫口开全,先露衔接,可排除肩难产

C. 初产妇如无头盆不称,可以试产

D. 有头盆不称者应选择剖宫产术终止妊娠

E. 根据 B 超提示可确诊巨大胎儿

25. 胎膜早破的护理措施中,错误的是(　　)。

A. 立即听胎心,记录破膜时间

B. 破膜超过 12 h,尚未临产者,给予抗生素

C. 卧床休息,抬高臀部

D. 头先露,可不需观察脐带脱垂情况

E. 注意观察羊水的色、质、量

26. 胎膜早破是指(　　)。

A. 胎膜在第一产程破裂　　　　　　　　B. 胎膜在临产前破裂

C. 胎膜在第二产程破裂　　　　　　　　D. 胎膜在宫缩开始时破裂

E. 胎膜在胎儿娩出时破裂

27. 不支持胎膜早破的临床诊断是(　　)。

A. 阴道持续性流液　　　　　　　　　　B. 羊水涂片染色可见毳毛

C. 羊水涂片镜检可见羊齿状结晶　　　　D. 阴道排液 pH 试纸检查呈弱酸性

E. 肛查触不到前羊膜囊

28. 孕妇柴某,24 岁,妊娠 35^{+3} 周,拟"胎膜早破"入院,检查先露部未入盆。此时的护理措施中,错误的是(　　)。

A. 取头高足低位　　　　B. 指导孕妇自测胎动　　　　C. 禁止清洁灌肠

D. 观察阴道流血情况　　E. 嘱绝对卧床休息,臀部抬高

29. 孕妇毛某,拟"胎膜早破"收治入院。检查:头先露,未入盆,其余正常。对该孕妇错误的护理措施是(　　)。

A. 绝对卧床休息,禁灌肠　　B. 严密监测胎心率　　　　C. 休息时取半卧位

D. 严密观察羊水的性状　　　E. 指导孕妇自测胎动

30. 产科急诊收治一位孕妇,主诉突然感觉有一阵水样液体从阴道内流出,平卧被送至医院。检查:妊娠 34 周,臀先露,胎先露高浮,胎心正常,无宫缩。急诊医生将检查结果、治疗方案、可能发生的并发症告知孕妇,其中最严重的并发症为(　　)。

A. 脐带脱垂　　　　　　　　B. 胎儿窘迫　　　　　　　　C. 早产

D. 母体宫内感染　　　　　　E. 产程延长

(31～32 题共用题干)

孕妇程某,25 岁,妊娠 12 周。主诉下腹阵发性痛,阴道排出一大块肉样组织后仍有阴道大量出血。妇科检查:宫口已开,有组织阻塞宫口,子宫较孕周小。

31. 其诊断首先考虑可能为(　　)。

A. 稽留流产　　B. 先兆流产　　C. 不全流产　　D. 难免流产　　E. 完全流产

32. 下列护理措施,正确的是(　　)。

A. 绝对卧床休息,取左侧卧位　　　　　B. 继续观察病情变化

C. 即刻配血予以输血　　　　　　　　　D. 即行刮宫术,刮出物送病检

E. 术后可以有性生活

(33～34 题共用题干)

孕妇杨某,26 岁,已婚。自述停经 55 天,少量阴道出血 3 天,2 h 前突然下腹部疼痛难忍,伴肛门坠胀感,晕厥一次,来院急诊。查体:痛苦面容,面色苍白,血压 85/55 mmHg,心率 110 次/分,下腹明显压痛,反跳痛。妇科检查:子宫稍大,宫口闭合,后穹隆饱满,有触痛。

33. 患者最大的可能是(　　)。

A. 急性盆腔炎　　B. 异位妊娠　　C. 难免流产　　D. 先兆流产　　E. 流产合并休克

34. 护理措施不正确的是(　　)。

A. 密切监测生命体征　　　　　　　　　　　　B. 保暖,吸入氧气

C. 给予半卧位　　　　　　　　　　　　　　　　D. 迅速开放静脉通路,给予输液,备血

E. 做好术前准备

(35～36题共用题干)

患者何某,26岁。平时月经规则,停经43天,阴道出血2天,突然出现腹痛,伴有恶心、呕吐、晕厥,急诊入院。检查:T 36.1 ℃,心率118次/分,血压80/50 mmHg,面色苍白,表情痛苦。妇科检查:后穹隆饱满,宫颈举痛明显。

35. 根据患者情况,对该患者进一步做简单可靠的检查是(　　　　)。

A. B超检查　　B. 妊娠试验　　C. 血常规检查　　D. 阴道镜检查　　E. 阴道后穹隆穿刺

36. 对患者的护理措施,不妥的是(　　　　)。

A. 积极配合医生抢救　　　　　　　B. 中凹卧　　　　　　　　　　C. 注意保暖

D. 予以氧气吸入　　　　　　　　　　E. 手术灌肠准备

(37～38题共用题干)

孕妇端某,28岁,G₃P₀,妊娠33周,早上起床突然出现阴道流血,量不多,无腹痛,检查:血压100/78 mmHg,脉搏94次/分,胎心率142次/分,宫高33 cm,腹围85 cm,臀先露,未入盆。耻骨联合上方闻及胎盘杂音,进一步行B超检查,显示胎盘附着于子宫下段。

37. 对该孕妇最有可能的诊断是(　　　　)。

A. 胎盘早剥　　　　　　　　　　　　B. 前置胎盘　　　　　　　　　　C. 早产

D. 晚期流产　　　　　　　　　　　　E. 妊娠合并宫颈癌

38. 如果确实是前置胎盘,则产后检查胎膜时,破口距离胎盘边缘是(　　　　)。

A. <7 cm　　B. >7 cm　　C. ≈9 cm　　D. ≤9 cm　　E. ≥9 cm

(39～42题共用题干)

孕妇范某,妊娠30周,因意外碰撞伤及腹部,而出现持续性腹痛,查体:血压80/46 mmHg,脉搏124次/分,呼吸16次/分,子宫硬如板状,有压痛,子宫比妊娠周数大,阴道无流血,胎心、胎动消失。医生诊断:胎盘早剥。

39. 正确的处理措施是(　　　　)。

A. 抗休克,行剖宫产术终止妊娠　　B. 产钳助产　　　　　　　　C. 水囊引产

D. 缩宫素引产　　　　　　　　　　　E. 胎心、胎动已消失,等待自然娩出

40. 通过以上病例分析,该孕妇最易出现的并发症是(　　　　)。

A. 心力衰竭　　　　　　　　　B. 弥散性血管内凝血　　　　　　C. 代谢性碱中毒

D. 慢性高血压　　　　　　　　E. 胎膜早破

41. 护士应采取的护理措施是(　　　　)。

A. 测量体温　　　　　　　　　B. 听胎心　　　　　　　　　　　C. 按摩子宫

D. 开放静脉通路　　　　　　　E. 会阴擦洗

42. 针对该孕妇病情,下列哪一项不是重点观察内容?(　　　　)

A. 大便　　B. 脉搏　　C. 血压　　D. 神志　　E. 面色

(43～45题共用题干)

孕妇姜某,36岁,妊娠38周,自觉头痛眼花1天,检查:血压160/110 mmHg,胎心、胎位正常,双下肢水肿(＋＋),尿蛋白0.3 g/24 h。医生对该孕妇的诊断是先兆子痫。

43. 孕妇出现先兆子痫的原因是(　　　　)。

A. 静脉淤血　　　　　　　　　B. 水钠潴留　　　　　　　　　　C. 全身小血管痉挛

D. 动脉硬化　　　　　　　　　E. 心功能失代偿

44. 对此给孕妇首选的治疗药物是(　　　　)。

A. 卡托普利　　B. 硫酸镁　　C. 镇痛片　　D. 呋塞米　　E. 安定

45. 针对首选药物治疗后的重点观察内容,不妥当的是(　　　　)。

A. 血压　　　　B. 尿量　　　　C. 呼吸　　　　D. 大便　　　　E. 膝腱反射

（46~47题共用题干）

孕妇韩某，26岁。G_1P_0，妊娠36周，阴道持续流液两天，阴道检查：触不到前羊膜囊，液体不断从宫口流出。临床诊断为胎膜早破。

46. 最不可能出现的并发症是（　　）。

A. 脐带脱垂　　B. 早产　　　C. 肩难产　　　D. 胎儿窘迫　　　E. 宫腔感染

47. 对该孕妇的护理措施中，不正确的是（　　）。

A. 绝对卧床休息，取平卧位，臀部抬高

B. 破水超过12 h使用抗生素，预防感染

C. 监测宫缩及胎心的变化

D. 观察羊水的色、质、量情况

E. 勤做肛查，了解宫口开大的情况

二、填空题

1. 早期流产最常见的原因是（　　　）或（　　　）因素。

2. 有较多出血的异位妊娠的病理结局，分别是（　　　）流产和（　　　）破裂。

3. 早产分为（　　　）早产、（　　　）早产、（　　　）早产三种类型。

4. 观察过期妊娠者的羊水量，往往迅速（　　　），且（　　　）明显增高。

5. 过期妊娠的孕妇有两种心理：安于现状者，持（　　　）的想法；另一种则有（　　　）的心理反应。

6. 按胎盘下缘与宫颈内口的关系，前置胎盘可分成（　　　）前置胎盘、（　　　）前置胎盘、（　　　）前置胎盘的三种类型。

7. 胎盘早剥的主要病理改变是（　　　）并形成血肿，使胎盘从附着处分离。

8. 按病理生理变化，将胎盘早剥分为（　　　）剥离、（　　　）剥离和（　　　）剥离三种类型。

9. 硫酸镁的中毒反应首先表现为（　　　）减弱或消失，随着血镁浓度的增加可出现全身肌张力（　　　）和（　　　）抑制，严重者心跳可突然停止。

10. 妊娠期肝内胆汁淤积症的主要临床表现为（　　　）、（　　　）、（　　　）。

11. 羊水过多孕妇多数与（　　　）、（　　　）、（　　　）等因素有关。

12. 部分羊水过少的病因不明，主要与（　　　）减少，或（　　　）增加有关。

13. 双胎妊娠分为（　　　）双胎和（　　　）双胎。

14. 对于巨大胎儿娩出后1~2 h开始给予糖水喂养，预防（　　　）。

15. 胎膜早破对妊娠和分娩带来不利因素，可引起（　　　）、（　　　）、（　　　）、（　　　）等，使孕产妇及胎儿感染率和围产儿病死率显著增高。

三、简答题

1. 临床上将流产分为哪几种类型？

2. 行阴道后穹隆穿刺有哪些适应证？

3. 行阴道后穹隆穿刺有哪些禁忌证？

4. 早产的主要临床表现是什么？

5. 过期妊娠的处理原则是什么？

6. 简述前置胎盘期待疗法的适应证。

7. 胎盘早剥的处理原则是什么？

8. 简述胎膜早破的病因。

9. 简述妊娠期肝内胆汁淤积症的瘙痒部位及特点。

四、问答题

1. 输卵管妊娠的处理原则有哪些？

2. 行阴道后穹隆穿刺术,哪些操作是一票否决的?

3. 临床上常用哪个宫缩抑制药物? 使用该药物时应该注意哪些问题?

4. 早产分哪两个阶段? 分别的诊断依据是什么?

5. 前置胎盘终止妊娠时应该采取哪些护理措施?

6. 根据病情严重程度将胎盘早剥分为哪3度? 分别描述其临床表现。

7. 针对重度子痫前期的孕妇,实施专人护理时,将采取哪些"预防发生意外"的护理措施? 为什么?

8. 如何对妊娠期高血压疾病的孕妇及家属做好健康宣教?

9. 妊娠期肝内胆汁淤积症对母儿有哪些不良影响? 病理变化是什么?

10. 羊水过多孕妇自觉症状明显,需要放羊水治疗时,护士应如何配合?

11. 如何对羊水过多的孕妇做健康宣教?

12. 如何对羊水过少的孕妇进行身体评估?

13. 如何对羊水过少的孕妇进行健康宣教?

14. 对双胎妊娠各期,应做好哪些护理措施?

15. 如何对双胎妊娠孕妇进行健康教育?

16. 如何对胎膜早破孕妇进行健康宣教?

17. 巨大胎儿对母儿有哪些不良影响?

五、案例分析题

1. 乔楚,28 岁,公司女职员,右下腹突发撕裂样剧痛,同时,恶心呕吐 5～6 次,晕倒 2 次,来急诊就诊。孕妇精神差,睡眠、食欲欠佳,停经 34 天。查体:血压 89/60 mmHg,脉搏 110 次/分,痛苦面容,面色苍白。妇科检查:阴道黏膜紫蓝色,宫颈轻度糜烂,宫颈举痛(＋),直肠子宫陷凹有肿块,约 5 cm×3 cm×2 cm。心肺无明显异常,腹肌稍紧张,中上腹、脐部、中下腹压痛,无反跳痛。

相关检查:白细胞 $28.8×10^9/L$,红细胞 $2.0×10^{12}/L$,血红蛋白 72 g/L,尿妊娠试验(＋),阴道后穹隆穿刺,抽出暗红色不凝血,进一步做 B 超检查,确诊为异位妊娠(输卵管破裂),即刻行急诊手术。

当班护士护理评估:乔楚目前很紧张,担心自己的安危,同时担心以后的生育问题。

该患者因异位妊娠(输卵管破裂)致出血性休克,担心生命安全及今后对生育有影响。当班护士需争分夺秒抢救患者的同时做好术前准备及疾病知识宣教、心理护理,解除患者紧张、焦虑情绪。

(1) 患者目前的临床诊断是什么? 有何依据?

(2) 按急需解决的健康反应的顺序,用 PSE 公式书写该患者护理诊断/合作性医疗问题。

2. 琳琳,34 岁,妊娠 36^{+2} 周,曾经流产一次,平时月经欠规则,在外地医院行产检,具体不详。近日,有反复少量阴道出血,今晨起床突然阴道出血较多,无腹痛不适,遂来院急诊,检查:子宫软,无压痛,宫高 34 cm,胎头未入盆。血压 100/75 mmHg,脉搏 90 次/分,胎心率 140 次/分。

孕妇浑身颤抖,双手抓紧床边,责任护士鼓励孕妇说出心理感受,孕妇说感觉大祸临头,不知道发生什么事情,如果现在孩子出来,孕周还小,不知道孩子是否存活;如果保胎,不知道孩子在腹中是否安好。因为自己年龄偏大,又有流产的经历,很害怕此次妊娠再次失败。

(1) 对孕妇目前的临床诊断是什么? 有何依据?

(2) 按急需解决的健康反应的顺序,用 PSE 公式书写该孕妇的护理诊断/合作性医疗问题。

(3) 针对该孕妇目前的病情应该给予哪些护理措施?

3. 悠悠,30 岁,妊娠 37^{+2} 周,无流产病史,产前检查:轻度子痫前期。今中午突然感到剧烈腹痛,过后不久,有不少的阴道流血。来院急诊,查体:血压 86/50 mmHg,脉搏 118 次/分,呼吸 16次/分,脸色苍白,子宫似足月妊娠大小,硬如板,有压痛,胎位不清,未闻及胎心音,估计胎儿已死亡。医生诊断为"胎盘早剥"收治入院。

责任护士做入院护理评估,悠悠入院时腹痛难忍,又担心自己和孩子的安危,因为剧痛,想快点结束妊娠,又担心没到预产期孩子出来后会影响健康。

(1) 临床诊断该孕妇是哪种类型的胎盘早剥?依据是什么?

(2) 列表区别前置胎盘与胎盘早剥的临床表现。

(3) 目前应该给予哪些护理措施及心理指导?

4. 淼淼,29 岁,妊娠 34^{+1} 周,无流产史,有规则产检,各项实验室检查无明显异常,孕期顺利,无头痛、头晕、视力模糊、皮肤瘙痒。近日自觉下肢水肿,渐重,24 h 尿蛋白定量 0.13 g。今觉头痛 1 天,无恶心、呕吐等不适主诉,B 超示:单胎,LOP,双顶径 91 mm,股骨长 65 mm,胎盘右后壁,厚 38 mm,Ⅱ级;羊水指数:118 mm;脐血流:2.94,胎儿颈周见脐血流;估计胎儿体重 2875 g。尿常规提示尿蛋白(++),血压 164/120 mmHg。医生拟"G$_1$P$_0$,孕 34^{+1} 周,重度子痫前期"收治入院。

责任护士做入院护理评估,淼淼入院时被不知道为什么会头痛,也不知尿蛋白的意义,不知入院后如何治疗,甚至本次妊娠是否能继续等一系列问题困扰着。

(1) 对孕妇目前的医学诊断是什么?有何依据?

(2) 按急需解决的健康反应的顺序,用 PSE 公式书写该孕妇的护理诊断/合作性医疗问题。

(3) 妊娠期高血压疾病有哪些处理原则?本案例孕妇的处理原则是什么?

5. 晶晶,33 岁,妊娠 38^{+4} 周,无流产史,有正规产检,各项实验室检查无明显异常,妊娠 33 周时常规产检,查血:丙氨酸转氨酶(ALT)63 U/L,总胆汁酸(TBA)正常。无不适,至内科就诊,给予多烯磷脂酰胆碱(易善复)及茵栀黄口服。妊娠 34 周时随访 ALT 79 U/L,TBA 13.4 μmol/L,妊娠 35 周时随访 ALT 54 U/L,TBA 13.1 μmol/L,无皮肤瘙痒,自觉胎动正常,无腹痛、腹胀,无阴道流血流液。妊娠 36 周时出现手足心瘙痒,有明显的抓痕,无黄疸,肝功能正常,TBA 13.1 μmol/L,医生拟"G$_1$P$_0$,孕 38^{+4} 周,妊娠期肝内胆汁淤积症"收治入院。

责任护士做入院护理评估,晶晶对该疾病有相关了解,知道该疾病对自己和胎儿有很大影响,因此,非常担忧胎儿健康,也担心是否能分娩顺利。

(1) 按急需解决的健康反应的顺序,用 PSE 公式书写该孕妇的护理诊断/合作性医疗问题。

(2) 对该孕妇介绍哪些方面的健康宣教?

6. 佳佳,32 岁,妊娠 38^{+3} 周,无流产史,按期产检,各项实验室检查无明显异常,唐氏筛查低风险,B 超检查未发现胎儿畸形。孕期顺利,无头痛、头晕、视力模糊、皮肤瘙痒。B 超提示:单胎,LOA;羊水指数:260 mm。医生拟"G$_1$P$_0$,孕 38^{+3} 周,羊水过多"收治入院。

责任护士做入院护理评估,孕妇知道胎儿无畸形,情绪较稳定,只是想能否早些分娩,因已有数周坐卧不宁,且近来呼吸都不顺畅。

(1) 按急需解决的健康反应的顺序,用 PSE 公式书写该孕妇的护理诊断/合作性医疗问题。

(2) 对羊水过多的孕妇主要有哪些健康教育内容?

7. 艳艳,28 岁,妊娠 37^{+5} 周,无流产史,正规产检,各项实验室检查无明显异常,唐氏筛查低风险,B 超畸形筛查无异常,孕期顺利。产检 B 超提示:单胎,LOP,双顶径90 mm,股骨长 68 mm,胎盘前壁,厚 27 mm,Ⅱ级;羊水指数:48 mm;脐血流:2.04,胎儿颈周见脐血流;估计胎儿体重3169 g。医生拟"G$_1$P$_0$,孕 37^{+5} 周,羊水过少"收治入院。

责任护士做入院护理评估,艳艳不知道什么原因造成羊水少,当初一心想顺产,现在是满脸的无助。

(1) 按急需解决的健康反应的顺序,用 PSE 公式书写该孕妇的护理诊断/合作性医疗问题。

(2) 如何配合医生治疗?

项目七　妊娠期合并症妇女的护理

一、单项选择题

1. 妊娠合并心脏病的孕妇,心脏负荷最重、最易发生心力衰竭的时间是(　　)。

A. 22～26 周　　B. 32～34 周　　C. 16～20 周　　D. 28～32 周　　E. 36～38 周

2. 妊娠合并心脏病的孕妇分娩过程中,正确的护理措施是(　　)。

A. 第一产程观察生命体征,每 3 h 观察 1 次,评估心功能状态

B. 第二产程一般不予手术助产

C. 胎儿娩出后立即给产妇注射麦角新碱,预防产后出血

D. 产后 3 天内严密监护

E. 产后应在产房观察 2 h

3. 初产妇,妊娠合并心脏病,产后心功能Ⅱ级。实施的护理措施不包括(　　)。

A. 产后 3 天严密观察心力衰竭的表现　　　　B. 遵医嘱使用抗生素至产后 1 周

C. 不宜指导母乳喂养　　　　　　　　　　　　D. 进食富含纤维素的食物,预防便秘

E. 可在产后 10 天出院

4. 孕妇张某,妊娠 33 周,妊娠合并心脏病,心功能Ⅲ级,剖宫产术后安全返回病房,宫缩好,血压 123/74 mmHg,心率 82 次/分,正确的护理措施是(　　)。

A. 清淡饮食,防止便秘　　　　　　　　　　　B. 尽早协助哺乳,促进宫缩

C. 不宜再妊娠,产后 42 天来院复查并行绝育术　　D. 产后使用抗生素 3 天

E. 产后 72 h 观察生命体征,每 4 h 1 次

5. 孕妇 33 岁,妊娠 2 个月,家务劳动后感心悸、气短和胸闷。查体:心率 118 次/分,呼吸 22 次/分,心尖区有Ⅲ级收缩期杂音,肺底部有湿啰音,下肢水肿Ⅰ度。正确的处理是(　　)。

A. 饮食中限制食盐的摄入　　　　　　　　　　B. 立即入院行人工流产

C. 心衰控制后行人工流产　　　　　　　　　　D. 加强整个孕期的监护

E. 心衰控制后继续妊娠

6. 孕妇 28 岁,心功能Ⅲ级,既往有心衰病史,现妊娠 36 周,应采取的治疗原则是(　　)。

A. 足月后生产　　　　　　　　　　　　　　　B. 行剖宫产术

C. 严密的监护下行剖宫产术　　　　　　　　　D. 随时观察,严密监护

E. 继续妊娠

7. 初产妇,妊娠 38 周,合并心脏病,已临产。心率 100 次/分,心功能Ⅲ级,骨盆测量正常。宫口开大 5 cm,正枕前位,先露+1。最适宜的分娩方式是(　　)。

A. 严密观察产程,等待自然分娩　　　　　　　B. 待宫口开全后行阴道助产

C. 适当加腹压缩短第二产程　　　　　　　　　D. 静脉滴注缩宫素加速产程

E. 应行剖宫产术结束分娩

8. 患心脏病的初产妇,妊娠足月自然临产,心功能Ⅱ级,经产钳助产分娩。为预防心衰,应采取的最佳措施是(　　)。

A. 肌内注射麦角新碱促进子宫收缩　　　　　　B. 产后 2 h 内观察生命体征

C. 排空膀胱以免妨碍宫缩　　　　　　　　　　D. 静脉滴注毛花苷 C 预防心衰

E. 分娩后在产妇腹部放置沙袋

9. 某孕妇为育龄妇女,心功能Ⅰ～Ⅱ级,无心衰且无其他并发症。对她的妊娠建议是(　　)。

A. 可以　　　　　　　B. 不可以　　　　　　　　　C. 密切监护下可以

D. 绝对不可以　　　　E. 终身不孕

10. 王女士,32 岁,G₁P₀,妊娠 16 周出现心慌气短,经检查发现心功能Ⅱ级。孕期在高危妊娠门诊进行严密管理,目前妊娠 37 周,自然临产。对该产妇分娩期的护理措施,正确的是(　　)。

A. 高流量吸氧

B. 胎盘娩出后,腹部放置 10 kg 沙袋

C. 延长第二产程

D. 严密观察产程进展,防止心衰的发生

E. 产后立即肌内注射麦角新碱

(11~12 题共用题干)

张女士,23 岁。初产妇,妊娠 16 周出现心慌、气短,经检查发现心功能 Ⅱ 级。孕期在高危妊娠门诊进行严密管理,目前妊娠 38 周,自然临产。

11. 该产妇应采取的最佳体位是( )。

A. 平卧位   B. 右侧卧位   C. 随意卧位

D. 左侧卧位,上半身抬高   E. 仰卧位

12. 该产妇产褥期护理正确的是( )。

A. 为建立母子感情,早期不要他人帮忙   B. 积极下床活动,防止便秘

C. 为避免菌群失调,不宜使用抗生素   D. 住院观察 2 周

E. 产后前 3 天,最容易发生心衰,应严密观察

13. 妊娠合并糖尿病产妇的新生儿,娩出 30 min 内应( )。

A. 早吸吮   B. 母乳喂养   C. 喂白开水

D. 不需喂哺   E. 滴服 25% 葡萄糖溶液

14. 李某,23 岁,妊娠 39 周,妊娠合并糖尿病,剖宫产娩一活男婴,体重 4900 g,应该重点监测新生儿的( )。

A. 血压   B. 血糖   C. 心率   D. 呼吸   E. 体温

15. 王女士,27 岁,妊娠 28 周,测空腹血糖 2 次均大于 5.1 mmol/L,诊断为妊娠期糖尿病。该孕妇在妊娠期最不可能出现的并发症是( )。

A. 过期妊娠   B. 妊娠期高血压疾病   C. 羊水过多

D. 胎膜早破   E. 泌尿系统感染

16. 张女士,28 岁,妊娠 29 周,测空腹血糖 2 次均大于 5.1 mmol/L,诊断为妊娠期糖尿病。不恰当的护理措施是( )。

A. 监测血糖的变化   B. 控制孕妇饮食

C. 指导正确的口服降糖药方法   D. 告知胰岛素治疗的注意事项

E. 指导孕妇适度运动

(17~18 题共用题干)

孕妇王某,35 岁,初产妇,妊娠 32 周,因心慌、气短,夜间胸闷憋气急诊入院,查体:心率 128 次/分,呼吸 25 次/分,心脏听诊有收缩期杂音,诊断为早期心力衰竭。

17. 护士向孕妇介绍妊娠期预防心力衰竭的措施,不包括( )。

A. 临产后入院   B. 避免情绪激动   C. 限制食盐

D. 保证充足休息   E. 预防感染,避免去人多的地方

18. 分娩期间为防止心力衰竭应避免( )。

A. 遵医嘱给予镇静药哌替啶   B. 指导产妇屏气用力,缩短产程

C. 取左侧半卧位休息   D. 第三产程后应在产房观察 4 h

E. 胎儿娩出后,腹部立即放沙袋

(19~20 题共用题干)

张某,25 岁,妊娠 7 个月。产前检查:尿糖(+++);空腹血糖 8.2 mmol/L,餐后 2 h 血糖 16.3 mmol/L。诊断为妊娠期糖尿病。

19. 该孕妇最适宜的治疗是( )。

A. 饮食控制和运动治疗   B. 运动治疗

C. 口服降糖药治疗与饮食治疗结合   D. 口服降糖药治疗

E. 胰岛素注射治疗

20. 健康宣教时告诉孕妇,如果在治疗中出现极度乏力、出冷汗、头晕、心悸等,最有可能发生

了（　　　）。

　　A. 急性左心衰竭　　　　　　　　　B. 妊娠期高血压疾病　　　　　　　　C. 高血糖反应

　　D. 低血糖反应　　　　　　　　　　E. 糖尿病酮症酸中毒

　　（21～23 题共用题干）

　　张某,32 岁,妊娠 36 周,G_1P_0。因妊娠后疲乏无力、胸闷、头晕眼花而就诊。平时月经量多,经期长。实验室检查:血红蛋白 68 g/L,白细胞计数 6.7×10^9/L,血小板计数 108×10^9/L。

　　21. 应首选的治疗是（　　　）。

　　A. 输血后终止妊娠　　　　　　　　　　　　B. 补充铁剂,改善贫血,继续妊娠

　　C. 人工破膜引产　　　　　　　　　　　　　D. 缩宫素静脉滴注引产

　　E. 抗生素预防感染

　　22. 需要补充铁剂,正确的服药时间是（　　　）。

　　A. 餐前半小时　　B. 晨起后　　　C. 空腹时　　　D. 睡前　　　E. 餐后或餐时

　　23. 护士告诉孕妇在口服铁剂时应同时服（　　　）。

　　A. 维生素 A　　　B. 维生素 B　　　C. 维生素 C　　　D. 维生素 D　　　E. 维生素 E

　　（24～25 题共用题干）

　　孕妇刘某,妊娠 40 周。因"见红"入院,近来出现面色苍白、倦怠、心悸伴恶心。查体:心率 105 次/分,律齐,双下肢水肿。血常规:白细胞计数 4.2×10^9/L,血红蛋白 52 g/L,红细胞压积 27%,血清铁 5.5 μmol/L。医学诊断为妊娠合并贫血。

　　24. 此孕妇最确切的诊断是（　　　）。

　　A. 缺铁性贫血　　　　　　　　　B. 巨幼红细胞性贫血　　　　　　　　C. 地中海贫血

　　D. 再生障碍性贫血　　　　　　　E. 失血性贫血

　　25. 考虑行剖宫产终止妊娠,给予较好的处理方法是（　　　）。

　　A. 少量、多次输浓缩红细胞或新鲜全血　　　　B. 肌内注射维生素 B_{12}

　　C. 口服硫酸亚铁　　　　　　　　　　　　　　D. 卧床休息

　　E. 多食富含铁的食物

二、填空题

　　1. 妊娠合并心脏病极易发生心力衰竭的三个时期,分别是妊娠（　　　　）～（　　　　）周后、（　　　　）期、产后（　　　　）。

　　2. 空腹血糖是指空腹（　　　　）～（　　　　）h,即除了饮水之外,至少（　　　　）h 不吃任何东西。

　　3. 有条件的医疗机构,应对所有尚未被诊断为糖尿病的孕妇在妊娠（　　　　）～（　　　　）周及以后,进行 75 g 葡萄糖耐量试验（OGTT）。

　　4. 妊娠合并糖尿病孕妇主要治疗方法为（　　　　）和（　　　　）,如血糖不能控制时,主要的治疗药物是（　　　　）。

　　5. 妊娠合并糖尿病治疗原则:维持血糖在（　　　　）范围,减少母儿（　　　　）,降低围生儿（　　　　）。

　　6. 妊娠合并糖尿病孕妇体重理想的增加范围为（　　　　）～（　　　　）kg,运动（　　　　）～（　　　　）周才会对血糖有影响。

　　7. 妊娠期糖尿病主要的诊断方法是（　　　　）试验。

　　8. 妊娠期各种类型贫血中,最常见的是（　　　　）贫血,其次是由于缺乏（　　　　）或（　　　　）引起的巨幼红细胞性贫血;再生障碍性贫血少见,对（　　　　）均有危害。

　　9. 孕妇缺铁的主要原因是妊娠期（　　　　）增加,一旦孕妇血清铁（　　　　）μmol/L,可以诊断为缺铁性贫血。

三、简答题

　　1. 预防妊娠合并心脏病孕妇发生产后出血,为何禁用麦角新碱?

　　2. 妊娠期孕妇的理想血糖应控制在什么范围?

3. 重度贫血时如何进行输血？

四、问答题

1. 请写出早期心衰的表现。

2. 妊娠合并糖尿病对母儿有哪些影响？

五、案例分析题

1. 孕妇邹某，女，28岁，妊娠33周，G_1P_0。咳嗽、气促、呼吸困难3天入院。咳白色泡沫痰，夜间为甚。轻微活动后感心悸、气急、呼吸困难。无发热，大小便、饮食正常。15年前曾因先天性室间隔膜部缺损行手术治疗。术后5年心功能情况良好，于2014年8月9日收住我院产科。入院后体格检查：体温37.6℃，血压120/60 mmHg，呼吸24次/分，心率115次/分，平卧时口唇发绀，无颈静脉怒张；听诊心尖部收缩期杂音Ⅲ级，可闻及舒张期杂音，肺底部出现少量湿啰音；胸骨正中见一块约10 cm长的手术瘢痕；手测宫高在脐与剑突之间，胎心率144次/分，胎动好，双下肢水肿（-）。

孕妇反复询问胎儿现在是否安全，胎儿出生后能否存活；若必须终止妊娠是否必须选择剖宫产，剖宫产风险是否很大，是否能怀第二胎。家属追问孕妇目前有无生命危险。

(1) 应该对该个案进行哪些护理评估？

(2) 就孕妇与家属发生的心理反应，用PSE公式列举3个主要的护理诊断，并根据轻重缓急排序。

(3) 应该采取哪些心理护理？

2. 孕妇顾某，35岁，G_2P_1，妊娠满26周，因血糖异常入院。近2周饭量明显增加，且多饮（每日饮水3500～4500 mL）、多尿（尿量较平时明显增多），因夜尿多影响睡眠。葡萄糖筛查试验结果：4.6 mmol/L。75 g葡萄糖耐量试验（OGTT）结果：5.8 mmol/L、11.8 mmol/L、9.3 mmol/L。入院体格检查：体温36.1℃，脉搏88次/分，血压125/84 mmHg，身高165 cm，体重85 kg。胎心率148次/分。孕妇既往体健，否认糖尿病、肺脏疾病、心脏疾病等病史，其母亲患有糖尿病。

入院后孕妇表现为怀疑、焦虑、否认，对疾病认知缺如，反复询问什么是妊娠期糖尿病，否认会患糖尿病，要求重测一次血糖，并询问胎儿在肚子里是否被影响。

(1) 该孕妇为什么怀孕后会发生血糖升高？

(2) 75 g OGTT的诊断标准是什么？

(3) 妊娠期糖尿病的治疗原则是什么？治疗方案是什么？

(4) 如何指导妊娠期糖尿病孕妇控制饮食？

3. 孕妇唐某，农村妇女，28岁，G_2P_0，妊娠31^{+2}周，一周前因疲乏、无力、头晕眼花在家跌倒，今被扶入病区，主诉行走稍快时，感气急，无力行走。入院查体：面色苍白、贫血貌，心肺（-），宫高26 cm，胎心率160次/分，下肢无水肿，血压90/65 mmHg，心率108次/分，呼吸22次/分，体温36.8℃。实验室检查：血红蛋白50 g/L，红细胞计数$2.05×10^{12}$/L，白细胞计数$5.7×10^9$/L，血小板计数$100×10^9$/L，血清铁5.8 μmol/L。B超检查提示胎儿发育无异常。

该孕妇为一名农村妇女，家庭经济状况不乐观。入院时，表情淡漠，寡言倦息，对妊娠合并贫血的相关知识不知晓，责任护士与其沟通时总在摇头。

(1) 该孕妇准确的诊断为何种疾病？

(2) 按急需解决的健康反应的顺序，用PSE公式书写该孕妇的护理诊断/合作性医疗问题。

(3) 在使用铁剂治疗与输血时应注意什么？

(4) 作为一名责任护士，如何使孕妇解除不安倦息的心理？

项目八　分娩期并发症妇女的护理

一、单项选择题

1. 下列不是急性胎儿窘迫临床表现的是（　　　）。

A. 胎动频繁   B. 胎动减弱   C. 胎心音低弱不规则

D. 胎心率 140 次/分   E. 胎心监护出现晚期减速

2. 急性胎儿窘迫早期胎心音的变化是( )。

A. 先快后慢   B. 持续加快   C. 逐渐减弱   D. 消失   E. 不变

3. 为改善胎儿宫内缺氧状态,错误的护理措施是( )。

A. 嘱产妇取左侧卧位   B. 予产妇吸氧

C. 严密监测胎心音的变化   D. 继续静脉滴注缩宫素

E. 给产妇心理支持

4. Ⅱ度羊水胎粪污染的颜色为( )。

A. 黄绿色   B. 深绿色   C. 浅绿色   D. 棕黄色   E. 淡黄色

5. 胎儿窘迫的基本病理生理变化是( )。

A. 呼吸障碍   B. 缺血缺氧   C. 代谢性酸中毒

D. 循环障碍   E. 呼吸性酸中毒

6. 有关新生儿窒息,正确的是( )。

A. 苍白窒息,全身皮肤苍白,仅口唇呈暗紫色

B. 产时使用麻醉剂不可能造成新生儿窒息

C. 青紫窒息为重度窒息

D. 苍白窒息为轻度窒息

E. 娩出 1 min 后新生儿只有心跳无呼吸称新生儿窒息

7. 新生儿在抢救过程中及复苏后要注意保暖,肛温应维持在( )。

A. 30~32 ℃   B. 32~34 ℃   C. 34~36 ℃   D. 36~36.5 ℃   E. 36.5~37 ℃

8. 关于新生儿窒息的护理措施,错误的是( )。

A. 迅速清除呼吸道分泌物   B. 建立呼吸,增加通气

C. 胸外心脏按压的频率为 140 次/分   D. 适时药物辅助治疗

E. 维持患儿肛温 36.5~37 ℃

9. 病理性缩复环最常见于( )。

A. 软产道损伤   B. 原发性宫缩乏力   C. 头盆不称

D. 枕后位   E. 女性骨盆

10. 产科护理中,评估先兆子宫破裂表现,不包括的是( )。

A. 下腹剧烈胀痛   B. 呼吸急促,脉搏快   C. 宫缩乏力

D. 子宫病理性缩复环   E. 血尿

11. 产妇,28 岁,孕 38^{+6}周,待产过程中突然出现烦躁不安,呼吸、心率加快,下腹剧痛难忍。查体:下腹部压痛,腹部出现一环状凹陷,压痛明显。应考虑为( )。

A. 子宫不协调性收缩乏力   B. 先兆子宫破裂   C. 子宫强直性收缩

D. 胎盘早剥   E. 子宫破裂

12. 初产妇,孕 39 周,临产 14 h,产妇突感腹部撕裂样剧烈疼痛,随即出现面色苍白,出冷汗,呼吸急促。查体:全腹有压痛和反跳痛,腹壁可扪及胎体,胎动和胎心消失。下列首选的处理措施是( )。

A. 肌内注射哌替啶   B. 立即行剖宫产

C. 人工破膜促进产程进展   D. 静脉滴注抗生素

E. 会阴切开阴道助产

13. 不属于产后出血原因的是( )。

A. 胎盘嵌顿   B. 产后宫缩乏力   C. 软产道裂伤

D. 胎儿窘迫   E. 凝血功能障碍

14. 胎儿娩出后 2 min,产妇阴道有大量活动性出血,最可能的原因是( )。

A. 宫缩乏力　　　　　　　　B. 阴道静脉破裂　　　　　　C. 胎盘部分剥离

D. 凝血功能障碍　　　　　　E. 宫颈裂伤

15. 产后出血是指（　　）。

A. 胎儿娩出后 24 h 内阴道流血量达 500 mL

B. 胎儿娩出后 2 h 内阴道流血量达 500 mL

C. 胎儿娩出后 10 天内阴道流血量达 500 mL

D. 产褥期阴道流血量达 500 mL

E. 胎儿娩出后 24 h 内阴道流血量达 400 mL

16. 产后宫缩乏力性出血的描述，正确的是（　　）。

A. 子宫底轮廓清、质地硬　　　　　　　　B. 表现为持续性出血

C. 血液的颜色是鲜红色　　　　　　　　　D. 胎盘、胎膜娩出不完整

E. 触摸子宫时软时硬

17. 羊水栓塞最早出现的症状是（　　）。

A. 急性肾衰竭　B. 急性心衰　　C. 肺动脉高压　D. DIC　　E. 休克

18. 发生羊水栓塞时，首要的抢救措施是（　　）。

A. 纠正缺氧，给予加压给氧　　B. 解除肺动脉高压　　　　C. 抗过敏

D. 抗休克　　　　　　　　　　E. 预防肾衰竭

19. 发生羊水栓塞时，首要的护理问题是（　　）。

A. 组织灌注量不足　　　　　　B. 气体交换受损　　　　　C. 恐惧

D. 知识缺乏　　　　　　　　　E. 潜在并发症：肾衰竭

20. 患者钱某，34 岁，G₄P₂，急产，胎儿娩出后产妇突然发生呛咳、呼吸困难，并很快出现循环衰竭、休克、昏迷。该产妇最可能发生了（　　）。

A. 休克　　　　B. 虚脱　　　C. 子痫　　　D. 羊水栓塞　　E. 心衰

（21～23 题共用题干）

足月新生儿，出生后 1 min，心率 65 次/分，呼吸慢、不规则，四肢张力松弛，全身皮肤青紫，喉反射消失。

21. 该患儿 Apgar 评分为（　　）。

A. 1 分　　B. 2 分　　　C. 3 分　　　D. 4 分　　E. 5 分

22. 对该患儿的评价，正确的是（　　）。

A. 重度窒息　B. 轻度窒息　　C. 正常新生儿　D. 青紫窒息　E. 急性窒息

23. 应首先采取的抢救措施是（　　）。

A. 给氧　　　　　　　　　　　B. 保暖　　　　　　　　　C. 正压通气给氧

D. 清理呼吸道　　　　　　　　E. 胸外心脏按压

（24～25 题共用题干）

初产妇，李某，孕 38 周，规律宫缩 25 h 分娩，当胎盘娩出后，出现间歇性阴道流血，呈暗红色，检查子宫体柔软、宫底在脐上两指，按摩子宫阴道流血减少。

24. 该产妇出血的原因最可能是（　　）。

A. 胎盘剥离不全　　　　　　　B. 胎膜残留　　　　　　　C. 软产道裂伤

D. 凝血功能障碍　　　　　　　E. 宫缩乏力

25. 预防产后出血的措施是（　　）。

A. 胎儿娩出后肌内注射缩宫素　　　　　　B. 胎儿娩出后，迅速徒手取出胎盘

C. 胎肩娩出后，立即肌内注射缩宫素　　　D. 注意保护会阴

E. 胎头娩出后，即给予缩宫素

二、填空题

1. 急性胎儿窘迫多发生在（　　　　　）期，主要变化为（　　　　　）改变。慢性胎儿窘迫多发

生在（　　　　）晚期,主要表现为（　　　　）减少。

2. 发生急性胎儿窘迫时指导孕妇采取（　　　　）卧位,并给予间断吸氧,严密监测胎心变化,每（　　　　）min 听 1 次胎心。

3. 新生儿窒息分为（　　　　）窒息和（　　　　）窒息,又称（　　　　）窒息、（　　　　）窒息。

4. 在抢救新生儿过程中必须注意保暖,将其安置在温度为（　　　　）℃的抢救床上进行抢救。

5. 清理新生儿呼吸道内羊水及分泌物时,应先吸（　　　　）,再吸（　　　　）。

6. 子宫破裂主要的四个病因是（　　　　）子宫、（　　　　）难产、（　　　　）使用不当和（　　　　）损伤。

7. 先兆子宫破裂典型的主要体征是（　　　　）。

8. 产后出血的原因有（　　　　）、（　　　　）、（　　　　）、（　　　　）,最常见的原因是（　　　　）。

9. 控制宫缩乏力性出血最为有效的方法是（　　　　）。

10. 羊水栓塞的典型临床经过可分为三个阶段,即（　　　　）、（　　　　）和（　　　　）。

三、简答题

1. 处理急性胎儿窘迫时有哪些护理措施?

2. 新生儿窒息的 ABCDE 复苏程序,分别代表是什么意思?

3. 简述宫缩乏力性出血的特点。

四、问答题

产妇发生失血性休克应如何护理?

五、案例分析题

1. 廖某,女,初产妇,28 岁,因"妊娠 38^{+4}周,阵发性腹痛 5 h"于 9 月 16 日入院。妊娠经过顺利,无头昏眼花,无阴道流血、流液。查体:体温 36.5 ℃,脉搏 80 次/分,呼吸 19 次/分,血压 112/75 mmHg,一般情况良好,心肺听诊无异常。产科检查:宫高 32 cm,腹围 99 cm,胎方位 LOA,胎心音 165 次/分,宫缩规律,30～40 s/4～5 min。骨盆外测量各径线值均在正常范围内,宫口开 2 cm,宫颈管已消失,胎膜未破,先露头,已入盆。B 超检查:LOA,胎头双顶径 9.5 cm,胎盘成熟度Ⅲ级钙化,胎心 168 次/分,脐带绕颈一周。入院后予吸氧、取左侧卧位,同时行胎心监护,10 min 出现 3 次晚期减速。

(1) 胎心监护出现 3 次晚期减速提示什么临床意义?

(2) 诊断该个案胎儿窘迫的依据是什么?

(3) 可能是什么原因导致该个案胎儿窘迫?

2. (继续第 1 题)予以纠正胎儿窘迫,胎心率由快减慢至 100 次/分,检查胎儿先露部－1,宫口未开全,考虑短时间内不能够经阴道分娩,予剖宫产,产下一活男婴。出生时全身苍白,口唇青紫,自主呼吸微弱,心率 90 次/分,喉部刺激出现皱眉,四肢稍屈曲。

(1) 实施 ABC 三步抢救,清理呼吸道时,护士配合医生抢救应做好哪些护理措施?

(2) 实施 ABC 三步抢救,建立呼吸时,医生使用"复苏气囊正压通气",护士应做好哪些配合操作?

(3) 实施 ABC 三步抢救,建立有效循环时,医生使用"双手法胸外心脏按压法",护士观察哪些体征? 何时告知医生可停止胸外心脏按压?

3. 产妇倪某,女,28 岁,G$_2$P$_1$,因"停经 41 周"入院待产。定期外院产检,现因超预产期 1 周入院待产。护理体检:生命体征正常,身高 160 cm,体重 65 kg。产科检查:宫高 37 cm,腹围 105 cm,胎位 LOA,胎心率 142 次/分,胎头浅入盆,无宫缩。宫颈口容指尖,先露－3,胎膜未破。B 超检查:双顶径 9.8 cm,胎盘后壁,Ⅲ级,羊水指数 100 mm,胎位 LOA。胎心电子监护 NST 有反应型。

入院后予引产术,人工破膜后流出羊水 50 mL,羊水清,术后 2 h 未引出有效宫缩,即给予 5%葡萄糖溶液 500 mL 加缩宫素 1.0 U 静脉滴注,宫口开全后 1 h 产程无进展,胎头位置仍在－2.5。腹部检查:子宫上下段交界处有一明显环状凹陷,并逐渐上升。产妇烦躁不安,下腹疼痛难忍,并有排尿困难、血尿,呼吸、心率加快。阴道检查:胎先露固定于骨盆入口处。

(1) 此时最先考虑发生什么病情? 首先采取什么措施?

(继续此案例)约 5 min 后,产妇突感下腹部撕裂样疼痛,接着,子宫强烈收缩突然停止,疼痛暂时缓解。产妇呼吸急促、血压下降、脉搏加快,腹部检查示全腹压痛、反跳痛,移动性浊音(＋),腹壁下可清楚扪及胎儿肢体,胎心听不清,随后听不到。阴道检查:宫颈口较前缩小,胎先露不能触及。

(2) 考虑该产妇发生什么并发症? 如何配合医生抢救?

4. 产妇贾某,26 岁,G_2P_1。因阴道分娩胎儿娩出后 2 h,胎盘未娩出伴阴道流血,于 2015 年 4 月 2 日晚 10 时由外院转入。今晨 3 时出现规律腹痛,持续 30 s,间歇 5～6 min,2 h 前顺产一活男婴,出生体重 3300 g,产后胎盘未娩出,伴阴道失血约 800 mL,助产士在牵拉脐带时脐带断裂,试行手取胎盘未成功,因而转入本院。近 2 h 尿量正常。既往体健,1 年前做人工流产 1 次。配偶健康状况良好。查体:体温 37 ℃,脉搏 110 次/分,呼吸 19 次/分,血压 105/75 mmHg,轻度贫血貌,心肺听诊无异常。腹软,无压痛、反跳痛,宫底脐上一横指,宫缩欠佳。阴道检查:阴道壁无裂伤,宫颈无裂伤,会阴侧切口已缝合无出血,阴道口未见脐带,见少许活动性出血。

(1) 该产妇有哪些出血原因? 依据是什么?

(2) 转入院后,需做哪些检查?

(3) 针对该案例,如何做好产妇及家属的健康教育?

5. 王某,女,30 岁,初产妇,因"停经 39^{+6} 周,阵发性腹痛 7 h"于 2012 年 12 月 10 日入院。查体:生命体征正常,一般情况良好,心肺听诊无异常。产科检查:宫高 34 cm,腹围 100 cm,胎方位 LOA,胎心率 142 次/分,宫缩规律,35～40 s/(4～5) min。骨盆外测量正常,宫口开大 3 cm,胎膜未破,未入盆。相关检查:B 超检查、血尿常规、CST 检查均无明显异常。

产妇送入待产室,因产妇宫缩不佳,静脉滴注缩宫素,专人护理,1 h 后,宫缩时破膜,同时产妇出现呛咳、呼吸困难,血压测不到。

(1) 诊断该产妇发生羊水栓塞,最初阶段的抢救原则是什么?

(2) 实施最初阶段抢救的步骤是什么?

项目九　异常分娩妇女的护理

一、单项选择题

1. 不协调性宫缩乏力的护理原则是(　　)。

A. 给予镇静剂

B. 定期肛查

C. 缩宫素静脉滴注加强宫缩

D. 行人工破膜

E. 按摩子宫

2. 不属于协调性宫缩乏力的护理原则是(　　)。

A. 跨耻征检查,排除头盆不称　　B. 鼓励安慰产妇　　　　C. 绝对卧床休息

D. 观察宫缩及产程进展　　E. 用缩宫素静脉滴注加强宫缩

3. 滞产是指总产程超过(　　)。

A. 16 h　　　B. 18 h　　　C. 24 h　　　D. 8 h　　　E. 3 h

4. 初产妇,第二产程延长的指标是(　　)。

A. 超过 2 h　　B. 超过 3 h　　C. 不超过 1 h　　D. 超过 6 h　　E. 超过 24 h

5. 协调性宫缩过强的护理原则,不包括的是(　　)。

A. 扶持产妇坐分娩球　　　　　　B. 做好接生准备　　　　　　C. 给予宫缩剂

D. 及时修补软产道　　　　　　　E. 预防产后感染

6. 急产是指总产程在（　　　）。

A. 8 h 内　　　　B. 6 h 内　　　　C. 5 h 内　　　　D. 4 h 内　　　　E. 3 h 内

7. 协调性宫缩乏力主要预后是（　　　）。

A. 宫缩无对称性　　　　　　　　B. 容易导致胎膜早破　　　　C. 宫缩呈多极性

D. 导致产程延长　　　　　　　　E. 不会出现产后出血

8. 自有规律宫缩至宫口扩张 3 cm，时间已达 17 h，判断产程曲线异常，属于（　　　）。

A. 潜伏期停滞　　　　　　　　　B. 胎头下降延缓　　　　　　C. 第一产程延长

D. 活跃期延长　　　　　　　　　E. 潜伏期延长

9. 协调性宫缩乏力的临床表现，错误的是（　　　）。

A. 胎先露下降缓慢　　　　　　　B. 宫颈口扩张正常　　　　　C. 宫缩特点正常

D. 产程延长　　　　　　　　　　E. 产妇害怕不能顺产

10. 在使用宫缩剂加强宫缩时，正确的护理措施是（　　　）。

A. 胎儿窘迫时减小用药量即可　　　　　　B. 用药后，宫缩愈强效果愈好

C. 加入缩宫素后做静脉穿刺　　　　　　　D. 不必严格限制给药的速度

E. 专人看护，严密监测宫缩及胎心率变化

11. 骨盆入口平面前后径小于正常值 2 cm 时，即为（　　　）。

A. 扁平骨盆　　　B. 漏斗骨盆　　　C. 均小骨盆　　　D. 畸形骨盆　　　E. 假女性骨盆

12. 不属于漏斗骨盆指标的是（　　　）。

A. 入口平面各径线均正常　　　　　　　　B. 坐骨棘间径>12 cm

C. 中骨盆及出口平面径线小于异常　　　　D. 耻骨弓角度<90°

E. 双侧盆壁向内倾斜

13. 中骨盆平面横径平均长为（　　　）。

A. 8 cm　　　　B. 9 cm　　　　C. 10 cm　　　　D. 11 cm　　　　E. 12 cm

14. 有关均小骨盆的陈述，不正确的是（　　　）。

A. 各径线均小于正常值 2 cm 或以上　　　　B. 多见于身材矮小、体型匀称的妇女

C. 属于女性骨盆　　　　　　　　　　　　　D. 胎儿偏小可试产

E. 属于畸形骨盆

15. 骨盆入口狭窄主要是指（　　　）。

A. 骨盆入口横径变宽　　　　　　　　　　　B. 耻骨弓角度变小

C. 骨盆入口前后径正常　　　　　　　　　　D. 骨盆入口前后径变短

E. 骨盆入口横径变短

16. 巨大胎儿是指胎儿体重≥（　　　）。

A. 3000 g　　　B. 3500 g　　　C. 4000 g　　　D. 4500 g　　　E. 5000 g

17. 持续性枕后位最具特征的临床表现之一是（　　　）。

A. 跨耻征阳性　　　　　　　　　　B. 过早使用腹压　　　　　　C. 宫缩过强

D. 产妇疼痛难忍　　　　　　　　　E. 产程延长

18. 引起子宫破裂的最常见胎位是（　　　）。

A. 持续性枕横位　　　　　　　　　B. 臀位　　　　　　　　　　C. 面先露

D. 横位　　　　　　　　　　　　　E. 持续性枕后位

19. 纠正胎位应在妊娠（　　　）。

A. 30 周后　　　B. 28 周后　　　C. 20 周后　　　D. 35 周后　　　E. 36 周后

20. 下列不属于异常胎位的是（　　　）。

A. 横位　　　　　　　　　　　　　B. 臀位　　　　　　　　　　C. 持续性枕横位

D. 枕左前位　　　　　　　　　　E. 持续性枕后位

21. 下列不能经过产道分娩的胎位是（　　）。

A. 枕右前位　　B. 臀位　　　C. 枕左前位　　D. 横位　　　E. 枕后位

22. 初产妇,28岁,孕38周,阵发性宫缩9 h,间隔15～20 min,宫缩15 s,强度为弱,宫口开大1 cm,该产妇宫缩为（　　）。

A. 肛提肌收缩异常　　　　　B. 宫缩对称性异常　　　　　C. 宫缩极性异常

D. 宫缩不协调　　　　　　　E. 宫缩节律性异常

23. 初产妇,26岁,足月临产,有规律性宫缩7 h,宫缩具有正常的节律性、对称性及极性,宫缩30 s,间隔20 min,宫缩弱,宫口1 cm,先露－1,胎心率140次/分,首先考虑该产妇为（　　）。

A. 协调性宫缩乏力　　　　　B. 胎头未入盆　　　　　　C. 协调性宫缩过强

D. 产道异常　　　　　　　　E. 不协调性宫缩乏力

24. 孕妇,23岁,G_1P_0,孕40周,规律性宫缩18 h。宫缩25～30 s/（5～6）min,宫口开大4 cm,先露0,胎膜未破。应考虑为（　　）。

A. 潜伏期延长　　B. 活跃期停滞　　C. 活跃期延长　　D. 滞产　　　E. 胎儿下降停滞

二、填空题

1. 协调性宫缩乏力的宫缩特点是具有（　　　　）节律性、（　　　　）和（　　　　）,但宫缩（　　　　）。

2. 产道异常包括（　　　　）异常、（　　　　）异常。

3. 常见的胎儿异常的种类有持续性（　　　　）、（　　　　）、（　　　　）先露、（　　　　）先露、各种（　　　　）、（　　　　）和胎儿（　　　　）。

4. 检测胎儿畸形可做（　　　　）的检查。

三、简答题

1. 有哪些因素导致宫缩乏力?

2. 什么叫骨产道异常?

3. 什么叫肩先露?

四、问答题

1. 宫缩乏力对母儿有哪些影响?

2. 跨耻征检查有哪些判断指标及临床意义?

3. 怎么指导孕妇做"胎位矫治训练"?

五、案例分析题

1. 初产妇,汤某,26岁,G_2P_0,孕39周,规律宫缩16.5 h。体格检查:体温36.9 ℃,血压120/85 mmHg,脉搏100次/分,呼吸20次/分。产科检查:宫缩20 s,间歇6 min,强度弱,胎位LOA,胎心率156次/分。妇科检查:宫颈管消失,宫口开大1.5 cm,先露－2。最近4 h里,每次宫缩产妇都烦躁呼叫,口唇干燥,大汗淋漓,不愿进食饮水,每次宫缩间隙都要求听胎心音,担心胎儿会突然死亡。

（1）判断该产妇的产程属于产程曲线图的哪个类型?

（2）该个案属于哪种产力异常的产妇?

（3）该个案可能存在哪些护理诊断/合作性的医疗问题?

（4）针对该产妇的产程护理原则是什么?

2. 王某,29岁,初产妇,G_1P_0,妊娠38周,体格检查:身高140 cm,生命体征平稳,心肺无异常。产科检查:宫高32 cm,腹围100 cm,LOA;规律宫缩8 h,宫缩持续30～40 s,间隔2～3 min,强度中等;胎头高浮,宫口开了一指尖;胎心率146次/分。骨盆外测量:髂棘间径20 cm,髂嵴间径23 cm,骶耻外径16 cm,坐骨结节间径6.5 cm。B超显示:胎儿成熟,胎盘老化,羊水量少。

（1）该产妇的产程属于产程曲线图的哪个阶段?

（2）该如何对产妇进行护理评估?

(3) 对该产妇产程护理的重点是什么？

(4) 考虑该产妇的分娩方式。

3. 李女士,33 岁,G₂P₁,妊娠 37⁺⁵ 周。体格检查:身高 160 cm,生命体征平稳,心肺未见异常。产科检查:宫高 32 cm,腹围 100 cm,宫底和耻骨联合处先露性质不明确,未入盆,胎背偏向母体右侧,在脐上右侧听诊清楚,胎心率 146 次/分。骨盆外测量:髂棘间径 24 cm,髂嵴间径 28 cm,骶耻外径 20 cm,坐骨结节间径 9 cm,坐骨棘间径 10 cm,耻骨弓角度大于 90°。孕妇急切地想知道胎儿是否有危险。

(1) 考虑可能是什么胎位？如何进一步确诊胎位？

(2) 考虑该孕妇的分娩方式,还需什么数据？

(3) 本个案可能存在哪些护理诊断/合作性医疗问题？

(4) 责任护士复习臀位助产有哪些护理措施？

项目十　异常产褥期妇女的护理

一、单项选择题

1. 关于产褥感染,下列错误的是(　　)。

A. 产后 4 天内的感染性疾病均属产褥感染　　　B. 在产褥期内发病

C. 可有全身感染中毒症状　　　D. 由细菌侵袭生殖器官而致病

E. 病原体以厌氧菌为主

2. 产褥感染最常见的临床表现为(　　)。

A. 急性子宫内膜炎　　　B. 急性输卵管炎

C. 急性盆腔结缔组织炎　　　D. 急性腹膜炎

E. 血栓性静脉炎

3. 引起产褥感染的原因,除外(　　)。

A. 医务人员不遵守无菌操作　　　B. 胎膜早破

C. 胎盘残留　　　D. 注射缩宫素

E. 产妇卫生不洁

4. 产褥感染的处理原则,错误的是(　　)。

A. 增强全身抵抗力　　B. 选用有效抗生素　　　C. 取半卧位以利引产

D. 禁用宫缩剂避免感染扩散　　E. 注意清洁卫生

5. 预防产褥感染,不当的处理措施是(　　)。

A. 胎膜早破超过 12 h 预防性使用抗生素　　　B. 严格无菌操作

C. 正确处理产程　　　D. 加强营养增强机体抵抗力

E. 产后 3 天禁止下床活动,防止伤口撕裂

6. 关于产褥感染,下列错误的是(　　)。

A. 产褥期生殖道感染引起的局部或全身炎症

B. 感染来源多为外来感染,亦可为自体感染

C. 感染的病原体以厌氧菌为主

D. 最常见类型是盆腔栓塞性静脉炎

E. 产褥感染可导致产褥病率的发生

7. 产褥病率的首要原因是(　　)。

A. 上呼吸道感染　　　B. 产褥感染　　　C. 乳腺炎

D. 膀胱炎　　　E. 泌尿系统感染

8. 下列哪一项不是产褥感染的护理诊断？(　　)

A. 体温过高   B. 营养失调   C. 有感染的危险

D. 焦虑   E. 急性疼痛

9. 关于产褥感染的护理,错误的是(　　)。

A. 卧床休息,取侧卧位,以利恶露的引流及炎症的局限

B. 保持大小便通畅,减轻盆腔充血,避免妨碍宫缩

C. 增加营养,必要时少量多次输血,以增强机体抵抗力

D. 给高热产妇补足水分,并物理降温

E. 遵医嘱应用有效的抗生素控制感染

10. 产褥感染产妇"体温过高"的护理措施,不妥的是(　　)。

A. 给予物理降温   B. 加强婴儿护理   C. 鼓励产妇多饮水

D. 做好口腔护理   E. 选用有效抗生素

11. 产妇,汝某,产后3天发热,T 39 ℃,宫体压痛明显,恶露量多且臭,请问该产妇目前首要的护理诊断是(　　)。

A. 疼痛   B. 体温过高   C. 焦虑   D. 体液不足   E. 知识缺乏

12. 初产妇,贾某,会阴侧切。产后3天体温39 ℃,下腹疼痛,恶露伴有臭味。最有效的处理方法为(　　)。

A. 鼓励产妇多饮水   B. 给予流质饮食   C. 采取半卧位

D. 保持病室通风   E. 用敏感、高效、足量的抗生素

13. 关于晚期产后出血的陈述,错误的是(　　)。

A. 少量出血给予宫缩剂、抗生素治疗   B. 胎盘、胎膜残留大出血者应立即刮宫

C. 子宫切口裂开者,应考虑剖腹探查   D. 大量出血者应立即切除子宫

E. 晚期产后出血主要是指产后24 h后的出血

14. 下列哪一项不是晚期产后出血的表现?(　　)

A. 多发生在产后数日   B. 产后血性恶露持续不净

C. 产后半年反复发生会阴流血   D. 产褥期内突然大量出血

E. 严重者引起失血性休克

15. 引起晚期产后出血的常见原因是(　　)。

A. 胎盘附着面复旧不全   B. 胎盘、胎膜、蜕膜残留   C. 剖宫产后切口裂开

D. 剖宫产切口感染   E. 宫缩乏力

16. 产妇赵某,G_3P_1,剖宫产术后40天,以晚期产后出血收入院治疗,行保守治疗,下列护理措施中不正确的是(　　)。

A. 协助产妇取头低足高位   B. 密切观察产妇生命体征

C. 严密观察产妇阴道流血情况   D. 保持产妇外阴清洁与干燥

E. 协助医生做好一切相关检查

17. 当确认导致晚期产后出血的原因为胎盘及胎膜残留时,采取的主要治疗方案为(　　)。

A. 进行大量输血   B. 做好一切相关检查

C. 使用大量宫缩剂加强宫缩   D. 考虑全子宫切除术

E. 立即进行清宫术

18. 胎盘、胎膜残留导致晚期产后出血一般发生于(　　)。

A. 产后24 h   B. 产后6周   C. 产后3周   D. 产后10天   E. 产后24天

19. 产褥期抑郁症出现症状,一般在产后(　　)。

A. 42天内   B. 24 h内   C. 2周   D. 1周   E. 1个月

20. 关于产褥期抑郁症的说法,正确的是(　　)。

A. 也叫产后精神错乱

B. 产后沮丧就是产褥期抑郁症

C. 产后性激素急剧下降是发病的催化剂

D. 产褥期抑郁症一般对产妇不会造成伤害

E. 一般不需要处理

（21～22题共用题干）

产妇龚某，27岁，第一胎，产钳助产，产后第4天，自述发热，下腹微痛。查体：体温38℃，双乳稍胀，无明显压痛，子宫脐下二指，轻压痛，恶露多而混浊，有臭味，余无异常发现。

21. 首先考虑的疾病是（　　）。

A. 乳腺炎　　　B. 慢性盆腔炎　　C. 急性胃肠炎　　D. 肾盂肾炎　　　E. 急性子宫内膜炎

22. 在护理中，给产妇安置最为恰当的卧位是（　　）。

A. 俯卧位　　　B. 平卧位　　　　C. 半卧位　　　　D. 头低足高位　　E. 侧卧位

二、填空题

1. 产褥感染病以（　　　　）致病为主。感染途径包括（　　　　）感染、（　　　　）感染两种。

2. 晚期产后出血主要发生于分娩（　　　　）后，以产后（　　　　）周发病最为常见，亦有迟至产后（　　　　）周发病者。

3. 有多重因素诱发产褥期抑郁症，常见的因素有（　　　　）影响、体内（　　　　）下降、（　　　　）特征、（　　　　）因素和（　　　　）因素。

三、简答题

1. 产褥感染有哪些常见的类型？

2. 什么叫晚期产后出血？

3. 产褥期抑郁症有哪些主要的临床表现？

四、问答题

1. 产妇发生血栓性静脉炎该怎样进行护理？

2. 晚期产后出血主要临床表现有哪些？

3. 针对产褥期抑郁症产妇及家属有哪些专科护理的措施？

五、案例分析题

1. 产妇何某，33岁，G_2P_1，妊娠35周，因胎膜早破，保守治疗5天后，行会阴侧切术分娩一活女婴。产妇说常听奶奶说"坐月子"不能经常洗澡，也不能吹风等。所以也没有特意每天去换洗衣服及会阴垫。产后3天出现持续高热，体温超过39℃，会阴切口红肿、疼痛及渗出脓性分泌物。产妇询问"这几天都没敢给孩子喂奶，退热后是否能继续喂奶？考虑人工喂养费用较高。"相关检查：白细胞明显增高。

（1）按急需解决的健康反应的顺序，用PSE公式书写该个案可能存在哪些护理诊断/合作性医疗问题？

（2）针对该产妇，护士该如何进行产后护理，使其顺利度过产褥期？

2. 产妇杨某，32岁，G_4P_0，妊娠36周，因胎儿窘迫用产钳助产结束分娩，胎盘滞留行徒手胎盘剥离术。产后2周突然出现阴道大量出血，超过500 mL。相关检查：白细胞及中性粒细胞增高，C反应蛋白含量升高，血红蛋白含量降低。

（1）该产妇究竟发生了什么情况？

（2）为什么会出现此种现象？

（3）该怎样配合医生采取急救护理？

3. 产妇吴某，33岁，G_3P_1，因宫缩乏力行剖宫产术，娩出一活女婴，产后2周内，逐渐出现情绪低落，对大多事情都感到厌烦，晚上严重失眠、痛哭流泪、乱扔乱摔东西等，一旦听到婴儿哭泣，便把婴儿紧紧抱在怀里不撒手，表现出更紧张、恐惧，也不愿哺乳，症状逐渐加重，甚至有举刀自伤行为。家属安慰、劝说无效，导致家庭关系紧张。

（1）该产妇究竟发生了什么情况？

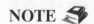

(2) 按急需解决的健康反应的顺序,用 PSE 公式书写该个案可能存在哪些护理诊断/合作性医疗问题?

(3) 如何对该产妇进行处理?

项目十一 女性生殖系统炎症患者的护理

一、单项选择题

1. 对阴道的自净作用有影响的激素是( )。

A. 雌激素　　　B. 孕激素　　　C. 雄激素　　　D. 卵泡刺激素　E. 黄体生成素

2. 使育龄女性阴道保持生态平衡的主要因素是( )。

A. 甲状腺素　　B. 雄激素　　　C. 催乳素　　　D. 孕激素　　　E. 雌激素

3. 患者梁某,女,32 岁,近 1 周来出现外阴瘙痒,妇检见外阴充血、肿胀,阴道分泌物无明显异常,评估诱因时应重点询问( )。

A. 卫生习惯　　B. 饮食习惯　　C. 月经史　　　D. 性生活史　　E. 生育史

4. 非特异性外阴炎时,医生建议用 1:5000 高锰酸钾溶液坐浴,其最主要作用是( )。

A. 止痒　　　　B. 止痛　　　　C. 杀菌　　　　D. 消肿　　　　E. 除臭

5. 有关女性生殖系统的自然防御功能,错误的是( )。

A. 大阴唇合拢,阴道前后壁紧贴

B. 碱性黏液栓堵塞宫颈管,且宫颈内口紧闭

C. 阴道口闭合,阴道前后壁紧贴

D. 输卵管纤毛向伞端摆动

E. 子宫内膜周期性脱落

6. 某成衣加工厂,滴虫性阴道炎发病率很高,为预防其传播,不正确的措施是( )。

A. 改坐厕为蹲厕　　　　　　　　　　B. 改盆浴为淋浴

C. 积极治疗患者及带虫者　　　　　　D. 预防性使用甲硝唑

E. 不共用浴巾

7. 滴虫性阴道炎最主要的传播途径是( )。

A. 血液　　　　B. 污染的器械　C. 浴巾　　　　D. 游泳池　　　E. 性交

8. 阴道内大量脓性稀薄泡沫状分泌物见于( )。

A. 萎缩性阴道炎　　　　　　B. 细菌性阴道病　　　　　C. 滴虫性阴道炎

D. 外阴阴道假丝酵母菌病　　E. 慢性宫颈炎

9. 治疗滴虫性阴道炎,首选的药物是( )。

A. 青霉素　　　B. 红霉素　　　C. 甲硝唑　　　D. 克林霉素　　E. 氟康唑

10. 关于滴虫性阴道炎的护理措施,错误的是( )。

A. 治疗期间禁止性生活　　　B. 内裤应煮沸消毒 5~10 min　　C. 哺乳期禁用甲硝唑

D. 性伴侣没有症状不需治疗　E. 保持外阴清洁、干燥

11. 关于外阴阴道假丝酵母菌病,不正确的是( )。

A. 无症状的性伴侣无需同时治疗　　　B. 孕妇容易发病

C. 糖尿病患者容易发病　　　　　　　D. 选用抗真菌药物治疗

E. 主要通过性接触直接传播

12. 外阴阴道假丝酵母菌病患者阴道分泌物的典型特征是( )。

A. 淡黄脓性　　　　　　B. 白色稠厚豆渣样或凝乳状　　　C. 稀薄泡沫状

D. 黄色水样　　　　　　E. 血性

13. 治疗外阴阴道假丝酵母菌病患者,全身用药宜选择( )。

    A. 青霉素　　　　B. 氟康唑　　　　C. 甲硝唑　　　　D. 克林霉素　　　　E. 红霉素

14.关于萎缩性阴道炎,错误的是(　　)。

    A. 发病与雌激素降低,阴道 pH 值上升,局部抵抗力下降有关

    B. 常为一般化脓性细菌的混合感染

    C. 可用碱性溶液冲洗阴道

    D. 雌三醇软膏局部治疗

    E. 如有血性阴道分泌物,需做防癌检查

15. 患者,女,24 岁,因白带增多并有难闻的腥味就诊,胺臭味试验:有烂鱼样腥臭味。该患者可能患(　　)。

    A. 非特异性外阴炎　　　　　　　　　　B. 细菌性阴道病

    C. 外阴阴道假丝酵母菌病　　　　　　　D. 滴虫性阴道炎

    E. 萎缩性阴道炎

16.宫颈炎患者的主要症状是(　　)。

    A. 白带增多　　　　　　　B. 阴道分泌物稀薄　　　　　C. 外阴瘙痒

    D. 豆渣样分泌物　　　　　E. 腹痛

17. 关于慢性宫颈炎临床表现的描述,错误的是(　　)。

    A. 分泌物呈稀薄泡沫状　　　　B. 患者可有腰骶部疼痛　　　　C. 阴道分泌物增多

    D. 可有性交后出血　　　　　　E. 宫颈可伴息肉、肥大

18. 慢性宫颈炎与早期宫颈癌鉴别的确诊方法是(　　)。

    A. 宫颈和宫颈管活体组织检查　　B. 碘试验　　　　　　　C. 分泌物病原体检测

    D. 氮激光肿瘤固有荧光诊断法　　E. 宫颈脱落细胞学检查

19. 患者喻某,女,44 岁,已婚,因白带增多、性交后出血就诊。妇科检查:宫颈糜烂样改变。经检查排除早期宫颈癌,该患者最好的治疗方法是(　　)。

    A. 阴道灌洗　　　　　　　B. 抗生素治疗　　　　　　　C. 物理治疗

    D. 化学药物治疗　　　　　E. 手术疗法

20. 上述患者,治疗的最佳时间是(　　)。

    A. 月经干净后 3～7 天　　　　　　　　B. 月经来潮前 3～7 天

    C. 月经来潮后 3～7 天　　　　　　　　D. 月经期

    E. 月经干净后 1～2 天

21. 盆腔炎性疾病有诸多病因,但不包括(　　)。

    A. 宫腔内手术操作后感染　　　B. 经期卫生不良　　　　　　C. 产后感染

    D. 后遗病变急性发作　　　　　E. 急性肠炎

22. 盆腔炎性疾病患者宜采取(　　)。

    A. 头低足高位　　B. 半卧位　　　C. 平卧位　　　D. 中凹位　　　E. 侧卧位

23. 盆腔炎性疾病患者主要的治疗手段是(　　)。

    A. 支持疗法　　B. 中药治疗　　C. 手术治疗　　D. 抗生素治疗　　E. 物理治疗

24. 关于盆腔炎性疾病的叙述,不正确的是(　　)。

    A. 盆腔炎性疾病大多发生在性活跃期妇女

    B. 最常见的是输卵管炎及输卵管卵巢炎

    C. 可发生癌变

    D. 可引起不孕

    E. 急性期治疗不彻底可遗留后遗病变

25. 患者钱某,26 岁,2 年前人工流产术后患急性子宫内膜炎,未接受正规治疗。现妇检扪及子宫右侧条索状增粗,有压痛,应考虑为(　　)。

    A. 输卵管病变　　　　　　　　　　　　B. 输卵管积脓

C. 急性盆腔结缔组织炎　　　　　　　　　　　　D. 输卵管卵巢囊肿

E. 腹膜炎

26. 患者田某,25岁,3天前行宫内节育器取出术,现出现下腹痛,伴里急后重感。查体:体温38.7 ℃,腹部压痛、反跳痛,宫颈举痛。该患者最主要的治疗手段是(　　　)。

A. 后穹隆切开引流　　　　　B. 抗生素治疗　　　　　C. 剖腹探查

D. 中药治疗　　　　　　　　E. 物理疗法

(27～29题共用题干)

患者江某,35岁,因外阴瘙痒、阴道分泌物增多2天就诊,检查:外阴潮红,阴道壁潮红水肿,阴道分泌物较多,呈稀薄泡沫状且有腥臭味。

27. 根据上述临床表现,初步诊断为(　　　)。

A. 慢性宫颈炎　　　　　　　B. 外阴阴道假丝酵母菌病　　　　C. 细菌性阴道病

D. 萎缩性阴道炎　　　　　　E. 滴虫性阴道炎

28. 应建议她进一步做(　　　)。

A. 阴道检查　　　　　　　　B. 宫颈刮片　　　　　　　C. 分段诊刮

D. 阴道分泌物悬滴检查　　　E. 宫颈活检

29. 根据初步诊断,护士对患者的健康教育,正确的是(　　　)。

A. 改用口服避孕药　　　　　B. 绝对卧床休息数日　　　　C. 希望伴侣同时治疗

D. 不能使用单位里的公共厕所　　E. 进食高蛋白饮食

二、填空题

1. 使阴道上皮增生变厚的是(　　　　　)激素,增生变厚的阴道上皮富含糖原,在(　　　　　)菌的作用下,产生大量乳酸,使阴道呈(　　　　　)性环境,能抑制其他病原体生长,称为阴道(　　　　　)作用。

2. 坐浴水温一般在(　　　　　)℃,坐浴时间为(　　　　　)min,一天2次为宜。

3. 滴虫性阴道炎的病原体为(　　　　　),其生长繁殖适宜的pH值为(　　　　　)。

4. 滴虫性阴道炎典型白带呈现(　　　　　)状,局部选用(　　　　　)液冲洗阴道,塞入(　　　　　),每(　　　　　)天一个疗程。

5. 外阴阴道假丝酵母菌病患者主诉(　　　　　),查体见阴道分泌物为(　　　　　),可选用(　　　　　)液冲洗阴道。

6. 萎缩性阴道炎主要由于卵巢功能衰退,(　　　　　)水平下降引起,局部选用(　　　　　)性溶液冲洗。

三、问答题

针对坐浴患者有哪些健康教育?

四、案例分析题

患者牛某,女,37岁,已婚。因胆囊炎用抗生素治疗近10天,近1周来感外阴奇痒难忍,阴道分泌物量多,色白,较稠厚。妇科检查见阴道黏膜红肿,左侧大阴唇有少许破溃,阴道壁上有白色膜状物附着,擦除后露出红肿黏膜面。做阴道分泌物相关检查,以确诊疾病。

(1) 考虑该患者是什么疾病? 有何依据?

(2) 做哪项有针对性的相关检查?

(3) 该患者的发病原因是什么?

项目十二　女性生殖系统肿瘤患者的护理

一、单项选择题

1. 妇科手术前,护士为患者进行术前护理,正确的是(　　　)。

A. 手术前 3 天备皮

B. 术前 2 天每天一次用消毒液冲洗阴道

C. 术前 3 天清洁灌肠

D. 术前 1 天晚上留置导尿管

E. 可能累及肠道者术前 3 天起进食少渣半流食 2 天,流食 1 天

2. 患者黄某,广泛性子宫切除和盆腔淋巴结清除术后,告知患者留置导尿管放置时间是（　　　）。

A. 1～2 天　　　　B. 2～3 天　　　　C. 4～6 天　　　　D. 7～10 天　　　　E. 10～14 天

3. 子宫肌瘤剥除术,留置导尿管是为了（　　　）。

A. 避免术中损伤膀胱　　　　　　B. 避免出现尿潴留　　　　　　C. 测定残余尿

D. 测定 24 h 尿蛋白　　　　　　E. 进行术前常规准备

4. 患者刘某,46 岁,拟行全子宫切除术,护士为其留置导尿管,正确的是（　　　）。

A. 术前 1 天放置　　　　　　　B. 术前当日放置　　　　　　C. 术前麻醉后放置

D. 术后当日放置　　　　　　　E. 术后尿潴留后放置

5. 子宫肌瘤的 5 种变性,不正确的陈述是（　　　）。

A. 肉瘤样变　　B. 退行性变　　C. 红色样变　　D. 玻璃样变　　E. 囊性变

6. 患者,女,32 岁,子宫增大且表面高低不平,诊断为子宫肌瘤,其可能的类型是（　　　）。

A. 宫颈肌瘤　　B. 囊腺肌瘤　　C. 内膜样肌瘤　　D. 黏膜下肌瘤　　E. 浆膜下肌瘤

7. 引起子宫内膜癌的因素中,正确的是（　　　）。

A. 不良生活方式　　　　　　　B. 人类乳头状瘤病毒　　　　　　C. 肥胖

D. 雌激素水平降低　　　　　　E. 多产

8. 确诊子宫内膜癌的方法是（　　　）。

A. 宫颈刮片　　　　　　　　　B. 腹腔镜检查　　　　　　　　C. B 超检查

D. 分段诊断性刮宫　　　　　　E. 宫颈及宫颈管活组织检查

9. 宫颈癌的临床表现中不包括的是（　　　）。

A. 阴道排液　　B. 阴道流血　　C. 疼痛　　　　D. 恶病质　　　　E. 卵巢黄素化囊肿

10. 为普查宫颈癌,临床常用的检查是（　　　）。

A. 宫颈刮片　　　　　　　　　B. 分段诊断性刮宫　　　　　　C. 阴道镜检查

D. B 超检查　　　　　　　　　E. 宫颈及宫颈管活组织检查

11. 确诊宫颈癌的最可靠的方法是（　　　）。

A. 宫颈刮片　　　　　　　　　B. 宫颈及宫颈管活组织检查　　C. 分段诊断性刮宫

D. 碘试验　　　　　　　　　　E. 阴道镜检查

12. 患者,女,43 岁,自述近 1 个月来性生活后有血性白带,入院检查。妇科检查提示:宫颈中度糜烂,有接触性出血。多次宫颈刮片和宫颈活组织检查均阴性,且宫颈糜烂久治不愈。需进一步排除宫颈癌应考虑的检查方法是（　　　）。

A. 宫颈刮片　　　　　　　　　　　　　B. 腹腔镜

C. 宫颈及宫颈管活组织检查　　　　　　D. 白带常规

E. 阴道镜检查

13. 卵巢肿瘤并发症中,最常见的是（　　　）。

A. 出血　　　　B. 钙化　　　　C. 蒂扭转　　　　D. 破裂　　　　E. 液化

14. 卵巢癌诊断、分期及治疗方案的选择依据是（　　　）。

A. 细胞学检查　　　　　　　　B. 血清中肿瘤标志物　　　　　　C. 淋巴造影检查

D. CT 检查　　　　　　　　　E. 腹腔镜

15. 卵巢肿瘤患者手术后,护士应告知其随访的时间是（　　　）。

A. 术后 1～2 年,每 2 年 1 次　　　　　　　　B. 术后 4～10 年,每 6 个月 1 次

C. 术后第 3 年,每 3 个月 1 次　　　　　　　　　　D. 术后 1 年内,每 3 个月 1 次

E. 术后第 3 年,每 6 个月 1 次

16. 李某,28 岁,今年体检时发现:左侧附件区可触及 5 cm ×6 cm×7 cm 囊性包块,表面光滑,活动良好。首先应考虑该患者的疾病是(　　　　)。

A. 卵巢良性肿瘤　　　　　　　B. 异位妊娠　　　　　　　　　C. 卵巢内膜样癌

D. 子宫内膜异位症　　　　　　E. 卵巢转移性肿瘤

17. 刘某,29 岁,体检时发现卵巢囊性肿物,直径 9 cm,月经正常,其他无不适,恰当的处理是(　　　　)。

A. 腹腔镜探查　　　　　　　　B. 每 3 个月复查 1 次　　　　　C. 预防性化疗

D. 择期患侧卵巢切除术　　　　E. 雄激素治疗

18. 卵巢癌患者放腹水的叙述中,正确的是(　　　　)。

A. 放腹水的速度宜快

B. 放腹水的量应根据患者腹水多少而定

C. 一次放腹水的量不超过 1000 mL

D. 一次放腹水 3000 mL 左右

E. 放腹水每小时 800 mL

19. 下列关于卵巢癌的描述,不正确的是(　　　　)。

A. 其发生可能与高胆固醇饮食、内分泌失调有关

B. 发病率高居妇科恶性肿瘤之首

C. 早期不易发现,发现时往往已属晚期

D. 治疗常用手术、放疗、化疗的综合治疗方案

E. 腹腔化疗后应变动体位,提高疗效

(20~24 题共用题干)

患者,女,40 岁,生育史 1-0-3-1。主诉月经过多有 5 年,过去未曾就诊,就是怕被查出妇科疾病。但最近 3 个月月经过多已导致患者不能正常上班,平时走楼梯都有气急,面色苍白现象。盆腔检查:子宫增大明显,如妊娠 4 个月大小,质地硬,表面光滑,活动度尚可。初步印象:子宫肌瘤。

20. 考虑该患者为子宫肌瘤,其依据有多个临床表现,不包括(　　　　)。

A. 年龄 40 岁　　　　　　　　B. 长期月经过多　　　　　　　C. 不孕症

D. 子宫增大明显　　　　　　　E. 质地硬、表面光滑

21. 患者提问为何出现月经过多,医生解释因为较大的肌瘤(　　　　)。

A. 影响凝血因子的形成　　　　B. 导致子宫组织缺血缺氧　　　C. 导致内膜面积增大

D. 使内膜感染率增加　　　　　E. 使肾上腺分泌增加

22. 考虑患者的心理担忧,医生建议可试行药物治疗,首选的药物是(　　　　)。

A. 米非司酮　　　B. 安神养血丸　　　C. 雄激素　　　D. 缩宫素　　　E. 止血剂

(继续以上案例)患者走出诊疗室,来到护士台前,向门诊护士询问:"我今年才 40 岁,刚才医生建议我用激素治疗,可能会提前进入绝经期。这意味着我会提前变成老年人,太可怕了! 我很困惑,不好意思打扰您几分钟,跟我讲讲,我该怎么办?"

23. 门诊护士认为该患者最主要的心理-社会方面的护理诊断是(　　　　)。

A. 绝望　与担心病情恶化有关

B. 焦虑　与担心用药后迅速衰老有关

C. 照顾者角色障碍　与患者住院不能照顾老年人有关

D. 社交障碍　与月经过多不愿与同事相处有关

E. 恐惧　与害怕查出癌症而拒绝就诊有关

24. 门诊护士向该患者讲解,首先让患者解除心理负担的是(　　　　)。

A. 子宫肌瘤的癌变率极小

B. 多吃保青春的保健品

C. 建议将家里老年人送养老院

D. 首先"心"勿老,再食疗和保健运动防衰老

E. 不要做手术吃秘方

(25~28题共用题干)

患者,女,60岁,生育史1-0-3-1。主诉绝经10年后出现阴道出血,担心癌症,拒绝就诊。但最近1周,出血量增多,且面色苍白,在家属的坚持下来院就诊。妇科检查:宫颈表面光滑,子宫质软,阴道内有血液。

25. 对该患者的临床诊断,首先要考虑(　　)。

A. 卵巢癌　　　B. 葡萄胎　　　C. 绒毛膜癌　　　D. 子宫内膜癌　　E. 宫颈癌

26. 为进一步确诊该疾病,应选择何种检查方法?(　　)

A. B超　　　B. 腹腔镜　　　C. 宫颈刮片　　　D. X线片检查　　E. 分段诊断性刮宫

27. 确诊以后,应选择何种治疗方法为宜?(　　)

A. 药物治疗　　B. 手术治疗　　C. 放疗　　　　D. 化疗　　　　E. 保守治疗

(继续以上案例)患者情绪低落,拒绝手术,觉得自己患了癌症,手术也没有用,浪费钱,还不如死了算了。

28. 护士向该患者讲解,首先让患者解除心理负担的是(　　)。

A. 不要做手术吃秘方　　　　　　　　　　B. 建议药物治疗

C. 建议将老年人送养老院　　　　　　　　D. 多吃保健品

E. 手术治疗效果较好,积极治疗五年存活率较高

二、填空题

1. 一般术后(　　　　)h拔除导尿管,身体虚弱者可延长至(　　　　)h,对于根治性全子宫切除术或瘤体缩减术者,导尿管需保留(　　　　)天或更长,以待膀胱功能恢复。

2. 妇科手术中不同麻醉方式后的体位,硬膜外麻醉应采取去枕平卧(　　　　)h,腰麻应去枕平卧(　　　　)h。

3. 根据子宫肌瘤生长部位与子宫肌壁的关系,将肌瘤分为(　　　　)肌瘤、(　　　　)肌瘤和(　　　　)肌瘤。

4. 子宫内膜癌最主要的转移途径是(　　　　)。

5. 宫腔镜检查一般在月经后(　　　　)天进行。

6. 子宫内膜癌术后可用孕激素治疗,以高效、大剂量、长期应用为宜,须用药(　　　　)周以上方能进行疗效评定。

7. 宫颈癌最主要的转移途径是(　　　　)。

8. 按宫颈癌组织发展过程把宫颈癌分为(　　　　)、(　　　　)和(　　　　)的三个阶段。

9. 宫颈癌早期常表现为(　　　　)阴道流血,疼痛一般为(　　　　)症状。

10. 卵巢恶性肿瘤的治疗原则是(　　　　)为主,(　　　　)和(　　　　)为辅。

三、简答题

1. 妇科手术术后,护士给患者的健康教育有哪些内容?

2. 浆膜下子宫肌瘤有哪些常见的症状?

3. 分段诊断性刮宫术后,护理人员应如何对患者进行健康指导?

4. 简述宫颈刮片后行巴氏涂片检查结果的意义及阳性患者的处理原则。

5. 卵巢癌患者放腹水的护理措施是什么?

四、问答题

1. 妇科腹部手术后的护理措施有哪些内容?

2. 当患者主诉以前普查发现子宫肌瘤,现在自己能扪及下腹肿块,伴排尿困难的压迫症状,考虑肌瘤分类时,还要追问什么问题?为何要追问这些问题?

3. 针对 30 岁以上的已婚妇女如何预防宫颈癌？

4. 卵巢恶性肿瘤患者出院前,护士与患者及家属共同制订随访计划,随访日期是怎么安排的? 有哪些随访内容?

五、案例分析题

1. 妇科病区,急诊收治一位患者,45 岁,公司会计,今晕倒在单位的厕所里被同事急送医院。患者主诉,10 年前普查有 2 个小肌瘤,月经没明显变化。最近 3 年普查有多个肌瘤,肌瘤较大,诊断多发性子宫肌瘤。有时晨起解尿不畅,以后排便也比以前困难。今年,月经量越来越多,往往持续 2 周才干净,接近月经干净时,会阴垫略有臭味。今天是月经第 5 天,月经特别多,在厕所里晕倒。入院体检:血压 84/40 mmHg,脉搏 116 次/分,呼吸 18 次/分,体温 37.4 ℃,脸色苍白,坐起感觉头晕。盆腔检查:阴道内全是血块,宫颈口有不凝血液不停地流出。血常规:红细胞 1.97×10^{12}/L,血红蛋白 78 g/L。

患者向责任护士提问,患的是子宫的疾病,为何会出现排尿、排便困难。责任护士解答后,患者又进一步表达长期患病不愿手术治疗的想法。患者认为年龄还小,切除子宫后,没有月经,就成老年人了,甚至还会……责任护士试探着问,"是指不能性生活吗?"患者沉默点头,并补充说,显得年老了,单位领导就不愿重用。最后,责任护士又追问有否想过,手术时的危险性,手术时和手术后的疼痛,手术后何时能重返工作岗位。患者用期待的眼光看着护士,显然这些预见性的追问是患者希望得到的信息。

(1) 该个案的医学诊断是什么? 诊断依据是什么?

(2) 按急需解决的健康反应的顺序,用 PSE 公式书写该患者护理诊断/合作性医疗问题。

(3) 采取哪种方式答复患者的困惑,能让患者安心地接受手术治疗?

2. 某妇科病区,刚收治一位患者,48 岁,教师,诊断为子宫内膜癌。

主诉不规则阴道流血近 4 个月。既往月经规律,无痛经,经量正常。自 7 月份开始出现不规则阴道出血,间隔 10～20 天不等,每次持续 5～6 天,量较少,自同年 10 月份开始,出血量增多,持续不干净,遂到医院就诊,为进一步确诊行分段诊断性刮宫术,术后刮出物送病理检查,提示:高分化子宫内膜样腺癌。术后仍持续有少量出血,随即收治入院。入院体检:血压 130/86 mmHg,脉搏 88 次/分,呼吸 18 次/分,体温 37.4 ℃,面色苍白,乏力。盆腔检查:见阴道内少量血液,宫颈口有少量血液流出。入院完善相关检查后,拟行手术治疗。

术前患者表现出焦虑、担忧。责任护士鼓励其诉说自己的内心感受,得知患者的担心主要是对疾病的担忧、对癌症的恐惧及对手术的危险性,手术时和手术后的疼痛等。

该个案的子宫内膜癌的医学诊断依据是什么?

3. 妇科病区,患者唐某,50 岁,收银员,诊断为宫颈癌。结婚年龄 19 岁,20 岁初产,因宫颈性难产,徒手扩宫后用产钳分娩一女婴,此后人流 4 次。

患者主诉 3 个月前无明显诱因出现不规则阴道流血,量少,伴下腹痛,无腹部坠胀,白带增多,有异味,腰部酸痛,无畏寒、发热、尿急、尿痛、排尿困难等,初起症状较轻,未予重视,之后症状逐渐明显,体重下降 3～4 kg,遂来院就诊。体检:血压 124/84 mmHg,脉搏 86 次/分,呼吸 12 次/分,体温 37.4 ℃。盆腔检查:宫颈肥大,呈菜花状,质地硬,有接触性出血;触及宫体左侧宫旁增厚,附件区未触及异常,无压痛。宫颈活组织检查:鳞状细胞癌Ⅱ级。

患者得知病情后,心理负担重,最担心别人背后议论她私生活不检点才患病;也担心手术的危险性、手术时和手术后的疼痛,也想了解手术后何时能重返工作岗位等。

(1) 该个案的宫颈癌的医学诊断依据是什么?

(2) 针对患者的心理反应,护士应有哪些预见性的心理支持引导患者应对这些心理问题?

4. 某妇科病区,刚收治一位患者,36 岁,小学老师,诊断为卵巢肿瘤。

患者因下腹痛,发现盆腔包块 3 天入院。该患者平素月经规律,无痛经,3 天前无明显诱因感下腹部持续性疼痛,较剧烈,并伴肛门坠痛明显,未见阴道流血,无腹泻,无尿频、血尿。在当地医院就诊,以"卵巢肿瘤"收入院。妇科检查:略,详见项目十二任务五。

患者非常担心此包块是恶性,认为自己年龄还轻,若恶性肿瘤须切除子宫及附件后,没有月经,就成了老年人,甚至还会……责任护士试探着问,"是指不能性生活吗?"患者沉默点头,并补充说,显得年老,单位领导就不愿重用;她上有老下有小都需要照顾,如果住院手术,家里的一切都乱了,真不知如何安排老老小小……最后,责任护士又追问有否想过手术时的危险性,手术时和手术后的疼痛,手术后何时能重返工作岗位。"这些当然是一位患者顾虑的问题,希望您能提供这方面的信息,以便我能较放心地接受手术。"

按急需解决的健康反应的顺序,用 PSE 公式书写该患者护理诊断。

项目十三　妊娠滋养细胞疾病患者的护理

一、单项选择题

1. 葡萄胎患者最常见的症状是(　　)。

A. 腹痛　　　　　　　　　　B. 停经后阴道流血　　　　　　C. 咯血

D. 子宫异常增大　　　　　　E. 卵巢黄素化囊肿

2. 葡萄胎患者最典型的体征是(　　)。

A. 子宫正常大　　　　　　　B. 子宫质地硬　　　　　　　　C. 卵巢黄素化囊肿

D. 子宫小于孕周　　　　　　E. 子宫异常增大

3. 葡萄胎的临床表现,不正确的是(　　)。

A. 早孕反应出现早、症状重　　　　　　　　B. 主要表现为停经后阴道流血

C. 子宫大小大于相应妊娠月份　　　　　　　D. 常常有白带增多

E. 双侧卵巢黄素化囊肿

4. 下列哪个激素含量高于正常,可提示葡萄胎?(　　)

A. 孕激素　　　　　　　　　B. 雌激素　　　　　　　　　　C. 卵泡刺激素

D. 黄体生成素　　　　　　　E. 绒毛膜促性腺激素

5. 确诊葡萄胎最重要的辅助检查是(　　)。

A. MRI　　　B. HCG 测定　　　C. X 线　　　D. CT　　　E. B 超

6. 确诊为葡萄胎,首选的治疗方案是(　　)。

A. 全子宫切除　　　　　　　B. 双附件切除　　　　　　　　C. 行清宫手术

D. 预防性化疗　　　　　　　E. 手术治疗为主,辅以放疗

7. 对葡萄胎患者随访的主要目的是(　　)。

A. 了解患者盆腔恢复情况　　B. 及早发现恶变　　　　　　　C. 指导避孕

D. 了解腹痛情况　　　　　　E. 及早发现妊娠

8. 在行葡萄胎清宫术时,注意事项中最重要的是(　　)。

A. 慎用缩宫素　　　　　　　B. 选择大号吸管　　　　　　　C. 开放输液通道

D. 充分扩张宫颈　　　　　　E. 警惕发生滋养细胞肺栓塞

9. 葡萄胎患者接受清宫前,应准备好静脉通路并配血,这是因为(　　)。

A. 葡萄胎清宫过程中要静脉给药　　　　　　B. 葡萄胎清宫前需输液或输血

C. 患者要求清宫时输液　　　　　　　　　　D. 防止清宫时大出血造成休克

E. 医师建议清宫后输液

10. 葡萄胎患者随访时最重要的检查项目是(　　)。

A. 阴道脱落细胞检查　　　　　　　　　　　B. 测血、尿中的 HCG 值

C. B 超检查有无黄素化囊肿　　　　　　　　D. X 线检查有无肺转移

E. CT 检查有无脑转移

11. 葡萄胎患者不宜选用的避孕方法是(　　)。

A. 口服避孕药   B. 避孕套   C. 安全期避孕

D. 宫内节育器   E. 皮下埋植剂

12. 侵蚀性葡萄胎和绒毛膜癌的主要区别是(　　)。

A. 镜下有无绒毛结构   B. 绒毛膜促性腺激素水平的高低   C. 阴道出血时间长短

D. 子宫大小变化程度不同   E. 良性葡萄胎后复发时间长短

13. 关于妊娠滋养细胞疾病的叙述正确的是(　　)。

A. 侵蚀性葡萄胎可发生在流产之后

B. 前次妊娠为异位妊娠,不发生绒毛膜癌

C. 绒毛膜癌可发生在葡萄胎之后

D. 绒毛膜癌最早出现的是脑转移

E. 葡萄胎清除后随访 3 个月即可

14. 最常见的化疗不良反应是(　　)。

A. 造血功能障碍   B. 药物性肝炎   C. 肾功能损伤

D. 心脏受损   E. 皮疹和脱发

15. 女性生殖器官肿瘤化疗效果最佳的是(　　)。

A. 宫颈癌   B. 宫体癌   C. 输卵管癌   D. 卵巢癌   E. 绒毛膜癌

16. 化疗前需要准确测量患者体重的理由是(　　)。

A. 精确计算补液量   B. 精确计算摄入量

C. 精确计算饮食需要量   D. 精确计算药物剂量

E. 确定化疗的疗效

17. 化疗患者护理正确的是(　　)。

A. 常温下药物从配制到使用,不超过 1 h

B. 化疗患者住院后常规探视

C. 化疗前测量体重,以后每日测 1 次,调整用药剂量

D. 化疗病室定期消毒,室温在 24 ℃左右

E. 静脉注射时若药物漏出,用温水热敷

18. 侵蚀性葡萄胎与绒毛膜癌最常见的转移部位是(　　)。

A. 脑转移   B. 宫颈转移   C. 肝转移   D. 肾转移   E. 肺转移

19. 绒毛膜癌最常见的死亡原因是(　　)。

A. 脑转移   B. 宫颈转移   C. 肝转移   D. 肾转移   E. 肺转移

20. 葡萄胎组织侵入子宫肌层或转至子宫外,可见完好的绒毛结构,诊断为(　　)。

A. 卵巢黄素囊肿   B. 侵蚀性葡萄胎   C. 子宫肌瘤

D. 葡萄胎   E. 绒毛膜癌

21. 患者,女,38 岁,人工流产术后 5 个月,阴道流血 2 周,尿妊娠试验阳性,胸部 X 线摄片显示右侧肺有团块状阴影,子宫刮出物镜检未见绒毛结构。首先考虑的诊断是(　　)。

A. 葡萄胎   B. 侵蚀性葡萄胎   C. 绒毛膜癌

D. 肺癌   E. 肺结核

22. 患者,女,42 岁,葡萄胎清宫术后 1 年,阴道不规则出血 1 个月。尿妊娠试验阳性,妇科检查:阴道上端前壁见 1 个 2 cm×1.5 cm 的紫蓝色结节,对于该患者的护理措施,错误的是(　　)。

A. 尽早开始化疗   B. 紫蓝色结节未破溃,可下床多活动

C. 减少一切增加腹压的因素   D. 做好大出血抢救的准备

E. 避免不必要的阴道检查

二、填空题

1. 妊娠滋养细胞疾病包括(　　　　)、(　　　　)及(　　　　),其中(　　　　)属于良性病变。

2. 葡萄胎一旦确诊后,在病情稳定的情况下,应及时行(　　　　　)。

3. 葡萄胎患者清宫术后,子宫超过妊娠12周大小,可于(　　　　　)后行第2次清宫。

4. 绒毛膜癌最常见的转移途径是(　　　　　),最常见的转移部位是(　　　　　)。

5. 侵蚀性葡萄胎、绒毛膜癌患者的治疗原则是(　　　　　)为主,(　　　　　)和(　　　　　)为辅。

6. 肺转移患者呼吸困难时采取的体位是(　　　　　),大量咯血时采取的体位是(　　　　　)。

7. 化疗时患者首先出现的副作用是(　　　　　)。

三、简答题

为何葡萄胎患者需进行严密地定期随访?

四、问答题

葡萄胎患者清宫术后的随访时间及随访内容是什么?

五、案例分析题

患者,女,28岁。停经3个月因阴道流血就诊。护理体检:体温36.4 ℃,脉搏78次/分,血压120/70 mmHg。妇科检查:阴道畅,有少量血液,呈咖啡色,子宫大小如孕4个月。血β-HCG测定为160000 U/L;B超检查示子宫腔未见孕囊,充满弥漫光点。医生诊断:葡萄胎。建议行清宫术。

但患者怀疑医生诊断,认为除有阴道流血外,其怀孕后一切症状和体征与其他妊娠妇女没有区别,不愿意行清宫手术。

(1) 根据所获得病史资料,还需进一步询问患者哪些情况?

(2) 该个案医疗诊断依据是什么?

项目十四　女性生殖系统内分泌疾病患者的护理

一、单项选择题

1. 确定功血,首先排除(　　)。

A. 全身及内、外生殖系统的器质性病变　　　　B. 全身各器官的器质性病变

C. 内生殖系统的器质性病变　　　　　　　　　D. 外生殖系统的器质性病变

E. 血液病及肝脏病变

2. 无排卵型功血是由于体内缺乏(　　)。

A. 雌激素　　　　　　　　B. 绒毛膜促性腺激素　　　　　　C. 雄激素

D. 孕激素　　　　　　　　E. 绒毛膜促性腺激素释放激素

3. 无排卵型功血的病理特点为(　　)。

A. 子宫内膜分泌不良　　　　　　　　　　　B. 子宫内膜分泌过长无增生期改变

C. 子宫内膜既无增生期也无分泌期　　　　　D. 子宫内膜增生期与分泌期同时存在

E. 子宫内膜增生期过长无分泌期改变

4. 青春期无排卵型功血止血后的调整月经周期的方案为(　　)。

A. 纠正贫血　　　　　　　B. 雌、孕激素序贯疗法　　　　　C. 促进排卵

D. 预防感染　　　　　　　E. 加强营养

5. 人工周期治疗时间一般为(　　)。

A. 1个周期　　B. 2个周期　　C. 3个周期　　D. 4个周期　　E. 5个周期

6. 吴女士,38岁,已婚,门诊就诊,询问得知其自然流产1次,2年未避孕,未怀孕,月经周期正常,经期延长,量正常,医生告知需行诊刮术。患者询问,检查的目的是(　　)。

A. 确定有无排卵及黄体功能　　B. 改善子宫内环境　　　　C. 防止感染

D. 了解子宫大小　　　　　　　E. 促进宫缩

7. 患者,35 岁,因月经过多出现头晕、乏力入院。给予相关对症处理。下列住院期间的护理措施不正确的是(　　)。

　　A. 严密观察生命体征　　　　　　　　　　B. 保留用过的会阴垫

　　C. 绝对卧床休息,不可下床活动　　　　　　D. 保持外阴清洁干燥

　　E. 需要足够的睡眠与休息

8. 原发性痛经的表现,不正确的是(　　)。

　　A. 常伴发恶心、呕吐症状　　　　　　　　　B. 最早出现在经前 12 h

　　C. 疼痛多在下腹中线　　　　　　　　　　　D. 月经第一天疼痛最重

　　E. 盆腔可触及肿块

9. 有关痛经患者的护理措施,下列不正确的是(　　)。

　　A. 下腹部热敷　　　　　　　B. 应用抗生素　　　　　　　　C. 做好心理护理

　　D. 严重者应用止痛剂或镇静剂　　　E. 加强自我控制

10. 患者,17 岁,经前剧烈腹痛伴恶心、呕吐、出冷汗,月经周期正常。经相关检查医生确诊为原发性痛经,护士不宜采取的护理措施是(　　)。

　　A. 按医嘱给予止痛剂　　　　　　　　　　　B. 平时注意保暖和休息

　　C. 嘱患者饮热汤缓解疼痛　　　　　　　　　D. 填写性病上报表格

　　E. 适当增加体育锻炼

11. 绝经综合征最常见的典型症状是(　　)。

　　A. 精神神经症状　　　　　　　B. 潮红、潮热　　　　　　　　C. 血压升高或波动

　　D. 骨质疏松　　　　　　　　　E. 性欲改变

12. 对绝经综合征患者不宜使用激素替代疗法的是(　　)。

　　A. 老年性阴道炎　　　　　　　　　　　　　B. 潮红、潮热

　　C. 不明原因的子宫出血　　　　　　　　　　D. 阴道干燥

　　E. 具有高危因素的骨质疏松

13. 下列治疗绝经综合征的说法,不正确的是(　　)。

　　A. 合理安排生活与工作　　　　　　　　　　B. 给予含钙丰富的食物

　　C. 药物调节植物神经　　　　　　　　　　　D. 加强锻炼

　　E. 切除子宫

(14～15 题共用题干)

王女士,46 岁,自诉近期出现月经紊乱,潮热,出汗,情绪低落,最近轻摔后两处骨折。经医生诊断为绝经综合征。患者要求行雌激素替代疗法。

14. 护士指导患者预防骨质疏松,应补充(　　)。

　　A. 钙和维生素 D　　　　　　B. B 族维生素　　　　　　　　C. 维生素 E

　　D. 维生素 C　　　　　　　　E. 谷维素

15. 护士向该患者介绍"雌激素替代疗法"的禁忌证是(　　)。

　　A. 神经衰弱　　　　　　　　B. 慢性胃炎　　　　　　　　　C. 青光眼

　　D. 血栓性静脉炎　　　　　　E. 慢性结肠炎

二、填空题

1. 功血可分为(　　　　)和(　　　　　)。

2. 青春期功血的处理原则是(　　　　)、(　　　　)、(　　　　)。

3. 围绝经期功血的处理原则是(　　　　)、(　　　　)、(　　　　)。

4. 痛经分为(　　　　)和(　　　　),前者是指生殖器官(　　　　)病变,后者是指(　　　　)病变。

5. 痛经的主要表现为周期性(　　　　)疼痛。

6. 围绝经期是由于(　　　　)功能减退,(　　　　)和(　　　　)分泌减少,对下丘脑-垂体-卵巢轴的(　　　　)作用失调,从而出现一系列(　　　　)功能失调为主的症状。

7. 绝经期前可出现月经失调,表现为(　　　　)、(　　　　)、(　　　　)和(　　　　),伴有雌激素下降相关的全身性不适,如(　　　　)、(　　　　)、(　　　　)、(　　　　)、(　　　　)、(　　　　)。

三、简答题

1. 无排卵性功血有哪些临床表现?

2. 排卵性功血有哪些临床表现?

3. 简述痛经的特点。

4. 简述围绝经期月经的改变。

四、问答题

1. 月经不调的患者就医时,询问病史及体格检查后,应做哪些相关检查排除器质性疾病?

2. 请针对痛经的患者制订相应的护理目标。

3. 请对绝经综合征妇女进行健康指导。

五、案例分析题

1. 患者何某,女,22岁,因"不规则阴道流血10天"就诊。患者初潮年龄14岁,月经周期15~90天,经期7天,量中等。半年前曾因经量过多在当地医院就医,口服药物治疗后好转。10天前月经来潮,第一天量少,第二天月经量增多,伴血块,为既往经量的2倍,每日用卫生巾10多片,偶伴乏力,无晕厥、腹痛、腹胀等不适。妇科检查:外阴已婚未产式,阴道畅通,见中量暗红色血液,宫颈光滑,正常大小,无举痛;子宫前位,正常大小,质地中等,活动无压痛,双侧附件区未见异常。

面对医生与护士,患者还说出了自己的顾虑,如自己的疾病对生育会不会造成影响;使用激素会不会有什么副作用,在网上查到用激素会让身材走形,脸上长斑,这些都是否是真的。

(1) 在确诊前,还需做哪些相关检查? 其疾病诊断是什么?

(2) 该个案的医学诊断依据是什么?

(3) 针对这个案例,将实施哪些护理措施?

2. 患者唐某,女,17岁,因月经期下腹部剧烈疼痛1年就诊,自述经期疼痛难忍,每次需服用止痛药物缓解,平时月经规律,量中等,颜色暗红。现在对每次月经来潮心存恐惧,还调侃自己下辈子一定不做女人了,太痛苦。行生殖器官B超检查,未见异常。

(1) 这位青春期女性是患了什么疾病?

(2) 根据该患者的情况需要给予哪些护理措施?

3. 患者汪女士,49岁,衣着考究,容貌端庄。家人身体都很健康,她本人每年参加体检,没有异常,但是她却走进了妇科内分泌门诊。面对妇科内分泌专家,她说出了自己的不适。

"月经已经近半年没来,上两次相隔都是三个月。不时出现身体发热,尤其是面颊、手心、脚心、后背,阵发性出汗,有时候心跳加快。没有性欲,偶尔性交觉得干涩疼痛。经常心烦,控制不住情绪,对同事和家人发火,然后又非常后悔,感觉自己性格变了。经常觉得悲观,什么都不想干,认为自己一生很失败,没什么希望。"

说到这里,她流下了眼泪,不停地擦拭,"医生,我觉得我活着没用,经常想死了算了。"

(1) 汪女士可能的疾病及诊断依据是什么?

(2) 应给予哪些护理措施?

┃项目十五　不孕症妇女的护理┃

一、单项选择题

1. 对输卵管不孕因素的检查,下列最有价值的项目是(　　　　)。

A. 宫颈黏液　　　　　　　　　　　　B. 输卵管通液检查

C. 子宫输卵管碘油造影　　　　　　　D. 性交后精子穿透力试验

E. 子宫镜检查

2. 对不孕症妇女的护理,错误的是( )。

A. 鼓励妇女维持良好的社会活动

B. 帮助夫妇正面面对治疗结果

C. 指导在性交前、中、后勿用阴道润滑剂

D. 与不孕症妇女一起讨论影响决策的因素

E. 输卵管碘油造影术后有腹痛须留观 1~2 天

3. 顾某,女,28 岁,结婚 4 年未孕,近 3 年痛经逐渐加重。妇科检查:子宫后倾,活动受限,在直肠子宫陷凹处可触到多个黄豆大硬结,触痛明显,附件区未触及包块,阴道分泌物未见异常。本病例最恰当的治疗方法应是( )。

    A. 给予抗生素   B. 给予镇静药   C. 行子宫全切除术

    D. 给予假孕疗法   E. 行附件切除术

(4~5 题共用题干)

宁某,女,29 岁,发育良好,婚后 2 年未避孕未孕。经检查示基础体温双相,子宫内膜病理检查为分泌期改变。男方精液常规检查为正常。

4. 该患者需要做的进一步检查项目是( )。

    A. 性激素测定   B. 阴道镜检查   C. 输卵管通液检查

    D. B 超监测卵泡发育   E. 腹腔镜检查

5. 上述检查发现有异常,应采用的治疗方案为( )。

    A. 氯米芬促排卵   B. 抗感染治疗

    C. 异常部位活检送病理检查   D. 服己烯雌酚

    E. 输卵管疏通治疗

二、填空题

1. 女性无避孕性生活至少( )个月而未孕,称为不孕症。

2. 女性不孕因素中,( )因素最常见。

3. 辅助生育技术最严重的并发症是( )。

三、案例分析题

患者何某,29 岁,已婚,G_2P_0。患者 2007 年、2009 年由于计划外妊娠,均在本地医院行人工流产术,术后月经恢复正常,周期为 28~30 天,经期为 4~5 天,无痛经,白带正常。2009 年至 2011 年期间,采用避孕套避孕,2011 年至今未避孕未孕。现有生育要求,来院就诊。生命体征正常、体格检查正常。妇科检查:外阴阴道无异常,宫颈口圆形,宫体正常大小,无压痛,双侧附件未见异常。输卵管通液检查提示双侧输卵管不通,遂行输卵管造影术显示双侧输卵管伞端积水。

责任护士进一步评估患者,发现患者心情抑郁,整日愁容不展,害怕别人询问怀孕相关事情,感觉自己无能。询问其家庭情况时,患者诉说婆婆催促得很紧,自己也盼望着早点怀孕,只是不知道输卵管积水是否真的不能怀孕,很担心。希望进一步了解治疗方法,尽快怀孕。患者丈夫也询问责任护士,如输卵管不通,是否不能怀孕,现在有"试管婴儿"技术,是否能有孩子。

(1) 何某的医学诊断是什么? 有何诊断依据?

(2) 以何某夫妇的心理反应,用 PSE 公式写出其护理诊断。

(3) 责任护士将给何某采取哪些护理措施?

项目十六　女性生殖系统其他疾病患者的护理

一、选择题

1. 子宫内膜异位症的典型症状是( )。

A. 痛经   B. 月经过多   C. 性交不适

D. 继发性痛经   E. 继发性、进行性加重的痛经

2. 以下哪个韧带松弛不会导致子宫脱垂?(　　)

A. 主韧带   B. 子宫骶韧带   C. 肛提肌韧带

D. 阔韧带   E. 圆韧带

(3~4 题共用题干)

患者关某,55 岁。阴道口脱出肿物已 2 年,休息时能还纳,近 10 天来,经休息亦不能还纳。大笑、咳嗽时有小便流出,伴尿频,每次排尿量不多。以往有 3 次在家里足月分娩史,尤其后两胎未满产褥期即怀抱大孩子做各种家务活。妇科检查:会阴Ⅱ度陈旧性裂伤,阴道前壁有膨出,宫颈脱出于阴道外,子宫略小,水平位,两侧附件未触及。

3. 此患者最可能的诊断是(　　)。

A. 宫颈延长伴阴道前壁膨出   B. 子宫脱垂Ⅱ度轻型伴阴道前壁膨出

C. 子宫脱垂Ⅲ度,Ⅲ度膀胱膨出伴尿道膨出   D. 子宫脱垂Ⅲ度伴阴道前后壁膨出

E. 阴道前壁膨出伴压力性尿失禁

4. 此类患者的最主要预防措施应是(　　)。

A. 科学接生和做好产褥期保健   B. 对老年人适当补充激素

C. 经常保持大便通畅   D. 积极治疗慢性咳嗽

E. 注意休息,加强营养

二、填空题

1. 子宫内膜异位症最多见的病变部位是(　　　　　　)。

2. 子宫脱垂最常见的病因是(　　　　　　)。

三、简答题

1. 试述子宫内膜异位症的症状。

2. 试述子宫脱垂的分度。

四、案例分析题

1. 患者经某,女性,22 岁,未婚,渐进性痛经 5 年。初潮 15 岁,月经周期 28 天,经期 4 天,经期第 1 天腹痛严重,影响学习、生活,需服用止痛药,经期结束后缓解。本次入院行手术治疗,体格检查:均正常。妇科检查:外阴正常。肛查:子宫前倾位,正常大小,质地中等,活动可,子宫后方可触及 6 cm×5 cm×4 cm 囊性肿物,与子宫后壁粘连,活动差,无压痛,左附件未及。辅助检查:B 超提示右侧卵巢囊肿。

责任护士护理评估时发现,由于患者受经期腹痛的长期困扰,学习成绩下降,情绪特别不稳定,焦虑、担忧,夜间查房时偶见独自哭泣的情况。她询问责任护士是不是做完手术自己就没有卵巢了,就不再是女孩子了。希望责任护士为其讲解此病的发病原因,有哪些治疗方法,效果如何,以便其更好地接受治疗。

(1)请根据经某主诉及检查结果,写出诊断依据,考虑可能的医学诊断。

(2)请根据经某主诉,按轻重缓急排序,写出 PSE 公式的护理诊断。

(3)请根据护理诊断,制订护理措施。

2. 患者卞某,女,68 岁。阴道内异物感 3 个月,2 天前异物脱出阴道口。患者 3 个月前无明显诱因出现阴道异物感,近 2 天发现阴道异物感加重并脱出阴道口外,行走不便,无发热,二便正常。既往史:高血压病史 10 年,否认肝炎、结核等传染病病史。体格检查:体温、脉搏、呼吸正常,血压 150/90 mmHg,一般状态良好,查体合作,心、肺、肝、脾正常。妇科检查:外阴见部分子宫脱垂在外,阴道前壁脱垂,无溃烂,子宫和双附件正常。

患者焦急地询问责任护士,阴道内异物到底是什么,为什么别人没有这样的情况。她的儿女工作繁忙,怕影响子女工作,希望可以保守治疗。

(1)考虑该患者的医学诊断及诊断依据。

（2）请根据卞某主诉，按轻重缓急排序，写出 PSE 公式的护理诊断。

（3）请根据护理诊断，制订护理措施。

项目十七　计划生育夫妇的护理

一、单项选择题

1. 下列计划生育内容，不正确的是（　　）。

A. 晚婚　　　　B. 晚育　　　　C. 不育　　　　D. 优生优育　　　　E. 少生

2. 重度宫颈糜烂的育龄妇女，选择较好的避孕方法是（　　）。

A. 男用避孕套　　　　　　　B. 避孕药　　　　　　　　C. 输卵管结扎

D. 安全期避孕　　　　　　　E. 宫内节育器

3. 我国育龄期女性最常用的避孕措施是（　　）。

A. 避孕套　　　　　　　　　B. 阴道隔膜　　　　　　　C. 口服避孕药

D. 安全期避孕　　　　　　　E. 宫内节育器

4. 有关宫内节育器避孕原理，正确的是（　　）。

A. 抑制卵巢排卵功能　　　　　　　　B. 阻止精子进入宫腔及输卵管

C. 毒胚杀精，干扰受精卵着床　　　　D. 干扰下丘脑-垂体-卵巢轴功能

E. 改变宫颈黏液的性状

5. 新婚夫妇欲半年后受孕，应选用的最佳避孕措施是（　　）。

A. 阴茎套（安全套）　　　　B. 安全期避孕　　　　　　C. 口服避孕药

D. 宫内节育器　　　　　　　E. 皮下埋植法避孕

6. 下列不宜放置宫内节育器的时间是（　　）。

A. 人工流产术后，宫腔深度 9 cm　　　B. 月经干净后 3～7 天无性交

C. 产后 45 天恶露已净，子宫正常大小　　D. 哺乳期月经未复潮

E. 剖宫产术后半年

7. 不属于宫内节育器并发症的是（　　）。

A. 宫内节育器嵌顿　　　　B. 子宫穿孔　　　　　　　C. 月经过多

D. 带器妊娠　　　　　　　E. 宫颈糜烂

8. 30 岁女性，选择既避孕又防性病的避孕种类是（　　）。

A. 宫内节育器　　　　　　B. 避孕药埋针　　　　　　C. 口服避服药

D. 安全套　　　　　　　　E. 安全期避孕

9. 王女士，28 岁，产后半年，月经未来潮，仍在哺乳，要求避孕。检查：宫颈光滑，宫颈位于阴道口以上 3 cm，子宫大小正常，双侧附件无异常，选出合适的避孕方法为（　　）。

A. 安全套　　　　　　　　B. 口服避服药　　　　　　C. 宫内节育器

D. 安全期避孕　　　　　　E. 体外排精

10. 漏服短效口服避孕药后，补服的时间应在（　　）。

A. 12 h 内　　B. 24 h 内　　C. 36 h 内　　D. 48 h 内　　E. 72 h 内

11. 口服避孕药的副反应不包括（　　）。

A. 类早孕反应　　　　　　B. 可致卵巢癌　　　　　　C. 面部色素沉着

D. 体重增加　　　　　　　E. 月经量减少

12. 下列情况适用药物避孕的是（　　）。

A. 月经稀少　　B. 血栓性疾病　　C. 哺乳期　　D. 慢性肝炎　　E. 重度宫颈糜烂

13. 关于短效避孕药的用药方法，不正确的是（　　）。

A. 从月经来潮第 5 天服用　　B. 每天 1 片　　　　　　C. 连服 22 天

D. 停药 4～7 天即来月经　　　　E. 于月经第 5 天起服下一周期药物

14. 避孕药对月经的影响是( )。

A. 月经量增多　　　　　　　　B. 突破性出血　　　　　　　C. 不会引起闭经

D. 月经周期延长　　　　　　　E. 月经周期不规律

15. 关于炔诺酮探亲避孕药的服用方法,不正确的陈述是( )。

A. 14 天以内探亲者　　　　　　B. 性交当晚服 1 片　　　　　C. 每晚服半片

D. 已服 14 天而探亲期未满　　　E. 改服避孕药 1 号至探亲结束

16. 为预防人工流产负压吸引术后感染,嘱患者术后禁止性生活及盆浴的期限是( )。

A. 1 周　　　B. 2 周　　　C. 3 周　　　D. 1 个月　　　E. 2 个月

17. 钳刮术前 8～12 h 要做的准备工作是( )。

A. 阴道消毒　　B. 宫颈准备　　C. 人工破膜　　D. 探宫腔深度　　E. 服用镇静剂

18. 可行人工流产吸宫术的情况是( )。

A. 妊娠 14 周　　　　　　　　　　　B. 急性生殖道炎症

C. 各种慢性疾病的急性期　　　　　　D. 手术当时 2 次体温超过 37.5 ℃

E. 妊娠剧吐,酸中毒已纠正

19. 中期引产的适宜妊娠周数为( )。

A. 11～14 周　　B. 15～24 周　　C. 25～34 周　　D. 20～30 周　　E. 18～28 周

(20～22 题共用题干)

王女士,已婚,31 岁,孕产史为 G_4P_2,三年前曾患慢性肾炎。现停经 59 天,门诊 B 超检查确诊为早孕,孕妇申请终止妊娠。

20. 可选择最佳的终止妊娠方法是( )。

A. 药物流产　　B. 水囊引产　　C. 钳刮术　　D. 利凡诺引产　　E. 负压吸引术

21. 终止妊娠后,护理人员给予其健康指导,其理解错误的是( )。

A. 观察腹痛、阴道流血情况　　　　　B. 保持外阴清洁

C. 禁止性交及盆浴 2 周　　　　　　　D. 在家休息 3 周

E. 嘱其采用安全可靠的避孕措施

22. 建议其今后采取的最佳避孕措施是( )。

A. 口服避孕药　　B. 输卵管结扎　　C. 皮下埋植剂　　D. 放置节育器　　E. 安全期避孕

(23～26 题共用题干)

潘女士,27 岁,因早孕要求终止妊娠。在手术过程中突然出现心率缓慢、胸闷、出汗及面色苍白等征象。

23. 初步诊断为( )。

A. 人工流产综合征　　　　　　B. 低血容量性休克　　　　　C. 神经官能症

D. 心绞痛　　　　　　　　　　E. 子宫穿孔

24. 与其发生的原因,无关的项目是( )。

A. 受术者精神紧张　　　　　　B. 宫颈过度扩张、牵拉　　　　C. 交感神经兴奋

D. 操作时动作粗糙　　　　　　E. 负压过大

25. 为迅速缓解症状,应采取的措施是( )。

A. 立即输液　　　　　　　　　　　B. 剖腹探查

C. 静脉滴注地塞米松 5 mg　　　　　D. 静脉注射阿托品 1 mg

E. 心肺复苏

26. 与发生这些征象无关的措施是( )。

A. 术前做好受术者的心理护理　　　　B. 吸宫时掌握适度负压

C. 扩张宫颈时不必从小号渐加至大号　　D. 吸净宫腔后,不再反复吸刮宫壁

E. 进出宫颈管时关闭负压

二、填空题

1. 避孕方法主要包括（   ）、（   ）、（   ）。

2. 放置宫内节育器术后的健康教育,包括休息（   ）日,（   ）忌重体力劳动,（   ）忌性交及盆浴。

3. 宫内节育器的避孕原理为阻碍（   ）。

4. 药物避孕的避孕原理为抑制（   ）、阻碍（   ）、改变（   ）形态与功能、改变（   ）功能。

5. 避孕药的副反应包括（   ）反应、（   ）改变、（   ）增加、（   ）。

6. 负压吸引术适用于（   ）周,钳刮术适用于（   ）周。

三、简答题

1. 指导育龄期女性选用合适的避孕方法需要进行哪些身体评估?

2. 简述宫内节育器放置后可能出现的并发症。

3. 简述避孕药物的副反应。

4. 人工流产可能出现哪些并发症?

四、问答题

1. 请写出什么时间放置宫内节育器较好?

2. 药物避孕有哪些禁忌证?

3. 人工流产术前做好哪些方面的准备,可以降低人工流产综合征的发生率?

五、案例分析题

1. 文女士,30岁,中学老师。正常分娩后3个月,母乳喂养,月经尚未复潮,排除早孕,无肝肾疾病史。她知道哺乳期不宜药物避孕,故到门诊咨询合适的避孕措施,向责任护士询问能否采用宫内节育器,放置后对哺乳是否有影响。

（1）为何哺乳期妇女不宜采用药物避孕?

（2）该妇女较适合采用哪种避孕方式?

2. 妇科门诊,罗某,34岁,月经周期正常,生育史:G_3P_1,2次人工流产史。本次就诊想选择适合她的避孕方法,尤其是她听说"上环"的效果挺好,没有任何不适,所以询问"上环"的相关事宜,并表达出也想采用这种方法的意愿。但特别强调曾在分娩过程中发生过严重的宫颈裂伤,经妇科检查,发现宫口松弛。

（1）请判断她是否适合宫内节育器进行避孕?

（2）宫口松弛可选择哪种较适合的宫内节育器?

（3）宫内节育器避孕有哪些术前护理?

（4）放置宫内节育器后有哪些健康教育?

3. 尹女士,29岁,已婚,育有一女。3个月前曾采用宫内节育器避孕,术后出现经量过多,腰腹部酸胀感明显,经观察后无好转,随后取出宫内节育器。现咨询其他的避孕方法,尤其是药物避孕,会不会增加子宫内膜癌、卵巢癌的风险,对以后生育二胎是否有不良影响等。

（1）选择药物避孕,还需要做什么检查?

（2）该采用什么形式的健康指导?

（3）为了让她安心接受药物避孕方法,责任护士如何解答该女士的提问?

4. 妇科门诊,患者柳某,21岁,未婚。现停经56天,强烈要求服药终止妊娠,医生询问为什么一定要选择药物流产,她低头不语,经再三询问,她说出实情,已有五次人工流产史,听说多次人工流产对子宫不好,会把子宫壁刮薄……医生好心提醒,为什么不爱惜自己,做那么多次流产,她再次沉默不语。

（1）能否满足柳女士的要求?理由是什么?

（2）建议该患者可选择哪项终止妊娠的方法?

参考答案

项目一 女性生殖系统解剖与生理

一、单项选择题

1. B 2. A 3. C 4. E 5. B 6. E 7. C 8. D 9. C 10. C 11. B 12. E 13. D 14. B 15. A 16. A 17. D 18. E 19. A 20. D

二、填空题

1.

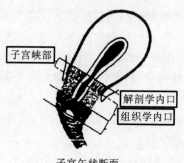

子宫矢状断面

2. 骨盆

3. 7～8 4～5 2～3 5

4. 间质部 峡部 壶腹部 伞部

5. 阴道 子宫 输卵管 卵巢

6. 四 圆韧带 阔韧带 主韧带 骶韧带

7. 4 3 1

8. 主韧带

9. 雌 孕 雄

10. 生殖 内分泌

11. 14

12. 雌激素 增生 孕激素 分泌

三、简答题

1. 女性一生各阶段分别为胎儿期、新生儿期、儿童期、青春期、性成熟期、绝经过渡期、绝经后期。

2. 月经含有血液、子宫内膜碎片、宫颈黏液、脱落的阴道上皮细胞。

3. 卵泡的生长、发育、成熟、排卵,黄体生长、发育、成熟和萎缩,月经来潮。

4. 月经周期是在下丘脑控制下,通过下丘脑、垂体、卵巢三者之间相互作用的结果,月经是这个周期性变化的重要标志。

四、案例分析题

1.（1）答题思路：复习本项目任务一女性生殖系统解剖外、内生殖器的内容。

答：外生殖器官有阴阜、大阴唇、小阴唇、阴蒂、阴道前庭（尿道口、前庭球、前庭大腺、阴道口）。内生殖器有阴道、子宫、输卵管、卵巢。

（2）答题思路：复习本项目任务一女性生殖系统解剖"邻近器官"。

答：除了阴道、子宫、输卵管和卵巢等内生殖器之外，主要还有膀胱、部分输尿管、直肠、阑尾。

（3）答题思路：各脏器都有韧带、浆膜、周围的脂肪固定而不至于受重力作用的影响。

答：根据病情估计，手术可能只切除子宫，留下膀胱、部分输尿管、直肠、输卵管、卵巢，都还在盆腔里正常的生理位置；因为体内各脏器都有各自的韧带、浆膜等组织固定，不会受切除子宫的影响而移位。

2.（1）答题思路：14岁女生，生殖系统尚不完全成熟。复习本项目任务二女性生殖系统生理"月经期的症状"。

答：不需治疗。因女性在月经初潮后，由于中枢系统对雌激素的正反馈机制尚未成熟，月经周期不规则，随着年龄增长，性发育成熟后，会逐渐趋于规律。

（2）答题思路：复习本项目任务二女性生殖系统生理"经期健康"。

先让该女孩认识到月经是一种正常的生理现象，再告知其月经期出现的一般症状，解除其心理顾虑，保持精神愉快。

项目二　女性生殖系统的护理程序

一、单项选择题

1. E　2. C　3. D　4. C　5. A　6. A　7. D　8. B　9. E　10. B　11. B　12. E

二、填空题

1. 妇科检查　双合诊

2. 腹部　阴道　直肠

3. 外阴　窥阴器　双合诊　三合诊　直肠-腹部

4. 健康问题　症状或体征　原因

5. 现存的　潜在的　可能的　安适性的

6. 首优　中优　次优

7. 近期目标　长期目标

8. 主语　谓语　行为　条件

9. 独立性　合作性　依赖性

10. 完全实现　部分实现　未实现

11. 停止　继续　取消　修订

三、简答题

1.（1）检查前关心体贴患者，态度亲切，动作轻柔，检查前告知检查可能带来的舒适度改变，以消除紧张心理。

（2）嘱患者排空膀胱，安置膀胱截石位。

（3）每人一套检查用物（包括臀垫）。

（4）月经期应避免检查，如必须检查者，需消毒外阴及使用无菌手套及器械，以防感染。

（5）未婚者仅限直肠-腹部诊，禁做双合诊和窥阴器检查。

（6）当男性医护人员检查患者时须有其他医护人员在场，以减轻患者的紧张心理。

（7）患者腹直肌紧张，可在检查时与其交谈，转移注意力，放松腹直肌。

（8）妇科检查效果不满意时，可行B超检查。

2.（1）现存的护理诊断 个人、家庭、社区的护理对象此时此刻正在经历的健康问题的反应。

（2）潜在的护理诊断 对易感的个人、家庭、社区的护理对象，目前未发生的，但危险因素存在，如不加以处理就一定会发生的健康问题的反应。

（3）健康的护理诊断 个人、家庭和社区的护理对象从特定的健康水平向更高的健康水平发展的健康反应。

（4）安适性的护理诊断 对个人、家庭或社区护理对象健康状态或安适程度的描述。

3.（1）目标的主语是患者（护理对象），而不是护士，也不是护理活动本身。

（2）目标具有明确的针对性和单一性，每个目标都应有明确针对的一个护理诊断，并只能提出一种行为反应，以便于准确评价护理措施的效果。

（3）目标具有可评价性，行为标准可观察、可测量，有时限性，避免使用含糊的词语，如"大量的、定期的"等。

（4）目标具有现实性、可行性，要在患者的能力范围内。

（5）目标应注意医护协作，即与医嘱一致。

4.（1）针对性 护理措施是针对预期目标的，一般一个预期目标最好有几项措施。

（2）可行性 护理措施要切实可行，结合患者的身心问题，制订的护理措施应有适当的医疗设备及专业技术、理论知识水平和应用能力等支撑，配备合适数量的护理人员。

（3）安全性 保证服务对象的安全，制订的措施以安全为基础。

（4）配合性 有些措施需与医师、营养师及患者商量取得合作。

（5）科学性 应具有科学依据，基于护理科学及相关学科的理论之上。

5.（1）建立评价标准。

（2）收集资料。

（3）评价效果。

（4）重审护理计划。

四、问答题

1. 生育史询问内容：初孕或初产年龄，足月产、早产、流产次数和现存子女数，末次分娩或流产日期，分娩方式、有无难产，产后或流产后有无出血或感染，母儿并发症等，采取何种避孕措施。

2.（1）应使用统一的护理诊断名称，所列名称应明确、简单、规范。

（2）主语是患者，不是护士。

（3）诊断标准是该患者对健康的反应，而不是该疾病应该有的症状和体征。

（4）相关因素多指导致"护理诊断"的病因、病理等，书写时使用特定用词"与……有关"。

（5）一个护理诊断针对一个健康反应。

（6）根据健康反应的轻、重、缓、急程度，将急需解决的护理诊断排列最前，提高护理效率。

（7）在书写原因时，不能有引起法律纠纷的陈述。

五、案例分析题

1. 答题思路：主要采集与阴道出血有关的月经史、停经史、阴道出血史。

答：①询问月经史的内容：初潮年龄、月经周期、经期持续时间、经量、经血颜色，痛经的特点及伴随症状。②该患者有停经史，询问末次月经时间、绝经年龄，绝经后是否有阴道分泌物性状、气味的异常。③该患者有不规则阴道出血，询问出血量、出血的性质，是否伴有臭味等，以前是否有类似阴道出血的现象。

2.（1）答题思路：从轻重缓急考虑，首先找出威胁生命的健康反应；其次，考虑怀孕母亲担心失去孩子而惊恐万分，要安抚患者的心理恐惧，让患者消除疑虑接受手术治疗；接着，根据案例描述或现场观察，担心经费问题，病情允许时，在急诊手术前，向患者和家属介绍手术费用的范围及手术对救治患者生命的重要性；最后，考虑目前存在最大的痛苦，或不能配合诊治的现象。

答：首优的护理诊断 组织灌注量不足：脉搏 118 次/分，血压 86/34 mmHg 与输卵管妊娠破裂出血有关。

中优的护理诊断　恐惧:哭叫着要见丈夫,要保住孩子　与担心不能再次妊娠有关。

次优的护理诊断　焦虑:不停叹息　与担心住院费用昂贵有关。

最后的护理诊断　急性疼痛:当有触痛时,患者大声尖叫　与组织破裂损伤有关。

(2)答题思路:首先,对应护理诊断排序,逐一列出预期目标;接着,根据护理诊断的定义和相差因素,思考每个预期目标;最后,书写时注意特定的注意事项。

答:①经抗休克治疗后,生命体征平稳。

②见丈夫后,得知丈夫能理解疾病性质及以后还有生育机会,患者逐渐安静。

③经讲解后,得知手术治疗是唯一抢救生命的方式,知道尽快手术的结果会更好。

④急诊手术后,疼痛消失。

(3)答题思路:对应护理诊断、预期目标的排序,制订护理措施。

答:①抗休克护理:迅速开放静脉通道,准备输血、输液;中凹位,吸氧;遵医嘱及时、准确给药;做好急诊术前准备。密切观察患者病情变化,监测生命体征,评估休克有无纠正。

②心理护理:邀请丈夫陪伴在患者身边,给予心理支持。讲解手术治疗的效果,手术会切除一侧输卵管,保留另一侧输卵管,以后还是有机会怀孕。如果不及时通过手术止血,可能会因失血严重,影响生命安全。告知异位妊娠的手术费用和大致的住院费用。在正规医院治疗,出院能向有关部门报销一部分费用。告知患者经过输液,血压有所回升;同时,情绪安静也有利血压、脉搏趋于平稳。

③疼痛护理:向患者讲解疼痛是因出血所致,手术是最好的止血方法。医护人员都在准备进行手术治疗,一旦手术完成,疼痛更能很好地缓解。

项目三　妊娠期妇女的护理

一、单项选择题

1. D　2. D　3. C　4. D　5. B　6. D　7. B　8. C　9. E　10. E　11. B　12. C　13. C　14. D　15. E　16. A　17. A　18. B　19. A　20. A　21. E　22. B

二、名词解释

1. 胚胎或胎儿在母体内生长发育的过程。

2. 妊娠6~8周时,双合诊检查时,触及子宫峡部,感觉极软,宫体与宫颈似不相连。

3. 妊娠期有个人或社会不良因素及某种并发症或合并症等,可能导致难产,甚至危害孕妇、胎儿及新生儿的健康和生命安全。

4. 指通过子宫收缩造成的胎盘一过性缺氧负荷试验,测定胎儿储备能力的试验。

5. 指妊娠晚期,当孕妇仰卧后立即起床,出现心悸、头昏目眩、脸色苍白等,严重者晕倒。

三、简答题

1. 气体交换、供给营养、排泄作用、防御功能、合成功能。

2. 妊娠试验、超声检查、宫颈黏液检查、基础体温测定。

3. 早期减速、变异减速、晚期减速。

4. 维生素A、B、C、D和钙、铁、锌、碘、硒、钾。

5. 腿部运动、腰部运动、盘腿坐式、盘坐运动、骨盆与背摇摆运动、骨盆倾斜运动、脊柱伸展运动、双腿抬高运动。

四、问答题

1.(1)保护胎儿　①适量的羊水缓冲外界压力,防止胎儿受损伤;②使胎儿在宫腔内有一定的活动度,防止胎肢粘连;③保持羊膜腔内恒温;④避免子宫壁或胎儿对脐带直接压迫导致胎儿窘迫。

(2) 保护母体　①妊娠期,减少胎动给母体带来的不适感;②临产后,前羊水囊可扩张宫口和阴道;③破膜后,羊水可冲洗润滑产道,减少感染机会。

　　2. 血容量于妊娠 6～8 周开始增加,至妊娠 32～34 周时达高峰,增加 40%～45%,平均增加1450 mL,维持此水平至分娩,其中血浆增加(约 1000 mL)多于红细胞的增加(450 mL),使血液稀释,呈现生理性贫血。

　　3. 妊娠中晚期子宫重量增加,盆腔左侧有乙状结肠占据,子宫便有一定程度右旋,较长时间仰卧可压迫下腔静脉,导致回心血量下降。采取左侧卧位,解除右旋,减缓子宫对下腔静脉的压迫,改善回心血量。

　　4.(1) 母亲的物品:围生保健手册、有效证件、孕期所有的检查化验单;个人洗漱用品、干净内衣数件、乳罩、毛巾、弯头吸管、吸奶器,消毒卫生巾、卫生纸等。

　　(2) 新生儿的物品:新生儿衣物、婴儿包被、婴儿纸尿裤、小毛巾、尿布等。不能进行母乳喂养者,则准备奶粉、奶嘴及奶瓶等物品。

　　(3) 按期参加孕妇临产前知识的授课、看录像等,学习新生儿喂养及护理知识,换尿布技能,新生儿沐浴和抚触、母乳喂养的技能和好处等。

　　5.(1) 在医师指导下开始孕妇的产前运动;

　　(2) 根据自身状况循序渐进,运动量由少到多,持之以恒;

　　(3) 做前排空大小便;选择硬板床或地板;

　　(4) 穿宽松、舒适的棉质衣服,每日坚持约 20 min。如出现头晕、呼吸急促、疼痛、阴道流血及胎动减少等情况,应立即停止运动,并及时就医;

　　(5) 运动后左侧卧位休息至少 10 min,以增加胎盘供血;

　　(6) 最好选择在晚上临睡前和早餐前进行运动,注意补充水分和热量。

　　五、案例分析题

　　1. 答题思路(1):所谓"受孕",即从精子进入女方体内,到受精卵着床的过程。

　　答:受孕过程如下。

　　受孕:精子射入阴道后,经宫颈管进入子宫及输卵管,停留在壶腹部与峡部连接处,等待受精。一般排卵后 12 h 内,卵子在输卵管壶腹部与精子相遇,开始受精,形成受精卵。

　　受精卵发育:第 3 天的受精卵,分裂成由 16 个细胞组成的实心细胞团;约第 4 天,早期囊胚进入子宫腔;第 5～6 天,早期囊胚发育成晚期囊胚。

　　受精卵着床:第 6～7 天,晚期囊胚开始着床;第 11～12 天,完成着床。

　　胎盘:妊娠 10～12 周左右完全形成胎盘。

　　答题思路(2):妊娠第 9 周起为胎儿。不同胎龄发育阶段,有其不同主要特征。

　　答:胎儿发育过程如下。

　　8 周末胚胎初具人形,头大胎体小。超声显像可见早期心脏已形成,且有搏动。

　　12 周末外生殖器已发育,部分可辨性别,四肢有活动。

　　16 周末外生殖器可确认性别,已开始出现呼吸运动。部分经产妇自觉有胎动。

　　20 周末出现胎脂,全身覆盖毳毛,开始出现排尿及吞咽运动。临床可听到胎心音。

　　24 周末各器官均已发育,出现眉毛等,皮肤呈现皱缩状。

　　28 周末四肢活动好,出生后可有呼吸运动,可存活,但生活能力差,易患特发性呼吸窘迫综合征,加强护理可能存活。

　　32 周末面部毳毛已经脱落,生活力尚可,出生后注意护理可以存活。

　　36 周末面部皱褶消失,长出指(趾)甲。肺表面活性物质基本成熟。出生后能啼哭及吸吮,生活力良好,出生后基本能存活。

　　40 周末皮肤粉红色,体形外观丰满,足底皮肤有纹理。睾丸已降至阴囊内,大小阴唇发育良好。出生后哭声响亮,吸吮力强,能很好存活。

　　2.(1) 答题思路:想知道胚胎有多大,先要知道大约哪天受精。从理论而言,受精日就是排卵日。末次月经第一天与最后一次排卵的关系:末次月经后第 14 日是排卵日。然后,计算预期月经日期(2014 年 4 月 4 日)。

最后,计算就诊日期(2014 年 4 月 4 日加 20 日)。

以平均 28 天为一个月经周期计算,末次月经 2014 年 3 月 6 日,加上 14 日是 3 月份的排卵日,即 2014 年 3 月 20 日是排卵日,也就是受精日,是计算胎龄的第一天。

预期月经日期为 4 月 4 日,就诊日期是预期月经过期的第 20 日,就诊日期为 2014 年 4 月 24 日。

计算 2014 年 3 月 20 日到 4 月 24 日的天数,就是胎龄。

答:告诉该孕妇,她的胎儿的胎龄是 35 天,即胎龄 5 周,又称孕 5 周。

(2)答题思路:计算预产期公式:末次月经的月份加 9 或减 3,末次月经的第一天日期加 7。末次月经是农历日期,则先换成公历日期。3 月份加 9 为 12 月份,6 日加 7 为 13 日。

答:该孕妇的预产期是 2014 年 12 月 13 日。

3.(1)答题思路:结合该孕妇的提问,复习任务三妊娠诊断中相关内容,判断有哪些妊娠反应是不需要处理的。

答:孕早期呕吐是正常的生理性变化,不需要服止吐药。其次,孕早期还有一些生理性变化,也不需处理,如尿频、乳房痛、白带增多。

(2)答题思路:结合该案例的心理-社会反应,复习任务三妊娠期母体变化中的相关内容。

答:①确保母子安全,孕妇及家属学习和掌握一些关于妊娠的一系列科普知识,了解妊娠时的生理现象。一旦出现这些生理现象,能够正确对待、坦然处之,减少不必要的紧张和恐慌,使机体在整个妊娠期保持最佳的健康状况。

②促使家庭成员接受新生儿,孕妇及丈夫寻求家庭重要成员对孩子的接受和认可。

③学习为孩子奉献自己,孕妇及丈夫学会以孩子为重,调整、克制自我的一些爱好或习惯,如戒烟、合理饮食等,学会坚强地面对成长过程中的烦恼,以适应胎儿的成长。

④情绪上与胎儿连成一体,孕妇及丈夫共同参与胎教活动,建立良好的亲子关系。

4.(1)答题思路:鉴别孕妇主诉是生理改变,还是病理变化。复习任务四妊娠期护理管理的相关内容。

答:孕妇的腰酸背痛和下肢痉挛是孕晚期常见的生理变化,无需医疗处理。

(2)答题思路:应该做针对性的健康指导和心理指导。

答:告诉孕妇穿低跟鞋,睡硬床垫,腰部垫软枕,局部热敷,下蹲式拾取地面东西,可改善腰背酸痛。当下肢痉挛时,将脚趾向心方向翘起,或站直前倾以伸展痉挛的肌肉;行走时,避免脚趾伸向前方,脚跟先着地;避免腿部受凉或疲劳;局部按摩或热敷,直至痉挛消失;饮食中增加钙的摄入,如牛奶或奶制品、虾皮、紫菜等,皮肤直接晒太阳,必要时遵医嘱口服钙剂。

让孕妇懂得,当胎儿娩出时,这些妊娠期特有的不适症状都会自然消失。虽然,这些症状影响孕妇的生活质量,但也要学会为宝宝适当牺牲自己,坚持到足月分娩。孕 35^{+5} 周的胎儿,肺泡还没完全成熟,现在剖宫产,则胎儿的存活率较低。因此,除了上述的缓解方法,还可通过看书、听轻松愉快的音乐、与同伴聊天缓解焦虑,平稳度过孕期。

项目四 分娩期妇女的护理

一、单项选择题

1. A 2. D 3. D 4. C 5. D 6. A 7. E 8. B 9. E 10. B 11. C 12. C 13. A 14. B

二、填空题

1. 产力 产道 胎儿 精神心理状态

2. 节律性 对称性 极性 缩复作用

3. 骨盆入口 中骨盆 骨盆出口

三、名词解释

1. 宫缩时胎头露出于阴道口,露出部分不断增大,宫缩间歇期,胎头又缩回阴道内。

2. 当胎头双顶径越过骨盆出口,宫缩间歇时胎头不再回缩。

四、简答题

1. 衔接、下降、俯屈、内旋转、仰伸、复位及外旋转。

2. (1) 潜伏期是指从临产出现规律宫缩至宫口扩张 3 cm。此期扩张速度较慢,平均每 2~3 h 扩张 1 cm,约需 8 h,最大时限为 16 h。

(2) 活跃期是指宫口扩张 3~10 cm,此期扩张速度明显加快,约需 4 h,最大时限为 8 h。

活跃期又划分为三个时期。

①加速期指宫口扩张到 3~4 cm,约需 1.5 h。

②最大加速期指宫口扩张到 4~9 cm,约需 2 h。

③减速期指宫口扩张到 9~10 cm,约需 30 min。

3.

体 征	出生 1 min 后的体征		
	0 分	1 分	2 分
每分钟心率	0	<100 次	≥100 次
每分钟呼吸	0	浅、慢、不规则	佳
肌张力	松弛	四肢稍屈曲	四肢屈曲,活动好
喉反射	无反射	有些动作	咳嗽、恶心
皮肤颜色	全身苍白	躯干红、四肢青紫	全身粉红

不同总分的意义:8~10 分为正常新生儿;4~7 分为轻度(青紫)窒息;0~3 分为重度(苍白)窒息。

4. 规律性宫缩,宫颈管消失伴宫颈口扩张。

5. 总产程从规律宫缩开始至胎儿、胎盘娩出,临床上分为三个产程。

第一产程(宫口扩张期),从规律宫缩开始到宫口开全,初产妇平均需要 11~12 h,经产妇平均需要 6~8 h。

第二产程(胎儿娩出期),从宫口开全到胎儿娩出,初产妇需 1~2 h,经产妇通常数分钟即可完成,也有长达 1 h 者。

第三产程(胎盘娩出期),从胎儿娩出到胎盘娩出,需 5~15 min,最长不能超过 30 min。

五、案例分析题

1. (1) 答题思路:复习临产定义,何谓有规律宫缩? 观察宫口及先露下降情况。本案例虽没描述宫缩情况,但妇科检查示宫口开 1 cm,先露-1,符合临产表现。复习三个产程的定义及时间界定。

答:该产妇已临产,为第一产程。

(2) 答题思路:根据该案例提供的信息,生理方面均为正常,主要是心理方面,害怕分娩意外,担心胎儿安危,不知道分娩的过程。

答:①焦虑:害怕分娩时发生意外 与担心胎儿安危有关。

②知识缺乏 与初产妇没体验过分娩有关。

(3) 答题思路:复习第一产程护理,结合案例陈述,加强心理支持。

答:①心理护理:将每次产程观察结果主动告知产妇,如使用多普勒胎心仪,让产妇听见胎儿的心跳声音,并告之胎儿的胎心率属于正常;告知宫口及先露下降数据,让产妇懂得产程进展情况,鼓励产妇自然分娩。

②讲解分娩过程:宫缩间隙,概要介绍分娩知识中的重要环节及需要产妇配合的要求,如宫口逐渐开大,胎头逐渐下降,预示产程良好,能自然分娩,这期间注意休息、进食、饮水、排尿。当伴有排便感觉,同时宫口开全,预示即将分娩,需要配合助产士用力,协助胎儿娩出。当胎儿娩出宫缩停止,半小时内胎盘娩出,整个分娩结束,同时使宝宝横卧于母亲胸前,让宝宝早期吸吮乳头,有利于母乳喂养。

2.(1)答题思路:归纳本例病史特点为现妊娠 38^{+5} 周,宫缩伴见红。判断是否临产,还需要了解宫缩开始的时间、持续和间隔的时间、宫口开大及先露下降情况。

答:①收集病史。

问:在家里感觉疼痛加重是几点钟?

答:约今晨 5 时许。

问:能描述疼痛持续多长时间吗?

答:4～5 min 疼痛 1 次,每次持续 30 s 左右,伴少量血性分泌物。

②腹部触诊。规律宫缩,每 4 min 宫缩 1 次,持续 40 s,胎头已入盆;胎心率 135 次/分;骨盆内测量各径线均正常,宫颈已扩张 3 cm,胎先露,-2,ROA,未破膜,无羊膜囊膨出。

③社会-心理状况及日常生活型态。无吸烟、饮酒等不良嗜好,性格开朗,能胜任日常工作,生活自理。大专文化程度,家庭和睦,公费医疗。通过孕妇学校的学习,对妊娠和分娩知识有所了解。

④阅读产前检查记录单。B超检查:宫内妊娠,单活胎,ROA,如孕 8 月余。各项检查报告均提示无异常。

(2)答题思路:复习第一产程的入院护理。现存的护理诊断主要是生理方面,有疼痛难忍表现;另还有心理方面,担心孩子能否存活。

答:产妇的入院护理:①将检查结果记录在护理记录单并报告医生,更换衣服。②皮肤准备:清洁、备皮。③送入待产室休息。

现在的护理诊断如下。

①焦虑:担心孕 38^{+5} 周新生儿不易存活　与缺乏妊娠生理知识有关。

②疼痛:宫缩时痛苦面容,抓紧衣服,呻吟　与宫缩有关。

针对护理诊断的护理措施:①讲解足月的概念,产妇的胎儿已属于足月胎儿,目前胎心良好,故娩出后存活率很高,基本不会有问题。而当务之需是按以前孕妇学校的授课内容,配合助产士的指导。②指导孕妇宫缩时,深呼吸,双手按摩腹部疼痛部位。宫缩间隙时,最好起床活动,轻摇髋部,或坐在软球上轻摇髋部,有利于胎头下降。同时,注意进食、饮水,及时排空大小便。

(3)答题思路:进入第二产程,可能存在胎儿受损的风险。

答:护理诊断如下。

①焦虑　与缺乏自然分娩的信心和担心胎儿健康有关。

②有受伤的危险　与会阴保护不当、接生手法不当有关。

③有新生儿窒息的危险　与未及时清除口鼻腔分泌物有关。

针对护理诊断采取的护理措施如下。

①心理护理:贯穿于整个护理过程中。告知产妇每次宫缩的进展情况和胎儿安全的信息,鼓励产妇坚持自然分娩。

②密切观察产程进展:如宫缩情况、胎心情况、胎先露下降等。

③指导并不断纠正产妇屏气向下用力的方法。

④接产准备:为产妇进行外阴清洁与消毒。打开产包,为助产士准备用物,协助助产士铺巾。开启新生儿处理台的远红外线,预热新生儿衣物,备好处理新生儿的用物。

⑤接产要领:保护会阴,缓慢娩出胎头;脐带处理(第一次断脐)。

(4) 答题思路:进入第三产程,胎儿娩出后,宫底降至脐平,可能存在产妇受损的风险。

答:护理诊断如下。

①有组织灌注量不足的危险　与宫缩乏力致产后出血过多有关。

②有组织完整性受损的危险　与胎盘、胎膜残留,软产道撕裂有关。

③有父母不称职的危险　与极度疲乏、舒适的改变或新生儿性别不符合期望有关。

针对护理诊断采取的护理措施如下。

①母亲护理:a. 胎儿娩出,遵医嘱给予宫缩剂,预防产后出血;b. 等待胎盘剥离,协助胎盘娩出,检查胎盘、胎膜;c. 检查软产道;d. 辨认性别,非抢救时,先让母亲和父亲辨认新生儿的性别;e. 观察产后宫缩情况,给予心理支持。

②新生儿护理:a. 保暖:安置新生儿在预热的新生儿处理台上保暖。b. 保持呼吸道通畅:清除口鼻腔分泌物,适时刺激自主呼吸。c. Apgar 评分:低于 7 分者行特殊处理。d. 脐带处理:新生儿第二次断脐与消毒、包扎。e. 清洁与保暖:给新生儿戴上小帽保暖,擦干皮肤上的羊水和血迹。f. 身体和外观的观察:测量体重与身高,检查有无先天性畸形等。g. 辨认:在病历专页处印上新生儿足印和母亲拇指印。给新生儿系手、踝带,标明母亲姓名、床号、新生儿性别等。h. 早吸吮:产后 30 min 内进行早吸吮。

项目五　正常产褥期妇女的护理

一、单项选择题

1. C　2. C　3. C　4. B　5. A　6. D　7. A　8. E　9. D　10. C　11. E　12. D　13. E　14. A　15. B　16. A　17. A　18. B　19. E　20. B　21. D　22. D　23. E　24. E

二、填空题

1. 初乳

2. 依赖　依赖-独立　独立

3. 健　患

4. 摇篮　橄榄球　交叉　侧卧　双胎

5. 左

6. 右　第1个月　第6个月

三、简答题

1. 胎龄已满 37 足周但不足 42 足周(259～293 日),出生体重在 2500 g 以上的新生儿。

2. 在妊娠前半年使用乳头纠正器,促进乳头挺立,或者,产前每天多次牵拉乳头。未纠正者选用乳头保护罩哺乳,帮助新生儿吸吮乳汁,先喂凹陷侧乳头。

3. 新生儿出生后 2～3 天出现的皮肤、黏膜及巩膜发黄,一般在 5～7 天达高峰期,在 10～14 天出现自然消退的现象,称新生儿生理性黄疸。

4. 能促进血液循环,有利于恶露排出,防止腹部松弛,有助于产后体型的恢复,避免和减少静脉血栓的发生,也可使盆底肌及腹肌张力恢复,防止尿失禁、直肠膨出和子宫脱垂。

5. (1) 新生儿表现出疲劳、饥渴或哭吵时,暂停抚触。

(2) 开始时轻轻按摩,逐步增加压力,让新生儿慢慢适应。

(3) 按摩时不要强迫新生儿保持固定姿势。

(4) 腹部按摩时避开脐带部位。

(5) 按摩时与新生儿有言语沟通。

四、问答题

1. (1) 恶露类型　恶露根据其颜色、内容物、时间等特点可分为血性恶露、浆液性恶露、白色恶露三种类型。

NOTE

（2）恶露特点

①血性恶露：色泽红，含有大量血液，量多，有小血块及坏死蜕膜，持续 3～7 天。

②浆液性恶露：色泽淡红，似浆液而得名，内含大量坏死蜕膜组织、宫颈黏液及少量红细胞、白细胞及细菌，持续 10 天左右。

（3）白色恶露：黏稠、色泽较白，含大量坏死蜕膜及白细胞和细菌，持续 3 周左右。

2. （1）产后 1 周内，每日 2 次及排大便后用 1∶5000 高锰酸钾或 1∶2000 苯扎溴铵冲洗或擦洗会阴；有会阴切口者应单独擦洗，避免污染，擦拭肛门后棉球及镊子应及时更换，保持会阴部清洁干燥。

（2）会阴有伤口者，每日检查伤口，查看伤口有无渗血、红肿、硬结及分泌物异常，嘱产妇向会阴切口的对侧取卧位（健侧卧位），以免恶露污染伤口，影响愈合。

（3）会阴肿胀者，用 95％酒精或 50％硫酸镁进行湿热敷，产后 24 h 行远红外线照射，以利于炎症消退，防止感染。

（4）会阴伤口于产后 3～5 天拆线，如伤口感染化脓应提前拆线清创处理，定时换药，在产后 7 天才能行会阴坐浴。酌情使用对新生儿没有影响的抗生素类药物进行治疗。

（5）会阴切口疼痛剧烈或产妇有肛门坠胀感明显者，应及时配合医生进行检查，及时发现切口处血肿，及时处理。

3. （1）哺乳姿势　母亲采取舒适的体位，心情放松，首先，抱托新生儿的耳、肩、臀呈一直线，再调整"三紧贴"方式：新生儿胸腹紧贴母亲胸腹，新生儿面部紧贴母亲乳房，新生儿嘴唇紧贴母亲乳晕。

（2）哺乳时间　根据新生儿及母亲需求，按需哺乳。哺乳时双乳交替喂养，必须排空乳房。一般哺乳至 10～12 个月为宜。如乳汁不足应及时添加比例合适的牛奶。

（3）哺乳结束　每次哺乳完毕，把新生儿抱起轻拍背部 1～2 min，使新生儿打嗝以排出胃内空气，防止新生儿溢乳。母亲佩戴合适的棉质乳罩，防止乳房下坠。

4. （1）新生儿断脐后，应严密观察新生儿脐部出血情况。每次沐浴后用 75％酒精消毒擦拭脐部残端及脐孔周围，然后用无菌纱布包扎，保持脐部敷料清洁、干燥。

（2）如脐部有分泌物，用 75％酒精消毒后涂擦 1％甲紫，以促进其干燥。

（3）如脐带脱落处有红色肉芽组织增生，可用 2.5％硝酸银溶液灼烧，并用生理盐水棉签擦洗局部，注意灼烧时勿损伤周围正常组织。

（4）如脐部出现红肿，分泌物有臭味，提示有感染，应及时遵医嘱使用抗生素行抗感染治疗，以免发展形成败血症。

5. （1）预防产后出血　产后 2 h 内是产后出血高发期，在产房每半小时监测一次血压、脉搏、阴道出血量、宫缩、膀胱充盈情况等，连续 4 次；以后，每日同一时间检查宫缩情况，每次观察均应按摩宫底，挤压宫腔排出淤血，防止淤血凝结成块影响宫缩；及时更换会阴垫，估计失血量并予以记录；如发现异常，及时排空膀胱，按摩宫底，遵医嘱给予宫缩剂，协助产妇产后 30 min 内给予新生儿吸吮，以促进宫缩；同时，及时补充水分，防止水、电解质紊乱。

（2）预防产褥感染　每天 2 次监测生命体征，发现体温异常应报告医生及时处理；每日观察恶露的色、质、量、气味。宫缩不良往往导致恶露量增加，遵医嘱应用宫缩剂，如恶露有臭味，同时伴有子宫或附件区的压痛及触痛，警惕可能发生产褥感染，及时遵医嘱给予有效抗生素，以控制感染。

五、案例分析题

1. 答题思路：

该产妇目前存在的问题：①产后一周，恶露伴有很多的血块，有气味，提示子宫复旧不佳；②下腹胀痛；③乳房胀痛，伴有小硬结；④喂奶时乳头疼痛；⑤长辈要求她一个月内不洗澡洗头，不吃辛辣、生冷食物，她感觉不可思议。

根据问题，进一步评估（收集资料）：①检查恶露的气味，是否为臭味；②下腹胀痛是否与哺乳有关，若与哺乳无关，则子宫复旧不佳的可能性更大；③进一步了解每天几次哺乳，每次哺乳多少

NOTE

时间;④检查乳头是否皲裂,观察哺乳时新生儿含接乳头的姿势是否有问题;⑤长辈的休养方式不科学,需请长辈一起参加健康教育。

进一步检查后发现:①恶露有臭味,但不严重;②下腹胀痛与哺乳有关;③每天哺乳10次左右,每次哺乳时间不足10 min,因为哺乳时乳头和下腹疼痛不能坚持,新生儿也不能很好地吸吮,哺乳后不挤奶,因为挤奶累且疼痛;④新生儿只含乳头,绝大部分乳晕没在新生儿嘴巴里,右侧乳头小面积皲裂;⑤长辈愿意参加健康教育。

答:(1) ①子宫复旧欠佳:产后一周恶露伴较多血块,有臭味 与产后宫缩不良有关。

②黏膜完整性受损:右侧乳头小面积皲裂 与新生儿含接乳头不正确有关。

③新生儿吸吮方式无效:新生儿只含乳头 与缺乏母乳喂养技能有关。

④家庭应对无效:妥协性,产妇对长辈提出的产褥期休养方法表示无奈 与不愿和长辈讨论有关。

⑤母乳喂养无效:每次哺乳时间不足,哺乳后没排空乳房 与没学会正确哺乳技能有关。

⑥潜在并发症:产褥感染。

(2) ①遵医嘱服用宫缩剂,如恶露量没明显改变,还需来医院就诊,预防产褥感染,甚至产后大出血。

②任何时候的恶露都没臭味,有臭味预示着可能感染。因此,恶露干净前,每次更换卫生垫都要了解是否有臭味。

③告知乳头皲裂的护理措施:选用乳头保护罩哺乳,先喂健侧乳头,后喂患侧乳头。每次哺乳后,挤出几滴乳汁涂于乳头,待干;或选用乳头修复膏或10%的鱼肝油铋剂涂于皲裂处,促进乳头皲裂愈合。不能坚持哺喂则人工挤奶喂养,以保证继续母乳喂养。正确含接乳头是预防产妇乳头皲裂的最有效方法。

④先用模型演示新生儿含接乳头的部位,诱导新生儿张口的方法,及正确的哺乳姿势,再让长辈和产妇操作正确的哺乳技能,直到学会为止。

⑤邀请产妇的长辈和丈夫一起参加产褥期健康教育的座谈。

⑥告诉产妇及其家庭成员,只要产妇体力可以,产褥期的产妇是可以洗澡、洗头,只是洗澡时不要盆浴。

⑦每次哺喂必须吸尽双乳,或人工排空乳房,防止乳汁淤积出现硬结,引起化脓性感染。

⑧有效的母乳喂养指标:至少新生儿能安静入睡2~3 h,要刺激新生儿觉醒才能哺乳。每次哺乳时间最好为15~20 min,让新生儿充分吸吮乳房。

⑨为促进产妇康复,为产妇创造宽敞舒适的休息环境,保持室内干净整洁、通风,保证充足的睡眠。每天应用温水擦浴,勤换内衣内裤,穿着舒适、透气、吸汗好的衣裤,保持会阴清洁。

⑩保证营养充足,食物应均衡搭配,以高蛋白、易于消化及促进乳汁分泌的食物为主,同时增加蔬菜、水果的摄入,并及时补充维生素及铁剂,以保证营养充足均衡。

⑪心理护理:指导和鼓励产妇熟练掌握新生儿的护理知识及技能,增加产妇喂养的信心。

⑫产后健身操:产后24 h内下床在室内做轻微活动,可做产后健身操;根据自身体力,由弱到强、由简到难、循序渐进地进行。一般由产后第1天开始,每节8~16次,每1~2天根据产妇练习情况增加1节,直至产后6周。6周后应更换新的锻炼方式。

2. 答题思路:该产妇目前存在的问题:①产后一周,新生儿在喂奶时易出现呛咳、溢乳;②新生儿头上还长出了很多头皮;③担心有细菌;④想去抠掉,但又感觉有点害怕不敢处理。

问题①,可能没掌握好喂奶的技能,进一步了解是否为奶瓶喂养,喂奶后是否抱起拍背;问题②,可能是新生儿头皮痂,建议请儿科医生鉴别诊断新生儿头皮湿疹;问题③,新生儿头部的清洁度不理想,进一步了解新生儿洗头次数和用品;问题④,缺乏新生儿护理技能。

进一步评估后发现:①用奶瓶喂养新生儿,奶嘴开孔较大。喂奶后抱起拍背,但没听见嗝声,就把宝宝放入摇床里;②愿意带新生儿去医院诊断;③感觉新生儿特别柔软,怕洗头时抱不住,虽然已买了婴儿洗头液,但回家没洗头。

NOTE

答:(1) ①知识缺乏:喂奶时易呛咳　与奶嘴孔较大有关。

②有新生儿窒息的危险:喂奶后拍背不充分　与产妇缺乏喂奶知识有关。

③保持健康的能力改变:害怕给新生儿洗头　与产妇缺乏新生儿护理技能有关。

(2) ①奶嘴孔较小,可避免喂奶过快出现呛咳。以后根据婴儿生长发育情况逐渐增大奶嘴孔。

②喂奶时适当抬高奶瓶底部,以保持奶嘴附近没空气,避免新生儿吸入空气,可减少喂奶后的呛咳。

③喂奶后抱起新生儿拍背至新生儿不再有嗝气,才能将新生儿放入摇床。此外,抬高摇床的头部。将新生儿的头部偏向一侧卧位,可较好地避免因溢奶而发生窒息。

④告诉产妇,新生儿的皮脂腺较多,易结痂,建议买个婴儿洗澡盆,可较好地安置婴儿的身体和头部,便于给新生儿洗头,以减少头皮痂,促进新生儿健康生长。

⑤用模型演示新生儿沐浴法,强调洗头的技能,不能用手抠。因新生儿皮肤稚嫩,易破损。

⑥每天洗头后,新生儿头皮仍有头皮痂,则带新生儿去医院就诊。

⑦新生儿指(趾)甲过长,则小心剪短,避免新生儿自我抓伤。

项目六　妊娠期并发症妇女的护理

一、单项选择题

1. B　2. C　3. D　4. A　5. B　6. E　7. C　8. C　9. C　10. E　11. E　12. C　13. D
14. A　15. D　16. E　17. B　18. D　19. E　20. A　21. B　22. A　23. E　24. B　25. D
26. B　27. D　28. A　29. C　30. A　31. C　32. D　33. B　34. C　35. E　36. E　37. B
38. A　39. A　40. B　41. D　42. A　43. C　44. B　45. D　46. C　47. E

二、填空题

1. 胚胎　胎儿

2. 输卵管妊娠　输卵管妊娠

3. 自发性　未足月胎膜早破　治疗性

4. 减少　羊水粪染率

5. 瓜熟蒂落　焦虑

6. 完全性　部分性　边缘性

7. 底蜕膜出血

8. 显性　隐性　混合性

9. 膝反射　减退　呼吸

10. 瘙痒　黄疸　皮肤抓痕

11. 双胎妊娠　胎儿畸形　妊娠合并症

12. 羊水产生　羊水外漏

13. 单卵　双卵

14. 新生儿低血糖

15. 早产　胎盘早剥　羊水过少　脐带脱垂

三、简答题

1. 答:先兆流产、难免流产、不全流产、完全流产、稽留流产、复发性流产、流产合并感染。

2. 答:(1) 怀疑有腹腔内出血或积液、脓液时,做穿刺抽液检查,以了解积液性质。

(2) 盆腔脓肿的穿刺引流及局部注射药物。

(3) 盆腔肿块经穿刺,抽吸肿块内容物做涂片,行细胞学检查,以明确诊断。

(4) B超引导下,行卵巢子宫内膜异位囊肿或输卵管妊娠部位的药物治疗。

(5) B超引导下,经阴道后穹隆穿刺取卵,用于各种助孕技术。

3. 答:(1) 盆腔严重粘连,直肠子宫陷凹被较大肿块完全占据,并已凸向直肠者。

(2) 怀疑肠管与子宫后壁粘连者。

(3) 临床高度怀疑恶性肿瘤者。

(4) 异位妊娠准备采用非手术治疗时,避免穿刺,以免引起感染。

4. 答:(1) 妊娠满 28 周到不满 37 周的孕妇。

(2) 有规律宫缩,也可伴有少量阴道出血,并有宫颈进行性缩短、宫口扩张。

(3) 娩出的胎儿体重在 2500 g 以下。

5. 答:终止妊娠是处理过期妊娠的主要手段。

6. 答:适用于妊娠不足 36 周,阴道出血量不多,孕妇全身状况较好,胎儿存活者。目的是保证孕妇安全的前提下使胎儿尽可能接近足月,提高胎儿存活率。

7. 答:纠正休克、及时终止妊娠、防治并发症。

8. 答:胎膜受力不均、羊膜腔压力过高、生殖道感染、营养因素、机械性刺激。

9. 答:瘙痒部位一般始于手掌和脚掌,后渐渐向肢体近端延伸,甚至发展到面部。妊娠期肝内胆汁淤积症的孕妇常出现持续性、白昼轻、夜间加剧的瘙痒。这种瘙痒症状常常出现在实验室检查结果异常之前。

四、问答题

1. 答:治疗异位妊娠有药物治疗和手术治疗。药物治疗主要适用于早期输卵管妊娠未发生破裂,要求保存生育能力,且无药物治疗禁忌的年轻人等。采用化学药物,常用甲氨蝶呤(MTX),可全身用药或者局部用药。手术治疗包括保留患侧输卵管的保守手术和切除患侧输卵管的根治手术。

2. 答:(1) 操作前,未请无关人员暂离。

(2) 放、取窥阴器时,未分开小阴唇,或窥阴器双叶触及肛门。

(3) 取出窥阴器时,未放松窥阴器直接取出。

(4) 放置窥阴器后,未固定窥阴器。

3. 答:(1) 硫酸镁。

(2) 因抑制宫缩所需要的血镁浓度与中毒量接近,因此,在用药期间必须监测血镁浓度。

用药前及用药过程中,发现呼吸<16 次/分、尿量<17 mL/h、膝反射消失时,应立即停药并通知医生,给予葡萄糖酸钙对抗。

4. 答:分为先兆早产和早产临产。

先兆早产:出现规则宫缩或不规则宫缩,伴有宫颈管进行性缩短。

早产临产:出现规则宫缩(20 min≥4 次或 60 min≥8 次),伴有宫颈进行性扩张 1 cm 以上,宫颈展平≥80%。

5. 答:(1) 积极做好术前准备 嘱孕妇去枕侧卧,开放静脉通路,做好交叉配血试验、备皮、皮试等。

(2) 预防产后出血 孕妇术后回到病房,护士应严密观察生命体征及阴道流血情况,遵医嘱及早应用宫缩剂,防止产后出血。

(3) 预防产后感染 做好会阴护理,每天 2 次。及时更换会阴垫,保持会阴部清洁、干燥。

6. 答:Ⅰ度:以外出血为主,剥离面较小,常无腹痛或轻微腹痛,贫血体征不明显。腹部检查:子宫软,大小符合妊娠周数,胎位清楚,胎心率正常。产后检查胎盘:胎盘母面有凝血块或压迹。

Ⅱ度:剥离面在 1/3 左右,常突发持续性腹痛、腰酸或腰背痛,疼痛程度与胎盘后积血的多少成正比。无阴道流血或流血量不多,贫血程度与阴道流血量不符。腹部检查:子宫大小大于妊娠周数,宫底逐渐升高。宫缩间隙时,可触及胎位,胎心率尚可,胎盘附着处压痛明显。产后检查胎盘:胎盘母面有凝血块或压迹。

Ⅲ度:剥离面超过胎盘面积的 1/2,可出现恶心、呕吐、面色苍白、血压下降等休克症状,休克

NOTE

程度大于阴道出血量,临床表现较Ⅱ度加重。腹部检查:子宫硬如板样,无宫缩间隙,不能触及胎位,胎心消失。产后检查胎盘:胎盘母面有凝血块或压迹。

7. 答:①床边加床挡,是为防止子痫抽搐时坠床摔伤;②抽搐时勿强行按压孕妇肢体,是为防止孕妇的肢体受损;③皮肤护理,重度子痫前期孕妇都有水肿,或使用镇静剂后孕妇嗜睡,不翻身,易并发压疮;④口腔护理,使用镇静剂时,往往禁食、禁水,易并发口腔炎;⑤留置导尿管护理,预防尿路感染;⑥会阴护理,使用镇静剂后孕妇嗜睡,无生活自理能力,给予会阴护理,保持外阴清洁,预防尿路感染;⑦记录24 h液体出入量,以保持出入水平衡,预防水、电解质紊乱。

8. 答:(1)宣教妊娠高血压疾病的相关知识,使孕妇和家属对该疾病有正确的认识。

(2)加强孕期检查,注意休息,以左侧卧位为宜。指导合理均衡的饮食,加强自我监护,坚持每天3次的胎动计数,掌握自觉症状,发现异常情况及时就诊。

(3)嘱孕妇养成良好的卫生习惯,保持外阴部的清洁、干燥,必要时使用消毒会阴垫,防止上行感染。

(4)对血压尚未正常的孕妇(产妇),应嘱坚持治疗,定期随访,防止病情发展或转为高血压病。

(5)嘱产妇产后42天到医院复诊,了解生殖器官复旧情况。

(6)帮助孕妇选择合适的避孕方式,可在血压正常后1～2年后再次妊娠。

9. 答:(1)易导致产妇产后出血。因发病后伴有脂肪痢,使脂溶性维生素K的吸收减少,致凝血功能障碍。

(2)易出现胎儿窘迫,甚至出现新生儿颅内出血、新生儿死亡。因胆汁酸毒性作用导致围产儿的发病率增高。

10. 答:协助医生行经腹羊膜腔穿刺放羊水,事先准备腹带和沙袋。行穿刺时,严格执行无菌操作技术,防止感染。放羊水速度不宜过快,一次放羊水量不超过1500 mL。放羊水后腹部放置沙袋加腹带包扎,防止血压骤降而发生休克。

11. 答:(1)嘱孕妇定期门诊随访,注意休息。

(2)每周监测B超羊水情况,2周做一次NST。

(3)对本次妊娠失败的家庭,告诉他们羊水过多没有遗传性,应振作精神,创造良好氛围再次怀孕。在子宫内膜完全修复之前,采取避孕措施。下次妊娠早期,避免对胎儿不利的因素。

(4)计划怀孕前(至少提前3个月),服用叶酸,以减少胎儿神经管发育畸形。

12. 答:(1)了解孕妇对胎动的感受,是否伴有腹痛感。

(2)了解轻微抚触腹部,是否容易引起宫缩。

(3)了解孕妇是否有子宫紧裹胎儿感。

(4)了解胎盘功能异常时,是否伴有胎动减少。

(5)检查宫高、腹围,是否较实际孕周小。

(6)阴道检查时,前羊膜囊是否不明显,胎膜是否紧贴胎儿先露部。

13. 答:(1)做好自我保健,如休息时取左侧卧位,以改善胎盘血液供应。

(2)教会孕妇自我监测宫内胎儿情况的方法,如坚持每天胎动计数3次,一旦胎动小于每小时3～5次,立即到医院就诊。

(3)对本次妊娠失败的家庭,告诉他们羊水过少没有遗传性,故夫妇二人共同调整心态,创造良好氛围再次怀孕。在子宫内膜完全修复之前,采取避孕措施。下次妊娠早期,避免对胎儿不利的因素。

(4)计划怀孕前(至少提前3个月),服用叶酸,有利于优生优育。

14. 答:根据不同的时期做好相应的处理。

妊娠期,早诊断,增加产检次数,预防妊娠期高血压疾病、贫血,防止早产及脐带脱垂。

分娩期,严密观察产程和胎心率变化,预防宫缩乏力或产程延长,防止第二胎难产及产后出血。第一个胎儿娩出后,立即断脐,协助扶正第二个胎儿的胎位,使其保持纵产式,等待20 min左右,第二个胎儿自然娩出。如等待 20 min 后仍无宫缩,则协助人工破膜或遵医嘱静脉滴注缩宫素,促进宫缩。如发现脐带脱垂、胎盘早剥,立即用产钳助产或臀牵引,迅速娩出胎儿。如胎头高浮,应行内转胎位术及臀牵引术。如第二胎儿为肩先露,先行外转胎位术,不成功再改用联合转胎位术娩出胎儿。必要时,第二胎可采用剖宫产术终止妊娠。

第二个胎儿娩出后遵医嘱静脉滴注缩宫素,至少维持至产后 2 h 以上,防止产后出血。腹部放沙袋,防止因腹压骤降引起休克。

产褥期,预防产后宫缩乏力和产后出血;指导双胎的哺喂技能及哺喂前后的乳房护理。哺喂后新生儿的护理均同单胎,仅哺喂姿势不同,可双胎同时哺乳。产妇体力不支,也可双乳房同时吸乳,再由家属一起给双胎喂奶。

15.答:(1)指导孕妇注意休息,取左侧卧位或左侧半坐位;加强营养。

(2)保持个人清洁卫生,防止感染。

(3)一旦羊水破裂,立即取平卧位,以防脐带脱垂。

(4)注意阴道出血量,防止产后出血。

(5)指导母乳喂养及产后来院复查。

(6)指导选择有效的避孕措施。

16.答:(1)向孕妇宣教胎膜早破的相关知识及危害,指导孕妇重视妊娠期卫生保健,妊娠晚期禁止性生活,避免重体力劳动和外伤等。

(2)有宫颈内口松弛的孕妇,注意卧床休息,于妊娠 14~16 周遵医嘱行宫颈环扎术。

(3)注意合理平衡的营养摄入。

17.答:(1)对孕妇不良影响:产后出血,软产道、尿道严重撕裂,增加难产率和产后感染率。

(2)对新生儿不良影响:手臂神经损伤,锁骨骨折,新生儿低血糖,肩难产而死胎。

五、案例分析题

1.(1)答题思路:复习流产与异位妊娠的临床表现,两者都是早孕阶段的腹痛,但部位不同;同样都有阴道出血,但哪个出现血压下降的概率更大些;两者的妇科检查哪些体征是相同的,但哪个具有宫颈明显举痛、后穹隆饱满。

流产与异位妊娠的鉴别诊断

疾病	腹痛部位	血压下降的概率	宫颈举痛,后穹隆饱满
流产	下腹中央阵发性下坠痛	较小	无
异位妊娠	突发撕裂性剧痛,由下腹一侧向全腹扩散	更大	举痛(+),直肠子宫陷凹有肿块

通过上述流产与异位妊娠鉴别诊断表格,本案例更符合异位妊娠。

答:临床诊断为异位妊娠。诊断依据如下。①停经史,目前停经 40 天。②右下腹突发撕裂样剧痛。③有少量阴道出血,但有血压 89/60 mmHg、脉搏 110 次/分的休克症状。④妇科检查示宫颈举痛(+),直肠子宫陷凹有肿块,符合后穹隆饱满的症状。

(2)答题思路:抗休克是最急需解决的健康反应。

答:①组织灌注改变　血压 89/60 mmHg,脉搏 110 次/分,红细胞 2.0×10^{12}/L 与腹腔内出血有关。

②紧张　表情紧张,担心自己的安危,同时担心以后的生育问题　与害怕异位妊娠威胁母儿生命有关。

2.(1)答题思路:针对晚期出血,且反复不规则阴道出血,则重点收集是否有腹痛,该孕妇无腹痛;了解有否出血的诱因,该产妇无明显诱因;了解子宫是否压痛,该产妇无明显子宫压痛;了解宫高与妊娠周数是否相符,该产妇宫高超过妊娠月份,胎头未入盆。

答:临床诊断是前置胎盘。

(2)答题思路:分娩时宫口开大可能会大出血,可致母儿出现生命危险;为了能让孕妇配合治疗和护理,尽早给孕妇及家属讲解治疗方案对摆脱母子危险的重要性,缓解孕妇的恐惧;只要使用抗生素,感染能得到控制,故排序可以最后。

答:①有组织灌注量不足的危险 与分娩时可能大出血有关。

②有胎儿受损的危险 与保胎过程中突发大出血致胎儿窒息有关。

③恐惧 担忧孩子的生死未卜而预感大祸临头 与被诊断前置胎盘,担心母儿安危有关。

④有感染的危险 与前置胎盘剥离面靠近宫颈口,细菌易经阴道上行感染有关。

(3)答题思路:孕周不足37周,孕妇血压未下降,胎心正常,首先拟保胎处理,采取保胎护理。

答:①卧床休息,减少刺激:孕妇需住院,绝对卧床休息,以左侧卧位为宜。间断吸氧,以提高胎儿血氧供应。为避免刺激,减少出血,医护人员对孕妇应禁做阴道检查及肛查。

答题思路:保胎过程中严密监测母儿生命体征,动态观察阴道出血量等。

答:②严密观察病情变化:监测孕妇生命体征及胎儿宫内情况,会阴垫保留24 h,严密观察孕妇阴道流血时间、量、色。发现异常及时报告医生,配合终止妊娠。

答题思路:欲让孕妇安心保胎,要让孕妇保持平静,采取心理护理。

答:③心理护理:全面提供孕妇心理支持。加强对疾病的宣教,使孕妇正确对待疾病的发生发展,消除恐惧心理。

答题思路:有慢性出血,同时考虑预防感染护理。

答:④预防感染:会阴清洁,每日两次,用消毒会阴垫。按医嘱给予对胎儿危害性最小的抗生素。

答题思路:已有出血史,保胎过程中还会有出血,故采取纠正贫血、增强体质的护理措施。

答:⑤加强营养:指导孕妇摄取富含高蛋白、含铁丰富的食物,如动物肝脏、豆类、绿叶蔬菜等,纠正贫血,增强抵抗力。

3.(1)答题思路:首先明确医学诊断,通过收集发病因素资料,该孕妇患妊娠期高血压疾病,观察子宫大小与妊娠周数关系,该孕妇子宫似足月妊娠大小,子宫大于孕周,提示宫腔可能有内出血;做腹部检查,该孕妇子宫硬如板,有压痛,胎位不清;了解阴道出血与出血体征的关系,该孕妇有不少的阴道流血,血压86/50 mmHg,脉搏118次/分,呼吸16次/分,脸色苍白,提示休克。

答:鉴于针对性的病史分析,该孕妇的子宫硬如板,胎位和胎心均不清,临床诊断是胎盘早剥Ⅲ度。

(2)答:

区别前置胎盘与胎盘早剥的临床表现

并发症	发病的孕周	胎盘附着处	腹痛或出血前的诱因	腹痛	阴道出血			子宫大小	子宫高度	触及胎儿	胎心音
					出血量	出血次数	出血体征				
前置胎盘	孕28周后	子宫下段	无	无	不多	多次	与阴道出血成正比	基本符合	略高,但不变化	可触及	有胎心音
胎盘早剥	孕20周后	正常位置	有	有,硬如板	很多	仅这次	与阴道出血不成正比	大于孕周	不断升高	不可触及	胎心音消失

(3)答题思路:Ⅲ度胎盘早剥需立即行剖宫产术,终止妊娠。做好术前准备同时做抗休克护理和母婴抢救准备。

答:①做好终止妊娠的准备:做好术前准备,包括皮试、备皮,开启婴儿暖箱和新生儿远红外线辐射台,备好新生儿复苏急救箱等。立即建立产妇的静脉通路,做好备血和输液等抗休克护理措施。

答题思路:严重的产前出血,预防凝血功能障碍,采取预防产时、产后大出血的护理措施。

答:②预防并发症:配合执行 DIC 的全套检测项目、心电监测,严密观察产妇生命体征,动态观察凝血功能障碍的体征、注射部位有无皮下出血,留阴道流血标本,定时观察流血是否不凝,及出血量;给产妇留置导尿管,定时观察尿量,警惕少尿等肾衰竭的并发症。产后严密观察宫缩情况及出血量,发现异常及时通知医生并处理。

答题思路:产前出血导致休克,产后预防感染和增加营养,以纠正贫血。

答:③产褥期护理:做好会阴护理,勤换会阴垫,保持会阴清洁,防止产后感染。加强产妇营养,纠正贫血。

答题思路:产前突遭剧烈腹痛,进入医院立即手术,且胎死腹中,短时间内经历如此大的负性事件,产后急需安抚产妇的心理,帮助产妇及家属顺利解决心理危机。

答:④心理护理:指导丈夫陪伴孕妇,与孕妇共同战胜疾病。加强对疾病知识、治疗方案的讲解,使孕妇正确对待疾病的发生发展,能够信赖医护人员,缓解恐惧心理。并告知产妇以后还有机会继续妊娠,且胎盘早剥不是遗传性疾病,只要在产前控制血压在正常范围,仍可能生育健康的宝宝。

4.(1)答题思路:复习子痫前期的临床表现,重点了解孕妇的主诉,该孕妇今觉头痛 1 天;检测血压、尿蛋白等,该孕妇血压 164/120 mmHg,24 h 尿蛋白定量 0.13 g,尿蛋白(++),近日自觉下肢水肿,渐重。检测指标中只需一项符合诊断标准,诊断成立。

答:医学诊断是重度子痫前期,依据见答题思路。

(2)答题思路:重点是护理措施能减少或预防孕妇和胎儿的危险。目前,最急需预防的是子痫抽搐时的窒息。

答:①有误吸的危险　与子痫抽搐有关。

答题思路:使用解痉剂时硫酸镁的呼吸抑制。

答:②有不能维持自主呼吸的危险　与硫酸镁中毒使呼吸停止有关。

答题思路:面对如此严重的现实,孕妇因不能保护胎儿安全必然会有恐惧感。

答:③恐惧　不知能否保住胎儿　与担心胎儿安危有关。

答题思路:关注胎儿在宫内的安全,预防胎儿宫内窒息。

答:④有胎儿窒息的危险　与胎盘供血不足有关。

答题思路:降压需要给予镇静剂,孕妇多呈嗜睡状态,自主翻身较少,预防发生压疮。

答:⑤有皮肤完整性受损的危险　与服用镇静剂后自主翻身较少易发生压疮有关。

答题思路:虽然,体液过多是现存的健康反应,除了预防压疮护理之外,更多的是医疗处理,故排序在最后。

答:⑥体液过多　自觉下肢水肿日渐加重　与肾功能受损血浆蛋白含量下降有关。

(3)妊娠期高血压疾病治疗基本原则是休息、镇静、解痉,有指征地降压、利尿,密切监测母儿情况,适时终止妊娠。

该孕妇为重度子痫前期,处理原则是镇静、解痉,有指征地降压、利尿,密切监测母儿情况,适时终止妊娠。

5.(1)答题思路:孕妇知晓该疾病对胎儿的危害,故缓解孕妇的焦虑心情是急需解决的。该疾病对胎儿的危害较其他疾病更严重,故比现存的皮肤瘙痒更重要。

答:①焦虑　担忧胎儿健康和能否顺产　与担心母儿安危有关。

答题思路:胆汁酸促进血管收缩,使绒毛间隙狭窄,胎盘血供下降,可发生胎儿窘迫,使围产儿死亡率增加。

答:②有死胎的危险　与胆汁酸毒性作用有关。

答题思路:胆汁酸升高,出现黄疸,导致皮肤瘙痒。

答:③皮肤完整性受损　手足心明显的抓痕与胆汁淤积有关。

(2)①指导孕妇正确评估身心康复情况,保持良好的心态面对妊娠的结局。

②加强自我监护,每天坚持胎动计数 3 次,一旦胎动异常立即报告值班护士。

③嘱孕妇勿抓挠皮肤,勤剪指甲、勤换内衣裤,保持床单的整洁。

6.(1)答题思路:羊水过多最大的危害是一旦胎膜早破,极易导致脐带脱垂,可致胎儿死亡,故是首要护理诊断。

答:①有胎儿受损的危险 与羊水过多易导致胎膜早破、脐带脱垂有关。

答题思路:孕妇因坐卧不宁而想尽早结束妊娠,可见不适是很严重的。

答:②舒适改变 数周坐卧不宁,近来呼吸感觉不畅 与急性羊水过多有关。

答题思路:不能平卧,只能取坐位,尾骶部是压疮的好发部位。

答:③有皮肤完整性受损的危险 与较长时间取坐位,尾骶骨局部受压有关。

(2)①嘱孕妇定期门诊随访,注意休息。

②每周B超监测羊水情况,2周做一次NST。

③对本次妊娠失败的家庭,告诉她们羊水过多无遗传性,故应振作精神,创造良好氛围再次怀孕。在子宫内膜完全修复之前,采取避孕措施。下次妊娠早期,避免对胎儿不利的因素。

④计划怀孕前(至少提前3个月),服用叶酸,以降低胎儿神经管发育畸形率。

7.(1)答题思路:羊水过少的并发症是胎儿宫内窒息,甚至死胎,故是需首先观察的症状。

答:①有胎儿窒息的危险 与羊水过少导致胎儿窘迫有关。

答题思路:孕妇的心理障碍对孕期安全不利,也将影响腹中胎儿的情绪,故需尽早给予心理支持,帮助她渡过难关,有信心迎接宝宝的降生。

答:②无能为力 得知不能顺产,满脸的无助 与担心母儿安危有关。

答题思路:羊水过少的胎儿病死率明显升高,需要加强对胎儿的监测。

答:③有胎儿受损的危险 与胎儿发育畸形有关。

(2)该孕妇羊水过少,胎儿正常,遵医嘱增加补液量,改善胎盘功能,同时抗感染。遵医嘱应用宫缩抑制剂,严密观察胎儿宫内的耐受力,尽量延长妊娠期,提高胎儿的存活率。

先考虑阴道试产,需观察产程进展,连续监测胎心率变化。一旦有胎心率变化,立即行剖宫产结束妊娠。

项目七 妊娠期合并症妇女的护理

一、单项选择题

1.B 2.D 3.C 4.A 5.B 6.C 7.E 8.E 9.C 10.D 11.D 12.E 13.A 14.B 15.A 16.C 17.A 18.B 19.E 20.D 21.B 22.E 23.D 24.A 25.A

二、填空题

1.32 34 分娩 3天内

2.8 12 8

3.24 28

4.饮食疗法 适当运动 胰岛素

5.正常 并发症 死亡率

6.10 12 2 4

7.75 g葡萄糖耐量

8.缺铁性 叶酸 维生素B_{12} 母儿

9.铁的需要量 <6.5

三、简答题

1.答:以防止增加心脏负担。

2.答:妊娠期理想的血糖值控制在孕妇无明显饥饿感,空腹及餐前半小时为3.3~

5.3 mmol/L、餐后 1 h 的血糖值≤7.8 mmol/L、餐后 2 h 及夜间的血糖值在 4.4～6.7 mmol/L。

3. 答：当血红蛋白≤60 g/L，需行剖宫产，再生障碍性贫血孕妇，应少量、多次输浓缩红细胞或新鲜全血，输液速度宜慢。

四、问答题

1. 答：轻微活动后即出现胸闷、心悸、气短；休息时心率大于 110 次/分，呼吸大于 20 次/分；夜间常因胸闷而坐起呼吸，或到窗口呼吸新鲜空气；肺底部出现少量持续性湿啰音，咳嗽后不消失。

2. 答：（1）对孕妇的影响：流产率升高、妊娠期高血压疾病的发生率增高、羊水过多的发生率增高、感染发生率增高、产道损伤、易发生糖尿病酮症酸中毒，GDM 孕妇再次妊娠时，复发率高达 33%～69%。

（2）对胎儿的影响：流产、畸形儿发生率增加，胎儿窘迫、胎儿生长受限的发生率增加，早产率增加，巨大胎儿发生率增加。

（3）对新生儿的影响：新生儿呼吸窘迫综合征（NRDS）、新生儿低血糖。

五、案例分析题

1.（1）答题思路：首要是心功能状况和早期心衰，其次是胎儿发育。

答：①先天性室间隔缺损修补术后，妊娠 33 周。

②轻微活动后感心悸、气急、呼吸困难，属心功能Ⅲ级。

③轻微活动后感心悸、气急、呼吸困难；安静状态下呼吸 24 次/分，心率 115 次/分，平卧时口唇发绀，无颈静脉怒张，听诊心尖部收缩期杂音Ⅲ级，可闻及舒张期杂音，肺底部有少量湿啰音。属早期心衰。

④手测宫高在脐与剑突之间，符合孕 33 周；胎心率 144 次/分，胎动好。胎儿发育良好。

⑤完善相关检查：B 超、胎儿电子监护、胸片、心电图、心脏彩超、血尿常规，有助于医学诊断。

（2）答题思路：孕妇已处于早期心衰，不处理则威胁孕妇生命安全，故为首要护理诊断。

答：①活动无耐力　轻微活动后感心悸、气急、呼吸困难，口唇发绀　与早期心衰有关。

答题思路：早期心衰孕妇情绪有波动，则不利于抗心衰治疗，故作为其次的护理诊断。

答：②焦虑　反复询问胎儿情况、是否可以继续妊娠　与害怕心衰导致胎儿夭折有关。

答题思路：相对而言，关于剖宫产术的知识可放在最后解答。

答：③知识缺乏　不了解剖宫产的风险，是否能怀第二胎　与初次怀孕不知该疾病的相关预后有关。

（3）心理护理内容如下。

①妊娠期：向孕妇及家属解释目前的健康状况，属于早期心衰。本院有标准化的 NICU，能够为高危儿的康复提供有力的保障；CCU 与 ICU 已成立十年以上，为孕产妇的监护提供了优质资源，只要孕妇能够积极配合治疗，相信会获得满意的结局，大家共同努力，期待着母子平安。

②分娩期：专人观察、守候，积极完善术前准备，为产妇提供必要的生活帮助，解答产妇的疑问，稳定其情绪，使产妇为顺利分娩建立信心，积极配合医护人员。及时向家属告知母儿的情况，减轻家庭成员的焦虑。

③产褥期：新生儿因早产出生后需转 NICU 观察与治疗，母婴分离后产妇会产生失落的心理，但 NICU 也有责任护士，会负责与产妇及家属一起制订康复计划，每天定时向产妇及家属汇报和摄录新生儿的状况，甚至可请家属进入 NICU 看望新生儿，以减轻产妇及家属的担忧。

2.（1）答题思路：正常孕妇体内的胎盘生乳素等激素分泌量增加，部分孕妇的胰腺代偿功能不足，致胰岛素分泌量减少，血糖升高。其母亲患有糖尿病，属于家属遗传史。

答：胎盘因素和家属遗传因素，致该孕妇出现妊娠合并糖尿病。

（2）答题思路：复习项目七任务二中关于 75 g OGTT 的内容。

答：空腹及服糖后 1 h，2 h 的血糖值分别为 5.1 mmol/L、10.0 mmol/L、8.5 mmol/L。任何一点血糖值达到或超过上述标准即诊断为妊娠期糖尿病。

（3）答题思路：糖尿病的并发症可致死，预防糖尿病的首要措施是控制血糖。要降低血糖需减少摄入，增加消耗，必要时药物治疗。

答：维持血糖正常范围，减少母儿并发症，降低围生儿死亡率。

主要治疗方法为饮食疗法，适当增加运动量，若仍无法控制血糖，则行药物治疗，首选胰岛素控制血糖。

（4）①孕早期与孕前需要的热量相同。

②孕中期，每日热量摄入 30～35 kcal/kg，其中碳水化合物 50％～60％、蛋白质 20％～25％、脂肪 25％～30％。

③孕晚期，每周热量增加 3％～8％。

④避免过分控制饮食，否则会导致孕妇饥饿性酮症及胎儿生长受限。指导孕妇避免一次性食用大量食物而导致血糖显著升高，建议可以在三餐之间少量加餐，并将三餐的能量合理分配，如早餐、午餐、晚餐可按照 1/5：2/5：2/5，或 1/3：1/3：1/3 的比例分配，睡前点心需包含蛋白质及碳水化合物，预防夜间低血糖，夜间血糖不得低于 3.3 mmol/L。膳食纤维可提高胰岛素受体的敏感性，并显著降低餐后血糖。因此，建议孕妇多进食蔬菜、粗粮、豆类、低糖水果等，并坚持低盐饮食。

3. （1）答题思路：WHO 关于妊娠期缺铁性贫血的标准为外周血血红蛋白<110 g/L 及血细胞比容<0.33，及血清铁<6.5 μmol/L。该孕妇血红蛋白 50 g/L，红细胞计数 2.05×10^{12}/L，血清铁5.8 μmol/L，符合 WHO 诊断标准。

答：妊娠期贫血，然后，确诊为妊娠期缺铁性贫血。

（2）答题思路：该孕妇已有跌倒史，故本次入院，慎防再次跌倒，是首要问题；因贫血致活动无耐力，也是跌倒的原因之一，故列为第二个问题。

答：①有跌倒的危险　与重度贫血引起的头晕、眼花等有关。

②活动无耐力　主诉行走稍快些，感气急，无力行走　与贫血引起的疲倦有关。

③有胎儿受伤的危险　与母体重度贫血，致胎盘血供不足有关。

（3）答题思路：铁剂与维生素 C 同时服用能增进疗效；铁剂对胃肠道刺激较大，饭后用减少刺激。

答：①铁剂的补充应首选口服制剂，补充铁的同时服维生素 C，如硫酸亚铁 0.3 g，每日 3 次，同时口服维生素 C 300 mg 或 10％稀盐酸 0.5～2 mL，促进铁吸收，宜饭后服用。对于妊娠末期重度缺铁性贫血或口服铁剂胃肠道反应较重者，可深部肌内注射补充铁剂。

②输血时应少量、多次输浓缩红细胞或新鲜全血，输液速度宜慢。

（4）作为一名责任护士，要重点评估孕妇因长期疲倦或知识缺乏而引起的不安倦怠心理。同时评估孕妇及家人对缺铁性贫血疾病的认知情况，以及家庭、社会支持系统是否完善等。告知孕妇，贫血是可以改善的，只要积极治疗可防止母儿损伤。在目前国家医保政策大好形势下，不必担心医疗费用，减少思想顾虑，缓解不安情绪。

项目八　分娩期并发症妇女的护理

一、单项选择题

1. D　2. A　3. D　4. A　5. B　6. E　7. E　8. C　9. C　10. C　11. B　12. B　13. D　14. E　15. A　16. E　17. C　18. A　19. B　20. D　21. B　22. A　23. D　24. E　25. C

二、填空题

1. 分娩　胎心音　妊娠　胎动

2. 左侧　15

3. 轻度　重度　青紫　苍白

4. 30～32

5. 嘴　鼻

6. 瘢痕　梗阻性　宫缩药物　产科手术

7. 病理性缩复环

8. 宫缩乏力　胎盘因素　软产道裂伤　凝血功能障碍　宫缩乏力

9. 促进宫缩

10. 心肺功能衰竭和休克期　凝血功能障碍期　肾衰竭期

三、简答题

1. 答:(1)一般护理:取左侧卧位,间断吸氧。

(2)监测胎心音的变化。

(3)为手术者做好术前准备。

(4)做好新生儿抢救和复苏的准备。

(5)心理护理。

2. 答:A代表清理呼吸道。B代表建立呼吸。C代表维持有效循环。D代表药物治疗。E代表评估。

3. 答:胎盘娩出后检查胎盘、胎膜完整,阴道流血呈间断性,色暗红,有凝血块,触摸子宫体软,轮廓不清,按摩子宫,子宫收缩变硬,停止按摩,子宫再次松软。

四、问答题

答:(1)开放静脉通道,及早补充血容量。

(2)输血。

(3)严密观察产妇的生命体征、意识状态、皮肤颜色、尿量等。

(4)观察宫缩情况,恶露的量、颜色、气味,有腹部伤口者,注意腹部伤口情况。

(5)安置产妇于中凹位,吸氧、保暖。

(6)根据产妇出血原因配合医师采取相应的止血措施。

(7)做好会阴护理,遵医嘱给予抗生素预防感染。

五、案例分析题

1. (1)答题思路:复习项目三任务四【高危妊娠评估】有关监测胎心率的内容。

答:提示胎盘功能不良、胎儿缺氧。

(2)答题思路:评估个案的胎心率、胎盘功能、脐带。

答:胎心率168次/分,胎心监护10 min出现3次晚期减速,是诊断胎儿窘迫的重要表现;B超检查提示胎盘成熟度Ⅲ级钙化,考虑胎儿缺氧与胎盘功能减退有关;脐带绕颈一周,也可能是胎心率改变造成的。

(3)答题思路:胎儿窘迫主要原因有胎盘老化,脐带因素,孕妇并发症导致胎儿胎盘供血不足。该案例有关于检查胎盘的描述,符合胎儿窘迫的临床表现。

答:首先是胎盘成熟度Ⅲ级钙化,胎盘老化,供血不足;其次是脐带绕颈一周,当临产时胎头入盆,可能脐带被勒紧,供血进一步减少,导致胎儿窘迫。

2. (1)答题思路:护士配合医生安置体位和保暖护理。

答:事先预热远红外辐射保暖台(抢救床),温度达30～32 ℃;擦干身上的羊水、血迹,露出头部,用无菌塑料膜包裹躯干和四肢以保暖;新生儿仰卧,在枕部或肩下用布类垫高,使头后仰15°～30°。

(2)答题思路:正压通气时的给氧要求,不能漏气。

答:准备好100%的纯氧,连接面罩;将面罩密闭遮盖口鼻,上缘不遮盖眼睛,下缘不超过下颌,扶住面罩。

(3)答题思路:观察心率及大动脉搏动。

答:听心率,比抢救前增快,扪及股动脉搏动。当心率＞60次/分,报告医生,提示可停止胸外心脏按压。

3.（1）答题思路：该案例有缩宫素静脉滴注，常规设立专人护理目的之一，就是防止宫缩过强，出现先兆子宫破裂。该案例描述：子宫上下段交界处有一明显环状凹陷，并逐渐上升。产妇烦躁不安，下腹疼痛难忍，并有排尿困难、血尿，符合子宫先兆破裂的临床表现。因静脉滴注缩宫素可能导致宫缩过强，对因处理，停止缩宫素，甚至静脉输液管内的缩宫素也不能再输入。

答：先兆子宫破裂。停用缩宫素，更换静脉输液管，同时报告值班医生。

（2）答题思路：虽已停止缩宫素引产，但仍需严密观察。该案例的病情还在发展，产妇有撕裂样疼痛，接着疼痛暂缓，随之而来血压下降，腹壁下可清楚扪及胎儿肢体，胎心听不清等符合子宫破裂的临床表现。此时该产妇腹腔内大出血、休克，护士积极配合抗休克护理。

答：子宫破裂。等待紧急输血前，立即静脉输入平衡液，必要时遵医嘱使用升压药，氧气吸入，保暖；安排一名护士陪伴产妇并安抚她；准备急诊剖宫术的术前护理。

4.（1）答题思路：第三产程的时限，产后出血的四大因素。

答：依据该产妇"阴道分娩胎儿娩出后 2 h，胎盘未娩出伴阴道流血约 800 mL"，诊断出血的原因为胎盘滞留；依据该产妇"宫缩欠佳，阴道壁无裂伤，宫颈无裂伤，会阴侧切口已缝合无出血"，排除软产道裂伤因素的出血；依据该产妇"见少许活动性出血"，暂时排除凝血功能障碍因素的出血，故诊断出血原因为宫缩乏力。

（2）答题思路：了解血液状况。

答：进一步检查血常规，以明确排除凝血功能异常，并诊断贫血程度。

（3）答题思路：结合案例实施健康教育，有轻重缓急的排序。该案例有人工流产史，因此，结合人工流产史造成产后出血的因素，是本案例健康教育的首要内容。其次是教会产妇及家属观察产后大出血的现象，及早发现产褥期大出血。

答：①告知产妇及家属，1 年前做人工流产 1 次，这次又做了清宫术，都属于宫腔手术后，应该 2 年内避免怀孕，让子宫内膜较好地修复，可减少再次怀孕时胎盘因素导致的产后出血。

②教会产妇及家属观察子宫复旧的方法，一旦怀疑异常，及时汇报医护人员或到医院就诊。

③指导产妇及家属加强营养，多进富含铁、蛋白质、维生素的食物，如瘦肉、牛奶、鸡蛋、绿色蔬菜、水果等，少量多餐。

④指导产妇及家属适当活动，逐渐增加活动量。

5.（1）答题思路：根据临床表现发展过程，首先是心肺功能衰竭和休克，据此思考抢救原则。

答：最初阶段的抢救原则是纠正缺氧、抗过敏、解除肺动脉高压、抗休克。

（2）第一步吸氧：取半卧位，保持呼吸道通畅，立即面罩给氧或气管插管正压给氧。

第二步抗过敏：在改善缺氧的同时，立即给予大剂量地塞米松静脉推注或氢化可的松静脉推注。

第三步解除肺动脉高压：首选盐酸罂粟碱，也可用阿托品、氨茶碱等解痉药物。

第四步抗休克：给予低分子右旋糖酐，补充血容量，血容量已补足而血压仍不稳者，可用多巴胺、间羟胺静脉滴注。

项目九　异常分娩妇女的护理

一、单项选择题

1. A　2. C　3. C　4. A　5. C　6. E　7. D　8. E　9. B　10. E　11. A　12. B　13. C　14. E　15. D　16. C　17. B　18. D　19. A　20. D　21. D　22. E　23. A　24. B

二、填空题

1. 正常的　对称性　极性　弱

2. 骨产道　软产道

3. 枕后位　枕横位　面　肩　臀位　巨大胎儿　畸形

4. 甲胎蛋白

三、简答题

1. 头盆不称或胎位不正、子宫因素、精神因素、内分泌失调、药物、其他因素。

2. 骨产道异常主要是指骨盆径线过短或形态发生异常,阻碍胎先露在分娩机制过程中的下降及内旋转,也可以影响宫缩,导致整个产程的进展受阻。

3. 肩先露是指胎儿横卧在宫腔内,胎儿纵轴与母体纵轴垂直。

四、问答题

1. (1) 对产妇的影响　由于产程延长,产妇休息不好,进食量少,精神、体力大量消耗致产妇出现疲劳乏力、排尿困难等,严重时出现脱水、酸中毒、低钾血症、膀胱阴道瘘、尿道阴道瘘、生殖道感染、产后出血。

(2) 对胎儿的影响　由于产程延长,胎头及脐带受压过久导致胎儿窘迫、胎死宫内,同时增加手术产机会,使新生儿产伤、颅内出血、吸入性肺炎发生率大大增加。

2. (1) 胎头低于耻骨联合水平,跨耻征检查阴性,提示头盆相称,胎头可以入盆,可试产。

(2) 胎头与耻骨联合在同一水平面,跨耻征检查可疑阳性,头盆可能不相称,临产后提高警惕,特别注意胎头下降程度。

(3) 胎头明显高于耻骨联合水平,跨耻征检查阳性,提示头盆不称,不能试产。

3. 臀位孕妇,孕 30 周后可做胎位矫治训练,安置体位要求:双脚分开与肩等宽,双膝跪于软垫,双臂弯曲,双肘撑于软垫,胸部贴近软垫,头偏向一侧,大腿与软垫垂直,臀部抬高超过腰骶和双肩。采取膝胸卧位 2 次/天,每次约 15 min,连续 1 周后复查。

五、案例分析题

1. (1) 答题思路:判断产程曲线图的哪个类型,主要看宫口和规律宫缩的总时间。该产妇,有规律宫缩 16.5 h,宫口开大 1.5 cm,处于潜伏期。正常潜伏期的时间为 8 h,超过 16 h,判断潜伏期延长。

答:结合本案例呈现的数据,该产妇属于潜伏期延长。

(2) 答题思路:判断产力是否正常,主要与正常的第一产程产力比较,正常第一产程的宫缩持续 30 s,间歇 5 min,强度中至强。其次是宫口及胎头下降情况,正常的宫口开大 3 cm,先露下降。本案例中的产力、宫口开大都欠佳,故首先考虑宫缩乏力。

再考虑宫缩乏力的类型,主要是了解宫缩的节律性、极性、对称性。本案例的宫缩特征均是正常的,故考虑是协调性宫缩乏力。

答:该产妇是协调性宫缩乏力。

(3) ① 体液不足:口唇干燥,大汗淋漓　与烦躁呼叫、不愿进食饮水有关。

② 疼痛:每次宫缩都烦躁呼叫　与潜伏期延长产妇失去信心有关。

③ 焦虑:每次宫缩间隙都要求听胎心　与担心胎儿安危有关。

④ 潜在并发症:产后出血、子宫破裂、胎儿窘迫。

(4) ① 第一产程护理原则:稳定产妇情况,给予足够能量和休息,恢复正常宫缩。可采取:a. 再次复查跨耻征,若阴性,考虑试产;b. 鼓励家属陪伴,让产妇自由体位,减轻不适感觉;c. 给予胎心监测,教会产妇听胎心音,消除产妇对胎儿安全的顾虑;d. 遵医嘱给予镇静剂,安排安静环境,让产妇安静休息;e. 休息后,鼓励产妇进食饮水,恢复体力;f. 恢复体力后加强宫缩。

② 第二产程护理原则:争取自然分娩。可采取:a. 加强宫缩,严密观察宫缩和胎心率,等待自然分娩;b. 一旦出现胎儿窘迫,则行剖宫产结束分娩。

③ 第三产程护理原则:预防产后出血和感染,可采取:a. 加强宫缩,严密观察产后宫缩情况、产后出血量;b. 根据化验报告考虑抗感染治疗。

2. (1) 答题思路:判断属于产程曲线图的哪个阶段,主要看宫口和规律宫缩的总时间。该产妇规律宫缩 8 h,宫口开了一指尖,处于潜伏期。正常潜伏期的时间为 8 h,不能超过 16 h。

答:结合本案例呈现的数据,该产妇属于潜伏期。

（2）答题思路：看见身材矮小（身高 140 cm 左右）的产妇，首先要认真、反复测量其骨盆各条径线。进入第一产程，进展缓慢，先露高浮，则查明原因。复习产检记录，复测骨盆外测量。

答：本案例呈现的骨盆外测量数据，4 条径线都小于正常值，且产妇身材矮小。同时，第一产程进展缓慢，胎头高浮，表示先露下降有困难。请其他医护人员复测骨盆内、外径线，动态观察胎头下降程度。考虑均小骨盆。

（3）答题思路：分析产程曲线图，有规律宫缩 8 h，宫缩正常，胎头高浮，进展不明显，说明有胎头下降受阻的现象，与宫缩无关。孕 38 周，宫高 32 cm，胎儿属于正常发育，相对于产妇身材矮小、均小骨盆而言，存在相对头盆不称。

答：重点观察胎头下降程度，可能自然分娩有困难，做好剖宫产前的护理。

（4）建议行剖宫产结束分娩。

3.（1）答题思路：判断胎位的方法，第一步是产科四步手法，第二步是明确胎心音较清晰部位与孕妇脐孔关系，第三步做 B 超检查确诊胎位。

答：本案例胎背在孕妇右侧，脐上右侧听胎心清楚，考虑臀位。有条件时，可做 B 超检查，既可明确胎位，又能估计胎儿体重。

（2）答题思路：通常臀位考虑剖宫产。决定是否实施剖宫产，还需参考胎儿体重因素，做 B 超检查能较好地估计胎儿体重。

答：如果胎儿体重为 2500 g，建议行剖宫产。如胎儿体重＜2500 g，宫缩很好，则可试产。

（3）答题思路：①本案例的孕妇急切地想知道胎儿是否有危险；②臀位临产最大风险是胎膜早破、脐带脱垂、胎儿宫内窒息、新生儿死亡；③一旦发生脐带脱垂，尽快娩出胎儿，可能会给母儿造成一些损伤；④抢救脐带脱垂，需进行阴道内操作，可能导致产后感染。

答：①焦虑：孕妇急切地想知道胎儿是否有危险　与不知道胎儿的预后有关。

②潜在并发症：胎膜早破伴脐带脱垂、胎儿窘迫、新生儿死亡。

③有母儿受伤的危险　与抢救脐带脱垂时可能损伤软产道、新生儿产伤有关。

④有感染的危险　与抢救时阴道内操作有关。

（4）答题思路：围绕臀位易导致胎膜早破、脐带脱垂、胎儿宫内窒息、产后感染等，同时，以分娩前、分娩时、分娩后三个阶段制订护理措施。

答：①分娩前应该做好：a. 向孕妇讲解其胎位属于臀位，胎心好，目前胎儿是安全的，让孕妇放心；b. 安排入院，因臀位，一旦胎膜早破，脐带脱垂风险较大；c. 教会孕妇及家属，一旦发现阴道流液，取平卧位送到医院，避免脐带脱垂。

②分娩时应该做好：a. 入院后，严密观察临产先兆及胎心率、胎盘功能，孕妇继续计数胎动。b. 严禁灌肠，勤听胎心；胎膜破裂后立即听胎心率、抬高臀部，防止脐带脱垂。c. 宫口开全后，协助医生做臀位牵引助产术，胎儿脐部娩出 2～3 min 后娩出胎头，最多不可超过 8 min，防止发生新生儿窒息，做好新生儿抢救准备。

③分娩后应该做好：a. 遵医嘱应用宫缩剂及抗生素，预防产后出血及感染；b. 做体格检查排除新生儿肢体外伤；c. 了解新生儿哭声，协助诊断颅内出血；d. 观察新生儿呼吸及口唇颜色，协助诊断新生儿窒息。

项目十　异常产褥期妇女的护理

一、单项选择题

1. A　2. A　3. D　4. D　5. E　6. D　7. B　8. C　9. A　10. B　11. B　12. E　13. D　14. C　15. B　16. A　17. E　18. D　19. C　20. C　21. E　22. C

二、填空题

1. 厌氧菌　内源性　外源性

2. 24 h　1～2　6

3. 分娩　内分泌激素水平　个性　心理-社会　遗传

三、简答题

1. 答:急性外阴炎、会阴炎、宫颈炎,急性子宫内膜炎及子宫肌炎、急性盆腔结缔组织炎、急性输卵管炎、急性盆腔腹膜炎及弥漫性腹膜炎、盆腔血栓性静脉炎、下肢血栓性静脉炎、脓毒血症和败血症。

2. 晚期产后出血主要是指分娩 24 h 后,在产褥期内发生的子宫大量出血,出血量超过 500 mL。

3. 产褥期抑郁症主要表现:情绪变化,夜间更明显;自我评价降低,对身边的人充满敌意、自暴自弃;对生活缺乏信心,食欲、体重、睡眠型态紊乱。

四、问答题

1. 发生血栓性静脉炎时,不能盲目应用肝素治疗。怀疑有肺栓塞发生时,在血液内科医生指导下,适当应用肝素,以免栓子继续形成。发生下肢血栓性静脉炎时,应嘱产妇抬高患肢,并给予局部热敷,以促进下肢血液循环,减轻肿胀。

2. 主要为阴道流血量增多,出现腹痛及发热等症状,严重者继发感染,甚至出现休克危及产妇生命。病因不同临床表现也不同。

(1) 胎膜残留:产后血性恶露持续性增多,子宫复旧差,多发生于分娩数天至 10 余天。

(2) 剖宫产后出血:产后 20 余天至产褥末期,急性大出血,严重时发生休克。

(3) 子宫胎盘附着面复旧不全:一般于产后 10 余天出现阴道流血。

(4) 滋养细胞疾病、肌瘤:表现为不规则阴道出血。妇科检查:宫口松弛,双合诊检查可触到增大变软的子宫。感染后,可出现下腹压痛。

3. (1) 积极开展产妇的心理卫生保健工作,指导产妇运用适合的放松方法,提高产妇心理素质。

(2) 认真聆听产妇的感受,帮助产妇恢复对生活的兴趣。

(3) 了解母婴、夫妻相处方式,尽可能减轻产妇照顾新生儿的压力,引导及制造温馨气氛,增进夫妻感情、协调婆媳关系,避免诱发因素。

(4) 积极宣传男女平等的重要性,消除产妇焦虑及抑郁情绪。

(5) 告知产妇婴幼儿可能出现的一些相关问题及应对措施、热线电话等求助的方法。

(6) 一旦症状不能控制,寻求专业医生治疗。

五、案例分析题

1. (1) 答题思路:首要问题是高热,其次是担心退热后的喂养,然后是切口疼痛问题,最后是知识缺乏。

答:①体温过高:产后 3 天持续高热,体温超过 39 ℃　与生殖道创面感染有关。

②焦虑:退热后能否喂奶,人工喂养费用较高　与担心今后的喂奶问题有关。

③疼痛:会阴切口红肿、疼痛及渗出脓性分泌物　与会阴切口严重感染有关。

④知识缺乏:没有特意每天去换洗衣服及会阴垫　缺乏产褥期相应的知识。

(2) 答题思路:控制感染,解答哺乳问题,教会其产褥期自我保健措施。

答:①控制感染:a. 会阴脓性分泌物送培养,做药物敏感试验,会阴切口处做扩创处理;b. 1:5000高锰酸钾溶液擦洗会阴感染灶,用 95% 酒精湿热敷会阴,以利于炎症消退,减轻疼痛感;c. 安置产妇于健侧的半坐卧位,预防炎症向盆腔扩散;d. 每天饮水 2000 mL,有利于退热,补充水分;e. 按药物敏感试验报告,选用高效的抗生素;f. 发热期间停止哺乳,坚持按时人工挤出乳汁,暂时人工喂养,待退热、会阴切口炎症得到控制后,恢复母乳喂养。

②健康教育:a. 每次排大便后用 1:5000 高锰酸钾溶液擦洗外阴,保持会阴部清洁干燥;b. 保持个人清洁卫生,每次进食后洗漱口腔,出汗后用温水擦洗,每天更换内衣裤,每次接触会阴垫后及挤乳、母乳喂养、饮食前均清洗双手;c. 保持室内空气新鲜,每天至少两次开窗通风

15 min,开窗时避免产妇和新生儿处于对流处;d. 饮食清淡,少量多餐,多补充如鱼汤、蒸鸡蛋等高蛋白饮食,既有利消化,又促进泌乳;e. 保持会阴切口的健侧卧位,或健侧半卧位,促进切口愈合,复诊前禁止盆浴、性交;f. 室内活动,避免下肢血栓性静脉炎;g. 经会阴创面处理后,仍高热不退,需急诊就医。

2.(1)答题思路:区别晚期产后出血与产后出血,关键是出血时间。本案例的出血时间超过产后 24 h。本案例中提示血红蛋白含量降低,说明该产妇有失血现象。

答:该产妇发生了晚期产后出血。

(2)答题思路:导致晚期产后出血的原因有胎盘、胎膜残留,宫腔感染等。本案例中有胎盘滞留史,符合胎盘残留的因素;其次,产钳助产、徒手胎盘剥离术都符合产道损伤、宫腔感染的因素;白细胞及中性粒细胞增高、C 反应蛋白升高等实验室检查指标支持临床诊断。

答:分娩时胎盘残留、产钳助产、宫腔操作史,是导致本次晚期产后出血的原因。

(3)答题思路:对因处理,有大出血,行抗休克治疗;有残留可能,行清宫术;有感染,行抗生素治疗。

答:①抗休克:a. 立即用粗针头开放静脉通路,做好输血的准备、配血和交叉试验;b. 等待输血前,先用平衡液补充血容量;c. 吸氧,保暖,保持会阴切口侧的健侧卧位;d. 告知产妇,医护人员都已积极抢救,相信有能力控制出血,保持平静心态,配合医治。

②清宫术:a. 术前准备:做好常规的术前皮肤准备,联系手术室,准备急诊清宫术。b. 在静脉滴注抗生素时,行清宫术。c. 刮出组织进行病理检查,细菌培养和药物敏感试验。d. 清宫术后遵医嘱使用宫缩剂。

③抗感染:a. 开放静脉通路后立即给予广谱抗生素治疗;b. 清宫术后继续行抗生素治疗。

3.(1)答题思路:出现情绪低落的时间,对婴儿哭泣的反应已超出母亲应有的情感,产妇行为失态,家属劝说无效,甚至有自伤举动,均符合产褥期抑郁症的表现。

答:产褥期抑郁症。

(2)答题思路:首先,自伤行为的危害最大,最急需解决;其次,不让婴儿哭声刺激她;最后,指导家属有效应对。

答:①有自杀倾向:有举刀自伤行为　与产褥期抑郁有关。

②个人应对无效:听到婴儿哭泣更加恐惧　与产褥期抑郁有关。

③家庭应对无效:家属安慰、劝说无效　与产后严重的心理障碍有关。

(3)答题思路:有自伤行为,立即转入专业医疗机构,正规医治,才能有效控制症状。

答:①药物治疗:应用抗抑郁药,如帕罗西汀、氟西汀等。

②心理疏导:帮助家庭成员正确认识重度产褥期抑郁症药物治疗的重要性及治疗效果,争取家庭成员配合治疗方案。

③健康教育:a. 指导家属正确给产妇服用抗抑郁药物,使产妇早日康复;b. 引导家属找出产妇喜欢的乐曲,在睡眠前播放,辅导其入睡,入睡后保持室内安静;c. 暂时将母婴分离,避免婴儿哭声的刺激;d. 在产妇睡醒后,丈夫与产妇回忆美好时光,温柔地抚触产妇,让产妇感受夫妻的温馨,有利于缓解产妇的紧张、恐惧心理。

项目十一　女性生殖系统炎症患者的护理

一、单项选择题

1. B　2. E　3. A　4. C　5. D　6. D　7. E　8. C　9. C　10. D　11. E　12. B　13. B　14. C　15. B　16. A　17. A　18. A　19. C　20. A　21. E　22. B　23. D　24. C　25. A　26. B　27. E　28. D　29. C

二、填空题

1. 雌　阴道乳酸杆　弱酸　自净

2. 41~43　20

3. 阴道毛滴虫　5.2~6.6

4. 灰黄色稀薄泡沫状　酸性　甲硝唑　7~10

5. 外阴瘙痒　白色稠厚豆渣样或凝乳状　碱性

6. 雌激素　酸

三、问答题

答:(1) 月经期妇女、阴道流血者、孕妇及产后7天内的产妇禁止坐浴。

(2) 坐浴溶液的浓度、温度适宜,避免过高造成黏膜烧伤、烫伤,过低影响治疗效果。

(3) 坐浴前先将外阴及肛门周围擦洗干净。

(4) 及时表达坐浴过程中有无不适感。

(5) 注意保暖,防止受凉。

四、案例分析题

(1) 答题思路:本案例患者主诉外阴奇痒难忍,阴道分泌物量多,色白,较稠厚,妇科检查发现阴道黏膜红肿,左侧大阴唇有少许破溃,阴道壁上有白色膜状物附着,擦除后露出红肿黏膜面,属于典型的阴道假丝酵母菌病。

答:考虑可能是阴道假丝酵母菌病。患者的主诉、体检均成为诊断依据。

(2) 答题思路:开化验单,取分泌物,用阴道分泌物悬滴法找假丝酵母菌芽生孢子。

答:用阴道分泌物悬滴法找假丝酵母菌芽生孢子。

(3) 答题思路:患者有用较长时间使用抗生素史,广谱抗生素使阴道菌群失调,阴道内条件致病菌假丝酵母菌可异常繁殖生长引起阴道炎。

答:与长期使用抗生素导致阴道内菌群失调有关。

项目十二　女性生殖系统肿瘤患者的护理

一、单项选择题

1. B　2. D　3. A　4. C　5. B　6. E　7. C　8. D　9. E　10. A　11. B　12. E　13. C
14. A　15. D　16. A　17. A　18. D　19. B　20. C　21. C　22. A　23. B　24. D　25. D
26. E　27. B　28. E

二、填空题

1. 24　48　7

2. 6~8　12

3. 肌壁间　浆膜下　黏膜下

4. 淋巴转移

5. 3~7

6. 12

7. 直接蔓延

8. 不典型增生　原位癌　浸润癌

9. 接触性　晚期

10. 手术　化疗　放疗

三、简答题

1. (1) 告知患者及家属,术后早期活动有利康复。自术后允许活动起,进行床上活动和起床活动,不仅可防止并发症,还能改善胃肠功能,预防或减轻腹胀,促进血液循环。

(2) 指导患者术后逐步增加腹部肌肉的力量,2周内活动时避免过度使用腹肌,2个月内避免提举重物。

（3）6 周内避免性生活及阴道冲洗,以免影响伤口愈合,引起感染的发生。

（4）发现阴道流血、阴道异常分泌物、体温增高等及时就医。

（5）告知患者自觉体质恢复较好,来医院复查,经医生同意可恢复性生活。

（6）阴道干燥者,在医生指导下,可用阴道润滑剂,改善性生活质量。

（7）双侧卵巢切除者,一旦出现心悸或血管波动,最好检测雌激素水平。在医生指导下,补充小剂量雌激素以改善心血管症状。

2.下腹肿块,肿块表面高低不平,肌瘤较大时有压迫症状。

3.（1）诊断性刮宫术的主要并发症是出血、子宫穿孔、感染。

（2）故术前需做好输液、配血的准备。

（3）术前有阴道出血者,术前、术后应给予抗生素预防感染。

（4）术后 2 周内禁性生活及盆浴,以防感染。

4.（1）宫颈刮片检查后,涂片进行巴氏染色,结果分为 5 级。Ⅰ级为正常,Ⅱ级为炎症,Ⅲ级为可疑癌,Ⅳ级为高度可疑癌,Ⅴ级为癌细胞阳性。

（2）涂片显示Ⅱ级的应在抗感染治疗后,重复涂片进一步检查;Ⅲ级及以上者需进一步检查以明确诊断。

5.（1）配合医生做好腹腔穿刺的准备,协助医生进行操作。

（2）放腹水的过程中,严密观察患者的生命体征、腹水的性质及出现的不良反应。

（3）一次放腹水的量不宜过多,一般在 3000 mL 左右,以免腹压骤降而引起虚脱,放腹水的速度不宜过快。

（4）放完后用腹带包扎腹部。

四、问答题

1.（1）详尽了解患者术中情况,检查输液、腹部切口、阴道流血等情况,记录观察的资料。

（2）严密观察术后的生命体征及辅料的干燥程度,每 0.5～1 h 查看 1 次,连续 3 次,生命体征平稳,改为每 4 h 1 次,至次日晨医生查房。术后体温会略有增高,一般不超过 38 ℃。若术后体温持续增高,则提示感染的可能。

（3）全麻未清醒前的患者应专人守护,去枕平卧,头偏向一侧,且稍垫高一侧肩胸。硬膜外麻醉者,6～8 h 内去枕平卧;蛛网膜下腔麻醉者,12 h 内去枕平卧。平卧期间应注意指导患者及时活动肢体,协助患者改变体位,避免压疮的发生。如病情和手术类型允许,可在次日采取半卧位。

（4）术后保持留置导尿管通畅,认真观察并记录尿液的量、色,术后尿量小于 50 mL/h 以下,或血尿,则提示可能有输尿管或膀胱损伤,立即汇报手术医生。一般术后 24 h 拔除导尿管,身体虚弱者可延长至 48 h,对于根治性全子宫切除术或瘤体缩减术者,留置导尿管 7 天或更长,以待膀胱功能恢复。留置导尿管时,应擦洗外阴,保持局部清洁;导尿管拔除后鼓励患者多喝水利尿,尽快自行解尿,保持尿量在 2000～3000 mL 或以上。

（5）应用各种方法,缓解患者切口疼痛,药物止痛时,以最小剂量达到较好的止痛效果。同时,应用手术前教会患者一些行为应对策略,如放松练习、注意力分散技术等以减轻术后疼痛。

（6）预防并发症,鼓励患者床上翻身和进行腿部活动,术后第一天在护士指导下学会下床和行走时减痛的技巧,防止肠粘连和盆腔静脉血栓。护士做好拍背护理,教会患者咳嗽和深呼吸时的减痛技巧,防止呼吸系统的并发症。鼓励患者经常在床上活动腿部,同时使用弹力袜或弹力绷带;起床前先稍坐一会儿,再缓慢起床,防止体位性低血压等并发症。

（7）饮食护理:麻醉清醒前禁食,先流质、半流质饮食,排气后普食。

（8）心理护理:首先观察其丈夫对患者的关心程度,及时指导丈夫护理患者的技巧,以增加患者的安全感;此外,鼓励患者叙述自己的想法和担忧,有针对性地对患者进行个体化的指导,帮她们澄清一些错误的观念,解释她们的困惑,鼓励她们重建对生活的信心。同时,鼓励患者的家人理解患者的情绪,以更大的耐心帮助她们渡过难关。

2.（1）是否有月经过多、月经期延长? 是否有不孕或流产?

(2) 因浆膜下肌瘤不累及子宫黏膜层和肌层,故子宫内膜的表面积没增大,经量不会增多。同时,月经期子宫肌层可正常收缩,经期不延长。此外,肌层和内膜组织正常,所以,能正常受孕和妊娠。一旦排除这三大症状,却有下腹肿块,肿块压迫膀胱导致排尿困难,最终考虑浆膜下肌瘤的可能性最大。

3. (1) 医护人员应大力宣传宫颈癌的高危因素,减少致癌因素,避免与高危男子的性接触。

(2) 积极治疗宫颈炎,及时诊治 CIN。

(3) 30 岁以上的妇女门诊就医应常规接受宫颈刮片检查,做好普查工作,每 1~2 年普查 1次,做到"三早",即早发现、早诊断、早治疗。

(4) 已婚妇女,特别是绝经前后妇女有接触性阴道出血、白带带血或月经异常者,应及时就医。

(5) 避免首次性生活年龄过小、首产年龄过小;避免多个性伴侣,性生活时使用避孕套,以防止性传播疾病的发生,若怀疑患病,应及时就医。

4. (1) 随访日期:术后 1 年内,每 3 个月复查 1 次;术后第 2 年,每 4~6 个月复查 1 次;术后第 5 年,每年复查 1 次。

(2) 随访内容包括症状、体征、全身(含乳房)及盆腔检查、B 超检查、血清 CA125、AFP、HCG,如肿瘤标志物检查提示复发,则选择 MRI、CT 或 PET。

五、案例分析题

1. (1) 答题思路:①本案例患者 45 岁:子宫肌瘤好发年龄。②患者主诉解尿不畅,排便也困难:说明存在压迫症状,多数是浆膜下肌瘤导致的。③患者主诉,月经量越来越多,往往持续 2周:说明可能是肌壁间肌瘤,因肌瘤使内膜表面积增大,经量增多,同时肌瘤又影响宫缩,致经期延长。④患者主诉,月经干净前会阴垫往往有臭味:说明宫腔内有感染,因黏膜下肌瘤使肌瘤表面的黏膜坏死、感染,致使会阴垫上排出物有臭味。⑤红细胞 1.97×10^{12}/L,血红蛋白 78 g/L:说明严重贫血,与长期月经过多继发贫血有关。

答:考虑多发性子宫肌瘤。发病年龄、患者主诉、相关检查均成为医学诊断依据。

(2) 答题思路:患者的血压下降,应急需处理,为首要的护理诊断。

答:①组织灌注量不足:血压 84/40 mmHg,脉搏 116 次/分,呼吸 18 次/分,脸色苍白 与经量特多致血压下降有关。

答题思路:患者曾晕倒,需要加强床边护理,应列为第 2。

答:②活动无耐力:坐起感觉头晕 与长期月经过多致贫血有关。

答题思路:解决误解的问题,患者能安心接受手术,应列为第 3。

答:③自我形象紊乱:认为子宫切除后会成为中性人 与缺乏妇产科的科学知识有关。

答题思路:对术后性生活的疑虑,是妇科患者特有的心理障碍,应在术前解决。

答:④性生活型态改变:切除子宫后不能性生活 与缺乏全子宫切除后保持性生活的技巧有关。

答题思路:让患者树立自信、自重、自爱,能更好地面对现实。

答:⑤调节障碍:手术后显得老,单位领导就不愿重用 与支持系统不足有关。

答题思路:虽可能感染,但有整套的护理措施,能较好地控制感染力,故不必排列靠前。

答:⑥有感染的危险:会阴垫略有臭味 与长期经期延长和贫血,体质虚弱有关。

(3) 答题思路:患者将切除全子宫,可能会有较大的心理困惑,且牵涉个人隐私,故特别注意保护隐私;患者有一定的文化程度,可用文字、图片资料讲解一些妇产科科学常识。

答:①安置一个没外人打扰的会谈室,留有充足时间,责任护士与同事说明,有事请留言,不要进入会谈室打扰她与患者的交流。

②邀请丈夫一起面谈。

③准备一本《妇产科护理》,讲解内生殖器官子宫、卵巢的生理功能,尤其是手术后阴道的生

理功能,以及维持阴道润滑的护理措施,目的是让患者夫妇懂得虽切除子宫,如保留卵巢,仍能分泌雌激素;切除子宫仍保留着阴道,阴道有腺体,故性生活时仍能分泌黏液。如卵巢也切除,则可使用阴道润滑液,改善性生活质量。

④制作图片,显示基本的全子宫切除的部位、阴道残端的部位,目的是让患者夫妇明白阴道残端未完全愈合前,避免性生活。

⑤留出时间,请患者夫妇继续提问,切忌用讽刺的语气,应耐心解答,甚至用文字、简图说明问题。关于手术后的注意事项、健康教育的内容,用书面资料,由患者保存,便于患者出院后照章执行。

2. 答题思路:①本案例患者 48 岁:子宫内膜癌高发的因素之一。②患者主诉不规则阴道流血:子宫内膜癌的常见症状之一。③患者主诉,出血量增多,持续不干净:说明可能是癌症病灶发展迅速,肿瘤坏死出血,引起子宫异常出血。④患者的子宫内膜刮出后送病理检查提示子宫内膜样腺癌,可进一步确诊子宫内膜癌。

答:医学诊断依据为发病年龄、患者主诉、相关检查等。

3. (1)答题思路:①50 岁:宫颈癌的好发年龄。②患者结婚年龄 19 岁,20 岁初产:属早婚、早育,与宫颈癌发病有关。③患者有接触性不规则阴道流血:宫颈癌的常见症状之一。④患者有阴道出血量增多,呈持续性:说明可能是癌症病灶发展迅速,面积增大,引起宫颈出血。⑤患者的宫颈肥大,呈菜花状,质地硬,有接触性出血:宫颈癌的体征之一。⑥患者的检测报告,宫颈活组织检查提示鳞状细胞癌Ⅱ级:可进一步确诊宫颈癌。

答:医学诊断依据为发病年龄、患者主诉、相关检查等。

(2)①固然,宫颈癌可能与久治不愈的性病有关,但性病也不是宫颈癌发病的必然和唯一的原因。根据婚育史分析,可能与 19 岁结婚、20 岁分娩有关。因宫颈癌的发病因素之一是早婚、早育。只要自己能正确对待发病因素,有自信地面对同事、邻居的关心,那些流言将止于智者。

②目前,医院对于宫颈癌的手术技术已非常成熟,至今未发生过宫颈癌患者在手术中发生意外的情况。本病区有 1 位患者是昨天手术的,有 2 位患者近日将出院,等一会儿,我介绍你们认识,你可向这些病友了解手术后的各种心理顾虑。

③如果愿意的话,经麻醉科医生评估后,可使用术后镇痛泵,可有效解决术后疼痛。责任护士也会教会你术后减少疼痛的自我护理措施。

④通常手术后需做化疗或放疗,1~2 年后治疗结束,待病情稳定,是可以恢复工作的。

4. 答题思路:年仅 36 岁,面临切除卵巢的手术,焦虑是最首先要解决的护理诊断。

答:①焦虑:不能接受术后没月经、成老年人的状态 与 36 岁女性望保持女性特征有关。

答题思路:责任护士帮助患者重建自信心,对于安心接受手术很重要,故为排列第 2 的护理诊断。

答:②无能为力:显得年老,领导不愿重用 与单位起用年轻人的做法有关。

答题思路:36 岁妇女将要面对切除卵巢,教会术后维持性生活,关系到家庭生活的和谐,故比较重要。

答:③性生活型态改变:担心全子宫切除后不能性生活 与缺乏全子宫切除后的性生活知识和技能有关。

答题思路:这个年龄段妇女,往往是家里的顶梁柱,需要指导患者合理安排家务,让她安心住院治疗。

答:④有照顾者角色障碍的危险:忧虑住院后家里被照顾者没人照顾 与家庭的调节适应能力受限有关。

答题思路:这个年龄段也许是部门骨干,所以会考虑术后重返工作岗位的问题,经过护士讲解,患者术后能安心休养。术后的问题,可放在最后解决。

答:⑤知识缺乏:不知手术危险性,术后是否能重返工作岗位 与缺乏相关专业知识有关。

|项目十三　妊娠滋养细胞疾病患者的护理|

一、单项选择题

1. B　2. E　3. D　4. E　5. E　6. C　7. B　8. C　9. D　10. B　11. D　12. A　13. C
14. A　15. E　16. D　17. A　18. E　19. A　20. B　21. C　22. B

二、填空题

1. 葡萄胎　侵蚀性葡萄胎　绒毛膜癌　葡萄胎

2. 清宫术

3. 1 周

4. 血行转移　肺

5. 化疗　手术治疗　放疗

6. 半卧位　头低患侧卧位

7. 骨髓造血功能抑制

三、简答题

答：葡萄胎排出后，仍有可能转变为滋养细胞肿瘤，一旦发生转变，就是恶性病变。严密地定期随访能及早发现恶变，及时治疗，提高疗效。

四、问答题

答：(1) 随访计划：葡萄胎清宫术后每周一次，直至 HCG 连续 3 次阴性；然后每月一次，持续 6个月；然后每 2 个月一次，共 6 个月；自第一次阴性后，共计 1 年。

(2) 随访内容：①血、尿 HCG 定期测定；②健康史询问，有无不规则阴道流血、咳嗽、咯血及其他转移灶症状；③妇科检查，注意阴道流血，阴道壁紫蓝色转移结节、子宫大小、黄素化囊肿是否缩小或消失；④其他辅助检查，必要时可选择盆腔 B 超、X 线胸片或 CT 检查等。

五、案例分析题

(1) 答题思路：根据临床表现中的主诉部分，案例中没提供的信息需进一步了解：①判断妊娠，还需了解末次月经日期，为判断子宫大小提供依据；②妊娠早期的阴道流血，需与流产鉴别，还需了解阴道流血前是否有腹痛，此前是否还有过少量阴道流血；③还需了解排出物性质，是否伴有水泡性物质排出；④还需了解早孕反应程度，和出现早孕反应日期，因葡萄胎患者的早孕反应较严重，出现日期常早于孕 6 周。

答：需进一步询问患者的病史资料：①了解末次月经日期。②了解阴道流血前是否有腹痛。③了解此前是否还有过少量阴道流血。④了解排出物是否伴有水泡性物质排出。⑤了解早孕反应程度和出现早孕反应的日期。

(2) 答题思路：根据患者的主诉、阳性体征、异常的相关检查，对照本项目任务一的相关内容。

答：诊断依据如下。

①该案例患者为育龄妇女，停经 3 个月，阴道不规则出血，尿妊娠试验阳性，且血 β-HCG 高达 160000 U/L。先兆流产的血 β-HCG 不升反降，异位妊娠的血 β-HCG 很低。

②该案例患者妇科检查：子宫增大如孕 4 个月。该患者主诉停经 3 个月，子宫增大超过正常的停经者子宫大小，子宫异常增大，但还需排除双胎妊娠。

③该案例患者的 B 超：子宫腔未见孕囊，排除先兆流产和双胎；B 超见充满弥漫光点，是典型的葡萄胎图像，而异位妊娠无此图像。异位妊娠常常在宫旁探及胚芽及心管搏动。

综上所述，以血 β-HCG 异常升高，子宫增大超过停经月份，B 超未见孕囊，见充满弥漫光点，可诊断该患者为葡萄胎。

|项目十四　女性生殖系统内分泌疾病患者的护理|

一、单项选择题

1. A　2. D　3. E　4. B　5. C　6. A　7. C　8. E　9. B　10. D　11. B　12. C　13. E

14. A　15. D

二、填空题

1. 排卵性　无排卵性

2. 止血　调整周期　促进排卵

3. 止血　调整周期　减少经量以预防内膜病变

4. 原发性　继发性　功能性　器质性

5. 下腹部

6. 卵巢　雌激素　孕激素　反馈　自主神经

7. 月经频发　月经稀发　不规则子宫出血　闭经　潮红潮热　精神神经症状　泌尿生殖道症状　骨质疏松　心血管症状　皮肤及毛发的变化

三、简答题

1. 答:无排卵性功血的表现为月经周期紊乱,经期长短不一,出血量时多时少,甚至大出血,出血期常无下腹疼痛或不适。

2. 答:(1) 黄体功能不足　表现为月经周期缩短、月经频发。患者的不孕症概率增加或受孕后流产概率增加。

(2) 黄体萎缩不全　表现为月经周期正常,经期延长,经量增多。

3. 答:痛经的特点为月经期下腹坠胀疼痛或痉挛痛,最早出现于经前 12 h,行经第 1 天最剧烈,2～3 天后可缓解。疼痛可放射到外阴、腰骶部,伴恶心、呕吐、乏力、面色苍白、四肢厥冷。

4. 答:月经频发或稀发;不规则子宫出血;闭经,多数经历不同类型和时期的月经改变后逐渐闭经,少数可能突然闭经。

四、问答题

1. 答:①诊断性刮宫。②子宫镜检查。③基础体温测定。④宫颈黏液结晶检查。⑤阴道脱落细胞涂片检查。⑥性激素测定。

2. 答:患者的疼痛症状缓解,月经来潮前及经期无恐惧感,在月经期得到足够的睡眠和休息,生活质量提高。

3. 答:(1) 心理指导　正确认识更年期的心身反应,保持精神愉快。更年期的心身变化,容易使个体产生情绪不稳、烦躁不安,而这些心理反应又会导致或伴随生理反应,从而形成恶性循环。因此,必须学会和提高自我调节及自我控制的能力,积极参与各种保健活动。

(2) 饮食指导　①适量蛋白质;②低脂饮食;③宜清淡饮食,限制食盐的摄入量;④多吃新鲜绿色蔬菜和水果;⑤选用含钙丰富的食物,预防骨质疏松症;⑥忌用刺激性强的食物;⑦保持大便通畅,养成定时排便的习惯。

(3) 日常生活规律指导　①保持乐观、知足常乐的良好心态。②建立有规律的一日生活制度,保持人的正常睡-醒节律。③白天适度的体育锻炼(如散步、打太极拳、跳广场舞等),有助于晚上的入睡。④养成良好的睡眠卫生习惯,如保持卧室清洁、安静、远离噪音、避开光线刺激等;避免睡觉前喝茶、饮酒等。

五、案例分析题

1. (1) 答题思路:该患者虽已婚但未分娩,故尽量不首先考虑宫腔内操作性检查。

答:测量基础体温、宫颈黏液结晶检查、阴道脱落细胞涂片检查、性激素测定,以推测是否有排卵,为诊断疾病的分类提供客观依据。

诊断为功能失调性子宫出血。

(2) 答题思路:本案例患者,22岁,是功血的好发年龄。患者主诉月经周期紊乱,经期长短不一,出血量时多时少,甚至大出血,无腹痛,符合功血的临床表现;体格检查无特殊发现,妇科检查生殖器官亦无异常,符合功血患者无器质性病变的特点。结合各项相关检查报告,可支持功血的诊断。

答:发病好发年龄、临床表现、体格检查均可成为诊断依据。

(3) ①一般护理:a. 休息与活动,出血期间注意避免疲劳及剧烈活动,出血量多时,督促其卧床休息;b. 饮食,注意补充营养,尤其是多食高蛋白、高维生素及含铁较多的食物,如动物肝脏、瘦肉等;c. 卫生,做好会阴护理,保持外阴清洁。出血期间禁止性生活及盆浴。

②心理护理:a. 鼓励患者表达内心感受,以便向患者解释,提供相关知识,帮助解除思想顾虑;b. 向患者讲解功血不是器质性病变,仅是功能失常,经过正规治疗,可促进排卵,一旦恢复排卵,功血能得到较好的控制,后期就能生育;c. 向患者介绍正确服药的方法,对于控制功血非常重要。有些患者疗效不明显,与讳疾忌医有一定的关系。因此,要相信医生的治疗方案,遵医嘱服药。

③治疗护理:无排卵性功血的治疗原则是止血、调整周期、促进排卵三个方面,此外,辅以支持治疗,改善全身状况。a. 药物治疗:青春期少女和生育期女性以止血、调整周期、恢复卵巢功能为原则;止血是用孕激素药物使处于增生期或增生期过长的子宫内膜转化为分泌期,停药后可出现撤药性出血。b. 调整月经周期:常用雌、孕激素序贯疗法(人工周期),人工周期治疗时间一般为3个周期。c. 促进排卵:育龄期功血尤其是不孕者,常用氯米芬(CC)、人绒毛膜促性腺激素(HCG)、尿促性素(HMG)和促性腺激素释放激素(GnRH)。

2. (1) 答题思路:①患者为青春期女性,为原发性痛经的常见人群;②疼痛的性质符合原发性痛经的特点;③妇科检查为未见阳性体征,排除器质性病变。以上均支持"原发性痛经"的诊断。

答:考虑该患者为原发性痛经。

(2) 答:①心理护理:向患者讲解有关痛经的知识,缓解疼痛的方法,解除思想顾虑,确保患者经期精神平顺,保持情绪稳定。

②药物止痛:遵医嘱给予止痛药物,注意指导药物的服用方法。

③日常生活护理指导:合理锻炼,增强体质。合理营养,注意保暖。经期避免生冷食物,避免接触凉水。疼痛时可通过热汤、热茶、热敷等方法缓解。

3. (1) 答题思路:①49岁,符合绝经综合征的发病年龄人群。②出现了围绝经期如月经改变、潮热、精神心理症状、性生活受影响等典型的表现,符合"绝经综合征"的诊断依据。

答:汪女士可能患绝经综合征,发病年龄、临床表现均可成为诊断依据。

(2) ①一般护理:合理安排工作与生活,劳逸结合,适当参加体育活动促进血液循环,延缓老化的速度;合理营养,适当摄取钙质和维生素D以减少因雌激素降低导致的骨质疏松,平时饮食以低盐、低脂、高蛋白、高维生素为原则;注意外阴部清洁干燥,勤换内衣、内裤,避免皮肤及泌尿、生殖系统感染。

②心理护理:本案例中患者由于身体的不适引起了严重的心理问题,需积极进行心理疏导,使患者意识到绝经是妇女生命进程中的自然现象,应以平和的心态去面对,保持乐观、积极向上的心态。

③遵医嘱用药。

项目十五　不孕症妇女的护理

一、单项选择题

1. C　2. E　3. D　4. C　5. E

二、填空题

1. 12

2. 输卵管

3. 卵巢过度刺激综合征

三、案例分析题

(1) 答题思路:本案例人工流产后 3 年未避孕未孕,符合未避孕未孕 12 个月为不孕症的定义。本案例患者行输卵管通液检查提示双侧输卵管不通;输卵管造影术显示双侧输卵管伞端积水,符合输卵管因素的不孕症。

答:不孕症。因为,输卵管不通畅提示不孕症。

(2) 答题思路:本案例的护理诊断主要是心理-社会方面。妇女本人自卑心理最急需解决,能够帮助该妇女重塑自尊心,其他的问题也许就迎刃而解了。帮助该妇女明白自己的病因,她能主动接受一系列的医治手段,对于较早生育有利。如果这对夫妇能够明白不孕症的医治手段,焦虑不成为问题,所以,焦虑的护理诊断放在最后。

答:①社交孤立:害怕别人询问怀孕相关事情 与感觉自己无能而自卑有关。

②个人应对无效:婆婆催得很紧,却不知道输卵管积水是否真的不能怀孕 与不了解不孕症病因有关。

③焦虑:丈夫也询问能否通过做试管婴儿获得孩子 与多年不孕想尽早生孩子有关。

(3) 答:①诊疗护理:向何某夫妇解释输卵管积水是导致不孕症的原因,但可采用腹腔镜行输卵管造影术。腹腔镜手术后 1~2 h 可能感到一侧或双侧肩部疼痛,遵医嘱给予可待因或可待因类药物止痛。

②协助选择人工辅助生殖技术:如输卵管造影术后,仍不能怀孕,考虑辅助生育技术的治疗方案。告知何某夫妇更适合体外受精-胚胎移植术,因何某输卵管积水而不通畅,做人工授精仍不能怀孕,而体外受精-胚胎移植术的适应人群之一是输卵管不通畅妇女。

③心理护理:护理人员耐心倾听患者的感受,对患者表示理解,分担患者的挫折、失落、沮丧等心情,尤其盼子心切、精神高度紧张者,更应注意放松心情,以平淡心情对待怀孕机会,可避免排卵异常而影响受孕。给予患者心理支持和疏导,缓解消极情绪。

项目十六 女性生殖系统其他疾病患者的护理

一、选择题

1. E 2. C 3. B 4. A

二、填空题

1. 卵巢

2. 分娩损伤

三、简答题

1. 答:痛经、月经过多、不孕、性交不适、其他症状(如经期腹泻、便秘、尿痛、尿频等)。

2. 答:Ⅰ度:轻型为宫颈外口距离处女膜缘小于 4 cm,未达处女膜缘;重型宫颈已达处女膜缘,未超出处女膜缘,检查时在阴道口见到宫颈。Ⅱ度:轻型为宫颈已脱出阴道口,但宫体仍在阴道内;重型为宫颈和部分宫体已脱出阴道口。Ⅲ度:宫颈和宫体全部脱出阴道口。

四、案例分析题

1. (1) 答:①症状:渐进性痛经 5 年,这是子宫内膜异位症典型症状。

②妇科检查:肛查触及子宫后方 6 cm×5 cm×4 cm 囊性肿物,与子宫后壁粘连,活动差,无压痛,左附件未及异常。有可能为右侧卵巢巧克力囊肿或卵巢肿瘤,需进一步行辅助检查。

③相关检查:B超提示右侧卵巢囊肿。

NOTE

④医学诊断:结合主诉症状、体征和相关检查,初步诊断为子宫内膜异位症。

(2)答题思路:未婚女生要行生殖器官手术,最担心的是今后的生殖问题和是否还会有月经等女性特征。这些问题女生难以启齿,如这个心理问题不解决,也许患者会拒绝手术。故该个案首先需解决其焦虑的问题。其次,是该患者表述希望责任护士为其讲解此疾病的相关知识。

答:①焦虑:学习成绩下降,偶有独自哭泣 与担心术后自己是否还是女孩有关。

②知识缺乏:不知发病原因,哪些效果较好的治疗方法 与缺乏子宫内膜异位症的知识有关。

(3)①心理护理:告知患者本病是良性疾病,通过手术切除卵巢里的子宫内膜组织,月经期的痛经症状可以缓解。本次手术仅仅剔除积聚在卵巢里的子宫内膜组织,也就是B超显示的囊肿,不切除子宫,也不切除卵巢。因此,手术后依然会有月经来潮,仍然具有生育功能。鼓励患者提出进一步的疑问,直到患者能理解本次治疗方案及可能疗效,让患者安心接受治疗。

②手术护理:a. 术前护理:根据所采取的手术方式配合医师做好术前准备,如术前的皮肤准备、肠道准备。b. 术后护理:经腹壁手术者,为减轻术后切口张力应协助患者取半坐卧位。

③术后用药:子宫内膜异位症是激素依赖性疾病,在人工绝经后异位内膜的病灶将逐渐萎缩,因此能暂时控制疾病的发展。虽然,本次手术剔除卵巢里的子宫内膜异位症病灶,但可能还有肉眼看不见的小病灶,因此,根据手术中的情况,也许会让患者术后服用孕激素类药物,达到"假孕疗效"的状态,即月经不来潮。实施"假孕"治疗希望能降低子宫内膜异位症的复发率。一旦停药,月经复潮,不会影响今后的生育。

2.(1)答:①病史:年龄68岁,有分娩史,这些都符合子宫脱垂的病史。

②症状:阴道内异物感3个月,2天前见异物脱出阴道口。这是子宫内膜异位症主要的症状。

③体征:外阴见部分子宫脱垂在外,阴道前壁脱垂,无溃烂,子宫大小无异常,双附件未及异常。

结合上述病史、症状和体征,考虑医学诊断为子宫脱垂Ⅱ度,伴阴道前壁脱垂。

(2)答题思路:案例中提及患者焦虑地询问护士,为什么别人没有阴道脱出物,说明患者不认可自己患子宫脱垂,不能较好地转换患者角色。为此,可能不能与医护人员较好地配合。所以,需首先解决。其次,已入院计划手术治疗,术前需要帮助解决对术后照顾者的心理障碍。最后,在围手术期向患者介绍术前、术后的护理知识。

答:①焦虑:阴道内异物到底是什么,为什么别人没有 与患者不了解疾病相关知识有关。

②照顾者障碍:子女工作繁忙 与担心术后照顾患者影响子女工作有关。

③知识缺乏:术后怎么进行自我保健 与缺乏子宫脱垂术后护理知识有关。

(3)答:①术前护理:术前5天开始进行阴道准备,Ⅱ度子宫脱垂的患者,应行阴道冲洗,注意冲洗液的温度在41~43℃为宜,以免局部发生烫伤。冲洗后,在溃疡局部涂40%紫草油或含抗生素的软膏,以防感染;手戴无菌手套将脱垂的子宫还纳于阴道内,床上平卧半小时。

②术后护理:术后除按一般外阴、阴道手术患者护理外,卧床休息7~10天;留置导尿管10~14天;避免增加腹压的动作,如下蹲、咳嗽等;使用缓泻剂预防便秘;每日行外阴擦洗3次,注意观察阴道分泌物的性状;遵医嘱应用抗生素预防感染。

③心理护理:护理人员常与患者接触,了解患者的痛苦,针对其心理特点做好心理疏导;指导家属应关心、理解患者,使患者对疾病的治疗充满信心。

项目十七　计划生育夫妇的护理

一、单项选择题

1. C　2. B　3. E　4. C　5. A　6. D　7. E　8. D　9. A　10. A　11. B　12. E　13. D　14. B　15. C　16. D　17. B　18. E　19. B　20. E　21. C　22. D　23. A　24. C

25. D　26. C

二、填空题

1. 器具避孕　药物避孕　其他方法避孕

2. 3　1 周内　2 周内

3. 受精卵着床

4. 排卵　受精　子宫内膜　输卵管

5. 类早孕　月经　体重　色素沉着

6. 6～10　11～14

三、简答题

1. 答：评估有无全身急慢性疾病、肝肾功能不全等。通过妇科检查，了解子宫有无畸形、大小、位置、有无脱垂；阴道黏膜、宫颈糜烂程度，有无产道裂伤；白带性状、量等；有无妇科炎症、肿瘤及宫颈管过松等疾病。

2. 答：①子宫穿孔；②感染；③节育器异位；④节育器脱落；⑤带器妊娠；⑥节育器嵌顿或断裂。

3. 答：避孕药的副反应有：①类早孕反应。②月经改变。③闭经。④体重增加、色素沉着。

4. 答：人工流产并发症：①人工流产综合征。②子宫穿孔。③吸宫不全。④术后感染。⑤漏吸。⑥术中出血。⑦羊水栓塞。⑧宫颈、宫腔粘连。

四、问答题

1. 答：宫内节育器放置时间：①月经干净后 3～7 天无性交者。②人工流产术后，宫腔深度＜10 cm。③产后满 42 天恶露已净。④剖宫产后 6 个月。⑤已排除早期妊娠的哺乳期妇女。⑥自然流产、中期妊娠引产后，月经复潮后子宫正常者。

2. 答：药物避孕的禁忌证：①急、慢性肝炎或肾炎。②严重心血管疾病、血液病或血栓性疾病。③内分泌疾病如糖尿病、甲状腺功能亢进症。④子宫肌瘤、乳房肿块、恶性肿瘤等雌激素依赖性的疾病。⑤月经过少、月经稀发或年龄大于 35 岁的吸烟者。⑥哺乳期妇女、产后未满半年或月经未来潮者。⑦精神病生活不能自理者。⑧反复发作的严重偏头痛者。

3. 答：人工流产综合征多因受术者心理紧张及术中对宫颈的机械性牵拉刺激所致，所以在术前做好患者心理护理，理解患者的羞怯感，需采用合理的态度及语言消除患者紧张情绪。并在术前做好相关的术前准备，充分扩张宫颈，避免过重、过猛牵拉宫颈。

五、案例分析题

1. (1) 答题思路：避孕药通过血液循环代谢，因此，乳汁里有避孕药。

答：为保护新生儿健康，避免受避孕药侵害，所以，哺乳期妇女不宜服用避孕药。

(2) 答题思路：哺乳期不采用药物避孕，她的说法是正确的。评估放置宫内节育器的适应证和禁忌证。

答：患者是正常分娩后 3 个月，无宫颈裂伤及粘连等宫内节育器禁忌证，可以进行宫内节育器放置术。宫内节育器不会对乳汁的分泌造成影响。

2. 答题思路：该患者有严重的宫颈裂伤史和宫颈口松弛，不适用第二代宫内节育器，适用第三代无支架活性宫内节育器。

答：(1) 可选择宫内节育器。

(2) 可选用第三代无支架活性宫内节育器，利用其固定式放置特点，可较好地避免因宫颈口松弛导致宫内节育器的脱落。

(3) 术前准备工作充分，包括：手术者身体准备、心理准备、用物准备等。

①用图谱和文字，向受术者介绍置、取宫内节育器手术的简要过程及注意事项，消除其紧张情绪。

②测量受术者体温，嘱其排空膀胱，安置膀胱截石位，指导其配合手术。

(4) ①宫内节育器放置术、取出术均可在门诊进行操作，受术者术后稍作休息及观察，无异常情况可返回家中休养,并遵从医生嘱咐,出现严重腹痛,阴道出血时间长、量增多者需及时就医。

②放置宫内节育器术后,休息3天,1周内避免重体力劳动,2周内禁止性交及盆浴。

③3个月内,一旦在行经期发现节育器脱落的可疑物,及时由医护人员检查并排除节育器是否脱落。

④部分妇女术后可出现少量阴道出血及下腹不适,轻者无需治疗,若情况严重时,应随时就诊。

⑤告知妇女及配偶,放置宫内节育器,不是绝对避孕的,有节育器脱落或带器受孕的并发症。为提高避孕率,月经过多、有规则月经周期者,一旦月经过期超过10天,立即检测受孕指标,排除妊娠。

⑥定期复查,放置宫内节育器后一个月、三个月、半年各复查一次。以后每半年复查一次,通过B超、X线透视或探环仪,检查节育器在宫腔内的位置,尽早发现问题,尽早处理,避免带器妊娠。

3.(1)答题思路:该女士考虑药物避孕,首先要排除服用避孕药的禁忌证。

答:选择药物避孕,还需要做如下检查。①肝功能、肾功能检查;②凝血时间检查;③B超检查;④心电图;⑤内分泌系统等相关检查;⑤体格检查;⑥询问有无雌激素依赖性的肿瘤病史及月经史。

(2)答题思路:该女士29岁,通常会先上网查找资料,但又一知半解。想让她一次性听明白药理知识,应不用语言表述,改用文字形式的资料。

答:最好用图文并茂,甚至年轻人喜欢的卡通画形式,作为健康指导时的辅助资料,讲解后让她带回家再仔细阅读。

(3)答题思路:复习任务三,甾体激素避孕药对人体的影响。

答:①对肿瘤的影响:复方口服避孕药中的孕激素作用,可减少子宫内膜癌的发病率。长期使用复方口服避孕药还可降低卵巢癌的风险。

②对子代的影响:我国采用低剂量甾体激素避孕药,停药后即可妊娠,不影响子代的生长和发育。而长效避孕药,需停药半年,才能妊娠。

4.(1)答题思路:首先考虑药物终止妊娠的适应证,柳女士停经56天,已超过适应证停经49天规定。其次柳女士有过五次人工流产史,可能存在子宫内膜损伤或者炎症,会大大降低药物流产的成功率。

答:柳女士不能选择药物流产。因为不符合药物流产特定的停经天数和药物流产的适应证。

(2)答题思路:目前柳女士属于妊娠早期,适合妊娠早期的终止妊娠方法有"药物流产"和"人工流产术"。已排除"药物流产"方法,故只能采取"人工流产术"。

答:根据柳女士的停经史,选择"人工流产负压吸引术"较合适。

参 考 文 献

[1]　谢幸,苟文丽.妇产科学[M].北京:人民卫生出版社,2013.

[2]　郑修霞.妇产科护理学[M].5版.北京:人民卫生出版社,2014.

[3]　罗琼,赵万英,杨秀兰.妇产科护理技术[M].武汉:华中科技大学出版社,2010.

[4]　夏海鸥.妇产科护理学[M].3版.北京:人民卫生出版社,2014.

[5]　李晓松.护理学导论[M].3版.北京:人民卫生出版社,2014.

[6]　姜安丽.新编护理学基础[M].2版.北京:人民卫生出版社,2013.

[7]　桑未心,钱晓路.临床护理技术操作规程(下)[M].北京:人民卫生出版社,2011.

[8]　张新宇.妇产科护理学[M].北京:人民卫生出版社,2009.

[9]　任新贞.妇产科护理[M].北京:人民卫生出版社,2009.

[10]　朱梦照.妇产科护理[M].北京:科学出版社,2012.

[11]　乐杰.妇产科学[M].7版.北京:人民卫生出版社,2008.

[12]　何仲.妇产科护理学[M].北京:北京大学医学出版社,2008.

[13]　杨慧霞.妊娠合并糖尿病实用手册[M].北京:人民卫生出版社,2012.

[14]　John Kattwinkel,MD,FAAP.新生儿复苏教程[M].叶鸿瑁,虞人杰,主译.6版.北京:人民卫生出版社,2012.

[15]　任新贞.妇产科护理[M].北京:人民卫生出版社,2009.

[16]　丁焱.妇产科护理学[M].北京:高等教育出版社,2011.

[17]　王平.护士资格考试急救包[M].北京:人民军医出版社,2014.

[18]　李小妹.护理教育学[M].北京:人民卫生出版社,2005.

[19]　姜安丽.护理教育学[M].北京:人民卫生出版社,2006.

[20]　李玉林.病理学[M].北京:人民卫生出版社,2011.

彩　图

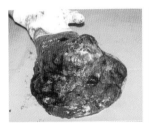
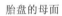
胎盘的母面

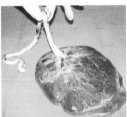
胎盘的儿面

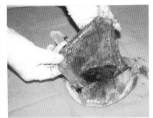
羊膜

彩图 1　胎盘

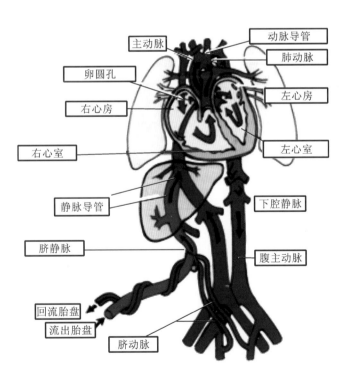

彩图 2　胎儿血循环

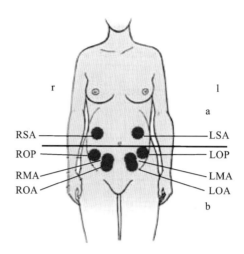

彩图3　不同胎方位在孕妇腹壁的胎心音听诊部位

注:a为脐孔以上部位;b为脐孔以下部位;r为孕妇右侧;l为孕妇左侧。

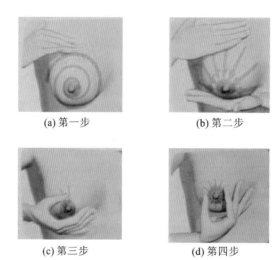

(a) 第一步　　　　　(b) 第二步

(c) 第三步　　　　　(d) 第四步

彩图4　按摩乳房

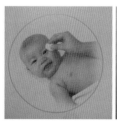 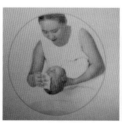 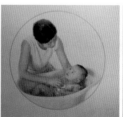 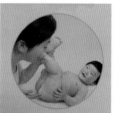

(a)纱布蘸温水轻擦脸部　　(b)纱布洗头　　(c)放进盆内洗身躯　　(d)清洗会阴、肛门

彩图5　家庭盆浴的方法

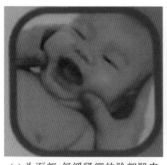
(a) 头面部:舒缓紧绷的脸部肌肉

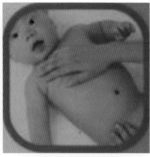
(b) 胸部:顺畅呼吸循环

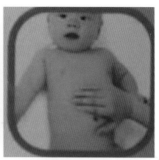
(c) 腹部:有助肠胃运动

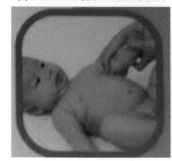
(d) 上肢:增加灵活反应

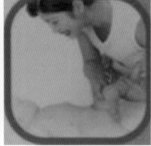
(e) 下肢:增加运动协调能力

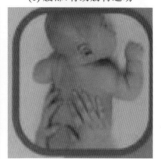
(f) 背部:舒缓背部肌肉

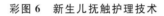

彩图 6　新生儿抚触护理技术

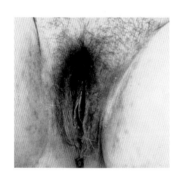
彩图 7　外阴炎

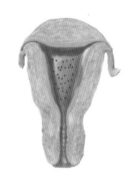
彩图 8　急性子宫内膜炎